全国医学院校高职高专规划教材

供护理类专业用

U0802799

护理学基础

第2版

主　编　陶　莉　刘美萍　唐布敏

副主编　彭小燕　张功劢　韩巧梅　杨　翔

编　者（按姓名汉语拼音排序）

陈莉霞（华中科技大学同济医学院附属孝感医院）
韩巧梅（江西中医药高等专科学校）
李　荔（湖南医药学院）
刘美萍（长沙卫生职业学院）
彭小燕（湖南医药学院）
蒲　雁（湖南医药学院）
申　宁（北京卫生职业学院）
唐布敏（遵义医药高等专科学校）
唐英姿（湘潭职业技术学院）
陶　莉（湖南医药学院）
杨　翔（成都医学院）
张功劢（北京卫生职业学院）
赵学荣（新疆医科大学高等职业技术学院）
庄凤娟（北京卫生职业学院）

北京大学医学出版社

HULIXUE JICHU

图书在版编目（CIP）数据

护理学基础 / 陶莉，刘美萍，唐布敏主编．—2版．—北京：北京大学医学出版社，2016. 6（2021. 12重印）
全国医学院校高职高专规划教材
ISBN 978-7-5659-1287-0

Ⅰ．①护…　Ⅱ．①陶…②刘…③唐…　Ⅲ．①护理学-高等职业教育-教材　Ⅳ．①R47

中国版本图书馆CIP数据核字（2015）第297249号

护理学基础（第2版）

主　　编：陶　莉　刘美萍　唐布敏
出版发行：北京大学医学出版社
地　　址：（100191）北京市海淀区学院路38号　北京大学医学部院内
电　　话：发行部 010-82802230；图书邮购 010-82802495
网　　址：http：//www.pumpress.com.cn
E-mail：booksale@bjmu.edu.cn
印　　刷：北京溢漾印刷有限公司
经　　销：新华书店
责任编辑：高　翔　刘云涛　　**责任校对：**金彤文　　**责任印制：**李　啸
开　　本：850 mm × 1168 mm　1/16　　**印张：**27.75　　**字数：**796 千字
版　　次：2011年8月第1版　2016年6月第2版　2021年12月第3次印刷
书　　号：ISBN 978-7-5659-1287-0
定　　价：52.00元

全国医学院校高职高专规划教材编审委员会

序

医药卫生类高职高专教育是我国医学教育体系的重要组成部分，随着国家对医药卫生体制改革的逐步推进，社会对基层卫生服务人才的需求与日俱增，对新时期高职高专医学人才培养及教材建设提出了更高要求。北京大学医学出版社于 2011 年组织全国高职高专院校教师编写出版了本套高职高专教材，由于教材的内容精炼、案例经典、符合临床、实用性强，受到众多高职高专院校师生的好评。

高职高专医学教材应服务于人才培养目标，基于高职高专学生的认知特点，以学生为中心、以就业为导向、以职业技能和岗位胜任力培养为根本，与课程、临床岗位和行业需求对接，促进产教融合。为推进教材建设、更好地服务于人才培养目标、将本套教材锤炼为精品之作，北京大学医学出版社对参与这套教材编写与使用的院校进行了深入调研，于 2014 年下半年正式启动了本套教材的修订再版工作，首先召开了教材编审委员会议，统一了教材修订再版的总体精神，重新审定再版教材目录、对个别主编进行了调整，然后召开了全体主编人会议。本轮教材修订加大了“双师型”和临床实践一线作者的比例，更加紧密地结合国家临床执业助理医师、全国护士执业资格考试大纲，理论、知识强调“必需、够用”；精选案例以促进案例教学；专业课教材的学习目标按布卢姆教育目标分类编写，突出了职业技能和岗位胜任力培养。力求以学生为中心，引导自主学习，渗透职业教育理念。总之，本轮教材在延续上版优点的基础上，体例更加规范，版式更加精美，质量明显提升，适用性更强。

在本次修订再版工作中，各参编院校给予了高度重视和大力支持，众多参编教师投入了极大的热情和精力，在主编带领下克服困难，以严肃、认真、负责的态度出色地完成了编写任务，在此一并致以衷心的感谢！“知行合一、行胜于言”一定程度上体现了职业教育理念，相信在北京大学医学出版社精心组织、编审委员会顶层设计和全体作者对教材的精雕细琢下，这套教材一定能与时俱进、日臻完善，满足新时期高职高专医学人才培养的需求，在教学实践中经受住检验，在教材建设“百花齐放、百家争鸣”的局面中脱颖而出，成为好学、好教、好用的精品教材。

王德炳

前 言

《护理学基础》(第 1 版) 自 2011 年由北京大学医学出版社出版以来，得到护理教育界的充分肯定和大力支持。为体现临床实用型人才培养目标的特点，紧密结合国家护士执业资格考试大纲，坚持以素质为基础，以能力为本位，以学生为主体的原则，编者们在保留原教材的基础上，对全书部分章节的内容和形式进行了调整修改。

护理学是将医学科学、社会科学、人文科学融为一体的学科。在护理学专业领域中，护理学基础是一门重要的基础课程，其主要介绍护理专业和专科护理的基本理论与技能。本教材参照教育部规定的高等职业教育培养目标、规格和护理专业教学大纲编写而成，适合专科护理、在职教育、成人教育及相应水平的学员使用。

《护理学基础》(第 2 版) 分为上、下两篇。上篇 1 ~ 8 章为护理学导论内容，主要介绍护理学的发展史、护士的素质和行为规范、护理专业的基本概念、基本理论、基本模式、护理程序等，理论介绍简洁、清晰，便于学员理解，同时结合实例对有关理论进行阐述，增强了理论的实用性。下篇 9 ~ 23 章为基础护理学内容，包括为满足服务对象生理、心理需要，为恢复、维持和促进服务对象健康而采用的基本知识和基本技能。为帮助学生理解、运用护理基本知识和技术，除沿袭第 1 版教材在技能操作训练中以护理程序为框架、按临床护理工作流程培养、训练、规范学生执业行为外，还在相应章节增加了临床案例、知识拓展和信息链接。临床案例所构成的临床情境，引导学生主动思考，激发学生学习兴趣；教材内容与临床实践密切结合，便于学生更好地理解、掌握相关知识。知识拓展主要针对章节涉及的知识点给予扩展，拓宽学生的视野。信息链接，便于学生进一步搜寻相关信息，扩充探寻知识。每章后附有小结和思考题，便于学生掌握章节的重点内容。为体现教材的知识性、科学性、实用性，本教材在考试要求内容的基础上适量引进国内外护理学的新知识、新概念，激发学生发挥自身潜能，满足其深层的求知欲望，为获得更高层次的知识提供条件。

本教材的再版过程充分吸取了广大读者使用上一版教材后的反馈意见及建议，融合了编者们多年的教学经验和智慧，在保留原版教材特色的基础上，注重体现思想性、科学性、实用性、先进性和创新性。但受水平所限，书中错误和疏漏之处在所难免，还望使用本教材的广大师生和护理同仁批评、指正。 在此，对所有支持、关心本书出版和编写的同仁们表示衷心的感谢，尤其对上一版编者们提供的思路和所做的努力表示诚挚的敬意。

陶　莉

2015 年 6 月

目 录

第一章 绪 论

学习目标

通过本章内容的学习，学生应能：

识记：

1. 概述护理学的形成、发展。
2. 简述南丁格尔对近代护理学的贡献。
3. 说出护理学的目标、任务和范畴。

理解：

1. 能用自己的语言正确解释下列概念：
人、健康、环境、护理
2. 比较各种护理工作方式之间的关系，并说明其异同点。
3. 能用实例说明护理工作的内涵和护士的专业角色。

应用：

1. 运用本章知识正确分析护理专业特征。
2. 结合我国护理专业现状，简要评述21世纪我国护理专业发展的方向与策略。

护理学（nursing）是以自然科学和社会科学为基础，研究维护、促进和恢复人类健康的护理理论、护理知识和护理技能及其发展规律的综合性应用学科。一百多年来，护理学经过不断地实践、充实和完善，形成了自己特有的理论和实践体系，成为健康科学中一门独立的学科。随着社会的进步、科学技术的发展以及人民生活水平的提高，人类对健康的服务需求不断提高，护理学研究的内容、范畴和任务也在不断的深入和发展，以更好地满足人类的健康需要。

第一节 护理学的形成与发展

一、人类早期的护理

1．原始人早期护理 生、老、病、死是人类生存与发展的自然规律。原始人类在生活、生产过程中逐渐积累了一些与生、老、病、死抗争的经验，如用舌头舔伤口、用溪水清洗伤口，将烧热的石块置于患处以减轻疼痛，逐步认识到熟食可减少胃肠道疾病等。这些是人类原始的护理活动，其形式主要是“自我保护式”的护理照顾。

2．氏族公社时期护理 随着人类社会的发展，为了抵御恶劣的生存环境，人们逐渐按血缘关系聚居，并组成以家族为中心的母系氏族公社。人们有了伤病，便由母亲或年长妇女给予照顾，护理的形象被母亲的形象代替，逐渐由“自我保护式”护理照顾转为原始社会的“家庭式”的护理照顾。

3．宗教护理　人类社会早期，由于科学的落后，人类对天灾人祸和一些自然现象不能解释，认为是有神灵主宰或魔鬼作祟，于是产生迷信和宗教，巫师应运而生。他们用祷告、念咒等方法祈求神灵的帮助，也用冷水泼浇、放血、拳击患者等祛除病痛折磨，也有人应用草药或一些治疗手段治病。这一时期巫、医不分，医、药、护长期与宗教和迷信活动联系在一起。

公元初期，基督教兴起。其传统观念认为应将患病的人列为优先照顾的对象，基督教会赞助建立救济院、孤儿院等慈善机构，收容病患、无家可归的老人和流浪儿，一部分牧师、基督教徒开始承担起照顾病患的工作，他们虽然未经过专门的训练，但因服务热诚，有奉献精神，在当时受到人们的高度尊重。神职人员的奉献精神使人们对护理服务工作有了较好的认识，对以后护理事业的发展有着良好的影响。

二、中世纪的护理

中世纪的欧洲，由于社会、经济、宗教的发展，教会权力争夺，战争频繁，伤病者增多，疾病流行。于是，欧洲各国建立了数以百计的大小医院，但很多医院条件极差，内、外科甚至传染病患者混杂住在一起。因此，患者和医务人员的交叉感染率和死亡率极高。这些医院大多受宗教控制，医院的护理工作主要由修女承担，她们以良好的道德品质提供护理，对护理工作的发展起到了一定的促进作用。但由于没有受过专业训练，缺乏护理知识和护理设备，护理工作多限于简单的生活照料。

三、文艺复兴时期的护理

文艺复兴时期，西欧基督教和伊斯兰教之间为争夺耶路撒冷发动了十字军东征，组织了20万孤寡及未婚妇女护理伤兵，平时还对居民进行家庭护理及救护工作的宣传教育。十字军东征沟通了东西方的文化交流，促进了文学、艺术、科学包括医学等领域的发展，建立了许多图书馆、大学、医学院校，出现了一批医学科学家。在此期间，教会医院大量减少，为适应医疗的需要，建立了公立、私立医院，从事护理工作的人员开始接受部分训练，担任护理工作的人员除修女外，还有不少自愿为贫困者服务的妇女。但是，1517年发生的宗教改革使社会结构与妇女的地位发生了变化，护理工作不再由具有仁慈博爱精神的神职人员担任，新招聘的护理人员多为谋生而来，他们既无经验又没有进行适当的培训，也缺乏宗教热情，服务态度差，每晚十时以后就没有护理人员值班，常出现死者与活者共寝的现象。1788年英国皇家医院组织调查发现，患者死亡率高达25%，医护人员和其他人员死亡率达8%，护理发展进入了长达200年停滞不前的黑暗时期。

四、近代护理学的诞生与南丁格尔的贡献

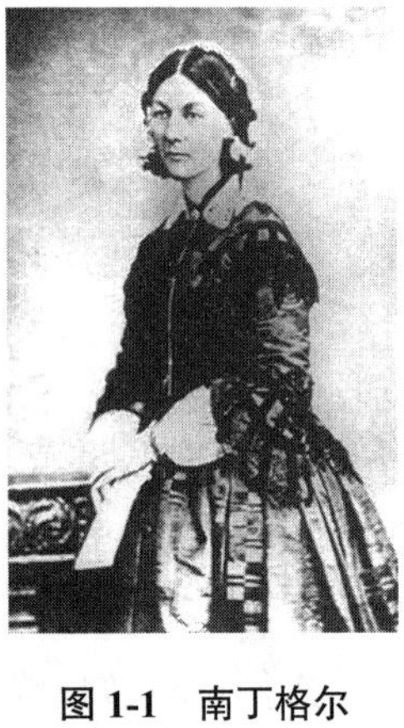
图1-1　南丁格尔

19世纪，随着科学技术、社会文化和医学技术的进步，人们对具有良好护理技术的护士需求越来越迫切，护理工作的地位有所提高，在整个欧洲出现了许多训练护士的学校。1836年，德国牧师弗里德尔（Fliendner）在凯撒斯威斯特城创办了“凯撒斯威斯特护理人员训练所”，招收年满18岁，身体健康，品德优良的妇女，给予护理训练。

佛罗伦萨·南丁格尔（Florence Nightingale，1820—1910年）被誉为近代护理学的创始人。1820年5月12日，南丁格尔出生于父母旅行之地——意大利佛罗伦萨，其家庭为英国名门望族，从小受到良好的教育。少女时期，她就表现出很深的爱心，对护理工作有很大的兴趣，在参加社

会慈善工作中，认识到护理工作的重要性，于是冲破当时社会上鄙视护士的不良风气，不顾父母的阻拦，毅然地献身护理事业。1850 年到德国的“凯撒斯威斯特护理人员训练所”参加了 2 周的护理培训；1851 年，她又重返该校参加了为期 3 个月的护理训练。1853 年 8 月 12 日，南丁格尔在慈善委员会的赞助下，在伦敦哈雷街 1 号开设了第一所护士看护所，开始了她的护理生涯。同年 10 月克里米亚战争爆发，在前线浴血奋战的英国士兵负伤或患病后，由于得不到合理照料而大批死亡，战地伤病员死亡率高达 50%。这一消息引起社会极大的震惊，南丁格尔闻讯后立即写信给当时的英国陆军大臣，请求自愿带领护士前往战地医院救护伤病员。1854 年 10 月南丁格尔率领亲自挑选的 38 名护士抵达前线战地医院，她力排医院工作人员的抵制和非难，率领护士们投入忙碌的救护工作。她们积极整理医院环境，改善卫生面貌；设法调整膳食，加强伤员营养；为伤员清洗伤口，消毒物品，减少伤口感染。同时，南丁格尔亲自为伤病员或垂危士兵书写家信，使伤员们获得精神慰藉，从而加速了疾病康复和伤口愈合。夜晚，她常手持油灯巡视伤病员，观察病情，被伤病员们誉为“提灯女郎”。经过护士们创造性的护理工作，伤病员死亡率由 50% 降至 2.2%。这一丰功伟绩震动了全英国，使英国朝野改变了对护理工作的看法。南丁格尔回国后，受到全国人民的欢迎，英国政府授予她勋章、奖品和 44 000 英镑奖金作为鼓励。

经过克里米亚战场的护理实践，南丁格尔越发深信护理是科学事业，护士必须接受严格的科学训练，而且应该是品德优良、有献身精神的高尚之人。1860 年，她用政府授予她的奖金在英国伦敦圣多马医院创办了世界上第一所正规的护士学校，为护理教育奠定了基础。

知识拓展

南丁格尔誓言

余谨以至诚，于上帝及公众前宣誓：终身纯洁，忠贞职守，尽力提高护理职业标准，勿为有损之事，勿取服或故用有害之药，慎守病者及家庭之秘密，竭诚协助医师之诊治，勿谋病者之福利。

南丁格尔将自己工作中的经验、思想体会以日记、书信等形式记录下来，阐述自己的护理理念和医院管理的思想。1858 年和 1859 年，南丁格尔分别完成了《医院札记》和《护理札记》的编写，《护理札记》被认为是护士必读的经典著作，对当今的护理实践仍有现实指导意义。

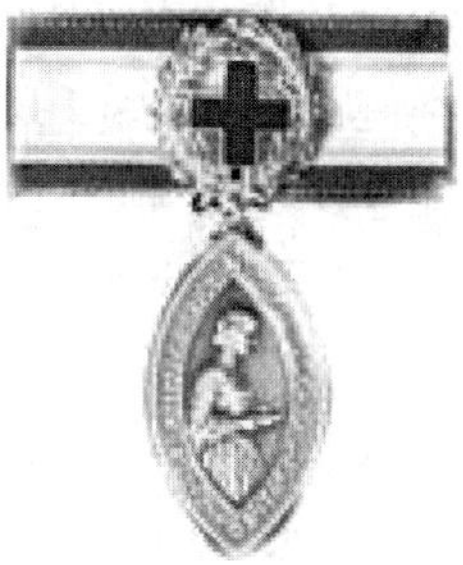

图 1-2 南丁格尔奖章

南丁格尔以崇高的奉献精神把一生献给了护理事业。1907 年，英女王颁发命令，授予南丁格尔功绩勋章，成为英国历史上第一个接受这一最高荣誉的妇女。1908 年 3 月 16 日南丁格尔被授予伦敦城自由奖。1910 年 8 月 13 日南丁格尔逝世。1912 年，国际护士会（International Council of Nurses，ICN）建立了南丁格尔国际基金会，并把每年 5 月 12 日——南丁格尔诞辰日定为国际护士节。同年，国际红十字委员会设立“南丁格尔奖章”，每两年颁发一次，以表彰世界各国为护理事业做出杰出贡献的护士。

五、现代护理学的发展

（一）现代护理学的三个历史阶段

自南丁格尔创建护理专业以来，护理学科发生了巨大变化。从护理学的实践和理论研究来看，现代护理学的变化与发展经历了三个历史阶段。

1. 以疾病为中心的护理阶段（1860—1940年） 这一阶段是现代护理学发展的初期。在解释健康与疾病的关系上，受生物医学模式的影响，人们认为疾病是由于细菌和外伤引起的机体结构改变和功能异常，对健康的认识为："健康就是没有疾病"，消除病灶成为医疗护理的基本目标。因此，一切医疗行为均围绕疾病进行，形成了"以疾病为中心"的医学指导思想。当时的护理专业尚未形成自己的理论体系，协助医生诊断和治疗疾病就成为该阶段护理工作的主要内容。

此期特点：①护理开始成为一门专门的职业，护士从事护理工作之前需要经过特殊的培训。②形成了一套较规范的疾病护理常规与护理技术操作程序。③缺乏对人的整体性的认识。④护理从属于医疗，护士是医生的助手，护理研究领域局限。⑤护理教育类同于医学教育。

2. 以患者为中心的护理阶段（1940—1970年） 20世纪40年代，随着社会的进步和发展，很多有影响的理论和学说相继提出，使护理工作者重新认识了健康与心理、精神、社会以及环境之间的关系。1948年世界卫生组织（World Health Organization，WHO）提出的健康观是："健康不但是没有疾病和身体缺陷，还要有完整的生理、心理状态和良好的社会适应能力"；1955年，美国的护理专家海尔（Hall）首次提出责任制护理（primary nursing），强调以患者为中心实施护理；1961年奥兰多（Orlando）首次使用了"护理程序"一词；1977年美国医学家恩格尔（Engel）提出生物-心理-社会医学模式。在这些思想的引导下，护理学发生了根本性的变革，护理工作由"以疾病为中心"转向了"以患者为中心"。

此期特点：①改变了护士的工作方法和角色：医护双方是合作伙伴，护士按护理程序的工作方法对患者实施护理，强调护理是一门专业。②改变了护理教育课程设置：护理教育开始摆脱类同医学教学课程模式，建立以患者为中心的护理教育和护理临床实践。③充实了护理理论和护理研究。④护士工作场所局限在医院，服务对象以患者为主，未涉及群体保健及全民健康。

3. 以人的健康为中心的护理阶段（20世纪70年代至今） 随着社会的发展，科学技术的进步以及疾病谱的变化，过去对人类健康威胁较大的急性传染病已得到较好的控制，而与人们生活习惯和生活方式相关的疾病成为威胁人类健康的主要问题，如心脑血管病、恶性肿瘤、意外伤害等。同时，由于经济生活水平的改善提高，人们对卫生保健、身心健康的需求也越来越高。1977年WHO提出的"2000年人人享有卫生保健"的全球卫生战略目标，成为世界各国保健人员的努力方向，"以人的健康为中心的护理"成为必然。护士的工作范围扩展到对所有人的每一生命阶段。工作场所也扩展到医院以外的其他场所，实施以人的健康为中心的护理。

此期特点：①护理学已经发展为现代科学体系中综合人文科学、社会科学、自然科学的为人类健康服务的应用学科。②护理是诊断和处理人类对现存的和潜在的健康问题的反应。③护理工作场所从医院扩展到家庭、社区乃至全社会。

（二）护理教育的发展

自南丁格尔开办第一所护士学校起，护理教育飞速发展。虽然各国护理教育体制各不相同，但大体分为以下几个教育层次或教育项目。

（1）以医院为基础的证书教育项目：招收高中毕业生，最初学制是3年，现在为1年。

（2）准学士学位教育项目：招收高中毕业生，学制为2～3年，准学士学位毕业生通过继续学习，完成学士学位所要求的学分，便可获得学士学位。

（3）学士学位教育项目：学生入学时要符合大学其他专业学生的入学要求和护理专业所规定的附加要求，学制为4～5年。

（4）护理硕士教育项目：学制为2～2.5年，课程设置包括护理理论、科研方法、论文写作或选修的专科护理科研课程等。

（5）护理博士教育项目：主要是培养大学护理教师、管理者、护理研究者和理论家。

（三）护理研究的发展

南丁格尔是早期的护理研究者，她依据调查研究结果来改变医院环境和卫生状况，20世纪早期就有关于护理教育方面的研究报告。20 世纪 50 年代，由于护理教育的发展，具有科研能力的护理工作者不断增加，有关护理实践和其他专业人员对护理学方面的课题受到研究者的重视。1955 年，美国护士基金会成立，其主要目的是支持护理研究的开展。20 世纪 60 年代，随着护理理论的形成，护理研究着重于对护理措施结果和护理质量的评价；20 世纪 80 年代，研究范围更为广泛，与其他学科研究者的合作更加紧密，护理研究的方法从单纯的量性研究逐步转变到量性与质性研究相结合的方法，更好地发展和完善了护理知识体系。1985 年，美国国家健康研究院设立了国家护理研究院，以指导、支持和传播护理研究项目。

（四）护理团体的发展

1887 年，在英国护理专家芬威克的倡议下，成立了世界上第一个护士团体——英国皇家护士协会；1896 年，美加护士会成立，1911 年，改为美国护士会（American Nurses’ Association，ANA）。1899 年 7 月，芬威克向国际妇女会倡议成立国际护士团体，在国际妇女会及与会代表的热情支持下，国际护士会于同年 7 月 1 日正式成立（称“万国护士会”，1900 年正式定名“国际护士会”）。芬威克与同事合著的《万国护士会史》，为后人留下了一份珍贵的史料。目前，世界大多数国家都有专业护理组织。较发达国家还有许多专科护理组织，如助产士会、手术室护士会、护理大学学会、护理学生会等。

六、中国护理的发展概况

（一）中医学与护理

中国传统医学历史悠久，其特点是医、护、药不分，强调“三分治七分养”，有其独特的理论体系。中国医学发展史和丰富的医学典籍及历代名医传记中，记载了许多护理技术和理论，如《黄帝内经》记载的“五谷为养，五果为助，五畜为益，五菜为充”“肾病勿食盐”“怒伤肝，喜伤心……”；《备急千金要方》记载的采用细葱管去尖进行导尿疗法等，这些理论和技术对现代护理仍有指导意义。中医护理虽然没有成为一门独立的学科，但却有自己的特点、原则和技术，在促进、维护人类健康和治疗疾病中越来越引起人们的重视。

1．中医护理的基本特点

（1）整体观：以朴素的唯物主义、对立统一的整体观对待人体和疾病，提出人是一个整体，人与自然界密切联系的天人合一的观点。

（2）辨证施护：根据阴阳、五行、四诊、八纲、脏腑辨证的理论和方法对患者的主诉、症状、体征进行综合分析，辨别表里、寒热、虚实的证候，采取不同的护理原则和方法进行有针对性护理。

2．中医护理原则

（1）扶正祛邪：“正”为人体的防御能力，“邪”为致病因素。治疗和护理的目的是要增强人体防御能力，去除致病因素，一切护理措施均应根据这一原则。

（2）标本缓急：“标”和“本”是说明病症的主次关系，以病因和症状来说，病因为本，症状为标。一般急则护标，缓则护本。

（3）同病异护，异病同护：依据“辨证施护”的原则，因病、因人而护。同一种病，因患者年龄、性别、职业、文化程度不同，而用不同方法护理；不同的病，如果阴阳、虚实、表里、寒热辨证相同，又可采取同样的护理方法。

（4）未病先防，既病防变：以预防为主，强调密切观察病情，防止并发症的发生。

3．中医护理技术　中医护理技术有针灸、推拿、拔火罐、刮痧、太极拳、食疗、煎药和服药等。

（二）中国近代护理发展

鸦片战争前后，随西方列强的侵入，美、英、法和加拿大等国的传教士、医生陆续来到中国，建立教堂、开办医院和学校，西方近代护理作为西方医学的组成部分一同进入中国。

1．中国近代护理教育的发展　1884年第一位来华的美国护士麦克奇尼（Mckechnie）在上海妇孺医院推行“南丁格尔护理制度”。1888年，美国护士约翰逊（Johnson）在福州开办了中国第一所护士学校（此后，中国各大城市建立了许多教会医院并培训护士）；1921年，在北京协和医学院中成立了协和高等护士学校，毕业生被授予理学士学位，此为中国高等护理教育的开端；1932年中国创立了第一所国立中央高级护士学校；1934年，教育部成立护士教育专门委员会，将护士教育改为高级护士职业教育，学制为3～4年，护士教育纳入了国家正式教育体系。

抗日战争期间，许多医护人员奔赴延安，护理工作受到党中央的重视和关怀。1931年在江西开办了“中央红色护士学校”；1941年在延安成立了“中华护士学会延安分会”。毛泽东同志于1941年和1942年两次为护士题词：“尊重护士，爱护护士”“护理工作有很大的政治重要性”。

2．中华护理学会的发展

（1）1909年，9名外籍护士、医生在江西牯岭成立中国护士会（1936年改为中华护士学会，1964年改为中华护理学会）。这是中国成立最早的学术团体之一。该会统一制订、编译护士学校课程，组织全国护士会考，办理护士学校注册，颁发护士毕业证书等工作。

（2）1920年，召开了第五届中国护士会会员代表大会，同年《护士季报》创刊。此为中国第一本综合性的护理刊物，主要报道各地医院的护理工作，护理教育情况，介绍各种护理技术。

（3）1922年，中国护士会加入国际护士会，以加入顺序名列第十一个会员国，在国际上取得了应有的地位。

（4）1928年，汉口第九届会员代表大会结束了近20年外籍护士任理事长的历史，由中国护士伍哲英担任理事长。

（三）中国现代护理发展

中华人民共和国成立后，医疗卫生事业有了很大发展，护理工作进入了一个新时期。

1．护理教育体制逐步完善　1951年在第一届全国卫生工作会议上，将中等专业教育作为培养护士的唯一途径，原来的高级护士职业学校及协和医学院护理系相继关闭。

1966—1976年“十年动乱”期间，所有护校停办，护理工作走向低潮。1970年后，为解决护士短缺的问题，许多医院开办了两年制的护训班。1977年，中断的护校陆续恢复招生。1979年原国家卫生部先后下达《关于加强护理工作的意见》和《关于加强护理教育工作的意见》，加强和发展护理工作和护理教育。统一制订了中专护理教育的教学计划，编写了教材和教学大纲。1980年，南京医学院率先开办高级护理专修班；1983年，天津医学院成立护理系，并开始正式招收护理专业本科生；1984年1月，原国家教委与卫生部在天津召开了全国护理专业教育座谈会，并决定在国家高等医学院校内设置学士学位的护理专业，停办30多年的高等护理教育得以恢复，护理教育开始了新的兴旺期。1990年12月，经国务院学位委员会批准，北京医科大学护理系首批开设护理专业硕士学位培养项目，1992年正式招生；2004年北京协和医科大学及上海第二军医大学分别开始招收护理学博士研究生，形成了中专、大专、本科、研究生等多层次的护理教育体系，促进了护理人才的培养，使护理队伍的结构更趋合理。

2．护理实践得到较大发展　自1950年以来，临床护理工作主要是以疾病为中心，护理技术操作多为完成医嘱而进行，医护分工明确，护理工作处于被动状态。1980年以后，随着中国改革开放，我国逐步引入新的护理理念和理论，护理人员开始加强基础护理工作，并分析、判断患者的需求，探讨以患者为中心实施整体护理，应用护理程序为患者提供积极、主动的护理服务。护理工作的内容、方法、场所和范围都发生了很大的转变。与此同时，器官移植、显微外科、重症监护、介入治疗、基因治疗等专科护理水平不断提高，中西医结合护理、社区护理及老年护理等也在迅速发展。

3．护理学术活动日益繁荣　1977年以来，中华护理学会和各地分会先后恢复学术活动。各种不同内容、不同形式的学习班、研讨会及全国性的护理学术交流会议纷纷开展。1954 年创刊的《护理杂志》复刊（1981 年更名为《中华护理杂志》）、《护士进修杂志》《中国实用护理杂志》等几十种护理期刊相继创刊；护理教材、专著和科普读物相继出版。1980 年以后，国际学术交流日益增多，中华护理学会及各地护理学会多次举办国际学术研讨会议，并与多个国家开展互访活动，提供相互学习和了解的机会；各医学院校也积极参与国际学术交流，选派一批护理骨干和师资出国深造或短期进修，获硕士学位或博士学位后回国工作。1985 年，卫生部护理中心在北京成立，进一步取得了 WHO 对中国护理学科发展的支持，促进了中国护理学科的发展。1993 年中华护理学会设立护理科技进步奖，每两年评奖一次。

4．护理管理体制逐步健全　为加强对护理工作的领导，原国家卫生部医政司设立了护理处，负责统筹全国护理工作，制定有关政策法规。各省、市、自治区卫生厅（局）在医政处设专职护理管理干部，负责协调管辖范围内的护理工作。各级医院健全了护理管理体制，以保证护理质量。1979 年国务院、卫生部颁发了《卫生技术人员职称及晋升条例（试行）》，明确规定了护理专业人员的高级、中级和初级职称，根据这一条例，各地制定了护士职称晋升考核的具体内容和方法；1993 年 3 月卫生部颁发了中国第一个关于护士执业和注册的部长令及《中华人民共和国护士管理办法》；1995 年 6 月 25 日，首次举行全国范围的执业护士考试，考试合格获执业证书方可申请注册。截至 2013 年底，中国已有注册护士 278.3 万。2008 年《护士条例》的实行，使护理工作走上了法制化轨道。

信息链接

中国首部保护护士劳动者劳动权益的法规——《护士条例》

2008 年 1 月 23 日，国务院第 206 次常务会议通过了有关护士的行政法规——《护士条例》，并于 2008 年 5 月 12 日正式实行。该条例从护士的执业资格、权利义务、医疗机构的相关职责等多方面对护理工作进行了规定。

资料来源：中央政府门户网站　http://www.gov.cn/zwgk/2008-02/04/content_882178.htm

（四）21 世纪中国护理发展展望

1．护理工作国际化　护理工作国际化主要指专业目标国际化、职能范围国际化、管理国际化、人才流动国际化。此外，还包括跨国护理援助和护理合作等。

面对国际化的发展趋势，21 世纪的护理人才应该具备能够适应这种国际化的知识和技能，护理教育也将随着国际化的趋势而发生变革。多元化的护理、外语尤其是英语以及计算机的普遍应用将成为这一时期护理工作的主要特点。

2．护理工作市场化　护理工作市场化是指随着市场经济的发展和日益激烈的市场竞争，护理工作将被推向市场。主要表现为护理人员的流动和分布将由市场来调节，服务第一、质量至上的宗旨将成为护理专业在市场竞争中的主要立足点。护理服务的内容和范畴也将根据市场需求的变化而变化。随之而来的许多护理体制的变革，如护理人员聘用制、结构工资制的推行，护士独立开业的增加，社区护理和家庭护理的推广等，都体现了护理工作市场化的特点。

3．护理人员高学历化　在护理专业向着国际化迈进和市场竞争日益激烈的情况下，护理人员必须不断地学习新的知识和技能来提高自己的能力和水平，护理教育高层次化正是适应了这种变化。护理人员的基本学历是大专和本科，护理硕士、博士人数越来越多是护理人员高学历化的主要表现。随着高学历化时代的到来，护理教育将得到极大的发展。

4．护理工作社会化　随着人们物质生活水平的提高、老龄化社会的到来，慢性疾病及与不良行为、不良生活方式相关疾病的增加，人们对健康保健的需求趋向多元化，特别对健康保健服务便捷化的要求日益强烈。在这种形式下，许多护士必将深入家庭、社区开展护理工作，进行健康教育，提供维护和恢复健康的技术服务，使护理工作走向社会。

5．中国护理特色化　随着中医学研究在全球范围的兴起，中医护理也将引起各国护理界的高度重视。如何将中医护理的理论融入现代护理理论将成为中国护理界的一个重要课题和研究方向。而辨证施护则是这一崭新的护理理论的主要特点，具有中国特色的护理理论和技术方法，将为全人类做出重要贡献。

第二节　护理学的四个基本概念

现代护理学的理论框架是由人、环境、健康、护理四个基本概念组成。护理基本概念的形成反映了护理知识体系的发展和完善，改变了护理人员只凭传统经验工作的方式，使护理专业向科学性、自主性、独立性的方向发展，并为护理实践、护理教育、护理科研和管理提供了科学的依据。对这四个基本概念的理解和认识水平直接影响护理工作内容、实践范畴、研究领域、护士的角色功能及专业行为。

一、人

护理的服务对象是人，对人的认识是护理理论、实践的核心基础。对于护士来说，正确认识人的整体特征，熟悉人与周围环境的广泛联系，把握人的需求特点，了解人的成长与发展规律，对今后提供专业服务是非常必要的。

（一）人是一个统一的整体

1．人是生理、心理、社会、精神、文化的统一整体　因为人的生理、心理、社会等方面相互作用、互为影响，其中任何一方的功能变化均可在一定程度上引起其他方面的功能变化。而人体各方面功能的正常运转，又能有力地促进人体整体功能的最大限度发挥，从而使人获得最佳的健康状态。

2．人是一个开放的系统　护理是对人的服务。由于人是生活在复杂社会中的有机体，人无时无刻不在与其周围环境发生着关系，人要维持自身的存在和健康，必须不断地调节自身内环境以适应外界环境的变化。因此，在护理中，护士不仅要着眼于局部病变，还要考虑到周围环境对人的影响。人作为自然系统中的一个子系统，总是不断与其周围环境进行物质、能量、信息交换。例如，人不断地从外界吸入氧气呼出二氧化碳；人不断地从外界获取信息，形成自己的思想并向外界表达自己的观点、态度与立场。因此，人是一个开放的系统。

强调人是一个开放的系统，在护理上有着特殊的意义。即维持机体的平衡，不能只限于机体各系统或各器官功能的平衡协调，同时还应注意环境及他人、家庭、社区乃至更大群体对机体的影响。只有这样，才能使人的整体功能更好地发挥和运转。

3．护理中人的范围　随着护理学科的发展，其专业的服务范畴与服务内容都在不断地深化和扩展，护理的服务对象也从单纯的患者扩大到了健康的人。由于人是家庭的组成部分，而家庭又是社会的组成部分。因此，从这种意义上来看，护理中的人包括个人、家庭、社区和社会四个层面。护理的最终目标不仅是维持和促进个人高水平的健康，更重要的是面向家庭、面向社区，最终提高全人类社会的健康水平。

（二）人的基本需要

人的基本需要是个体为了维持身心平衡并求得生存、成长与发展，在生理、心理上最低限度的需要。所有人都必须努力满足其基本需要，才能维持生命。当其基本需要得不到满足时，就会出现机体的失衡进而导致疾病。

人在不同的生命阶段有着不同的需要，护理服务的对象涉及各年龄组的人。因此，护士必须对人生命周期全过程的成长与发展有所了解。发展在人的一生中是持续进行的，它不仅包括生理方面的变化，还包括心理和社会方面的适应及改变。所以，护士在满足服务对象基本需要时，不仅要满足服务对象的生理需要，还要满足其心理和社会的需要。

（三）人有权利和责任拥有适当的健康状态

每个人都希望自己拥有健康的身体和健全的心理。人对自身的功能状态具有意识和监控能力；人有学习、思考、判断和调适能力，可通过调节利用内外环境资源以适应环境变化和克服困难；人还有自我决定的权利，这就决定了人具有通过不同方式维护健康的潜能；人也有责任维护和促进自身健康。因此，充分调动人的这一内在主观能动性，对预防疾病，促进健康十分重要。

（四）人的自我概念

自我概念是指一个人对自己的看法，即个人对自己的认同感。自我概念是个人身心健康的必要元素，它可影响个人的所思所想、所作所为以及个人的抉择等。拥有良好自我概念的人对自身的能力、天赋、健康、容貌等充满信心。因此，他（她）能建立起良好的人际关系并能更好地面对人生，还能有效地抵御一些身心疾病的侵袭。而自我概念低下者，则时常会流露出对自己的失望、不满意甚至憎恨等。

二、健康

健康是机体的一种安逸舒适状态。护理活动的终极目标是提高全人类健康水平。因此，对健康概念的认识和理解直接影响护理人员的行为方式、服务方式和服务范畴。

1．健康是生理、心理、精神等方面的完好状态　1948 年 WHO 对健康的定义将健康与人类充实而富有创造性的生活联系起来，强调了人的心理状态和社会适应能力，强调了人和环境的协调与和谐。

2．健康是一个动态的过程　健康和疾病为一连续过程，极佳的健康（即健康的完好状态）和死亡是一个连续统一体的两个极端（图 1-3），每个人的健康状况都处在这一连续体的某一点上，且时刻都在动态变化中。当人成功地保持内外环境的和谐稳定时，便处于健康完好状态；当人的健康完整性受到破坏，且应对失败时，则健康受损而导致疾病，甚至死亡。护理人员有责任促进人类向健康的完好状态发展。

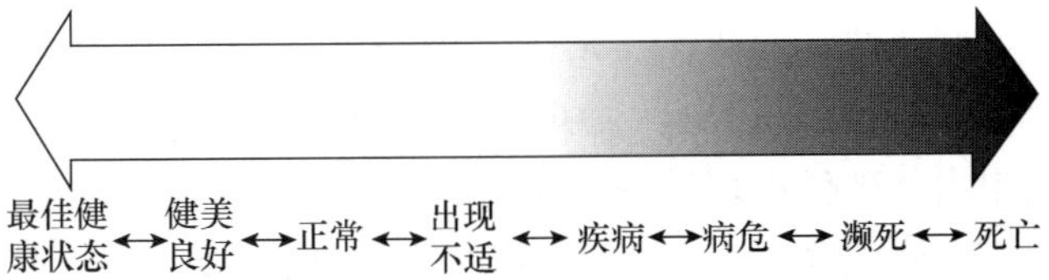

图 1-3　健康 - 疾病动态连续变化过程示意图

3．人类健康受多方面因素的影响　人生活在自然和社会环境中，有着复杂的生理、心理活动，其健康受到生物、心理、环境、生活型态等诸多因素的影响。

三、环境

新的医学模式十分重视人与环境的相互影响，现代护理学对环境有如下认识。

（一）人与环境是紧密联系的

人的环境包括内环境和外环境。内环境是指人的生理、思维、思想、心理等方面。外环境由自然环境和社会文化环境组成。自然环境包括生物、化学、物理等组成部分，如人生存的空间、空气、水、植物、动物等。社会环境包括经济条件、劳动条件、生活方式、人际关系、社会安全、宗教、文化、健康保健条件等。任何人无法脱离环境而生存。

（二）环境影响人的健康

环境深受人类改变的影响，而人类也受环境所左右。良好的环境促进人类健康，帮助患者恢复健康；不良的环境则给人的健康造成危害。人类所患疾病中，不少与环境中的致病因素有关。护理人员应掌握有关环境与健康的知识，为人类创建适于生活、休养的良好环境。

（三）人体应与环境协调统一

环境是动态和持续变化的，人需要不断调整机体的内环境，包括生理、心理的调节，使之适应外环境的变化，以保持或促进人的健康。

（四）环境是可以改变的

在人与环境这对矛盾中，人不完全是被动的，人可以通过自身的力量主动创造和改变环境。护理的任务是协助人们识别环境中的不利或有害因素，尽可能利用环境中的有利因素，努力为服务对象创造有利于健康或康复的环境。

四、护理

护理是护理人员与服务对象的互动过程，护理的概念是随着护理学科的不断进步而发展的。护理人员只有对护理的概念有所认识，才能不断塑造自己的专业特征，培养自己的专业素质，并在健康照顾体系中扮演好自己的角色。

（一）护理的定义

护理英文名“nursing”，源于拉丁文“nutircius”，原意为抚育、扶助、保护、照顾幼小等。随着护理事业的形成和发展，护理定义的内涵和外延都发生了深刻的变化，这种变化可从不同年代不同学者（或组织）对护理的定义中反映出来。

南丁格尔认为“护理既是艺术，又是科学”。她在1859年《护理札记》中写道：“护理应从最小限度的消耗患者的生命力出发，使周围的环境保持舒适、安静、美观、整洁、空气新鲜、阳光充足、温度适宜，此外还要合理地调配饮食”。

1966年美国护理学家韩德森（Henderson）指出：“护士的独特功能是协助患病的或健康的人，实施有利于健康、健康的恢复或安详死亡等活动。当个人有足够的体力、意愿和知识时，他能独立执行这些活动而无需他人的协助。护理的贡献在于协助个人早日不必依靠他人而能独立执行这些活动”。此定义阐明护理以所有人类为对象，护理的目标是使健康的人更加健康并免于疾病，患病的人早日康复并免于疾病恶化，濒死者得以安详走向人生旅程终点。

1980年美国护士协会（ANA）提出：“护理是诊断和处理人类对现存的和潜在的健康问题的反应”。从这一定义引申出：现代护理学是研究如何诊断和处理人类对存在的或潜在的健康问题反应的一门科学。强调“人的行为反应”，即人们对一件事从生理、心理、社会、文化和精神等方面的行为反应。如心肌梗死患者的行为反应可以表现为：生理的——疼痛、胸闷、气急；心理的——害怕、恐惧；社会的——亲属、单位的关心；文化的——对疾病知识的认识和理解；精神的——是否被护士和医生重视与尊重。这一定义也反映出护理的四个基本特征。①了解现象：护士进行诊断和治疗时应了解人类对现存的或潜在的健康问题的反应。②应用理论：护士运用护理理论对现象做进一步观察和认识，并用它来解决这些问题。③采取行动：护士通过护理活动帮助个人、家庭及社会团体保持生命、减少痛苦和促进健康。④评价效果：护士通过护理活动，进行与人的健康反应有关的效果评价。因此，护理人员必须收集服务对象的健康资料并评估其健康状况，确定护理诊断并采取适当的护理措施，解决已存在的或潜在的健康问题，并对护理效果进行评价。

中国著名学者周培源先生早在1981年就对护理学的社会属性做出精辟论述：“护理学是社会

科学、自然科学理论指导下的一门综合性应用学科。”护理学是医学科学的一个重要组成部分。医学、伦理学、社会学、管理学、经济学等是研究、发展护理学和进行护理实践活动的理论基础。随着社会的进步和发展，护理学已成为一门独立的学科。强调护理学为独立学科的含义要从相对意义上去理解，独立不等于孤立，一个与其他学科不发生联系，不充分利用其他学科的资源、科研成果去充实自己专业的绝对独立的学科是不存在的。由于护理工作涉及人类社会活动的各个领域，有必要也有条件充分利用各学科领域的人才和成果，不断完善学科体系，促进学科的发展。

护理活动是科学、艺术、人道主义的结合。其科学性表现为护理工作是以护理学、基础医学、社会人文学等知识和理论为基础；艺术性表现为护士必须针对不同的人、不同的情况，创造性地应用知识和能力，提供高质量的有效护理服务；人道主义是指护士需要有爱心、耐心、细心、责任心，并能设身处地为服务对象着想。护理工作的目标是使不同年龄、处于不同状态的人都能恢复、维持或促进达到其最佳的健康状态。因此，护理不再只是一种技术或简单的谋生职业，已成为一门独立的学科和专业。护理是有目的、有组织、具有创造性的活动，护理程序是护理工作的基本方法。

（二）护理的内涵

虽然护理在一百多年来发展迅速，变化颇大。然而它所具备的内涵，即护理的核心却始终未变，它们包括：

1．照顾（caring）　照顾是护理永恒的主题。纵观护理发展史，无论是在什么年代，无论是以什么方式提供服务，照顾（患者或服务对象）永远是护理的核心。

2．人道（humanitarian）　护士是人道主义的忠实执行者。在护理工作中提倡人道，首先要求护理人员视每一位服务对象为具有人格特征的个体和具有各种需求的人，从而尊重个体，注重人性，提倡人道。也要求护理人员对待服务对象不论富贵贫贱、人种肤色、地位高低、长相美丑都要一视同仁，为人类的健康提供优质的服务。

3．帮助性关系（helping relationship）　帮助性关系是护士用来与服务对象互动以促进健康的手段。护士与服务对象的关系首先是一种帮助与被帮助、服务者与消费者（或顾客）之间的关系。这就要求护理人员以自己特有的专业知识、技能与技巧提供帮助与服务，与服务对象建立起良好的帮助性关系，满足其特定的需求。护士在帮助服务对象的同时也从不同的服务对象那里深化了自己所学的知识，积累了工作经验，自身也获益匪浅。因此，这种帮助性关系也是双向的。

五、护理学四个基本概念的相互关系

人、环境、健康和护理四个基本概念是密切相关的，四者缺一不可，否则护理不能成为独立的学科，也不能成为一门专业。四个基本概念的核心是人，即护理实践是以人的健康为中心的活动；人存在于环境之中并与环境相互影响，以达到促进、维持或恢复健康的目标；人的内、外环境影响健康状态，当环境变化超过人的代偿能力（包括生理代偿能力、心理代偿能力及社会支持系统的补充能力）时，人的健康状态就会向不良的方向发展；健康即为机体处于内外环境平衡、多层次需要得到满足的状态；护理的任务是创造良好的环境并帮助护理服务对象适应环境，从而达到最佳健康状态。

第三节　护理学的目标、任务、范畴

一、护理学的目标和任务

随着护理学的发展和护理理念的转变，护理学的目标和任务发生了深刻的变化。护理的目标

是在尊重、满足人的需要基础上，维护和促进个人的健康，同时还要面向家庭、社会，最终提高全人类的健康水平。1978 年 WHO 指出“护士作为护理的专业工作者，其唯一的任务就是帮助患病的人恢复健康，帮助健康的人促进健康”。并提出健康－疾病五个阶段中应该提供的护理服务：

1．健康维持阶段　帮助个体尽可能达到并维持最佳健康状况。

2．疾病易感阶段　保护个体，预防疾病的发生。

3．早期检查阶段　尽早识别处于疾病早期的个体，尽快诊断和治疗，避免和减轻痛苦。

4．临床疾病阶段　帮助处于疾病中的个体解除痛苦和战胜疾病，对于濒死者给予必要的安慰和支持。

5．疾病恢复阶段　帮助个体康复，减少残疾，或帮助残疾者充分发挥其健康器官功能，降低残疾的损害程度。

二、护理学的范畴

（一）护理学的理论范畴

1．明确护理学研究的对象　护理学研究的对象随着护理学的发展而不断变化发展，但在一定的历史条件下具有相对的稳定性。目前，护理学正从研究单纯的生物人向研究整体的人、社会的人转化。

2．建立和发展护理学理论体系　从南丁格尔建立护理理论到现代为适应生物 - 心理 - 社会医学模式而产生的新护理模式学说，对指导临床护理实践，提高护理质量、改善护理服务都起到了积极作用。护理实践新领域的开辟，将会建立和发展更多的护理理论，使护理理论体系日益丰富和完善。

3．形成护理交叉学科和分支学科　在科学向着高度分化和综合发展的新形势下，护理学与社会科学、人文科学等多学科相互渗透，在理论上相互促进，在方法上相互启迪，在技术上相互借用，形成许多新的综合型、边缘型的交叉学科（如护理心理学、护理美学）和分支学科（如社区护理学、老年护理学），在更大范围内促进了护理学科体系的构建和完善。

4．研究护理学与社会发展的关系　即研究护理学在社会中的作用、地位、价值，研究社会对护理学的影响及社会发展对护理学的要求等。如社会老年人口增多、慢性病患者增加使社区护理迅速发展；健康教育技巧和与他人有效合作已成为对护士的基本技能要求；信息高速公路的建成使护理工作效率得以提高，也使护理专业向着网络化、信息化迈出了坚实的步伐。

（二）护理学的实践范畴

1．临床护理　临床护理的对象主要是患者，其内容包括基础护理和专科护理两大类。基础护理是专科护理的基础，是以护理学的基本理论、基本知识和基本技能为基础，结合患者生理、心理特点和治疗康复的需求，满足患者的基本需要，同时给予相应的健康教育，提高服务对象的自我护理能力。专科护理是应用护理学相关学科理论，结合临床各个专科疾病患者的特点和诊疗要求，为患者提供身心整体护理。如强化对危重患者的监护（ICU）、显微外科、脏器移植、手术前后的专科护理等。

2．社区护理　将公共卫生学和护理学的知识与技能相结合，以社区人群为服务对象，对个人、家庭和社区提供促进健康、预防疾病、早期诊断、早期治疗、减少残障等服务，提高社区人群的健康水平。

3．护理教育　以护理学和教育学理论为基础，有目的地培养人才，以适应医疗卫生服务和医学科学技术发展的需要。分为基本护理教育（中专、专科、本科）、毕业后护理教育（岗位规范化培训、研究生教育）和继续护理教育（新理论、新知识、新技术培训）。

4．护理管理　运用科学的管理学理论和方法，对护理工作的诸要素即人、财、物、时间、信息进行科学的计划、组织、指挥、协调和控制，以提高护理工作的效率和质量。

5．护理研究 通过观察、科学实验、调查分析等方法，回答和解决护理领域的问题，揭示护理学的内在规律。如护理学理论的构建，护理理论与护理实践的结合，护理技术、方法的改进，护理设备、工具的改革，护理管理模式的建立等，都有赖于护理研究去探索规律、总结经验，推进护理学的不断发展。

第四节 护理工作方式

一、个案护理

个案护理（case nursing）是指一位护士护理一位患者，即由专人负责实施个体化护理。这种护理方式的特点是护士责任明确，能掌握患者的全面情况，对患者实施全面细致的护理，并满足其各种需求。适用于抢救患者、危重病患者或某些特殊患者的护理，也适用于临床教学需要，但耗费人力。

二、功能制护理

功能制护理（functional nursing）是指以完成各项医嘱和常规的基础护理为主要工作内容的护理。这种护理方式是将日常工作任务根据工作性质机械地分配给护理人员，护士被分为治疗护士、办公室护士、生活护士、巡回护士等班次来完成护理服务。这是一种流水作业式的工作方法，分工明确，节省人力，易于组织管理。但护理工作机械，护士缺少与患者交流的机会，较少考虑患者的社会心理需求，难以掌握患者的全面情况，不能体现对患者的整体护理。

三、小组护理

小组护理（team nursing）是指以分组护理的方式对患者进行整体护理。护士分为小组进行护理活动，一般每个护理组分管 10 ～ 15 位患者。小组成员由不同级别的护理人员构成，各司其职，在小组长的计划、指导下共同完成护理任务，实现既定的目标。这种工作方式能发挥各级护理人员的作用，较好地了解和满足患者的需要。但患者没有一位固定的护士负责，护士个人责任感相对减弱。

四、责任制护理

责任制护理（primary nursing）是指由责任护士和辅助护士按护理程序的工作方法对患者进行全面、系统和连续的护理。其结构是以患者为中心，要求责任护士从患者入院到出院均实行 8h 在班、24h 负责制。由责任护士评估患者情况，制订护理计划，实施护理措施及评价护理效果，辅助护士按责任护士的计划实施护理。这种护理方式的特点是责任护士的职责明确，能全面了解患者情况，但责任护士 24h 负责制难以实现，文字书写任务较大，护理人员需要量也较多，且责任护士之间难以相互沟通和帮助。

五、系统化整体护理

系统化整体护理（systematic holistic nursing care）是以人为中心，以现代护理观为指导，运用护理程序的理论和方法，实施系统的、有计划的、具有反馈功能的、全面护理的护理实践活动。它体现了护理工作的系统性、完整性、决策性与科学性。

开展系统化整体护理首先建立指导护理实践的护理哲理，制定以护理程序为框架的护士职责和护士行为评价标准，确定护理人员的组织结构，建立以护理程序为核心的护理质控系统，编制标准护理计划和标准健康教育计划，设计贯彻护理程序的各种护理表格。在此基础上，以小组责任制的形式对患者实施连续的、系统的整体护理（责任制整体护理）。由于标准化护理表格的使用，减少了护士的文字工作，使护士有更多的时间与患者接触和沟通，提供满足患者身、心、社会、文化等需要的最佳护理。

总之，各种护理工作方式是有继承性的，新的工作方式是在原有工作方式基础上的改进和提高，每一种护理工作方式在护理学的发展历程中都起着重要作用。各医疗机构的护理人员可根据其机构的特性和资源配置情况，确定符合自身特点的工作方式和流程，有效地利用人力资源，恰当地选择并综合应用上述几种工作方式，为服务对象提供高效率、高质量、低消耗的护理服务。

信息链接

改善医疗服务行动计划——深化优质护理、改善护理服务

自2015年起，开展为期3年的“进一步改善医疗服务行动计划”，改善护理服务，提高护理质量，坚持以患者为中心，强化护理服务意识，进一步落实责任制整体护理，推进优质护理服务持续、深入开展。

资料来源：国家卫计委医政医管局

http://www.moh.gov.cn/yzygj/s3593g/201501/5584853cfa254d1aa4e38de0700891fa.shtml

第五节 护理专业特征与护士角色

护理学是健康科学的重要组成部分。随着社会的发展，医学科学的进步，人们对健康的认识和需求日趋提高，这为护理专业的发展提供了机遇，同时也提出新的挑战。护士的专业角色也开始发生重要的变化。

一、护理的专业特征

护理是一种技术性的职业（occupation）还是一门具有独特理论体系的专业（profession），曾是人们争论的问题，同时也是护理工作者应该明确的问题。许多学者指出了护理专业的意义和作为一门专业的标准。作为一门专业，护理学具有以下特征：

1．为人类和社会提供至关重要的有关健康的服务　护理是利他的活动，其目的是提高人们的健康水平。

2．具有独特的知识体系并通过科学研究不断扩展　20世纪70年代，护理的独特理论开始形成、发展和完善，从而为护理实践提供了理论框架。护理研究的广泛开展，使理论对护理实践具有更强的预测性和控制性，促使护理学知识体系不断完善。

3．实践者具有高等教育水平　作为一门专业，要求从业人员需要具备较深厚的教育基础。高等护理教育已在全世界范围广泛开展，使护士能够在就业前具备专业所需的知识技能，并达到一定的专业标准。在护理实践中，护士还需通过继续教育，不断更新知识，紧跟社会、科学变革的步伐以及适应世界发展的潮流。

4．实践者具有自主性　护士专业行为的责任感、自主性增强。护理专业组织和护士团体不断扩展，他们在支持和保证实施高标准的实践活动和促进专业发展中起到越来越重要的作用。他们参与制定相关政策、法规和专业标准，监控护理专业活动，对护士进行管理，并为其成员谋取福利，提供接受教育机会，争取应有的权利和地位。

5．用伦理准则和道德规范指导实践者在专业活动中做决策 护理伦理准则和道德规范是护士工作的指南。ICN 提出的护理伦理准则中指出：“护士的职责是促进健康、预防疾病、恢复健康和缓解疼痛。护理中蕴含着尊重人的生命、尊严和权利，而且不论国籍、种族、血统、肤色、年龄、性别、政治或社会地位均应获得同等的尊重。护士是为个人、家庭和社区提供健康服务，而且与其他有关专业人员共同合作完成其服务。”随着现代医学的发展，护士将面临更为复杂的伦理问题。

6．实践者把本专业作为终身事业 护理工作者应具有不断追求积极进取的精神，通过各种教育机会，提高学历，增加和更新专业知识，将促进护理学发展作为自己终身的目标。

由此可见，护理学已经成为一门独立的专业，具有广阔的发展空间和前景，护理工作者需不断努力，促使护理专业适应社会发展变化，满足人类的健康需求。

二、护士的专业角色

护士的传统形象是一个未受过教育，照顾老、弱、病、残者的女性，她可能是一位母亲，一位修女，或一位侍者。但随着时代发展和医学模式的转变，这些传统的观点已远远不能表达现代护理人员的角色功能。随着护理学由简单的、医学的辅助学科发展为现代的、独立的一门学科，护士形象也发生了很大的变化。护士是受过专门教育、受人尊敬及独立思考与工作的卫生保健工作者。具体的护士角色功能包括以下七个方面。

1．健康照顾者 患者因为疾病的缘故或多或少会产生一些基本需求的缺陷。护士最主要的任务是尽力提供患者基本需求的护理照顾，帮助其满足人类生存的基本需要，直到他们不需要别人的协助为止。这些基本需要包括正常呼吸、饮食、排泄、活动、休息、个人卫生、安全、娱乐、环境等。

2．合作者 医生针对病情所制订的治疗计划，其中一部分必须通过护理人员协助才能完成。护士还需要协助营养师、技师共同完成对患者的治疗和康复工作。

3．计划者 护理人员要制订系统、全面、整体的护理计划，以促进患者尽快恢复健康或正确面对终身性伤残，甚至死亡。

4．管理者 为了顺利开展护理工作，护士有必要对日常工作进行有计划地组织、管理和整体的协调，以合理利用各种资源，满足患者需求。护理管理人员还需和医院其他管理人员共同完成医院的管理。

5．研究者 研究是护理专业发展必不可少的活动。护士，特别是受过高等教育的护士，在从事护理工作时，要从事一定的科学研究工作，并将研究成果推广，以不断改进护理工作，提高护理质量，从而使护理的整体水平从理论和实践上不断进步。

6．教育者 护理事业的延续必须有大批的教育工作者。因此，须有深厚护理理论基础知识、丰富的护理实践经验的护理人员担任教育者角色，培养护理接班人。随着整体护理的开展，护士还需承担健康教育的责任，指导患者及其家属掌握恢复健康和自我护理的知识与技能。

7．宣传者 护理工作范围的扩展要求护士更加广泛地与社会联系，将专业知识传播给大众，使疾病的预防、保健切实地开展起来。包括卫生宣传、卫生监督指导、健康咨询等，同时护理工作者应将自己的研究成果和工作经验撰写成文并发表，以推广应用。

护士角色学习必须将系统的学习和不断的实践相结合，贯穿于基础护理教育、毕业后护理教育和继续护理教育之中。角色学习是个人学习和把握社会赋予的角色期待、明确角色规范，并通过角色实践完成角色功能的全过程。为了更好地适应新角色，个体必须做好充分的准备（即对新角色知识的学习），才能尽快、尽可能地达到角色的认知，做出正确的角色行为，完成角色转变。

第六节　学习护理学基础课程的意义

一、护理学基础课程的基本任务

护理学基础的基本任务就是以培养学生良好的职业素质为核心，以护理程序为工作方法，在整体护理观念的指导下，掌握护理学的基本理论、基本知识和基本技能并运用于护理实践，帮助服务对象减轻痛苦、恢复健康、维持健康、促进健康，满足个体和群体的生理、心理、社会、精神、文化、发展等方面的需求。

1．减轻痛苦（relief suffering）　护士所从事护理工作的基本责任和任务之一是减轻个体和人群的痛苦。通过学习和实践，掌握、运用相关的知识和技能用于临床护理实践，帮助个体和人群减轻身心痛苦。

2．恢复健康（health restoration）　人们在患病或出现影响健康的问题后，通过运用护理学基础的知识和技能，改善其健康状况。如协助残疾者参与他们力所能及的活动，使他们从活动中得到锻炼和自信，最大可能地恢复健康。

3．维持健康（health maintenance）　在维持健康的护理活动中，护士通过一系列护理活动帮助服务对象维持他们的健康状态。如教育和鼓励患慢性病而长期住院治疗的患者做一些力所能及的活动以维持肌肉的强度和力度，以增强自理及自护能力。

4．促进健康（health promotion）　促进健康的目标是帮助人们维持最佳健康水平或健康状态，应用所学的知识帮助人们获取有关维持或增进健康所需的知识及资源，并使人们理解和懂得参加适当运动有益于增进健康。

二、护理学基础课程的教学范畴

（一）护理学基础课程的教学范畴

护理学基础是护理学中最基本、最重要的课程之一，其教学范畴包括护理基本理论、基本知识和基本技能。基础护理工作是临床护理和各专科护理的基础，贯穿于人们健康的始终。它包括对患者的生活护理、病情变化的观察、与患者的沟通交流、基本护理技术操作和健康教育等护理内容。在学习过程中，要求学生不仅要掌握护理操作技术，而且要理解每一操作步骤的理论知识和原理，分析和研究患者的基本需要，学会评估和满足患者基本需要应具备的基本知识和基本技能。

以评估、诊断、计划、实施和评价为步骤的护理程序是提供护理服务的基本思维方法和工作方法，是护士从事护理工作的理论依据。护理学基础将护理程序贯穿在各章节中，培养学生发现问题、分析问题、解决问题以及独立思考和评判性思维的能力，为学习各临床专科护理课程，以及日后走上临床护理工作岗位，应用护理程序开展整体护理，打下坚实的知识、技术和能力基础。

（二）护理学基础课程的教学目的

通过学习和应用护理学基础的基本理论、基本知识和基本技能来实施满足人们需求的一系列护理活动。满足患者的基本生活和治疗的需求如休息、活动、饮食、排泄、用药，满足患者心理、社会等方面的需求如安全、自尊和归属感等，帮助患者恢复和促进健康。同时在为患者减轻痛苦、解决健康问题的过程中体会成功的快乐，帮助学生认识作为一名合格护士所存在的价值。

1．满足患者的基本需要　由于疾病的原因，患者自我照顾能力下降，常不能满足自己的基本需要，如饮食、排泄、清洁、呼吸和活动等。通过护理学基础课程的学习，帮助学生在学习和护理实践中牢固树立为人类健康事业服务的思想和决心，培养护理职业情感，掌握护理学的基本理论、基本知识和基本技能，用娴熟的护理操作技能和扎实的护理理论知识，为患者提供服务，满足其基本需求，提高其生活质量。

2．满足患者的治疗需要　护士依据医嘱为患者发药、注射、输液、输血等，以保证治疗计划的落实；护士通过严密观察病情，如测量生命体征、收集各类检验标本等，为医生提供诊疗信息和依据，及时发现患者现存的或潜在的健康问题；护士针对患者的病情和治疗状况，为患者安置卧位、协助活动、调整饮食、进行健康教育，达到促进健康、提高疗效的目的。

3．满足患者心理、社会的需要　随着现代社会的发展，竞争压力、知识压力、工作紧张、居住及交通拥挤等各种客观压力导致人们身心长期处于应激状态和疲劳状态；各种影响健康的危险因素如吸烟、酗酒、吸毒和家庭的不稳定等发生率增加，高血压、冠心病等与心理因素有关的疾病呈上升趋势。这些因素都可能使个体产生一系列的不良心理反应，心理社会因素与人类健康的关系越来越受到重视。

护理工作不只是为患者提供单纯技术性的照顾，还应该为患者提供整体护理，促使个体达到生理和心理、身体和精神的和谐统一。因此，在为患者提供护理服务时，护士应了解不同患者的心理活动，尊重理解患者，及时地给予支持、安慰和心理疏导，缓解或解除各种压力，使患者处于接受治疗的最佳心理状态。

4．认识自身的价值　护理是科学、艺术和爱心的结合。护理工作需要知识、技巧、奉献和对工作及对患者的热爱。通过《护理学基础》课程的学习，掌握护理学的基本理论、知识、技能，培养护理职业情感。在为服务对象提供服务过程中，以娴熟的操作技术、渊博的理论知识、高尚的职业情感，获得患者的信任，提高治疗效果，并与患者建立良好的护患关系，使患者对其疾病的康复充满信心。护士在工作过程中也认识了自身的价值，获得个人成就感，产生职业自豪感，满足了自我实现的需要。

三、学习护理学基础课程的方法

护理学基础是集基本理论、护理知识、基本技术和护理艺术于一体的课程，是护理专业的一门主干和核心课程。学好护理学基础，有利于培养热爱护理事业的情感，了解护士的职责，对实现救死扶伤使命具有十分重要的意义，也为专科护理的学习打下良好的基础。

1．树立热爱生命、关爱生命、为患者服务的信念。

2．将前期相关的基础医学、临床医学知识和相关技术与护理学知识进行联系，从而理解护理基本技术的概念、原理，做到知其然又知其所以然。

3．护理学基础是实践性很强的课程。在学习中要刻苦练习护理操作技术，切实掌握基本要点和程序。通过反复练习，手、脑并用，形成行为习惯，使操作技术准确、规范。

4．理论紧密联系实践　把理论知识应用到实践操作练习、临床见习、实习过程中，同时培养独立思考、评判性思维和归纳总结能力。边学边做边观察，在实践中总结经验，在实践中体验职业情感，培养规范的职业行为，逐步提高基本技术操作的熟练程度。

护理学的基本理论、基本知识、基本技能是对临床各专科、各系统疾病患者及健康人群进行的具有共性的生活护理和技术护理服务。它是护理工作中最常用、最基本的操作技术，又是患者及健康人群最需要的护理活动。作为护理人员不仅要掌握基本护理操作技术，而且要理解每一操作步骤的理论基础和原理，掌握评估和满足服务对象各种基本需要的基本知识和技能，在护理工作中切实将基础护理融合到临床护理中。护理质量的好坏，不仅与护士的护理技术水平有关，还与护士的伦理道德、职业信念、思想境界等密切有关。通过《护理学基础》的学习，培养学生热爱护理专业的思想；培养学生一丝不苟、严谨求实的工作态度；培养学生高度的责任心、同情心和团结协作的精神；树立正确的人生观、价值观。为帮助服务对象减轻痛苦、恢复健康、预防疾病、促进健康奠定扎实的基础。

本章小结

护理学是健康科学中综合自然科学、社会科学及人文科学的一门应用性学科；护理是诊断和处理人类对现存的和潜在的健康问题的反应；护理的宗旨是创造一个良好的环境，帮助健康人维护健康、促进健康，帮助患者减轻痛苦、恢复健康。《护理学基础》是护理专业中最基本、最重要的课程之一。通过本课程的学习，应掌握护理学的基本理论、基本知识和基本技能并能运用于护理实践，满足个体和群体的生理、心理、社会、精神、文化和发展等方面的需要。本章的重点是：人、环境、健康、护理等现代护理学的四个基本概念。

思考题

1．简述南丁格尔的贡献。
2．简述现代护理学发展的三个阶段。
3．阐述护理学的四个基本概念。

（陶　莉）

第二章 护士素质和行为规范

学习目标

通过本章内容的学习，学生应能：

识记：

1．简述护士素质的基本内容。

2．描述护理用语的基本要求。

理解：

能用自己的语言正确解释素质、护士素质的概念。

应用：

1．根据护士仪表和行为要求，规范自己的仪表和行为。

2．运用语言与非语言沟通技巧与他人进行沟通。

随着现代医学技术的不断发展、医学模式的改变及人类生活水平的提高，人们对护理质量的要求也在不断提升。而护理学科与技术的发展，关键在于护理人才素质的培养，护理人员的素质越高，护理学科与技术发展的速度就越快。因此，不断提高自身素质，是一名合格护士的重要任务。良好的护士素质有助于提高护士自身形象，还是提高护理质量的保证，也是护理学科发展的决定性要素。

第一节 护士素质

一、护士素质的含义

素质，是指个体完成工作活动与任务所具备的基本条件与潜在能力，是人与生俱来的自然特点和后天获得的一系列稳定的社会特点的有机结合，是人所特有的一种实力。素质包括先天素质和后天素质两方面。先天素质是自然形成的，即先天形成的感觉器官和神经系统等，特别指大脑结构和功能上的一系列特点；后天素质是指人在正常的生理、心理基础上，通过后天的教育学习、实践锻炼而形成的品德、学识、思维方式、劳动态度、审美观念、气质、性格特征等方面的修养水平，是素质的主要方面。

护士素质是指在一般素质基础上护士所应具备的特有的职业素质，是护士的职业态度和职业行为规范的体现，是护士从事护理工作的基本条件，是通过不断培养、教育、自我修养和锻炼而获得的一系列思想品质、文化科学知识、业务能力、心理品质等内在因素的综合表现。护士必须具备良好的综合素质，既能顺应社会和护理工作需要，又能充分实现个人的人生价值。

二、护士素质的基本内容

护士素质的基本内容包括思想道德素质、科学文化素质、专业素质、体态素质和心理素质。

1．思想道德素质　热爱祖国、热爱人民、热爱护理事业，具有为人民健康服务的奉献精神。具有高尚的道德情操，良好的慎独修养，高度的责任感和同情心，礼貌待人，尊重患者，慎言守密。诚实、自爱、自尊、自强、自律，能够正视现实，面向未来。追求崇高的理想，忠于职守，廉洁奉公、救死扶伤，实行人道主义，为护理事业的发展做出自己的贡献。

2．科学文化素质　具有自然科学、社会科学、人文科学等多学科的知识和一定的文化修养。掌握一门护理专业所需要的外语，并能灵活运用。

3．专业素质　具有比较系统的、完善的护理理论知识、医学基础知识及相关学科知识；机智、灵活的应变能力；规范、熟练的护理操作技术；较强的人际交往与语言沟通能力；一定的护理科研能力、计划管理能力、自我完善能力，有创新意识等。

4．体态素质　具有健康的体魄、文雅大方的仪态、饱满的精神状态。举止端庄稳重，彬彬有礼，待人热情真诚。工作作风紧张明快、有条不紊、有始有终，保证各项工作按计划要求、一丝不苟地及时完成。

5．心理素质　具有敏锐的观察力、良好的记忆力、敏捷的思维能力；具有乐观、开朗、稳定的情绪；坚定的意志力，较强的自控能力；良好的性格；迅速准确的判断力和恰当的表达力等。

知识拓展

慎独是在独处无人注意时，自己的行为也要遵道守德、谨慎不苟。由于护理工作的特殊性，要求护士在无人监督的情况下，强化自律意识，恪守工作规范。

三、护士素质的形成、发展和提高

1．推行素质教育对护士素质的形成起重要作用　素质既有先天禀赋，又需要在后天教育的影响下形成和发展。在录取护士入学时，选拔一批适合做护士的学生入学，入学后有计划地进行素质教育。

2．护士素质教育应贯穿于护士教育的各门课程中　在政治教育、思想教育、专业教育中均应重视护士素质的养成。在护理学教学中培养和训练学生护士素质的养成。在日常生活管理中重视点滴教育，养成良好的护士素质，培养她们成为德、智、体、美全面发展的合格护理人才。

3．护士素质的提高强调自我修养、自我完善　每一名护士都须明确护士必备素质的内容，并在实践中积极学习，主动锻炼，经常自我检查，找出差距和薄弱环节，在实际工作中不断加以提高和完善，努力使自己成为一名素质优良的合格护士。

第二节　护士行为规范

护士行为规范是护士在其工作岗位上为了能更好地完成本职工作，更好地服务于服务对象所应当遵循的行为准则，其不等同于一般的社交礼仪，有其职业的特殊性。护士作为医院的重要群体，其行为规范直接关系到护理队伍乃至整个医院的形象和服务质量。因此，其规范的行为举止至关重要。

一、护士的仪表与举止

（一）护士仪表

仪表是指人的衣着服饰、仪容和姿态，反映一个人的文化素养和精神面貌。护士因职业需要对仪表有着特殊的要求。美好的护士职业形象不仅对患者的身心健康有积极的影响，对护理专业的生存与发展也起到至关重要的作用。护士规范的着装向社会展示着护士严谨自信、优雅庄重、诚信大方的工作作风和职业风采。护士服装包括：护士帽、护士服、护士鞋袜等。

1．护士帽　护士帽是护士的职业象征，有燕帽和圆帽两种。

（1）燕帽：燕帽有方角和圆弧角两种款式。戴燕帽时，如系短发，要求前不遮眉、后不搭肩、侧不掩耳，头发自然后梳，两鬓头发放于耳后，不可披散于面颊，需要时可用小发卡固定。如系长发，则要梳理整齐盘于枕后，不能超过衣领，盘发时可先将头发梳成马尾或拧成麻花状，用发卡或头花固定，也可直接戴网套。

燕帽边沿的彩道多为蓝色，象征着严格的纪律，是责任和尊严的标志，同时代表了一定的含义。横向的彩道是职务的象征，一道横杠代表病区护士长，两道横杠代表科护士长，三道横杠代表护理部主任；斜行的彩道是职称高低的象征，一条斜杠表示护师，两条斜杠表示主管护师，三条斜杠表示主任护师。因此，护理人员应根据具体情况来选择佩戴适合自己的燕帽。

（2）圆帽：手术室、传染科及特殊科室的护士，为了无菌技术操作和保护性隔离的需要，工作时需佩戴圆帽。在佩戴圆帽前，应仔细整理好发型，头发应全部放在圆帽内，前不露刘海，后不露发际。短发可直接佩戴圆帽，长发用小发卡或网套盘起后再佩戴。

2．护士服　护士服一般为白色，根据需要，护士服还有粉色、蓝色两种常见的色系。粉色适合于儿科病区，蓝色适合于精神科病区。护士在着护士服时应以整齐洁净、大方适体和便于操作为原则。佩带挂表、工作牌，衣长刚好过膝，袖长刚好至腕为宜，腰部宽松适度。下身一般配白色长工作裤或白裙。自己的衣、裤、裙不得超露出工作服、工作裤的底边。衣扣、袖扣完整扣齐。

3．护士鞋袜　护士鞋应选择软底、坡跟或平跟、防滑，注意颜色与服装协调，以白色为主。护士如果穿裙装，应配长筒袜或裤袜，颜色以肉色为宜，袜口不能露在裙摆或裤脚的外面。

护士的仪表美给患者以亲切及精神振奋的感觉。美好的护士职业形象不仅对患者的身心健康有积极的影响，对护理专业的发展也产生着至关重要的作用。护士应以符合社会和公众期望的形象为准则，注重自我职业形象的维护。

（二）护士举止

举止，又称举动、仪态，是人们在人际交往中所表现出的各种姿态。人们所推崇的气质、风度往往是指训练有素、优雅、富有魅力的举止。护士在工作中，其一举一动、一颦一笑都给服务对象传递一定的信息。因此，每位护士应时刻注意自身的举止。

1．站姿　又称立姿、站相，是指人在站立时所呈现出的姿态，是人最基本的姿势，也是其他姿势的基础。人们在自然直立时所采取的正确站姿是：头部抬起（一般不应抬得高于自己的交往对象），面部朝向正前方，双眼平视，下颌微微内收，颈部挺直。双肩放松，呼吸自然，腰部直立。双臂自然下垂，处于身体两侧，手部虎口向前，手指稍许弯曲，指尖朝下。两腿立正并拢，双膝与双脚的跟部紧靠于一起。两脚呈“V”状分开，二者之间相距约一个拳头的宽度。女士可采用丁字步，即一脚的后跟接触在另一脚的中间，像字母“T”。注意提起髋部，身体的重量应当平均分布在两条腿上。

2．坐姿　是指人就座后所呈现出的一种静态姿势。护士工作时的坐姿要端正，入座后上身挺直，头部端正，目视前方，下颌微收，挺胸立腰，肩平放松，坐在椅面前 1/2 ～ 2/3，上身与大腿、大腿与小腿、小腿与地面都应呈直角，这种姿势为基本坐姿。男式就座后双腿可稍分开，但不应比肩宽。女士就座后双膝应并拢，双脚可以平行并拢或一前一后，脚尖对向正前方或侧前方；双手轻握自然放于双膝上或椅子扶手上。常用坐姿有：①后点式；②侧点式；③侧挂式；④交叉式；⑤屈直式；⑥重叠式。

3．蹲姿 是指人下蹲的姿势，它是在某些特殊情形下采取的暂时性姿势。护士在工作中确有必要采用蹲的姿势时，主要采用高低式蹲姿。其基本要求是：下蹲之时，双脚不并排在一起，而是左脚在前，右脚稍后。左脚应完全着地，小腿基本垂直于地面；右脚脚掌着地，脚跟提起。此刻右膝低于左膝，右膝内侧靠于左小腿的内侧，形成左膝高右膝低之态。女性应靠紧两腿，男性则可适度地将其分开。臀部向下，主要以右腿支撑身体。

4．行姿 又叫走姿或行进姿势，是人们在行走时所表现出的具体姿势。行走时应面对前方，两眼平视，挺胸收腹，直起腰、背，伸直腿部，使自己的全身从正面看上去犹如一条直线，达到身体协调、姿势优美、步伐从容、步态平稳、步幅适中、步速均匀。

二、护士的语言行为

人与人交际约有35%运用语言性沟通技巧，语言可以反映一个人的文化素质和精神风貌。护士的语言是护士素质的外在表现，除具有一般语言沟通的属性外，还是获得工作伙伴和服务对象信任与合作的有效手段，护士的语言具有“治病”与“致病”的双重作用。所以，护士必须掌握良好的语言沟通技巧，与服务对象进行有效的沟通，才能做好工作。

（一）护理用语的基本要求

1．护士语言的规范性 首先，语义应准确，用词达意，合乎语法要求，尽量应用通俗易懂的语言，避免使用患者听不懂的医学术语。其次，语音要清晰，语调适中、语气温和。交流中以普通话为主，也要努力掌握当地方言，以适合不同的对象，排除和减少交谈中的障碍。

2．护士语言的情感性 语言是沟通护患之间情感的桥梁，护士应将对患者的关怀、爱护、同情及真诚相助的情感融化在语言中。护士在与患者的语言交往中，为了体现对患者的同情、爱护之情，还应注重体势语言的作用。如亲切温和的微笑、关注同情的目光、耐心仔细地聆听、适宜的触摸等。

3．护士语言的礼貌性 护患交往中应使用礼貌性的语言，如“您好”“对不起”“别客气”“请稍候”“谢谢您的协助”等。对患者的称呼要有区别、有分寸，应根据患者的年龄、职业、身份而选择不同的称呼，切不可以床号代称呼。护士接待患者时，要有礼貌地介绍自己，如“您好，我是您的责任护士，我叫×××，有事请找我”。为患者进行治疗护理时，要采用商量的口吻，避免用命令式的语言。如操作进行不顺利或有失误时，应向患者表示歉意。当患者由于各种原因不配合甚至吵闹时，应耐心说服解释并加以安慰，避免训斥。患者出院时应用适当的送别语言与之告别，如“请多保重”“注意休息”等。

4．护士语言的保密性 在护理工作中，护士应十分重视尊重和保护患者的权利。一般情况下，护士要实事求是地向患者告知其病情和治疗的有关信息，但有些情况患者知道后可能会带来精神上的压力，护士应选择时机，委婉、含蓄地加以说明。护士必须尊重患者的隐私权，对患者的隐私如生理缺陷、性病、精神病以及其他不愿意让别人知道的所有个人资料加以保密。

（二）护理操作用语

在临床护理工作中，护士为患者进行任何护理操作时，应耐心地做好解释和指导。患者有权知道护士将为他进行的是什么护理操作，护士有责任向患者进行有关解释和指导。做到操作前有解释声，操作中有问候声，操作失误有道歉声，操作完毕有致谢声。良好的解释和指导能够使患者理解、主动配合操作，提高患者的满意度和护理服务质量。

1．操作前用语 向患者解释操作的目的，简要讲解操作的方法和过程以及在操作过程中患者可能会产生的感觉，应该做好哪些配合工作等。

2．操作中用语　操作中使用安慰性语言询问患者有无不适，用鼓励性语言指导患者如何配合，密切观察患者的反应。操作中有失误时及时向患者表示歉意，取得患者宽容和理解。

3．操作后用语　操作结束后亲切询问患者的感觉，是否达到预期效果。交代必要的注意事项，做好健康教育。同时感谢患者的配合。

（三）护士的非语言行为

非语言行为指的是使用除语言以外的一切其他信号所进行的人际沟通方式。人与人之间的交往，约有 65% 是运用非语言沟通技巧，如倾听、面部表情、手势、皮肤接触、姿态、沉默等。人的非语言行为能表达个人内心的真实感受。所以，护士在与患者沟通中应恰到好处地运用非语言沟通技巧。

1．倾听　倾听不只是简单地聆听对方所说的词句，而是要在听的同时注意对方的语气语调、面部表情、身体姿势、手势、眼神等，通过听其言、观其行而获得全面的信息。在倾听过程中，要保持目光的交流，与患者保持恰当的距离（约 1m），双方趋水平位置，稍向患者倾斜，切勿使患者处于仰视位。应不时地给予点头、微笑或复述患者的话，并给予对方适当的鼓励，有利于沟通的进行。

2．面部表情　在人际交往过程中，面部表情能迅速而真实地反映各种复杂的内心活动，容易被人们所理解和察觉。护士应面带微笑，其微笑应是大方得体、亲切甜美的，是发自内心对患者的尊重和友善以及对护理事业的热爱。当护士带着亲切的微笑来往于病床时，会给患者营造一种温暖的、安全的、可信赖的氛围，给患者带来生命的希望，增添战胜疾病的信心。

3．专业性触摸　触摸是指身体的接触和抚摸，是非语言行为的一种特殊的形式，包括握手、拥抱、依偎、抚摸等。科学研究表明，抚摸有利于个体的生长发育。在护患交往中，抚摸是一种无声的安慰，有时起到比语言更大的作用，它能使不安的患者平静下来，特别是对视力和听力不佳的患者，可加强沟通效果。如患者发热头痛时，护士轻轻抚摸患者的额头，表示职业的关切；患者恐惧焦虑时，轻轻拍拍他（她）的肩或抚摸他（她）的手，给患者无言的安慰和理解；对小儿患者，给予必要拥抱、抚摸、轻拍，可使烦躁、啼哭的小儿安静下来；为长期卧床患者翻身、按摩，可使患者感到舒适，促进血液循环，预防压疮等。专业性触摸给予护理服务对象心理上的安慰和精神上的支持，表达了同情和关心的职业道德情感。但不同性别、年龄、种族和社会文化背景对触摸的部位、方式及触摸的态度有不同的反应，应审时度势、明智而恰到好处地使用，避免产生消极效应。

4．沉默　是给对方思考的时间，令人感到温暖和舒适，尤其是对方不愿回答或焦虑时，可起到“无声胜有声”的作用。当患者受到情绪打击或哭泣时，护士保持沉默是很重要的，沉默给患者思考和调试的机会，同时也给护士观察患者非语言行为的机会。护士可以对患者说：“如果您不想说什么，您可以不说。不过，如果您不介意，我愿意在这里陪您待一会儿”。此时，护士沉默的态度是表示关心，是尊重对方的愿望，表达护士对患者的同情和支持。

5．人际距离　指的是人与人之间的空间距离，也是用来进行人际沟通的体态语言，是人际关系密切程度的标志。

（1）亲密距离：双方距离小于 0.5m，适用于双方关系亲密或亲属之间。护士在做某些护理操作如皮肤护理、口腔护理时必须进入亲密距离方能完成。此时应向患者解释说明，使患者有所准备并配合，避免其产生不安或不适应。

（2）个人距离：双方距离在 0.5 ～ 1.2m 之间，适用于朋友和熟人。在医疗护理活动中，这种距离表示良好的护患帮助关系，是护患间进行沟通交流的理想距离。

（3）社交距离：双方距离在 1.3 ～ 4m 之间，适用于参加正式社交的活动和会议。在医疗护理活动中，如查房时站着与患者对话、医护人员讨论病案、交接班时等。

（4）公共距离：双方距离在4m以上，适用于演讲、上课、做报告。在医疗护理活动中主要有召开患者座谈会、进行健康教育讲座等。

护士与患者交往中应正确把握人际交往距离，随着话题内容或情绪的变化，彼此间的距离也随之调整变化，以保持距离的有效性和舒适感。

本章小结

护士素质是指在一般素质基础上护士所应具备的特有的职业素质。护士行为规范是护士在其工作岗位上为了能更好地完成本职工作，更好地服务于服务对象所应当遵循的行为准则。护士的素质、仪表和风度是护士内心世界的外在表现，是自我情感的表露，也是与患者传递信息的方式。护理人员在护理服务中应以良好的素质展现自己的知识内涵，其言谈、举止应符合护士社会角色的要求。每一名护理人员都要加强自己素质的培养和形象的塑造，重视自己仪表和风度的训练，全面提高自身素质。

本章的重点是：护士的专业素质、仪表、举止礼仪、护士的语言及非语言行为规范。

思考题

1．护士素质的基本内容有哪些？如何提高护士的整体素质？
2．简述护士在工作岗位上如何规范使用语言行为和非语言行为。

（陶　莉）

第三章 护理理论

学习目标

通过本章内容的学习，学生应能：

识记：

1. 描述马斯洛需要层次论、系统论的基本内容。
2. 简述信息与沟通理论的主要内容

理解：

1. 用自己的语言正确解释下列概念：

需要、系统、信息、沟通、成长、发展、理念、护理理念、护理理论。

2. 用自己的语言阐述常用护理模式理论，并分析其特点。

应用：

1. 能够在护理工作中运用护理学相关理论解决实际问题。
2. 能够依据服务对象具体情况选择适宜的护理模式理论指导护理工作。

护理学理论是在护理实践中产生并经过护理实践的检验和证明的理性认识体系，是对护理现象、护理活动的本质和规律性的正确反映。护理理论的作用在于清晰、准确、全面地解释护理现象及现象间的关系，指导护理实践，预测护理活动的结果。护理理论体系的建立，借鉴了其他相关学科的理论知识作为支持性理论（如生物学、社会学、心理学、管理学等），使护理学理论得到不断的发展、丰富和完善。

第一节 护理学相关理论

案例 3-1

患者，男，18 岁，高三学生，寄宿学校。晚自习回寝室途中不小心跌倒，左脚踝关节疼痛难忍，同学将其送至医院急诊室，经 X 线检查，诊断为左脚踝关节骨折。给予镇痛药控制疼痛，石膏固定后，回宿舍休息。患者因担心影响高考而表现得焦急不安，其家住农村，一个人在县城上学，家庭经济不富裕，无手术史和其他病史。

案例 3-1

问题与思考：

1. 用马斯洛人类基本需要层次论的观点，列出患者目前未得到满足的基本需要。
2. 用系统论的观点分析患者为何会出现心理问题？心理问题是否会影响其康复？
3. 用成长与发展的观点分析患者行为的变化特点。

一、需要理论

（一）需要的概念

需要（need）是个体和社会的客观需求在人脑中的反映，是个人的心理活动与行为的基本动力。人作为社会生物体，为了自身的生存和社会的发展就会产生一定的需要，包括生理、心理和社会方面的需要，如空气、阳光、食物、情爱、社交、文化等。当人的需要得到满足时，就能够保持身心的平衡状态，有助于个体维持健康；当需要得不到满足时，个体就会产生紧张、焦虑等失衡状态，影响个体健康，甚至威胁到生命安全。

（二）需要的特征

1. 需要的对象性　人的任何需要都会指向一定的对象，这个对象可以是物质的，如食物、水分；也可以是精神的，如关爱、审美等。无论是物质的需要还是精神的需要，都必须有一定的外部物质条件才能获得满足。

2. 需要的发展性　需要是个体生存发展的必要条件。个体在经历不同发展阶段过程中，都有不同的优势阶段，如婴儿期主要是生理需要，少年期却有了受尊重的需要。

3. 需要的无限性　需要并不会因为暂时的满足而终止。当一些需要得到满足后，个体又会产生新的需要。正是这种新的需要才推动了人们去满足新的需要的活动。在这种不断地产生需要和满足需要的活动中，个体才得到了自身的成长与发展，并推动了社会的发展。

4. 需要的社会历史制约性　人在一生中有各种各样的需要，但并不是每一种需要都能得到满足。需要的产生和满足是受个体所处的环境条件和社会发展水平制约的，同时也受到所处的社会、经济、文化、习俗等条件的制约。因此，个体应根据主、客观等实际条件来调节自己的需要，合理地满足自己的需要。

5. 需要的独特性　人的需要有相同的方面，也有不同的方面。这种需要的独特性取决于个体的遗传、环境等因素。因此，护理人员要仔细观察服务对象的特殊需要，有针对性、及时合理地给予满足。

6. 需要的整体关联性　人的各种需要是一个相互联系、相互作用、相互影响的整体，一种需要的满足会影响另一种需要的存在和发展，各种需要既互为条件，又互为补充。如安全需要的存在与发展要以生理需要为基础和保障，而安全需要的满足又可作为生理需要满足的补充。

7. 需要的动力性　人类的行为活动都是为了满足自身的某种需要，它是动机的基础，是推动行为活动的原动力。

（三）需要的层次理论

许多心理学家、哲学家对需要进行了研究，从不同角度、不同层次提出了各自的需要理论。其中以美国人本主义心理学家马斯洛（Maslow）在1943年发表的《人类动机的理论》一书中所提出的人类基本需要层次论，最为著名，在许多领域中得到了广泛应用。

1．人类基本需要层次论的基本内容　马斯洛将人的基本需要按其发生的先后次序归纳为五个层次，即生理需要、安全需要、爱与归属的需要、尊重需要和自我实现的需要，并以“金字塔”的形式来描述，形成了人类基本需要层次理论（图 3-1）。

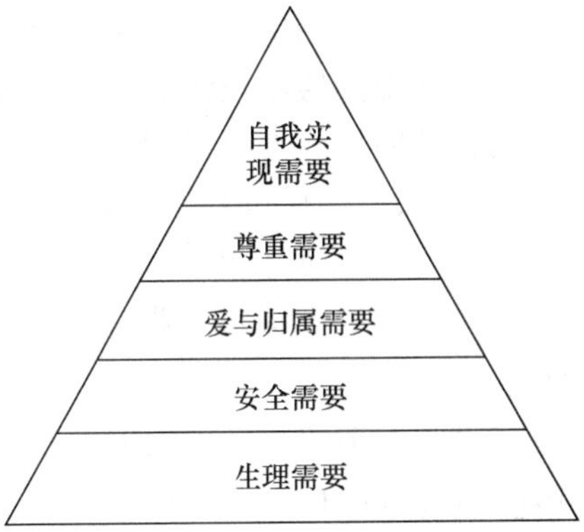

图 3-1　马斯洛人类基本需要层次论

（1）生理需要（physiological needs）：指能维持生命所必需的一切物质方面的需要，如空气、食物、水分、排泄、温度、休息、活动、性等。生理需要是人类最原始、最基本的需要，在所有需要中是优先产生并有限度的。当生理需要得到满足时，它就不再成为个体行为的动力，个体就会产生更高层次的需要。反之，一个人被生理需要控制时，其他需要会被推到次要地位。

（2）安全需要（safety needs）：指安全感、避免危险与恐怖、生活稳定、有保障。安全需要包含有生理上的安全和心理上的安全。生理安全指个体需要处于一种生理上的安全状态，以防身体上的伤害或生活受到威胁，如走路不稳的幼儿牵着大人的手行走等。心理安全指个体需要有一种心理上的安全感觉，避免恐惧、害怕、焦虑等不良情绪的发生，如人们喜欢在自己熟悉的环境中生活和工作。

（3）爱与归属的需要（love and belongingness needs）：指个体对家庭、友伴的需要，对得到组织、团体认可的需要，希望得到他人的爱和给予他人爱的需要。马斯洛认为，在生理和安全的需要得到相对满足时，就会产生爱与归属的需要，希望归属于某个群体或社团，作为其中一员进行交流并获得信任和友爱。反之，就感到空虚和孤独。

（4）尊重需要（esteem needs）：指个体对自己的尊严和价值的追求，包括自尊和被尊。自尊是个人对自己的尊重，表现为自信、独立、坚强等，如果得不到满足，就会产生自卑、无助、无能的感觉，从而失去信心；被尊是指希望得到别人的尊重，如得到认可、赞赏等。

（5）自我实现的需要（needs of self-actualization）：指个体充分发挥自己的才能与潜力的需要，是力求实现自己的理想和抱负的需要。自我实现的需要是最高层次的需要。

在这五个需要层次的基础上，马斯洛又做了进一步地研究，在尊重的需要和自我实现的需要之间增加了认知需要和审美需要。认知需要（needs to know）指个体寻求知识，认识、理解未知事物的需要；审美需要（aesthetic needs）指个体对美的物质、美的现象的追求，对行为完美的需要。

2．需要层次理论的一般规律

（1）人的需要从低到高有一定层次性，但各层次顺序不是绝对固定不变的。

（2）需要的满足过程是逐级上升的。当低层次的需要得到满足后，就会向高层次的需要发展，但低级需要不是在完全满足后才会出现更高一级的需要，这七个层次需要不可能完全满足，层次越高，越难满足。

（3）人的行为是由优势需要决定的。在同一时期内，个体可存在多种需要，但只有优势需要占支配地位，而优势需要是在不断变动的。

（4）各层次需要之间相互影响，彼此重叠。低层次需要尚未满足时，可能会出现高层次需要，但低层次需要不会因为高一级需要出现而消失，而只是对人的行为影响降低而已。

（5）不同层次需要的发展过程与个体年龄增长是一致的，也与社会经济与文化教育程度有关。

（6）高级需要的满足比低级需要满足的愿望更为强烈。而且，高级需要的满足比低级需要的满足要求更多的前提条件和外部条件。

（7）人的需要满足程度与健康密切相关。生理需要是维持人类生存所必需的，必须优先得到满足，以保持身体的健康。有些高层次的需要虽不是维持人类生存所必需的，但是可以促进人类的心理健康和生理需要的进一步满足。

（四）需要层次理论对护理的意义

1．帮助护理人员识别患者尚未满足的需要。护理人员运用需要层次理论观察患者未满足的需要的层次、性质以及引发的因素和影响，这些未满足的需要就是护理人员要帮助解决的问题，如缺氧、营养失调、排泄失禁等。

2．帮助护理人员根据需要的层次和优势需要，按照轻、重、缓、急确定优先解决的健康问题。

3．帮助护理人员预测患者未感觉到或未意识到的需要，以便及时采取措施给予满足，达到预防疾病的目的。

4．帮助护理人员系统地收集患者的基本资料。人的需要层次论可作为评估患者资料的理论框架，使护理人员系统地、有条理地收集和整理资料，从而避免资料的遗漏。

5．帮助护理人员对患者的需要进行科学指导，合理调整需要之间的关系，达到促进健康的目的。

二、系统理论

系统理论（systems theory）源于美籍奥地利生物学家贝塔朗菲（Bertalanffy）在1937年第一次提出的“一般系统理论”的概念。

1．系统理论的基本内容

（1）系统的定义：系统是由若干个相互联系、相互作用的要素组成的具有一定结构及功能的整体。该定义具有两层含义：一是系统由一些要素即子系统所组成，这些要素之间相互联系、相互作用；二是系统中的每个要素都有自己独特的结构和功能，但系统的功能并不是各要素功能的简单相加，构成系统的各要素之间必须相互作用、有机融合才能构成系统的整体，具有单个要素所不具备的新功能。所以，系统整体的功能是大于各要素功能之和。如人体的泌尿系统，是由肾、输尿管、膀胱及尿道组成，每个器官都具有独特的结构和功能，各器官之间又相互作用，有机融合成泌尿系统。

（2）系统的分类：系统按照其与环境的关系可分为开放系统和闭合系统。开放系统是指与外界环境不断进行物质、能量和信息交换的系统，如护理系统。开放系统与外界环境的联系是通过输入、输出和反馈来完成。输入是指物质、能量和信息由环境进入系统的过程；输出是指物质、能量和信息由系统进入环境的过程；反馈是指系统的输出对系统再输入的影响。开放系统正是通过输入、输出和反馈保持与环境的协调、平衡并保持自身的稳定。闭合系统是指与外界环境不发生物质、能量和信息交换的系统。不存在绝对的闭合系统，只存在相对的、暂时的闭合系统。

2．系统论在护理中的应用

（1）用系统的观点看人：①人是一个自然系统。人的生命活动与健康的基本条件是人体内外环境的协调与平衡。②人是一个开放的、动态的系统。人为了维持健康和生存，机体时时刻刻都与外界环境进行物质、能量、信息的交换。③人是具有主体能动性的系统。人的自身功能状态决定了人具有自我保持健康的意识和潜能。

（2）用系统的观点看护理：①护理是一个具有复杂结构的系统。护理系统包含了临床护理、社区护理、护理教育、护理管理、护理科研等子系统，各子系统内部又有若干层次的子系统，它们之间的关系错综复杂，功能相互影响。要发挥好护理系统的功能，就要应用系统的观点来优化系统的结构，调整各子系统的关系，使之协调发展，高效运行。②护理是一个开放的系统。护理系统是社会的一个组成部分，是医疗卫生系统的重要组成部分。在开展护理工作时，要充分考虑护理系统、医院系统和社会系统的相互适应，通过不断地调整和控制，保持护理系统与外部环境的统一协调，维持自身的稳定与发展。③护理系统是一个动态的系统。随着科学技术的发展，社会对护理的需求也在不断地变化，为了使护理系统适应这些变化，就要应用系统的观点探索和研究护理系统的运行机制和发展规律，改变思维模式，创新工作方法。④护理系统是一个具有决策和反馈功能的系统。在护理系统中，护士和患者构成系统的基本要素，而在基本要素中护士起支配、调控作用，患者的康复依赖于护士的决策、评价、反馈。因此，在护理系统中通过护理教育，不断提高护士科学决策和独立解决问题的能力。

（3）用系统的观点看护理程序：护理程序作为一个开放系统，与外界环境相互作用。输入服务对象的健康状况、护士的知识与技术水平等，通过评估、诊断、计划和实施等系统的处理和转换过程，输出实施护理计划后的护理服务对象的健康状况，评价护理效果，并进行信息反馈。如果服务对象的健康状况达到预期目标，终止护理程序；反之，重新收集资料，修改护理计划及实施，直至达到预期目标。可见，护理程序体现了系统所具有的连续的、综合的、动态的、具有决策和反馈功能的特征，而系统论也成为护理程序的基本理论框架。

三、信息与沟通理论

1．信息与沟通理论的基本内容

（1）信息的概念：信息是关于物质存在的形式和属性，是人们在适应外部世界，并使这种适应作用于外部世界的过程中，同外部世界进行交换的内容。日常生活中指消息、情报、指令等，可用表格、语言、信件等方式来表达。

（2）信息论的概念：狭义的信息论是研究通讯系统中信息传递的基本规律的科学；广义的信息论是研究所有与信息有关的领域，研究各种信息的获取、传输、储存、处理和交换的一般规律的科学。

（3）沟通的概念：沟通是人们交流和分享信息、思想和情感的过程，由需要沟通的事物、信息发出者、信息本身、途径、信息接收者、反馈等基本要素构成。通过信息交互作用来影响彼此的看法、决策和行为。

2．信息与沟通理论在护理中的应用　信息与沟通理论用于护理的每一个阶段，指导护理人员与服务对象进行有效交流，提高交流技巧，帮助护理人员准确收集服务对象的健康资料。

四、成长与发展理论

成长与发展又称为生长与发育，贯穿于人的生命全过程，是人在整个生命历程中的一个自然而又不断变化的动态过程，在每一个成长发展阶段都有不同的特点和特殊问题需要解决。

（一）成长与发展的定义

1．成长（growth）指由于细胞增殖而产生的生理方面的改变，表现为各器官、系统的长大，即数量增多、体积增大、重量增加，是机体量的变化，可用量化的指标来测量。如身高、体重、骨密度、牙齿结构的变化等。

2．发展（development）指生命过程中有顺序、可预测的功能改变，包含身、心两个方面。表现为细胞、组织、器官功能的成熟和机体能力的演进，如行为改变、技能增强等，是机体质的变化，往往不容易通过量化的指标来测量。发展是学习的结果和成熟的象征，贯穿在人的整个生命过程中。

3．成熟（maturation）狭义的成熟指生理上的生长发育，广义的成熟包含心理社会的发展。成熟是成长和发展的综合结果，即个体既得到了生理方面的发展，又表现出了成熟的行为，如从被动到主动、从能力弱到能力强、从冲动到理智等。由遗传因素决定，但又受环境因素的影响。

成长、发展和成熟三者之间相互影响，紧密相关，不能截然分开。成熟是成长与发展的综合结果，成长是发展的物质基础，发展的成熟状况在一定程度上反映在成长的量的变化上。

（二）成长与发展的内容

成长与发展是一个整体的概念，包括以下六个方面的内容。

1．生理方面　指体格的生长及机体各组织器官的发育和功能的完善，如体重增加、动作协调等。

2．认知方面　指智能、知识及理解能力，包含感觉、知觉、注意、记忆、思考、语言、想象等方面的发展。

3．情感方面　指人对客观事物的一种主观的态度体验，如喜、怒、哀、乐、悲、恐、惊等方面的内心表现，是一种主观经历。

4．精神方面　指人在成长发展过程中所产生的对生命意义和生存价值的认识。

5．社会方面　指人在社会交往过程中与他人、群体和社会互动能力的不断发展。

6．道德方面　指人在信仰和是非观念方面的发展。道德观念价值的发展受社会文化背景的影响。

（三）成长与发展的基本原则

1．成长与发展是按持续、有顺序、有规律和可预测的方式进行的。如生理发展中的头尾顺序、近远顺序、粗细顺序等。心理的发展也按一定的顺序进行，如弗洛伊德的性心理发展学说、艾瑞克森的心理社会发展学说等。

2．每个人都要经过相同的各个发展阶段。如经历从胚胎期、胎儿期、新生儿期、婴儿期、幼儿期、学龄前期、学龄期、青春期、成年期和老年期。

3．每个人的发展都是按其独特的方式和速度通过各发展阶段，是由个人特有的遗传基因和环境的互动所决定的。

4．每个发展阶段各具有一定的特征，并具有一定的发展任务。在完成或部分完成一个阶段的任务后，才能进入下一个阶段。

5．每个人基本的态度、气质、生活方式和行为等都会受到婴、幼儿期发展的影响。

6．发展是通过逐步的成熟和不断地学习而获得的。因此，遗传和环境是个人发展的重要因素，儿童要达到一定的成熟度才会学习。

（四）影响成长与发展的因素

1．遗传因素　遗传是影响人类成长与发展的重要因素之一。具体表现为身高、体形、肤色及面部特征等生理方面，同时还表现在性格、气质和智力等心理社会方面。

2．环境因素　环境是影响人类成长与发展的另一个重要因素。

（1）孕母状况：胎儿在宫内的发育受孕母生活环境、营养、情绪和健康状况等各种因素的影响。如妊娠早期感染某种病毒、不合理的用药等，都可能导致胎儿先天畸形。

（2）营养状况：充足和合理的营养是生长发育的物质保障，也是保证健康成长发展的重要因素。长期营养不良会导致体格发育迟滞，如体重下降、身高增长缓慢及各器官功能低下等，并影响智力、心理和社会能力的发展。反之，营养过剩会导致肥胖，影响人的成长与发展。

（3）家庭状况：家庭的社会经济水平对人的成长与发展起着显著作用。经济水平高的家庭，可提供充足的营养、良好的居住环境、健康的生活方式、有效的预防保健措施和良好的教育等，能促进儿童的成长和发展。反之，会影响儿童的成长和发展。

（4）社会文化：在人的各个发展阶段中，不同的社会文化环境对所需完成的任务有不同的要求。因此，不同文化背景下的生活习俗、教养方式、宗教信仰等，都会对人的成长与发展有一定程度的影响。

（五）成长与发展理论的相关学说

有关人的生长与发展的理论较多，不同的理论从不同的角度研究了人的成长、发展和成熟的过程。在护理领域里被广泛应用的有弗洛伊德的性心理发展学说、艾瑞克森的心理社会发展学说、皮亚杰的认知发展学说、科尔伯格的道德发展学说等。

（六）成长与发展理论在护理中的应用

成长发展理论指导护理人员观察不同年龄阶段服务对象的身心变化，为发现和诊断服务对象是否存在健康问题提供理论依据。

第二节　护 理 理 念

理念是人们思想与情感的信念系统，以一定的方式影响着人们的言行。护理理念是护士对护理专业的信念及价值体系，这种体系不仅影响护士对护理现象及本质的认识，也影响其护理行为。因此，护理理念对护理专业的发展具有十分重要的意义。

一、理念

（一）理念的概念

理念（philosophy）一词来源于拉丁文 philia（意为爱）和 sophia（意为智慧），两字结合其含义为智慧之爱。其英文的字面含义是找寻真理，中文多译为理念、哲理或哲学。目前学术界普遍认为：理念是人的价值观和信念的组合，理念以原则的形式左右和指引着个人的思维方式及其行为举止，协助判断是非，决定事物的价值。

（二）理念的作用

理念作为人的价值和信念系统，指引人们的思维方向，左右人们的行为表现，协助个人判断是非，帮助个人决定事物的价值，最终转变人们看待世界的方式，提高人们对生命存在价值和意义的认识，提升人们的存在境界。

理念有别于知识，但能影响人们获取知识的态度和行为，更赋予人们崇高的理想，从而促使个人为理想而奋斗。

二、护理理念

（一）护理理念的概念

护理理念（philosophy of nursing）是引导护士认识和判断护理专业及其相关方面的价值观和信念。

（二）护理理念的形成及发展

护理理念的形成及发展深受当时政治、社会、文化、科学技术及哲学思潮等因素的影响，其发展可分为四个阶段，即禁欲主义阶段、浪漫主义阶段、实用主义阶段和人本存在主义阶段。这四个阶段至今仍然从不同的角度影响着当今护理专业的发展。

1．禁欲主义阶段（1850—1920 年）　禁欲主义来自理想主义及柏拉图的信念，并深受基督教殉道精神的影响。该理念认为每个人都有高尚的理想境界，精神升华是人生追求的最高境界。禁欲主义者强调自律和自我否认，提倡不计较金钱报酬及物质享受，崇尚奉献和自我牺牲精神，认为通过自制和自我否定使人达到内心的和谐，并得到崇高的报偿。南丁格尔的护理理念正是这个时期的代表。南丁格尔虽然出身名门贵族，从小过着优裕的生活，她却“听奉了上帝的召唤而从事对人类有益的事”，毅然放弃了自己的需要、情感和婚姻，将自己的一生奉献给了护理事业。

2．浪漫主义阶段（1921—1940 年）　受文艺复兴的影响，浪漫主义始于 19 世纪，繁荣于 20 世纪早期。浪漫主义者主张脱离现实，强调自我感觉、冒险和浪漫的人生态度，通过艺术、文学、诗歌、建筑等方式将浪漫主义色彩融入了现实生活中。受此哲学思潮的影响，浪漫主义理念逐渐成为该期护理理念的主流。护士被美化为“白衣天使”，手持明灯的南丁格尔塑像是护士美丽的化身。浪漫主义护理理念认为护士是柔韧与美丽的化身，护理应依赖权威，服从医院的领导，甘当医生的助手，护士不应有决策权、自主权和独立行为。受此理念的影响，护理教育的课程设置完全照搬了医学模式，护士的价值体系和独立决策能力受到限制。

3．实用主义阶段（1941—1960 年） 实用主义起源于 19 世纪中期的美国，深受桑德斯（Sanders）和詹姆士（James）两位哲学家的影响。实用主义者认为人是衡量天下所有事务的主体，实用主义的价值观是立足现实，以能否在现实中应用及其所获得的结果作为衡量事物的最终标准。

实用主义哲学思潮对护理理念具有很大影响。第二次世界大战之后，由于大批伤病员需要照顾，面临着护士人手严重不足的问题。为了解决现实问题，护理的重点是完成工作任务，注重服务效率，强调对疾病的诊断和治疗。在实用主义理念指引下，护理界先后推出了诸多实用性举措。如设计短期护理教育课程，培训护士助理，让护士助理或护理员充实到临床一线，缓解护士人手紧张的状况；施行“功能制护理”或“小组护理”的护理分工方式，节省了人力和物力；护理工作以疾病为中心，以完成疾病常规护理为工作内容。这些以“任务为中心”的实用性措施的实施，缓解了护士严重不足的状况，使繁重的护理工作任务得以完成。

4．人本存在主义（1961 年—至今） 人本存在主义是当代西方影响最大的哲学思潮之一，丹麦哲学家齐克果（Kierkegaard）为原始倡导者。存在主义主张每个人都有自己的独特性和完整性，强调人的主观能动性、选择权和自主权，关心人的存在、价值、本质、理想、自由、个性、尊严、创造性和生活质量。人本存在主义思想已广泛渗透到社会生活和文化领域的各个方面，影响遍及世界各地。

受此哲学思潮的影响和护理相关学科理论如系统论、需要层次论等理论的相继建立，以人本存在主义理念为基础的护理学理论和模式相继问世，护理理念转变为如何更好地满足服务对象作为一个人的整体需要。因此，护理工作的重心由“疾病护理”转变为“以患者为中心”乃至“以人的健康为中心”的护理。护理活动更注重人的整体性和自主性。在护理工作中，考虑人的生理、心理和社会文化等各方面的需要，尊重服务对象的权益，重视服务对象的感受，维护服务对象的自尊与隐私等。同时护理界也开始反思护理作为一个专业的独特性和自主性，认为护理人员不能仅具备依赖性功能，机械地执行医嘱，而应充分利用护士独特的知识与技能，发挥自己在保健服务体系中的作用，对服务对象和社会负责。护士也有了维护自身权益的意识，在争取护理专业的地位、护士的工作环境与待遇等方面也开展了积极的行动，有力地促进了护理学科的发展。

（三）护士的专业价值观

主要包含提供专业照顾、尊重服务对象、诚实服务、维护服务对象利益、保护服务对象权益，致力于恢复健康、维持健康和促进健康等。

（四）护士的信念

是指护士通过自身判断后为自己所接受的理念，它左右护士的思想，并指引护士行动的方向。作为专业人员，护士应树立坚定、正确的专业信念，并为之而努力奋斗。其信念包含：①护理是一门科学也是一门艺术，它是一门助人的专业；②护理的核心是健康照顾；③护士相信人是生理、心理、社会的统一体，个体每时每刻都在与环境持续互动，维持个体平衡，每个人都是完整的、独特的个体，他们都有接受最好健康服务的权利；④护理的对象是个人、家庭、团体及社会；⑤护理要对社会负责。

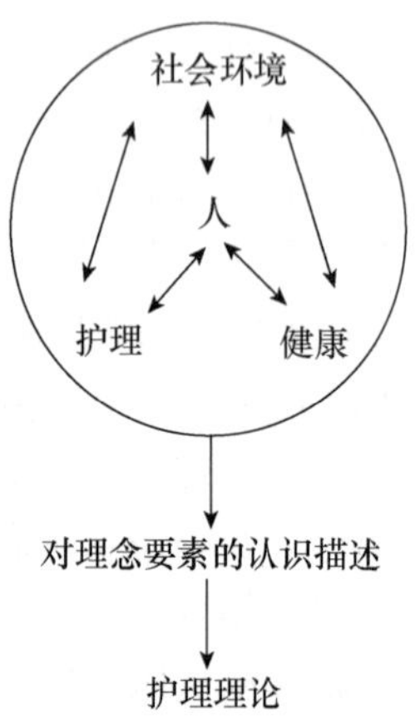

图 3-2 护理理念与护理理论的关系示意图

（五）护理理念与护理理论的关系

1．护理理念的基本要素 护理学的四个基本概念即人、环境、健康和护理构成了现代护理理念的基本要素，对这四个要素的诠释（详见第一章第三节）形成了护理理念体系。

2．护理理念与护理理论的关系 理念是基础，比较抽象；理论比较具体。现代护理理念对护理理论的形成起着支撑和指导作用（图 3-2）。不同的护理学家，其理论的研究重点不同，对护理理念的四个要素有不同的认识，也采用了不同的词语来阐述这四个基本概念。在不同的护理理念的指导下，形成不同的护理理论。

第三节　护理理论

护理学是一门年轻而实践性很强的学科，经过一百多年的发展，已初步形成了融理论和实践为一体的知识体系。学习护理理论可以使护士扩大专业视野，形成系统的、整体的护理观，为提高护理质量、促进护理专业的发展奠定基础。

一、概述

（一）理论的定义

理论（theory）是指对特定领域内的某种现象系统的、整体的描述，任何学科的基础都建立在可用于指导实践的理论知识体系之上。

（二）理论的组成

理论由概念、含义、概念间的关系以及解释等部分组成。

（三）理论的作用

1．理论能把各科概念罗列起来，形成有机的统一整体，用于分析、解释各种现象。

2．理论具有逻辑性，能推理，有归纳和演绎的性质。

3．理论能把复杂的现象简单化、综合化。

4．理论是检验各种假设的基础。

5．以理论为基础进行科学研究，能完善和发展专业体系。

二、护理理论

（一）护理理论的概念

护理理论是指对护理现象及本质系统的、整体的认识，用来描述、解释、预测和控制护理现象。护理学的概念及其知识可以从以下四个方面综合获得。

1．伦理学知识　通过在护理过程中对有关的职业道德及伦理方面问题的澄清、价值观念的建立等方法来获得护理伦理方面的知识。

2．美学知识　通过护士的感官、行为、态度等方面的实践来获得护理美学知识。

3．个人知识　通过自我开放、对人的深入思考、对护理现象的分析等方法来获得个人知识。

4．科学知识　通过传统的科学手段，如实验、假设检验等方法获得护理学知识。

（二）护理理论的发展

护理理论的发展可分为三个阶段，即理论借鉴期、理论创建期和理论应用期。

1．理论借鉴期　从20世纪50年代开始，护理学开始借鉴其他学科的理论，作为指导实践的基础，包含人类基本需要层次论、一般系统论、成长与发展理论等。

2．理论创建期　20世纪60—80年代。1965年，美国护士会确定了护理需要建立护理理论的发展方向，明确了从其他学科借鉴来的概念和理论不能形成指导护理实践的独特的知识体系。护理学作为一门独立的学科，应该发展自己的理论体系。在此期间，护理理论家陆续提出了护理概念框架，如莱文（Levine）的临床护理模式、罗杰斯（Rogers）的生命过程模式、罗伊（Roy）的适应模式、奥瑞姆（Orem）的自理模式、纽曼（Neuman）的健康保健系统模式、华森（Watson）的关怀科学理论等。

3．理论应用期　20世纪90年代开始，护理的重点转移到了将护理理论运用到护理实践中，在实践中检验护理理论的价值，并在此基础上，对护理理论进行了进一步的修订和完善。

（三）护理理论的作用

1．提供专业知识基础　护理理论为护理工作人员实施护理措施提供科学的理论依据和知识基础，为护理人员解决工作中遇到的疑难及热点问题。

2．增进交流　护理工作建立在与他人交流的基础上，包含与服务对象、同行、其他医务人员的交流。每个人所使用的概念不同，理解也不同。因此，将护理专业理论作为框架为护理人员提供了交流的共同术语，增进了专业人员间的交流。

3．增强护理专业的自主性　护理理论的建立和应用，为护理行为提供了可靠的理论依据，提高了护理措施的可预测性，增强了护理实践的独立自主性。

（四）护理理论在护理实践中的应用

护理理论的意义是为护理实践、科研、管理及教育等方面提供科学依据。

1．护理理论与实践　护理理论与实践的关系是相互依赖和相互作用的。护理理论源于护理实践，又指导实践；而护理实践又验证了护理理论。护理理论可指导护理人员开展护理工作，使护理工作具有科学性、独立性和自主性。同时，护理理论在护理实践中得到验证并不断地加以完善。

2．护理理论与科研　理论的发展是以科研为基础的，运用科研的方法阐述并检验护理理论中的各种概念及其相互关系，使理论对护理现象及本质的预测与控制作用更准确。同时，护理理论可以作为科研的理论框架来指导科研，为丰富和发展护理知识体系起到促进作用。

3．护理理论与管理　护理理论可以指导护理管理，使护理管理者明确护理工作的目标和工作重点，使护理管理进一步向专业化、科学化的方向发展，达到提高护理质量的目的。

4．护理理论与教育　护理理论为护理教育提供了指导思想和理论依据。在护理教育中，不同的学校可以选择不同的护理理论或模式来指导其办学指导思想及课程设置，指导教师选择不同的教学方法来培养社会需要的护理人才。

三、常用的护理模式理论

案例 3-2

患者，女，32 岁，已育有一子。因子宫肌瘤将于 2 天后行子宫摘除术，患者晚上失眠，晨起精神差，面色苍白，眼圈水肿发黑，哈欠不断。护士与其交谈了解到：患者性格较内向，感情脆弱，对医院环境较陌生，昨日得知自己将摘除子宫，担心自己会男性化，害怕手术后丈夫嫌弃自己而影响夫妻关系，此外还担心手术是否安全。

问题与思考：

1．用自理模式理论分析患者目前或手术后有无自理缺陷？

2．用适应模式理论分析患者失眠的刺激因素有哪些？是否会影响其康复？

3．用健康保健系统模式理论分析患者目前存在哪些压力源？应如何预防？

4．用人际关系理论分析，护士与患者的人际关系处于何阶段？如何建立良好的护患关系？

（一）奥瑞姆的自理模式

奥瑞姆（Orem）是美国著名的护理理论学家之一，她于 1959 年提出了自理理论。在其代表作《护理：实践的概念》中系统地阐述了自理理论，并在后来的数十年中得到了完善和发展，于 1991 年，提出了一个比较完善的护理理论，即自理模式。

1．奥瑞姆自理模式的基本概念

（1）自理（self-care）：是人为了维持生命、健康、正常成长、完整状态，所采取的一系列自发的调节活动。自理是需要自己完成的活动，是有意识的、可学习的，并贯穿于日常生活中。

（2）自理能力（self-care agency）：是人为了维护和促进身体健康与心身发展，进行自我护理的能力。

（3）治疗性自理需要（therapeutic self-care demand）：为在一定时期内，自理活动的总称，即以有效方式进行一系列相关的行为活动以满足自理需要。

（4）自理总需要（self-care requisites）：指个体为了满足自理需要而采取的所有活动，包括一般性自理需要、与生长发育有关的自理需要和与健康有关的自理需要三部分。

2．奥瑞姆自理模式的理论结构　奥瑞姆自理模式分为自理理论、自理缺陷理论和护理系统理论三部分。

（1）自理理论：主要包括自理、自理能力、治疗性自理需要和自理总需要。奥瑞姆认为在正常情况下，人都有自我护理的能力，以满足治疗性自理需要和自理总需要。

（2）自理缺陷理论：这是奥瑞姆理论的核心部分，阐述了个体什么时候，什么情况下需要护理。当个体的自理能力小于自理需要时，就会出现自理缺陷，就需要护理照顾或帮助。

（3）护理系统理论：奥瑞姆把护理系统划为三类，即全补偿护理系统（wholly compensatory system）、部分补偿护理系统（partly compensatory system）和支持-教育系统（supportive educative system）。当患者完全丧失了自理能力，不能满足治疗性自理需要时，需要护士进行全面的照顾，发挥全补偿护理系统的作用，如昏迷、高位截瘫、精神障碍等患者；当患者有能力满足一部分自理需要时，需要护士辅助满足另一部分需要，发挥部分补偿系统作用，如手术后患者；当患者有能力满足治疗性自理需要，但需要护士的支持和指导时，则发挥支持-教育系统作用，如糖尿病患者的饮食指导。奥瑞姆理论认为，应根据患者所处的不同阶段采用不同的护理系统，确定护士和患者所承担的角色和功能，强调对患者在不能满足自理需要时，提供帮助。

3．奥瑞姆自理模式对护理四个基本概念的论述

（1）人：在奥瑞姆自理模式中，人指的是服务对象，是具有生理、心理、社会及不同自理能力的整体。自理能力不是先天的，而是通过学习经验获得的。人具有学习和发展的能力，人不是通过本能而是通过学习行为达到自理的。

（2）健康：奥瑞姆应用了世界卫生组织对健康的定义，认为健康是一种身体、心理、精神与社会方面的完好状态。认为自理对健康的维持是必需的，当人不能自理时，便会出现疾病。

（3）环境：奥瑞姆认为，环境包含物理环境、心理社会状况，人与环境是统一的整体。生活在社会中的人都希望能进行自我管理，并对自己和依赖者的健康负责。具有自理能力的人应尽可能帮助不能满足自理需要的人。因此，自我帮助和帮助他人都被社会肯定是有价值的活动。

（4）护理：护理是预防自理缺陷发展并为自理缺陷者提供治疗的活动，是帮助人获得自理能力的过程。护理是一种服务，一种助人方式。根据患者自理需要和自理缺陷程度确定护理活动，随着患者自理能力的增强，护理需要也逐渐减少至消失。

4．奥瑞姆自理模式在护理实践中的应用　奥瑞姆的自理模式被广泛地应用于整体护理实践中，指导护理人员按照护理程序实施护理是自理模式护理应用的核心，她认为护理程序分为三个步骤。

（1）评估患者的自理能力和自理需要：护理人员通过收集资料判断患者是否自理缺陷、存在

哪些方面的自理缺陷及引起自理缺陷的原因，然后确定患者需要哪些护理帮助。

（2）设计恰当的护理系统：根据患者的自理能力和自理需要的实际情况，确定采用全补偿系统、部分补偿系统，还是支持—教育系统，然后制订具体的护理计划。

（3）实施护理措施，评价护理结果：根据护理计划和患者具体情况，实施相应的护理措施，并及时搜集资料，评价护理结果。同时，根据患者的情况调整护理计划，以便协调和帮助患者恢复和提高自理能力。

（二）罗伊的适应模式

罗伊（Roy）是美国的护理理论家，她于 1970 年提出了适应模式。她从整体的观点出发，着重探讨了人作为一个适应系统面对环境中各种刺激的整体适应层面与适应过程。

1．罗伊适应模式的基本概念

（1）系统（system）：是由相互联系的部分组成的一个统一整体，包含输入、输出、控制和反馈。

（2）适应水平（adaptation level）：是一个不断变化的点，人在一般情况下能够做出适应性反应的刺激强度范围。

（3）主要刺激（focal stimuli）：当前作用并迫使机体做出的行为反应的内外部刺激。

（4）相关刺激（contextual stimuli）：除主要刺激以外引起机体反应的内外部刺激。

（5）固有刺激（residual stimuli）：可能引起机体反应，但未得到证实的刺激。

（6）生理调节（physiological regulation）：主要通过神经 - 内分泌渠道的调节发挥作用。

（7）认知调节（cognitive regulation）：主要通过认知 - 情感渠道的调节发挥作用。

（8）适应模式（adaptive modes）：即效应器，是表现调节机制和认知机制活动的应对方式的分类，是生理功能适应模式、自我概念适应模式、角色功能适应模式和相互依赖适应模式的总称。

（9）适应性反应（adaptive responses）：是促使个体完整性的反应，以生存、生长、繁衍、主宰及自我实现为目标的反应。

（10）无效反应（ineffective responses）：指不能使个体达到生存、生长、繁衍、主宰及自我实现目标的反应。

2．罗伊适应模式的主要内容

（1）罗伊适应模式的重点在于人的适应性。人是具有生物、心理、社会属性的有机整体，是一个有适应能力的系统。

（2）适应模式有两个相互联系的系统，即控制过程和效应者。人有四种适应方式，即生理功能、自我概念、角色功能和相互依赖适应模式。

（3）当环境发生变化时，机体可通过生理调节器和认知调节器两个亚系统做出应对，可能是适应反应，也可能是无效反应。

（4）护士控制作用于服务对象的各种刺激，并改善其适应方式，促使患者生理、自我概念、角色功能和相互依赖方面的适应性反应。

（5）为了应对变化的世界和生存，要学会适应外界环境的变化。

3．罗伊适应模式对护理四个基本概念的论述

（1）人：罗伊认为人作为护理的接受者，可以是个人，也可以是家庭、团体、社区或社会人群。人是具有生物、心理和社会属性的有机整体，是一个适应系统，包含了适应和系统两个方面。一方面，人作为一个有生命的开放系统，处于不断与其环境互动的状态，在系统与环境之间存在着信息、物质和能量的交换。另一方面，人与环境之间的互动变化中，要不断适应变化的环境，并保持完整性。

（2）健康：罗伊认为健康是人“处于和成为一个完整和全面的人的状态和过程”。人的完整性表现在有能力达到生存、成长、繁衍、主宰和自我实现。健康也是人的功能处于对刺激的持续

适应状态，如果人能不断适应各种改变时，就会保持健康，即适应性反应；反之，就容易引起疾病，即无效性反应。因此，健康是适应的一种反映。

（3）环境：罗伊认为环境是“围绕并影响个人或群体发展与行为的所有情况、事件及因素”，包含内在因素和外在因素。环境刺激包含主要刺激、相关刺激和固有刺激，环境的变化需要人付出能量去适应。

（4）护理：罗伊认为护理是先明确目标后进行护理活动。护理目标是帮助人控制或适应刺激，增强人在生理功能、自我概念、角色功能、相互依赖方面的适应范围，增强人对刺激的耐受能力，以促进适应性反应的发生，达到恢复和保持健康的目的。

4．罗伊适应模式在护理实践中的应用　罗伊适应模式被广泛地应用在临床护理实践中，她根据适应模式，将护理工作方法分为六个步骤，即一级评估、二级评估、护理诊断、制定目标、干预和评价。

（1）一级评估：又称行为评估，是指收集与生理功能、自我概念、角色功能和相互依赖四个方面有关的资料，确定患者的反应是适应性反应还是无效性反应。

（2）二级评估：又称因素评估，是对影响患者行为的三种刺激因素即主要刺激、相关刺激及固有刺激的评估，确定引发患者无效反应的原因。

（3）护理诊断：是对患者适应状态的陈述或诊断。护士通过一级评估和二级评估，确定了患者的无效反应及其原因，从而推断出护理问题或护理诊断。

（4）制定目标：是对患者经护理干预后应达到的行为结果的陈述。护士在制定目标时应注意一定要围绕患者的行为反应，尽可能与患者和家属共同制定并尊重患者的选择，制定出可观察、可测量、可达到的目标。

（5）干预：是护理措施的制定和落实。罗伊认为护理干预是通过改变或控制各种作用于适应系统的刺激，即采用消除刺激、增强刺激、减弱刺激或改变刺激的方式，使其全部作用于个体适应范围内。干预是着重提高患者的应对能力、扩大适应范围，使全部刺激能作用于适应范围以内，促进适应性反应。

（6）评价：在评价过程中，护士应将干预后患者的行为改变与目标行为互相比较，确定护理目标是否达到，然后根据评价结果来修订或调整计划。

（三）纽曼的健康保健系统模式

纽曼（Neuman）是美国护理理论家，精神卫生护理领域的开拓者，于1972年提出健康保健系统模式。她综合运用了各家理论观点，用整体观和系统观探讨应激对个体的影响，以及个体的调节反应和重建平衡的能力。

1．纽曼健康保健系统模式的基本概念

（1）人：人是与环境持续互动的开放系统，称护理对象系统（包括个体、家庭、群体、社区）。其中，纽曼着重描述了个体，并用围绕着一个核心的一系列同心圆来表示其结构，即基本结构、弹性防线、正常防线、抵抗线。①基本结构（basic structure）：即机体的能量源，由生物体共有的生存基本因素组成，如解剖结构、生理功能、基因类型、自我结构、反应类型、认知能力、体内各亚系统的优势与劣势。②弹性防线（flexible line of defense）：即保护基本结构的最外层防御机制，相当于机体的缓冲器和过滤器，具有动态性。一般情况下，弹性防线越宽，距离正常防线越远，其缓冲和保护作用越强。弹性防线受个体生长发育、身心状况、认知技能、社会文化、精神信仰等影响，当失眠、营养不良、日常生活规律被打乱、身心压力过大时都会削弱其防御效能。弹性防线具有防止压力源侵入、缓冲和保护正常防线，防止机体受压力侵害的功能。③正常防线（normal line of defense）：是机体的第二道防御机制，位于弹性防线和抵抗线之间。正常防线是人在其生命历程中建立起的健康状态或稳定状态，它是个体在生长发育以及与环境互动过程中对环境中压力源的不断调节、应对和适应的结果。正常防线的强弱是由个体在生理、心理、社会文化、发展、精神等方面对环境中压力源的适应与调节程度决定。当健康水平增高时，正常防线扩展；反之，正常防线萎缩。正常防线具有调动机体各方面因素，对压力源做出适当的调节，保持机体健康稳定状态的功能。④抵抗线（lines of resistance）：是机体的第三道防御机制，位于基本结构外层。由支持基本结构和正常防御线的一系列已知和未知因素组成，如白细胞、免疫功能等。通常在压力源侵入到正常防线时被无意识地激活，具有维持机体基本结构正常状态，稳定个体并促使其恢复到正常防线的功能。当抵抗线的功能发挥有效时，个体恢复健康；反之，个体能量损耗，甚至死亡。

（2）压力源：可以引发紧张和导致个体不稳定的所有刺激，包括个体内在的压力源、人际间的压力源和个体外在的压力源。

（3）反应：纽曼认为，Selye 的压力与适应学说对压力反应做了详尽的描述。其个体对压力源的反应不仅局限在生理方面，这种压力反应是生理、心理、社会、文化精神与发展多方面的综合反应。

（4）预防：包括一级预防、二级预防和三级预防三种不同水平的预防措施。

一级预防（primary prevention）：当怀疑或发现压力源时，采取的预防措施。目的是防止压力源侵入正常防线，保持机体的稳定。主要措施是减少或避免与压力源接触及巩固弹性防线与正常防线。

二级预防（secondary prevention）：当压力源引起压力反应时，采取的干预措施。目的是增强抵抗线，减轻和消除应激反应，恢复个体的稳定性。主要措施是早期发现疾病、及时治疗、增强抵抗线。

三级预防（tertiary prevention）：是经过二级预防后，采取的预防措施。目的是进一步维持个体的稳定性，防止复发。主要措施是帮助个体恢复和重建功能。

2．纽曼健康保健系统模式的主要内容

（1）健康保健系统模式是以开放系统模式为理论构架，主要包含四个部分，即与环境进行相互作用的人或个体、压力源、反应、预防。

（2）人与环境互动的开放系统具有三道防御机制保护着核心——基本结构（即能量源），分别是弹性防线、正常防线和抵抗线。其防御能力，既有先天赋予的，又有后天获得的。三条防御线的相互关系是：弹性防线保护正常防线，抵抗线保护基本结构。当个体受到压力源侵袭时，弹性防线先被激活；如果抵抗无效，正常防线遭到侵犯，人体发生反应，出现症状，抵抗线被激活，如果抵抗有效，个体恢复到健康状态。

（3）提出了三个级别的预防措施，用系统的观点看待服务对象，认为各种因素影响机体健康，护士应将作用于患者的各种压力源，根据影响程度进行排序，并制订相应的预防措施。

3．纽曼健康保健系统模式对护理四个基本概念的论述

（1）人：纽曼提出了整体观的概念，认为人是由生理、心理、社会文化、成长发展及精神等方面组成的整体，人不仅指个体，还包含家庭、社区和群体。

（2）环境：纽曼认为环境是机体内外环境的总和。环境分为内环境、外环境和创造的环境。内环境是个体内在的影响因素或压力源；外环境是外界环境中能影响人的因素，包含人际关系和社会因素；创造的环境是人在不断地适应内外环境的刺激过程中所创造的环境。

（3）健康：纽曼认为健康是一种生命能量的平衡，是从疾病到强健的连续体。当机体产生和储存的能量大于消耗时，个体的完整性、稳定性增强，健康水平增高；当能量产生与存储不能满足机体需要时，个体的完整性、稳定性减弱，健康水平降低，会引发疾病，甚至死亡。

（4）护理：纽曼将整体护理的观点作为健康保健系统模式中的护理工作方法，将护理定义为通过有目的的干预来减少或避免影响最佳功能状态发挥的压力因素和不利状况，以帮助个体、家庭和群体获得和保持尽可能高的健康水平。

4．纽曼健康保健系统模式在护理实践中的应用 纽曼健康保健系统模式已在护理实践的各个领域中得到广泛应用。纽曼发展了以护理诊断、护理目标和护理结果为步骤的独特的护理工作方法。

（1）护理诊断：护士首先对个体的基本结构、各防线的特征以及压力源评估，然后再收集并分析个体对压力源的反应，最后将偏离健康的问题作出诊断并排列优先顺序。

（2）护理目标：护士以保存能量，恢复、维持和促进个体稳定性为护理原则，与患者和家属共同制订护理目标及其干预措施，并设计预期护理结果。纽曼强调应用一级、二级、三级预防原则来规划和组织护理活动。

（3）护理结果：是护士对干预效果进行评价并验证干预有效性的过程。评价内容包含个体内、外及人际间压力源是否发生了变化，压力源本质及优先顺序是否改变，机体防御功能是否有所增强，压力反应症状是否得到缓解等，并对干预措施进行相应的修订和调整。

（四）约翰逊的行为系统模式

美国护理理论家约翰逊（Johnson）于1959—1961年提出了有关行为系统模式的观点，1980年完整地提出了行为系统模式（behavioral system model）。行为系统模式整合了系统理论、发展理论和需要理论，形成了特殊的护理观点。

1．约翰逊行为系统模式的概念和主要内容 约翰逊认为，人是由多个行为亚系统组成的整体，只有行为系统达到平衡和稳定，人才能维持健康状态。主要有行为系统、结构组成和功能需求这三个概念。

（1）行为系统：人是一个行为系统，它有7个维度，被称为如下7个行为亚系统。

附属-合作亚系统：是首先发展起来的亚系统，始于婴儿，最初隶属于某个重要的照顾者，直至贯穿整个生命过程并与其他个体建立隶属关系的行为，这些隶属关系行为为个体提供了安全感。

依赖亚系统：包含由其他人提供的促进养育的行为，这些行为表现为赞同、关注和物质上的支持。

保护（进取）亚系统：包含了与保护和自我保护有关的行为。

摄取亚系统：包含围绕食物摄入的行为和这些行为涉及的社会、心理和文化因素。

排泄亚系统：包含与机体代谢产生的废物排出有关的行为和相关的身体控制和社会因素。

性亚系统：包含与生殖和性满足相关的行为和与这些行为涉及的社会和文化因素。

成就亚系统：指试图掌握或控制环境的行为，包括智力的、机械的、物质的、社会的等技术。

（2）结构组成：指每个行为亚系统共有的结构组成因素，有如下4个维度。

动机/目的：指行为的动力。动机，即刺激行为发生的因素；目的，即所追求的目标。各个亚系统的动机与目的，在不同的人群之间大致相同，但是在具体到目的性事件或将价值观渗透到行为中时，会有多种多样的情况。这部分不能直接观察，但可从行为或行动中推断出来。

定向性：指个体为了各个亚系统发挥最佳功能，惯性的、特定的行为方式。通过经验获取、后天学习、个性成长等因素，个体会逐渐形成一种习惯性的选择。这部分不能直接观察得到，但可以从行为或动作中观察到。

选择：指为了达到某个目标或完好的亚系统的功能，个体拥有的全部选择。个体总会选择一种经过自我判断认为最好的选择，而不是使用所有的选择。约翰逊指出，人们可以渐渐地接受新的选择并修正原有选择，以采用最恰当的行为来应对生活中的事件。这个组成部分不能直接观察得到，但可以从个体的行为中推断出来。

行为/行动：指在一种情境下，个体采取的实际的、有组织的行为，它容易受到生物的、心理的和社会的因素影响，这是唯一可以直接观察到的组成部分。

（3）功能需求：指通过个体自身的努力或外界其他帮助才能满足的需求，只有这些需求得以满足，各亚系统才能完成其功能，人的整体性才得以维持。它有如下3个维度。

保护：是为了抵御对系统有害的影响。

营养：指从环境中摄入的物质、能量等。

刺激：为了促进成长和防止停滞，一定的刺激是必需的。

七个亚系统的功能是否完善，依赖于这三个因素的满足程度。如果个体不能提供足够的保护、营养和刺激来完成亚系统的功能需求，就必须通过其他因素（如护理）来补充。行为系统中的每个亚系统既相互联系，又是开放的，一个亚系统受到干扰，就会影响其他亚系统，从而影响到整个行为系统的稳定性和功能。

2．约翰逊行为系统模式的基本假设　1980 年，约翰逊对行为系统模式的性质和作用做了以下十二个假设：

（1）系统是一个整体，并为整体发挥着作用。

（2）系统的各个组成部分是有条理的，互相依赖、互相作用和互相结合在一起。

（3）系统倾向于达到一种内在的和外在的力的平衡。

（4）人不断地通过对自然界的侵害力的调整和适应，力求达到保持行为系统的平衡和稳定。

（5）人积极地寻求新的经历，这些新的经历可能会干扰平衡及需要，对行为系统做出或多或少的改变，以重新建立平衡。

（6）因行为系统平衡和稳定造成的人的行为显见的规律性和坚定性，对个人及社会生活起着非常重要的作用。

（7）行为的规律性被打乱时，人的完整性就会受到威胁，有赖于这种规律性的功能也就不能充分起作用。

（8）系统的平衡表明，以某种方式成功地实现了某种程度的调整和适应，尽管有些观察到的行为可能按文化习俗或生物常规为不可接受的或不健康的。

（9）有生命力的系统能在不同的效率水平上运转，但一个系统要运转，必须在内部及与环境的相互作用关系中保证一定程度的平衡和稳定。

（10）行为系统具有充分的应变力来应付常见侵害力的影响，也有足够耐力来调整通常的而不是急剧的不稳定。

（11）每个人在他的一生当中都会经历一些心理的或社会的危机或机体上的疾病，这些情况的出现会影响行为系统的平衡，并需要他人的帮助。

（12）护理就是或应该作为一种力量，在人的平衡受到干扰时或为预防出现干扰提供帮助。

3．约翰逊行为系统模式对护理四个基本概念的论述

（1）人：约翰逊认为，人是由多个行为亚系统组成的整体，在正常条件下，人可以在环境中有效地行使功能，使系统的内部和外部环境保持一种平衡状态。但当应激干扰正常的适应时，就会导致系统平衡失调。

（2）环境：包括存在于人周围的物体、事件、情境以及影响人的各种力，人们需要对这些力进行调整和适应。

（3）健康：是所有卫生保健事业关心的问题，护理着重考虑的是人的行为系统。因此，健康是指人的行为系统平衡和稳定，具有高效率的行为功能。

（4）护理：是和其他卫生保健专业互补的一种服务，有着自己独特的对人类健康的贡献。具体地说，护理是当个体的行为系统不平衡或不稳定时，通过对生理、心理及社会等因素的协调与控制，加强外在的协调能力，使行为系统重获平衡。

行为系统模式把人定义为一个行为系统，将护理的关注点集中在人的行为上，而不是他的健康或疾病状态，这就将护理与医疗区别开来，有利于护理从医学的范畴里独立出来，拓宽了护理研究的范围，使护理调查和研究不仅具有应用的价值，而且具有理论的意义。

4．行为系统模式在护理实践中的应用　行为系统模式可应用于护理实践、管理、教育

和科研，主要体现在一系列护理评估工具的创建上。如 Derdiarian 行为系统模式自我评测量表（DBSM），用于描述癌症患者自我评测亚系统行为变化；Derdiarian 行为系统模式观察量表（DBSM-O），是护士用于观察癌症患者亚系统行为变化的量表；约翰逊模式一级家庭评估工具（JFFA-J），用于测量慢性病患儿各家庭成员的需求；Wilmoth 女性性行为问卷，用于女性自我评价性行为情况。

（五）佩普罗的人际关系理论

美国护理专家佩普罗（Peplau）于 1952 年提出了人际关系理论。她认为护理是一种治疗性的和人际间的过程，护士与患者的互动关系在整个护理过程中起着重要作用。

1．佩普罗的人际关系理论的主要内容　该理论的中心问题是护士与患者之间的治疗性关系的运用，护理的目标是教育患者和家庭成员，并帮助患者达到个性的成熟发展。护士要努力发展护患关系，在这个过程中，护士扮演着各种角色，如照顾者、教育者、代言人、领导者和顾问等。护士与患者的人际关系可分为四个阶段。

（1）定位阶段：患者有寻求专业性帮助的需要，护士、患者及其亲属共同努力，找出患者所存在的问题、认识现存的问题并决定患者需要何种帮助。使患者的紧张和焦虑程度降低，也使护患之间由陌生者开始的关系得到发展。

（2）确认阶段：患者确认并接受帮助自己的人。护士允许患者表露自己的感觉，帮助患者经受疾病过程及提供需要的满足。在这个阶段，患者对护士的依赖可能有三种情况：对抗依赖——拒绝护士为自己做任何事；过分依赖——让护士替自己做所有的事；有限依赖——正视自己具有某种依赖性的需要而接受护士的帮助。

（3）利用阶段（深入阶段）：在这个阶段，患者试图从护患关系中得到最大的益处。患者可能会提出超出自己病情需要的更多的要求，并不断出现一些新的目标。护士应理解患者并帮助其面对新问题，共同为患者达到最佳健康状况而努力。

（4）解决阶段：在这个阶段，患者住院期间的问题通过护患双方共同努力已得到解决，患者逐渐获得自立的能力。这是一个患者摆脱对护士认可的过程。护患关系结束，患者向新的目标前进。一旦先前的需求被解决，就会有新的、经过充分考虑的需求出现。

以上四个阶段既独立又相互重叠，贯穿在整个护患关系中。

2．佩普罗的人际关系理论在护理实践中的应用　佩普罗的人际关系理论在临床护理实践中主要用于护患关系建立过程各阶段中护理的作用以及研究护患关系的方法等。

本章小结

护理理论的作用在于清晰、准确、全面地解释护理现象及其现象之间的关系，以指导护理实践、预测护理活动的结果。护理工作者应在护理理论模式的指导下，采取有效的护理干预措施，改善和提高护理服务质量。本章的重点是：需要层次理论的基本内容及其对护理的意义；系统论在护理中的应用；护理理念与护理理论的关系；常用护理模式理论对护理四个基本概念的论述及在护理实践中的应用。

思考题

1．举例说明人的基本需要层次论在护理中的应用。

2．简述成长与发展的基本内容、影响因素及基本原则。

3．试用列表的方法比较奥瑞姆的自理模式、罗伊的适应模式、纽曼的健康系统模式与护理学四个概念的关系及其护理应用。

（李　荔）

第四章　评判性思维与循证护理

学习目标

通过本章内容的学习，学生应能：

识记：

1. 简述评判性思维的发展背景和循证护理的产生与发展。
2. 说出评判性思维的组成和循证护理的实践程序。
3. 简述护理评判性思维能力的培养原则及其培养方法。

理解：

1. 用自己的语言正确解释评判性思维和循证护理的概念。
2. 用自己的语言正确描述评判性思维的特点、标准和循证护理的内涵。

应用：

1. 运用评判性思维思考常见的护理问题。
2. 按照循证护理的实践程序处理常见的护理问题。

随着社会的快速发展、医学科学的不断进步以及人们对健康需求的不断提高，护理人员的角色功能出现了质的转变。护理人员不仅应具备专业理论知识与技能，还应具备多种能力，特别是面对日益复杂、不断变化的临床环境，能够有针对性地进行分析、判断各种临床现象和健康问题，并做出恰当的护理决策，为患者提供安全有效的护理措施。评判性思维是护士面临复杂抉择进行正确反思与选择并做出适宜临床护理决策的重要工具。因此，一名合格的护士，应学习并能够运用评判性思维和循证护理的相关知识及技巧，对临床问题进行有目的、有意义的判断、反思、推理，有效解决护理实践中的问题，最终做出能够满足服务对象健康需求的最佳护理决策，改进护理工作效率，提高护理服务质量，促进护理专业的发展。

第一节　评判性思维

思维（thinking）是人类对客观现象概括的反映。具体说，思维是人脑在感知的基础上，对所获得的信息进行比较、分析，并进行判断、推理的认识活动。科学思维（scientific thinking）是人类智力系统的核心，它参与并支配其他一切活动，是人类在学习、认识、说话、操作和其他活动中所表现出来的理解、分析、比较、综合、概括、抽象、推理、讨论等所组成的综合思维，是人类对以往认识的过程和规律的总结，是对认识经验程序化和规范化的具体表现。评判性思维是科学思维的主要形式之一，是护理人员在临床护理实践中经常用到的科学思维，它能够帮助护士分析和解决问题，判断选择正确的信息，做出有利于服务对象的正确决策。

案例 4-1

患者，女，18 岁，持续高热 1 周，体温持续在 39.2 ~ 40.0℃，以发热待查于 15 时 15 分收入院。查体：T 39.8℃，P 116 次 / 分，R 26 次 / 分，BP 115/80mmHg，患者神志清楚，面色潮红，口唇干裂，食欲缺乏。15 时 45 分遵医嘱给予口服乙酰水杨酸 0.3g 后，体温降至 38℃，20 时 20 分体温又升至 39.9℃。

问题与思考：

1．患者目前主要的健康问题是什么？

2．小组讨论写出分析、推理过程？

3．说出处理该问题的过程中，哪些方面体现出评判性思维的应用？

一、评判性思维的概念

（一）评判性思维的发展历史

评判性思维是在 20 世纪 30 年代由德国法兰克福学派的学者提出。20 世纪 70 年代首次在护理文章中提及。20 世纪 80 年代以后，评判性思维被作为一种新的思维方式逐渐引入到护理领域，受到护理教育界的高度重视，被认为是高等护理毕业生应该具备的能力之一。1989 年美国护理联盟（national league for nursing，NLN）在护理本科的认证指南中指出评判性思维是衡量护理教育水平的一项重要指标。中国是从 20 世纪末开始逐渐加强了对护士评判性思维能力的培养。

（二）评判性思维的概念

目前，对评判性思维概念的认识并不统一，主要来自哲学和教育学领域。学者们主要从认知过程、思维判断过程、思维能力等不同角度对其进行阐述。

评判性思维（critical thinking，CT）也翻译为批判性思维，“critical”一词来自于希腊词“kritikos”，意思是“提出疑问，进行分析判断，弄清本质”。

1964 年，沃森和格拉泽认为，评判性思维是态度、知识和技能的综合体，它们包括质疑的态度，有效地进行推断、分析、概括所应具备的知识以及应用这些知识的能力。

Kataoka 等学者认为，护理学科中的评判性思维是对护理问题解决方法的反思和推理过程，其中包括护理者的态度、技能、专业知识、经验及标准五个方面内容。

Adamas 认为，评判性思维是收集资料，创造性地提出护理诊断和干预措施，使护理计划个体化、精确化的逻辑思维过程。

1987 年，美国哲学学会（APA）认为评判性思维是一种有目的的自我调控的判断过程，这种判断是建立在对特定情境运用一定的标准采用循证的、科学的方法进行分析、评价、推理、解释和说明的基础之上的。这是各专业第一次对评判性思维提出的一个较为统一的定义。

20 世纪 90 年代初，国外护理教育家认为，评判性思维作为一种教育思维方式和教育价值观而存在，其本质是教育者对教育中司空见惯的现象及整个社会的文化系统应具有自省能力和建设性批判精神；同时包括培养学生评判性思维能力，鼓励学生参与批判性的讨论，对教材和教师的权威提出质疑。

广义的评判性思维是指发展和完善世界观并把它高质量地应用在生活、工作的各个方面的一种思维能力；狭义的评判性思维是指面对做什么或者相信什么而能做出合理决策的一种思维能力。其核心是提出恰当的问题并做出合理的论证的能力。

综上所述，评判性思维是指个体在面对复杂问题及多种选择时，能灵活运用已有的知识和经验，对问题的解决方法进行选择，在反思的基础上进行分析、推理，并做出合理判断和正确取舍的逻辑思维方式。

二、评判性思维的特点

1. 主动思考的过程 评判性思维是对外界的信息，他人的观点或“权威”的说法，主动地运用知识和技能做出分析判断的思维过程，是经过独立思考产生自己的见解的过程，有评判性思维能力的个体不会被动接受他人的信念。

2. 质疑、反思的过程 评判性思维首先是质疑，通过提出问题，反思自己或他人的思维过程是否合理，客观判断相关证据，从而做出正确选择的过程。

3. 审慎开放的思考过程 在思考问题和解决问题的过程中，要求审慎全面地收集资料，进行科学的分析、推理，以寻求问题发生的原因和证据。审慎的同时要有高度的开放性，愿意听取和交流不同的观点，是公正的、理性的思考过程，最终确保结论的客观、正确、合理。

总之，评判性思维是一种自主性思维，评判性思维者不会被动接受别人的意见，而是在科学的推理、分析、确定可信后才会接受。他们有自己的想法，不容易被操纵，不会盲目地跟从他人。

三、评判性思维的影响因素

评判性思维的影响因素主要包括：智能因素、认知技能因素和情感态度因素三方面。

（一）智能因素

智能因素是评判性思维的基础。包括：护理学专业知识、人文社会科学知识及一定的临床实践经验。不同的知识结构和临床经验，其评判性思维的能力是不同的。只有具备一定的知识、技能和经验，才能在解决患者问题时，有效地运用评判性思维，做出正确的临床判断和决策，离开这一基础谈评判性思维是没有意义的。

（二）认知技能因素

认知技能是评判性思维的核心。认知技能能够帮助个体在评判性思维过程中综合运用知识和经验，做出符合情境的判断，较高水平的认知技能能够更好地在临床实践中运用评判性思维。核心认知技能包括：解释、分析、评估、推论、说明和自我调控。

1. 解释是运用相关科学论据来做出有效推论。

2. 分析是对不同观点的事实依据进行鉴别、分析、比较，提出不同的问题、概念或其他表达形式之间的推论性关系。

3. 评估是指评价信息来源的可靠性和信息之间的相关性，对推论性关系之间的逻辑强度进行评判。

4. 推论是根据相关信息得出可能发生的情况，并做出合理的结论，包括循证、推测可能性和做出结论。

5. 说明是指解释和表达数据、事件、程序或规则、判断、结论、标准或信仰的意义及重要性。

6. 自我调控是指通过监控自我的认知行为，及时进行自我调整。

总之，评判性思维是一种思维过程，批判性分析、演绎、归纳、推理是评判性思维认知技能的关键。此外，护士在解决问题时还应具备以下认知技能：做出有效推论、鉴别不同观点的事实依据、评价信息来源的可靠性、澄清概念、假设验证与再认识等。

（三）情感态度因素

情感态度因素是指个体应具备的人格特征，包括具有进行评判性思维的心理准备状态、意愿和态度倾向。态度倾向是评判性思维的动力，具有良好的评判性思维态度倾向的人具备较强的批判精神，在提出问题、分析问题、解决问题、做出决策时能有意识地积极主动地对思维过程进行科学批判。情感态度主要包括：好奇心、质疑与反思、独立思考与自信、诚实公正、思想开明与兼容并蓄、持之以恒、沟通与认同、成熟与审慎。

1．好奇心　对事物的变化充满好奇，并渴望获得相关的信息。好奇可以激发护士对服务对象的情况进一步询问和调查，以获得护理决策所需要的信息。

2．质疑与反思　敢于并善于对已有的思想观点提出质疑，不断鼓励自己对已形成的判断、推论进行深刻反思，尤其对那些可能导致严重后果的思想观点。

3．独立思考与自信　评判性思维要求个体能够独立思考，相信自己的推理技巧，把自己看作一个良好的思维者，并不断努力提高自己的评判性思维能力，努力做出自己的判断和决定，而不是依赖别人。

4．诚实公正　指运用评判性思维质疑和验证他人知识、观点时，也要用同样严格的检验标准来质疑、验证自己的知识、观点，客观正确评估自身观点与他人观点的不一致性，而不是依据主观判断、个人或群体的偏见做出判定。

5．思想开明与兼容并蓄　能充分认识到个人的知识是有限的，知识是不断更新变化的，没有人能够知道一切，要乐于寻求新信息，并对所做的结论不断进行再思考，而不是急于做出判断；容许他人有不同意见甚至相反意见，善于从他人意见中汲取新知，在发现自己思维有缺陷或不足时愿意承认。

6．持之以恒　愿意付出很多的精力来思考和研究，坚持不懈地努力寻求解决问题的方法。

7．沟通与认同　认识到相互交换思想对理解事实和发现最佳解决办法是必要的，能有意识地进行换位思考，认同他人的价值观与利益需要，站在他人的角度考虑问题。

8．成熟与审慎　意识到可以有多种方法解决具体问题，不断评估决策的可能结果，努力探询更好地解决问题的方法，审慎地做出决策、暂缓决策或修改决策。

四、评判性思维的层次

评判性思维的层次包括：基础层次、复杂层次和尽职层次。处于不同层次的个体，对相同护理问题的解决方式、有效性有较大的差别。因此，护士应了解自己在评判性思维中所处的层次，促进自身评判性思维向更高水平发展。

1．基础层次　基础层次是一种建立在一系列规则之上的具体思维，是个体推理能力发展的早期阶段。基础层次的思维者相信专家对每个问题的答案都是正确的，而且坚信所有问题只有一个答案。在护理工作中，处于基础层次思维阶段的护士会参照规范的操作流程，严格遵循操作步骤为服务对象提供护理服务，不能根据患者的特殊情况做出调整以满足服务对象的独特需要，缺乏应变性和灵活性，缺乏足够的评判性思维经验。此层次的护士可以通过借鉴各专家的不同观点和价值观，培养和提高评判性思维能力，使思维向更高层次发展。如护士缺乏经验、能力弱或态度固执时会限制评判性思维能力的发展。

2．复杂层次　复杂层次的思维者开始走出权威、主动思考，能够独立地分析问题并选择解决问题的方案。此层次的护士在分析问题时会结合服务对象的具体情况，主动性思考，能够认识到问题可以有不同的解决方法，而且相信每种方法各有利弊，会仔细权衡不同方法的利弊，然后做出最终决策，选择最适合的解决方法。复杂层次的思维者在面临复杂问题时，愿意独立思考，脱离标准规程和政策的束缚，在一定程度上会用不同的方法来创造性地解决同一个问题，为服务对象提供个性化的护理服务。

3．尽职层次　尽职层次的思维者能对解决各种复杂问题的备选方案进行思考，能根据方案的可行性来选择行为，能够以专业要求的原则来执行方案，并判断执行的结果。此层次的护士开始在护理专业信念的指导下，以维护服务对象利益为前提，进行专业决策，并愿意为此承担相应的责任。尽职层次的护士有时会按照专业经验和知识选择延迟行动或不采取行动，但必须充分考虑后果后再做出决策，并一定是在专业所允许的范围内。

五、评判性思维在护理工作中的应用

在临床实践中护士应培养和运用评判性思维，从而实现感性知识经验向理性认识的飞跃，使自身的评判性思维能力得到发展。

（一）评判性思维在护理教学中的应用

培养学生评判性思维是护理教学中的重要研究课题之一，早期以独立开课的形式进行，近年来评判性思维的培养方式逐步融合在教学过程中。

传统的护理教学模式只是为了培养“熟练操作者”，限制了护士思维的发展；现代的护理观要求护士能够决策护理问题并选择正确的方法进行干预。因此，必须改进教育观念，在教学方法和评价体系中注重护生评判性思维能力的培养，以适应临床护理工作的需要。

在护理教学过程中，将评判性思维融入到常规教学中，在讲授知识的同时传授思考策略，鼓励学生积极参与课堂教学，主动思考、提出质疑、敢于争论并阐述自己的独立见解，营造有利于培养学生评判性思维的教学环境。在课堂教学过程中建立平等、民主的师生关系，给学生充分的自主权和选择权，使学生明确自己的学习需要，并参与到评价学习过程中。经过系统的学习并具备一定的知识和技能后，可进一步引导学生进行开放性、创造性的思考，进行多角度的训练。例如，根据病例进行情景模拟考试以培养和提高学生的评判性思维能力。

（二）评判性思维在护理临床实践中的应用

护理程序为解决护理问题提供了科学方法，为评判性思维提供了结构框架。评判性思维可以帮助护士进行有效的护理决策，对护理问题进行综合分析、推理和评价后，做出正确的决策，为患者提供高质量的护理服务。

1．评判性思维有助于护士在护理程序的各个步骤中做出更加合理的决策。护士的工作环境复杂多变，患者的健康状况处于不断变化之中，护理人员必须用评判性思维对患者的各种情况进行全面评估，通过严谨的分析思考，鉴别其现存的、潜在的健康问题，并对患者表现出的症状、体征及获得的其他资料进行合理地逻辑推理与分析判断，不受个人偏见的影响，最终做出正确的决策，并付诸实施。

2．帮助和促进护士将其他学科的知识运用到护理实践中　在面对复杂的临床情景时，护士应具备足够的知识储备，包括专业知识及相关领域的知识，才能评判性地理解各种信息资料的意义，进而做出正确的护理决策。广博的知识、扎实的护理技能是应用评判性思维的基础。因此，评判性思维要求护士不仅要掌握护理专业知识，还必须学习生物科学、社会科学以及人文科学知识。

3．评判性思维在护理管理中的应用　进行各种决策是护理管理者的重要职责，正确的决策是管理的重要保障。在护理管理中，评判性思维可以使护理管理者在决策过程中有效地对传统的管理思想、方法进行质疑，对各种复杂现象、事物进行分析、推理和判断，并最终做出恰当的决策。

4．评判性思维在护理科研中的应用　护理科研是对护理现象进行探索和研究的过程，需要对各种观点、方法、现象等进行思考和质疑，在此基础上进行调查或实验，以充分的证据得出新观点、新方法、新模式。护理科研要求科研者能够有效运用评判性思维进行质疑、假设、推理和求证。评判性思维体现在护理研究的各个环节中，从选题、设计、方法的选择，资料的收集分析统计，到结果和结论的逻辑推理，每一步都需要运用评判性思维进行分析、推理、判断并做出正确的抉择。

六、护理评判性思维能力的培养

护理评判性思维的培养是一项长期的、系统的工程，护理评判性思维作为一种特定专业所需的思维品质，应在专业学习的早期就开始积极培养。因此，护理教育者应根据护理临床实践的特点，不断发展和完善护理评判性思维的培养方法，提高护理人员评判性思维能力。

（一）培养原则

思维的培养是一个非常复杂的过程，促进学生评判性思维能力的培养是一项长期、艰巨的任务。其间应注意以下几项基本原则：

1. 全面培养的原则　从多角度、全方位进行有计划、有目的地整体培养，注意把知识经验、认知技能、态度倾向三者有效结合起来进行培养，而不是孤立、片面地强调某方面的能力。

2. 贯穿全程的原则　思维的培养是一项长期的、系统的工程。护理评判性思维的培养要在学生已有思维知识经验的基础上，从入学之初就开始积极培养。同时，要注意把评判性思维的精神贯穿到所有课程之中，加强一贯性的培养和训练，促进其评判性思维意识的养成，逐步把护理评判性思维内化为特定的专业思维品质。

3. 注重实践的原则　培养和发展护理评判性思维的最终目的是促进护士做出合理的专业决策，这一切离不开具体实践。因此，要注重创造实践条件，让学生在实践过程中学会有效的评判性思维。

4. 重视方法的原则　重视有效的培养方法对促进学生的评判性思维能力十分重要。教师应注重不断地探索、实践和总结适合本专业的具体培养方式方法，并在教学实践中加以运用和完善。一是教师“启发式”教学与学生“参与式”学习相结合，教师的“因材施教”与学生的“因人择学”相结合。二是建立“对话式”的教学模式，帮助学生形成良好的提问习惯。改变传统教学中教师唱独角戏的灌输式的教育教学方法。

（二）培养的基本条件

培养护理评判性思维能力应具备以下三项基本条件：

1. 创造评判性思维氛围　首先需要有自由、民主、开放的环境氛围，在此环境下护士可以自由表达个人观点、疑问、肯定或否定的判断并能够向权威提出质疑和挑战，避免盲目服从群体意愿倾向。积极努力创造支持护理评判性思维的环境氛围对提高和培养专业护士的评判性思维能力至关重要。

2. 提高护理教师的评判性思维能力　护理教师自身评判性思维能力的水平会直接影响学习者评判性思维能力的培养。首先教师要转变教育观念和教师角色，树立评判性思维的意识；倡导民主的教学环境，营造有利于护理专业学生评判性思维的环境；鼓励学生乐思好问，勤于探索。其次，在培养学生评判性思维的过程中，教师的行为具有很强的示范性，教师具备较强的评判性思维能力，能够在训练过程中影响学习者用质疑的态度、评判性思维的技巧和方法进行学习和实践。

3. 培养评判性思维的情感态度　具备积极的情感和态度，对个体进行评判性思维活动非常重要。因此，在培养个体评判性思维能力之前，应注重加强个体情感态度的培养，努力发展个体勤奋、探索、反思、自信、诚实公正、审慎等良好的个性特征。

（三）培养方法

评判性思维能力的培养可以贯穿在任何阶段的教学活动中，临床是培养护理专业学生评判性思维能力最丰富的环境。护理评判性思维能力的培养常用的方法主要有以下几种：

1. 反思日记法（reflective diary）　是护理专业学生在临床见习或实习期间，将自己的亲身经历、观察到的事物、临床实践中的体会和感受以日记方式记录下来，在总结他人的经验和理论知识的基础上对自己的思想进行新一轮的反思、归纳和总结。写作步骤包括：定义说明、描绘叙述、分析概括、评价启发四个方面。教师不仅要让学生将所学的知识综合运用到相关写作内容中，还要根据学生在写作分析中所体现的认知水平有的放矢地进行教学。通过反思日记的写作，既能使学生在临床实践中运用分析、综合、评价等评判性思维技巧适应各种复杂情况，也能通过自我反思的写作增强自我意识，展现自己的认知和思维活动过程，审视自己所采用的思维技巧和价值取向，能促进有意义学习和评判性思维能力的培养。教师对于学生的日记应及时给予反馈信息，重点关注其分析、推理、判断以及得出结论的思维过程、思维能力的成长状况和体现的价值观。

2．以问题为基础的教学法（problem - based learning，PBL）　是目前教育界盛行的一种有利于理论联系实际的教学和学习方法。它是以患者的健康问题为基础，以患者症状或体征为中心，通过对这些问题的分析、讨论、研究得出准确判断的教学方法。PBL 能够促进学生评判性思维和解决问题能力的发展以及沟通技巧等的培养。在 PBL 教学法中，教师以临床病例为主干，有针对性地提出问题，鼓励大家发现问题，置疑对方的意见，再解决问题，特别鼓励不同看法，倾听他人的观点，形成互动，学会借鉴，完善自我，而不是一味地追求标准答案；鼓励学生积极参与、思考、质疑、争论，敢于大胆提出自己的独立见解。在 PBL 教学法中，教师由“真理”的传授者转变为课前的设计者、课程实施中的指导者，课后的反馈者和反思者。教师由“幕前”转向“幕后”，而学生则由“被动”转变为“主动”，成为临床实践的主动者，为培养学生发展自主学习和评判性思维能力提供了很好的环境。

3．归纳性思维的教育模式教学法　也称 Taba 教学法，是 Hilda Taba 20 世纪 60 年代创建的，它建立在“护理程序”的基础上，借助不同的临床情况，通过学生积极的思维活动，培养学生观察、比较、分析、综合、推理、假设、论证的能力。指导学生有计划地全面观察，收集患者的主、客观资料，进行分析、核实筛选及临床推理；列出健康问题，制定护理措施，进行效果评价。在整个过程中教师可以适当的给学生提出问题，启发诱导学生，让学生多角度思考，培养其分析问题，解决问题的能力。

4．概念图法（concept maps）　是 Barbara 等在以美国哲学学会对评判性思维定义的基础上，运用奥苏贝尔（Ausubel）的“同化理论”作为概念框架进行研究，于 2000 年提出以概念图作为培养评判性思维能力的工具。“同化理论”提倡学习者应从行为主义学习转移到认知主义的学习。该理论认为学习不是靠记忆进行，而是在形成和完善认知结构的过程中完成的。以“同化理论”为概念框架的概念图是一种等级式的略图，它是对一个既定情景下所需知识的一系列概念进行有意义的再现。在概念图的顶部是包含意义较广的较抽象的概念，通过连接词与其下位的较具体的概念进行有意义的联结，这就要求学习者对应用情境和知识有实质性的理解而非机械记忆。护理教育中的一些研究表明，概念图法这种教学方法促进了学生对知识更深的理解，有利于提高学生的评判性思维，有利于发展评判性思维技能。

5．苏格拉底询问法　也称苏格拉底问答法，是由希腊哲学家苏格拉底提出的，通过询问与评判性思维相关的问题，并对问题进行思考和回答来提高个体评判性思维的能力。教师在询问时，分别针对问题、假设、观点、证据或原因及结果进行询问，但每一个问题的答案并不一定是唯一的，以培养学生大胆的想象，进行独立思考。

第二节　循证护理

随着医疗护理标准的不断科学化、规范化，一些缺乏科学证据的护理实践已不再适应临床护理实践标准的进步和发展要求。在临床护理决策及护理服务实践标准逐步从经验指导转向经验、科学证据与患者意愿相结合的时代，护士应积极寻求现时的证据来更新知识结构，增强解决问题的能力，为患者提供高效优质的护理，迎接21世纪卫生服务系统面临的新挑战。

一、循证护理的产生与发展

（一）循证护理产生的历史背景

循证护理的产生源于循证医学（evidence based medicine，EBM）。20世纪70年代，英国流行病学家Cochrane认为，应将医护工作实践基础建立在合理的证据之上而非传统的主观经验之上。1991年加拿大McMaster大学的内科医学博士Guyatt最先提出了循证医学这一术语。1992年，在Cochrane的努力下，英国成立了世界上第一个Cochrane中心，1993年又正式成立了国际Cochrane协作网，旨在通过制作、保存和更新循证医学研究中的系统评价，提高医疗保健干预措施的效率，帮助医护人员制订遵循证据的决策。中国循证医学中心于1996年成立，并于1998年12月被国际Cochrane协作网批准为注册的中国Cochrane中心，成为世界上第15个Cochrane中心，正式加入了国际Cochrane协作网。最早将循证医学应用于护理工作的是加拿大McMaster大学护理系的Alba Dicenso教授，其提出的循证护理观点迅速得到了广泛的关注和研究。尽管这种新理念的产生仅有短短二十余年，引入中国也不过十余年时间，却给临床护理实践与护理决策带来了强烈的冲击。

（二）循证护理的发展

循证护理是20世纪90年代伴随着循证医学的发展而产生的一种护理新理念、新概念、新观点和新思维。如今循证观念正在向许多其他学科渗透，其中循证护理既是循证医学的重要组成部分，又是一独立的实践与研究领域，已引起世界上许多国家的重视。循证护理是护理人员在计划其护理活动过程中，审慎地、明确地、明智地将科研结论与临床经验、患者需求相结合，获取实证，作为临床护理决策的依据的过程。

1998年加拿大与英国共同创刊了《循证护理杂志》（Evidence Based Nursing），以传播循证护理研究成果，介绍循证护理实践经验，探讨循证护理实践方法等。香港中文大学也于1999年开始出版一些循证护理的有关资料。中国循证医学中心成立后，对四川大学华西医院全体在职护理人员进行了循证思想及循证实践基础的普及培训，使全院护士对循证医学和护理思想有了初步的认识，并且多次举办全国性循证护理理论学习班，为中国护理人员提供了掌握循证方法的各种机会和渠道。四川大学华西医院的护理人员在掌握了基本的循证研究方法后，已经在临床上开始进行循证护理实践，完成了国内中文护理期刊所有随机对照试验（RCT）和半随机对照试验（CCT）研究的手检工作，汇总了大量的研究证据，为中国的循证护理学发展迈出了可喜的一步。

随着中国护理事业的发展，临床护理、护理科研和护理教育体系不断完善，以实证为基础的循证护理已经受到学术界和护理工作者以及政府部门的高度重视。因此，积极探讨循证护理实践与研究，提出切实可行的对策，对促进中国循证护理的运用和发展，提高护理质量具有重要意义。

（三）循证护理产生的条件

循证护理的产生是护理学科学发展的必然结果。其在20世纪90年代迅速兴起和发展得益于以下两个条件：

1．信息与网络技术的发展　信息技术促进了循证护理的产生，也为循证护理在世界范围内的迅速传播和实践提供了重要的物质保障。

2．政府的重视　人民群众日益增长的健康需求与有限的卫生经费、资源出现了愈来愈尖锐的矛盾，引起了各国政府的高度重视。这一矛盾要求循证护理的理论将科学与技术结合起来，为成本-效益核算提供依据，要求医护人员在制订医护方案与实施时，考虑医疗成本，节约医疗资源，控制医疗费用的过快增长。

总之，循证护理的产生既发扬了自然科学实践与理性的传统，又体现了现代护理对患者个人价值观和期待的重视。

二、循证护理的概念与内涵

（一）循证护理的概念

循证护理（evidence-based nursing，EBN）又称实证护理或以证据为基础的护理。其定义为慎重、准确、明智地应用当前所获得的最佳研究结果和依据，并根据护理人员的个人技能和临床经验，考虑患者的实际情况、价值观和愿望，三者结合制定出完整的护理方案。其核心就是运用现有最新最好的科学证据为服务对象提供服务，即以有价值的、可信的科学研究结果为证据，提出问题，寻找实证，并且运用实证，对患者实施最佳的护理。

（二）循证护理的内涵

循证护理包含三个要素：①可利用的最适宜的护理研究结果和依据；②护理人员的个人技能和临床经验；③患者的实际情况、价值观和愿望。护理人员在制订患者的护理计划时应将这 3 个要素有机地结合起来，树立以科学研究指导实践、以科学研究带动实践的观念，促进护理学科的发展。同时，专业护理人员的经验积累也是护理实践不可缺少的财富。整体护理的中心理念是以患者为中心，从患者的实际情况出发，这同样也是循证护理的基本出发点，如果只注重统一化的所谓最佳行为，就会忽视个体化的护理。

英国里兹大学的 Closs 和 Cheater 认为，有必要对目前广泛倡导的循证护理概念进行澄清。特别值得一提的是大家普遍只重视实证，忽略了从业人员的技能和患者的个体条件。因此，护理人员应注意实证的本质，实证不等于随机对照实验，应将循证护理 3 个要素综合分析、有机地结合起来，对患者实施最佳的护理。

三、循证护理的实践程序

（一）实践循证护理的原则

循证护理的操作原则是根据可靠信息决定护理活动，实践循证护理应遵循的原则包括：

1．根据有关护理信息提出相应问题。

2．根据最优的信息资料和临床资料，搜索最佳证据。

3．评价各种证据的科学性和可靠性。

4．结合临床技能和患者的具体特点，将证据应用于临床实践。

5．评价实践后的效果和效率并进行改进。

（二）循证护理的实践程序

一个完整的循证护理程序是由五个基本步骤组成：即确定临床护理实践中的问题；检索有关文献；分析与评价研究证据；应用最佳证据指导临床护理实践；实践反馈，对应用的效果进行评价。

1．确定临床护理实践中的问题（即提出问题） 确定临床护理实践中存在的问题是循证护理实践的第一步。护士应首先明确需要解决的问题，存在的这些问题是仅凭常规临床护理工作经验和传统不易解决的。确定要解决的问题，有助于护士明确需要寻找的证据，从而使循证目标清晰、明了，循证过程简捷，以获得满意的结果。

2．检索文献，列出证据 循证护理研究证据的获取途径有：①质控的数据和被普遍承认的有效模型；②明确的试验终点；③随机对照试验研究的数据；④评价护理措施对整个人群的康复与预防的研究；⑤通过严格的 Meta 分析（又称荟萃分析）、决策分析等对证据原文献进行系统评价。

根据临床实践中的问题进行系统的实证文献检索，在尽可能广泛的范围内检索有关文献，寻找解决问题的最好研究证据，并列出相关证据。

信息链接

循证护理常用检索网址

http://www.cochrane.org/ ：cochrane 协作网

http://china.cochrane.org/ ：中国循证医学 /cochrane 中心

http://nursing.ebn.fudan.edu.cn/ 复旦大学 Joanna Briggs 循证护理中心

循证护理有着丰富的网络资源支持，是护理实践强有力的证据来源。

3．分析与评价证据　护士应用评判性思维的方法对查找到的证据进行分析，运用流行病学和循证医学评价文献的原则，严格评价研究证据。

（1）系统评价法（systematic review，SR）：是目前世界上常用的评价方法，即全面收集所有相关临床研究并逐个进行严格评价和分析，必要时进行定量合成的统计学处理，得出综合结论的过程。系统评价法又分为描述性合成和定量合成，定量合成所采用的方法为 Meta 分析。

（2）其他评价法：对证据原文献进行评价，决策分析、成本 - 效益分析等方法。

评价文献的目的是在查找到的证据中，通过评价，对证据的真实性、可靠性及临床实用性等做出具体评价，从中筛选出最佳的研究证据，得出确定结论。

1992 年，美国卫生政策与研究机构（AHCRP）将临床护理实证（证据）按照质量和可靠程度分为四类：

（1）Ⅰ类实证：是指通过系统文献回顾或研究趋势分析获得的多项随机控制实验性科研结果，这类科研设计严密，有流行病学资料，是等级最高的证据。

（2）Ⅱ类实证：是指通过至少一项随机控制的实验性科研获得的证据，这类科研设计严密。

（3）Ⅲ类实证：是指通过类实验性科研获得的证据，科研设计较严密，在不同场合科研得以重复。

（4）Ⅳ类实证：是指通过定性研究或描述性研究获得的证据，或护理专家的临床经验、专家组的报告，是等级最低的证据。

可信赖的证据必须具备三个条件：①有广泛意义并通过公共途径可以获得，这样的证据可以得到更多的评价及利用；②可以被理解的；③必须是准确无误的，其理论依据是被同行所广泛认可。

4．应用最佳证据指导护理实践　结合临床医学专业知识，与患者的具体情况相联系，将经过严格、系统、全面评价得出的真实可靠的最佳证据，应用于护理实践，做出准确的临床护理决策，从而改进临床护理工作，提高护理人员的实践水平和研究能力。

5．评价效果　通过以上具体的实践活动，评价应用证据后的效果。进行具体的分析和评价时，要选择客观、合适的方法，确保将评价结果反馈到护理过程。通过循证护理实践，达到提高临床护理质量和临床护士学术水平的目的。

四、循证护理应用举例

根据临床问题和情况，按照循证护理程序的实践程序实施，举例如下：

例一：对骨科住院患者出现的压疮问题进行循证护理实践。

1．提出问题　骨科住院患者卧床时间相对较长，多数患者因为身体某部位固定、制动使活动受限或术后疼痛而不愿活动，导致压疮发生，哪些措施有利于压疮愈合并能缩短压疮愈合时间？

2．检索文献　查阅相关资料，以获取证据。

3．分析、评价证据　当患者皮肤受压，循环障碍时，如果病房内温度和湿度的升高得不到有效控制，可因皮肤温度升高而加快组织代谢，并对氧的需要量增加 10%；同时 70mmHg 的压力持续 2h 以上可引起不可逆的细胞变性。

4．应用证据　①制作冰垫：为取材方便，可用 2 袋袋装静脉输液用液体作为材料，袋的大小约为 10cm × 15cm，将其放入冰箱冷冻 30min 左右，使温度降至 20℃，用手触摸感到富有弹性和波动感后取出，用软布包好。②用法：当患者平卧位时，在其臀部垫棉圈，使骶尾部悬空，于棉圈中间空隙处放置冰垫，冰敷 30min 后取出，间隔 3 ～ 5min 后再放另一冰垫，当患者侧卧位时，可同法冰敷，连续冰敷 24h。在此期间注意观察局部皮肤红肿、温度、颜色和疼痛的变化情况。

5．评价护理效果　在冰敷 12h 后，患者压疮触痛明显减轻，红肿范围明显缩小，皮温降低；24h 后骶尾部压疮完全消失，皮肤温度正常，疼痛消失。

例二：对骨结核患者抗结核治疗注射引起的肌肉硬块和疼痛问题进行循证护理实践。

1．提出问题　骨结核患者抗结核治疗是一长期的过程，治疗方案中有链霉素肌内注射 3 个月，大多数患者肌内注射半个月后局部肌肉会引起疼痛和硬块，影响了患者的情绪，使患者不愿意或害怕肌内注射；又因链霉素肌内注射方法为每天 1 次，每次 0.75g，药物剂量大、刺激性大，易引起局部肌肉硬块。哪些措施可防止硬块形成和（或）有利于硬块的消退？

2．检索文献　查阅相关资料，以获取证据。

3．分析、评价证据　查阅文献中报道：土豆中的龙葵素有活血化瘀功效，海带中的甘露醇有消肿作用。

4．应用证据　患者接受肌内注射 1 周后，还未形成硬块前，为防止硬块形成，取新鲜土豆切成薄片，外敷于局部皮肤处，每天 2 次。入院时，如肌肉硬块已形成，同样取新鲜的土豆切成薄片，外敷于局部皮肤处，及时更换干燥土豆片，或把海带泡开，清洗干净，外敷于局部皮肤处。

5．评价护理效果：外敷 48 ～ 72h 后局部疼痛减轻，硬块逐步消退。

五、循证护理对护理工作的促进

（一）循证护理促进护理学科的发展

护理学单就科学而言，有许多护理手段停留在约定俗成的习惯与经验阶段，缺乏科学依据，甚至存在错误的观点和方法。例如，以往当卧床患者骨隆突处受压发红（压疮早期）时，护士凭临床经验去按摩，认为可以促进血液循环，这种治疗临床当时很普遍。随着研究的进展，按摩受压发红局部皮肤实际上会增加组织损伤，效果完全相反。因此，护士必须停止这种实践，这就是循证实践研究的结果。由此可见，循证护理理念的出现打破了传统的思维和工作模式，为护理学的发展提出了科学的指导护理实践的方法，使临床护理发展科学化。循证护理从本质上讲是一种护理观念的革命，它不可避免地将取代经验护理，是护理专业发展的必然潮流，也是护理学科飞速发展的体现。循证护理以科学的方式促使经验向理论升华，从而促进了护理学科的发展。

（二）为临床护理思维提供了评判性评估的方法

循证护理为临床护理思维提供了评判性评估的方法，有助于更快地与当代护理发展同步，培养正确逻辑思维，克服国内外某些护理实践在市场经济冲击下所产生的不良倾向，真正地、更好地为临床实践服务，为人类的健康服务。

（三）促进护理科研成果在临床中的应用

进行循证护理的过程中，护理人员在临床实践中查找期刊资料和网络资源的同时，也运用了相关问题的先进理念和科研成果，这些科研成果又在临床实践中得到验证推广及修正，并再次用于指导临床护理实践，促进了护理科研成果在临床中的应用。

（四）促进护理人员知识更新及科研水平的提高

循证护理是依靠科学指导护理实践的方法。在循证护理实践时，护理人员要打破基于习惯、轻视研究的传统，要具备扎实的医学知识、专业技能、临床护理知识和较强的评判性思维能力，不断提高和丰富自己的专业水平，完善自身知识结构，这样才能准确把握、圆满地完成护理任务。因此，循证护理促进了护理人员知识更新及科研水平的提高。

（五）循证护理是整体护理的延伸和完善

整体护理的核心理念是以患者为中心，从患者的实际情况出发。循证护理为慎重、准确、明智地应用当前所获得的最佳的研究依据，并根据护理人员的个人技能和临床经验，考虑患者的实际情况、价值观和愿望，三者结合制订出适宜的护理方案。可以更好地体现以患者为中心的护理思想。因此，循证护理补充和完善了整体护理的不足，是整体护理的延伸和完善。

（六）改进护理工作效率，提高护理服务质量

推行循证护理能提高临床护理工作质量和卫生资源配置的有效性。将证据应用于临床护理实践，可以避免一些不必要的工作步骤，一些低效率的操作方法也能被经过实践证明更有效的操作方法所取代，同时还可以减少不必要的试验性治疗。因此，花费在低效率操作和试验性干预上的时间和费用就可大大缩减，使护理实践工作在效率和效益两方面受益，提高了护理服务质量。

（七）促进护患关系的改善

循证护理改变了以往医护人员绝对主宰而患者只能被动接受治疗、护理的传统观念，要求护理人员有义务和责任将收集、获取的信息及证据告知患者和家人，使他们了解当前有效诊疗方法、副作用及费用等，护患双方相互交流互动，使患者及家人根据自己的意愿和支付能力酌情进行选择，增强了患者自我意识和能力，获得患者及家属的信任，达到最佳护理效果。因此，循证护理使传统的护患关系发生了质的变化。

（八）为可能面临的法律问题提供保护

循证护理是通过分析大量的临床资料来正确制定护理决策的，在此基础上进一步做出判断以指导临床各项治疗、护理措施，这一过程有着严格的事实依据。在法律规范日臻完善和患者维权意识日益增强的今天，将循证护理运用于临床不失为临床护理人员维护患者利益和保护自身合法权益的有力的措施。

循证护理是以有价值的、可信的科学研究结果为依据，提出问题，寻找实证，并且运用实证对患者实施最佳护理。随着循证护理的实施，仅凭经验进行护理实践无疑将成为历史。因此，在高等护理教育中培养学生的评判性思维能力和临床护理决策能力，在护理工作中自觉运用评判性思维，加强循证护理实践，使护理人员适应现代护理实践中日益呈现的整体性、独立性、复杂性和多样性的发展需要。同时，对提高临床护理质量，促进护理事业健康发展具有重要的现实意义。

本章小结

评判性思维是个体在复杂情景中，灵活地应用已有的经验及知识，对面临的问题及其解决方法进行选择，在反思的基础上进行分析、推理、做出合理的判断。循证护理是护理人员慎重、准确、明智地应用当前所获得的最佳的研究依据，并根据个人技能和临床经验，考虑患者的价值、愿望与实际情况，三者结合制定出适宜的护理方案，其核心就是运用现有最新、最好的科学证据为服务对象提供最佳的护理服务。护理人员应掌握并运用评判性思维以及循证护理的相关知识和技巧，对各种临床问题进行有目的、有意义的判断、反思、推理，有效地解决护理实践中的问题，提高护理服务质量，促进护理学科的理论和实践的发展。

本章的重点是：评判性思维的概念、特点和标准，评判性思维的组成，护理评判性思维能力的培养原则及培养方法；循证护理的概念与内涵、循证护理的实践程序和实践方法。

思考题

1．护理评判性思维能力的培养原则及培养方法有哪些？

2．学习评判性思维的意义是什么？如何在实践中应用评判性思维？

3．请说出循证护理的概念与内涵。

4．简述循证护理对护理实践有哪些指导意义。

5．患者，男，20岁。踢足球导致左小腿腓骨骨折，行石膏固定后患者主诉患肢肿胀、疼痛。针对该问题进行循证护理。

请思考：①哪些措施可以减轻患者患肢的肿胀、疼痛？②需要检索哪些相关资料？写出检索主题词。③分析、评价证据，选出最佳证据。④应用最佳证据对患者实施护理，写出针对性的护理计划。

（申　宁）

第五章　护理程序

学习目标

通过本章内容的学习，学生应能：

识记：

1．说出护理程序的基本步骤；资料的来源及种类、收集资料的步骤及方法。

2．简述护理诊断的组成部分、护理诊断的类型、书写护理诊断的方法及注意事项。

3．简述预期目标的种类及其陈述的方法。

理解：

1．用自己的语言正确解释下列概念：

护理程序、护理诊断

2．区分护理诊断、医疗诊断与合作性问题。

应用：

1．依据护理诊断排序的原则正确排列护理诊断的先后次序。

2．完成患者入院护理评估单的填写。

护理工作与人的健康息息相关，每位服务对象都应该得到科学、系统、全面、有效的健康服务。为此，护理人员需要掌握一套科学地确认问题和解决问题的方法即护理程序。护理程序是运用系统理论的原理，科学、系统地认识问题、分析问题和解决问题的思维方式和工作方法，是在护理理论及其相关理论的基础上产生的，并在护理实践的过程中得到不断的发展和完善。在护理工作中，护理人员应熟练地应用护理程序，为服务对象提供安全有效的护理服务，不断提高护理质量，促进护理事业的科学发展。

第一节　概　述

一、护理程序的概念

程序（process）是指一系列朝向某个特定目标的步骤或行动。

护理程序（nursing process）是以促进和恢复服务对象的健康为目标所进行的一系列有目的、有计划的护理活动，是一个综合的、动态的、具有决策和反馈功能的过程，对服务对象进行主动、全面的整体护理，使其达到最佳健康状态。护理程序是一种科学的确认问题和解决问题的思维方法和工作方法，是现代护理学发展到一定阶段，在护理理论基础上产生和不断发展的结果，是护理工作科学化的标志。

二、护理程序的发展历程

护理程序一词是1955年由美国的护理学者海尔（Haier）首先提出来的，她认为护理是“按程序进行的工作”，强调以患者为中心实施护理。1961年奥兰多（Orlando ）撰写了《护士与患者的关系》一书，第一次使用了护理程序，并提出了评估、计划、评价三个步骤。1967年尤拉（Yura ）和沃尔什（Walsh）完成了第一本权威性的《护理程序》教科书，在前面的三个步骤中增加了计划，确定护理程序为评估、计划、实施和评价四个步骤。1973年，美国护士协会（American Nurses’ Association，ANA）将护理诊断纳入护理程序，从而护理程序发展为评估、诊断、计划、实施和评价五个步骤。20世纪80年代初期，美籍华人李式鸾博士到中国讲学，将美国的责任制护理制度引入中国，以护理程序为中心的责任制护理开始在中国实行。1994年美籍华人袁剑云博士来华讲学，介绍了系统化整体护理，受到了中国护理界的欢迎，全国部分医院开始试点建设以护理程序为核心的系统化整体护理“模式病房”。1996年全国整体护理协作网正式组建。1997年6月原卫生部下发《关于进一步加强护理管理工作的通知》，要求各医院推行整体护理，广大护理人员积极探索适合中国国情的具有中国特色的整体护理的实践模式。

三、护理程序的理论基础

（一）系统理论

系统理论构成了护理程序的基本结构框架，并解释了护理程序的功能和运行过程。护理程序是一个开放的系统。构成系统的要素有患者、护士、其他医务人员、医疗仪器设备、药品及资料等。这些要素既有自己的独特功能，又通过相互作用和与环境的相互作用，构成系统的特定功能，即给予患者有计划的、系统的、全面的整体护理，使其恢复或增进健康。

（二）需要层次理论

需要层次理论为收集或整理患者的资料、评估患者的健康状况和身心需求提供理论依据。

（三）应激与适应理论

应激与适应理论为护理人员观察和预测患者的生理和心理反应，判断患者的适应水平和适应能力，并采取护理干预和提高患者的适应能力提供理论依据。

（四）沟通与信息理论

沟通与信息理论用于护理程序的各个阶段，收集相关的信息资料有助于提高护理人员与患者有效交流的能力和技巧。

（五）生长发展理论

生长发展理论为护理人员观察评估不同年龄阶段患者的身心变化和健康问题提供了理论依据。

（六）解决问题学说

解决问题学说揭示了解决问题过程的规律和相应的策略，为护理人员有效地进行护理干预提供了理论和方法的支持。

在一系列的理论中，系统论是护理程序的结构框架，患者的基本健康状况及对疾病的反应是输入的信息；通过评估、诊断、计划、实施等步骤，患者的健康状况发生了改变，这是输出的信息；经过与预期目标进行比较评价，若目标未实现，则需重新收集新的资料，这就是反馈和再输入的过程，见图5-1。

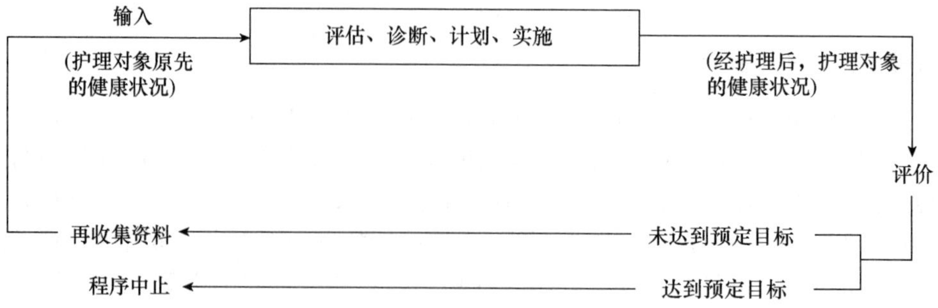

图 5-1　护理程序系统示意图

四、护理程序的特性

(一) 以服务对象为中心

护士运用护理程序时需要充分考虑患者的个体特性，根据患者的生理、心理和社会需求安排护理活动，充分体现以人为中心的指导思想。

(二) 循环、动态的过程

护理程序虽然是按照评估、诊断、计划、实施、评价的步骤进行护理活动，但无绝对的起点与终点，需要根据患者及病情的变化，及时做出评价并采取相应的措施。

(三) 人际互动和协调性

护理程序是以服务对象为中心实施护理服务。这就要求护理人员、患者、家属、医生及其他医务人员之间进行交流、协作及密切合作，以满足患者的身心需要，共同为恢复和促进患者的健康而服务，同时促进自我和专业的发展。

(四) 普遍适用性

护理程序是一种科学的护理工作方法，可以在任何护理情境下使用。无论对象是个人、家庭还是社区，无论工作场所是医院还是其他健康服务机构，都可应用护理程序。护理人员具备了护理程序的知识，就可在任何护理实践环境中为服务对象提供系统化的护理服务。

(五) 目标指向性

护理程序为护理人员和服务对象提供了合作制定与其健康状况相关的预期目标的机会，并针对性地制定了与之相适应的护理干预行动方案，写入护理计划。每个护理人员都按护理计划实施护理工作，使患者获得连续性的护理照顾，有助于帮助服务对象达到预期目标。

(六) 科学性

护理程序是在吸收多学科理论成果的基础上构建而成的，如系统论、需要层次理论、沟通理论、压力与适应理论等。这些理论一方面相互联系、相互支持，共同为护理程序提供理论上的支持与解释；另一方面又分别在护理程序实践过程的不同阶段、不同方面发挥其指导作用。

(七) 创造性

护士需运用评判性思维和循证护理的方法，根据服务对象的健康问题及特殊需要，独立地、创造性地解决实际问题。

第二节　护理程序的步骤

护理程序是把各种护理活动纳入有计划、有顺序的系统框架中，它由评估患者的健康状况、提出护理诊断、制订护理计划、实施护理计划和评价护理目标五个步骤组成，并步步相关、环环相扣，见图 5-2。

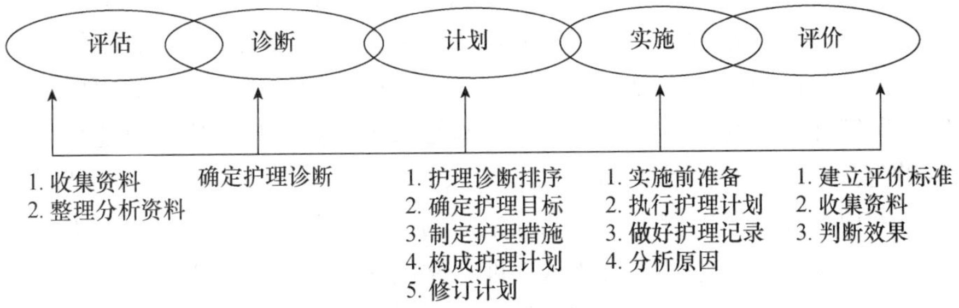

图 5-2　护理程序基本步骤

案例 5-1

患者，男，60 岁，患有慢性支气管炎十余年，近一周来咳嗽、咳痰、气喘加重，不能平卧，夜间烦躁不安，不能入睡，于上午 10 时入院。查体：T 38.5℃，P 108 次 / 分，R 28 次 / 分，BP 130/85mmHg，神志清楚，发绀，呼吸急促，全身乏力，半卧位。

问题与思考：

1. 患者存在哪些健康问题（列出三个主要的护理诊断）。
2. 针对护理诊断制订出相应的预期目标。
3. 为达到预期目标制订出相应护理措施。

一、护理评估

护理评估（nursing assessment）是整个护理程序的基础，是一个系统地、连续地收集资料、分析资料、记录资料的过程。护理评估主要有初始评估、问题评估、紧急评估、后期评估等四种，其有不同的目的，并在不同的时间段运用（表 5-1）。无论何种评估，护士必须应用评判性思维，以保证评估的准确性。评估过程包括收集资料、整理分析资料。

表 5-1　护理评估的类型

类型	执行时间	目的
初始评估	进入卫生保健机构特定时间内	明确问题，建立资料库，为后续的护理干预效果的比较提供基线资料
问题评估	在护理照护的全过程中持续进行	确定初始评估所发现的特定问题的现状和发展趋势
紧急评估	患者处于任何严重的生理或心理危机时	确定是否有危及生命的问题
后期评估	初始评估后几个月	将患者的现状与先前获得的基线资料进行比较

（一）收集资料

1．目的　为做出正确的护理诊断提供依据，为制订合理护理计划提供依据，为评价护理效果提供依据，为护理科研积累资料。

2．来源

（1）直接来源：健康资料的直接来源是患者本人。患者只要意识清醒，沟通无障碍，健康状况允许，就应该成为资料的直接来源。通常患者提供的主观资料准确性高，但某些因素可能会影响资料的准确性，如沟通的环境或一些可能导致患者隐瞒事实的情绪状况。

（2）间接来源：①与患者有关的人员：如亲属、同事、朋友等。对于婴幼儿、严重疾病、意识障碍、无判断力或昏迷的患者，家庭成员或重要关系人可作为主要的信息来源。②其他保健人员：包括医生、护士等健康保健人员。由于评估是一个持续的过程，其他健康保健成员可以提供有关患者与健康保健环境接触的方式、诊断性实验结果等信息。护士应尽可能地与其他成员进行沟通。③患者的健康记录：包括医疗记录，如病史、体检、实验室记录、病程记录和会诊记录等，可以提供患者现在和既往的健康状况以及治疗的信息；其他记录，如营养师、理疗师等其他保健人员所记录的信息。在对患者进行访谈之前，阅读这些资料，可以避免重复提问已有答案的问题。④文献回顾：回顾与其疾病相关的护理、医疗以及药学文献可以使资料库更为完善。文献回顾增加了护士对特定疾病的症状、治疗护理和预后知识的了解，并给实际治疗护理提供了参考标准。

3．资料的分类

（1）根据资料的来源：分为主观资料和客观资料两大类。主观资料多为患者的主观感觉，如“我的头疼得要裂开一样”。客观资料指经护理人员的观察、体检以及借助医疗仪器检查或实验室检查等所获得的资料，如：患者面色苍白、肺部听诊有湿啰音、体温 40℃等。

（2）根据资料的时间：分为既往资料和现时资料。既往资料是指与患者过去的健康状况有关的资料，包括既往病史、治疗史、过敏史等。现时资料是指患者现在发生疾病的相关的资料，如现在的体温、脉搏、呼吸、血压、睡眠状况等。

护士在收集和分析资料时必须将主观资料和客观资料、既往资料和现时资料结合起来进行分析。

4．资料的内容

（1）一般资料：如患者的姓名、年龄、性别、婚姻状况、文化程度等。

（2）现在健康情况：包括现病史、主要病情、日常生活规律及自理能力、护理体检情况、实验室检查结果等。

（3）既往健康情况：包括既往病史、婚育史、过敏史、传染病史、家族史、用药史等。

（4）心理方面：包括情绪状态、自我感知、自我概念、角色关系、应激水平、应对能力、个性倾向性、性格特征、价值观和信念型态等。

（5）社会方面：包括主要社会关系及密切程度、社会组织关系与支持程度、工作学习情况、经济状况与医疗条件等。

5．收集资料的方法

（1）观察：运用感知觉获取资料的方法。护士一接触患者就意味着观察的开始，除了观察患者的症状、体征以及精神状态外，还须注意观察患者的心理反应及所处的环境状况，以便发现一些不明显的、潜在的健康问题。有效的观察，能获得真实、准确的资料，与护士的专业知识、临床经验密切相关。

（2）交谈：通过与患者及家属的语言交流获得资料的方法。交谈是一种有目的的活动，其目的是获得有关患者的资料和信息；建立良好的护患关系；同时使患者获得有关病情、检查、治疗、康复的信息。在交谈过程中要注意运用良好的沟通技巧，关心体贴患者，与患者建立相互信任的关系。交谈前先了解患者的资料，准备交谈提纲，安排合适的环境，说明交谈的目的和所需要的时间；交谈中引导患者抓住交谈的主题，按顺序引导患者交谈，先从主诉、一般资料开始，再引向过去健康状况及心理、社会情况等，并注意倾听，不随意打断或提出新的问题，对患者的陈述或提出的问题，给予合理的解释和适当的反应，如点头、微笑等；交谈完毕，对所交谈的内容做一小结，并征求患者的意见，向患者致谢。

（3）护理体检：是评估中收集客观资料的方法之一。运用视、触、叩、听、嗅等体检技术对患者进行全面的体格检查，收集患者有关身体状况的客观资料。

（4）查阅：包括查阅患者的医疗与护理病案、各种实验室以及影像学检查结果以及有关书籍、资料。

（二）整理与分析资料

整理与分析资料是将所收集到的资料进行分类、核实、筛选、分析和记录的过程。

1．分类　常用的是以需要层次和健康型态分类。

（1）按马斯洛需要层次分类。生理需要：如生命体征、饮食、活动等；安全需要：如对环境的陌生、对疾病的恐惧等；爱与归属的需要：如思念亲人、害怕孤独等；尊重的需要：如因疾病导致自卑感等；自我实现的需要：如担心住院会影响工作、学习等。

（2）按戈登功能性健康型态分类。健康感知 - 健康管理型态：如健康知识、健康行为等；营养 - 代谢型态：如饮食种类、营养状态等；排泄型态：如排尿、排便情况等；活动 - 运动型态：如活动方式、活动能力、活动量等；睡眠 - 休息型态：如每日睡眠、休息情况；认知 - 感知型态：如个人舒适感、对健康的认识等；自我感受 - 自我概念型态：如个人的情感反应，对自己的认识；角色 - 关系型态：如家庭关系、同事关系等；应对 - 应激耐受型态：对生活事件的反应、应对方式等；性 - 生殖型态：如月经、婚姻状态、生育、性功能等；价值 - 信仰型态：如宗教信仰、个人理想、目标等。

2．复查核实　对一些不清楚或有疑点的资料需重新调查、核实，补充新资料。

3．筛选　将所收集的全部资料加以筛选，剔除对患者健康无意义或无关的资料，以利于集中注意于要解决的问题。

4．分析　目的是发现健康问题，做出护理诊断。可采用与正常值作比较，与患者健康时的状态作比较等方法，同时注意并预测潜在性的健康问题。

5．记录资料　记录资料是评估的最后部分。记录应做到全面、客观、准确、及时，符合医疗护理文件书写的要求。具体要求如下：

（1）收集的资料应及时记录，不可遗漏。

（2）主观资料的记录应尽量用患者自己的语言，并加上引号。如“我感到恶心，不想吃饭。”

（3）客观资料的记录要用医学术语，描述的词语应确切，能正确反映患者的问题，避免护士的主观判决和结论。

二、护理诊断

护理诊断（nursing diagnosis）是关于个人、家庭或社区现存的、潜在的健康问题或生命过程反应的一种临床判断，是护士为达到预期目标（预期结果）选择护理措施的基础，这些预期目标（预期结果）应由护士负责制定。

1953 年美国护士弗吉尼亚 . 弗莱（Virginia Fry）就认为在护理计划中应包含护理诊断这一步骤，但未引起充分注意。直到 1973 年，美国护士协会（ANA）才正式将护理诊断纳入护理程序，授权在护理实践中使用。同年在美国召开了第一届全国护理诊断分类会议，成立了全国护理诊断分类小组，提出 34 项护理诊断。1982 年第 5 次会议因有加拿大代表参加即更名为北美护理诊断协会（North American Nursing Diagnosis Association，NANDA），成为有关护理诊断的权威机构，每两年召开一次会议，专门研究讨论、制订和修改护理诊断。至 2000 年第十四次会议审定通过了 155 项护理诊断。

（一）护理诊断的组成

护理诊断由名称、定义、诊断依据和相关因素或危险因素组成。

1．名称　是对服务对象健康问题的概括性描述。

2．定义　是对护理诊断名称的一种清晰、正确的描述和解释，并以此与其他诊断相鉴别。如压迫性尿失禁定义为：个体处于在腹压增加时即能排出少于50ml尿液的状态；完全性尿失禁定义为：个体处于持续的、不能预测的排尿状态。

3．诊断依据　是做出该护理诊断时的临床判断标准，这些判断标准是相关的症状、体征以及有关病史。诊断依据分为必要依据、主要依据和次要依据。必要依据：指确定该诊断所必须具备的依据；主要依据：指通常情况下确定该诊断所具备的依据；次要依据：指对诊断有支持作用的依据，但不一定存在。诊断依据都需要通过科学的思维过程加以证实。

4．相关因素　是指影响个体健康状况，导致健康问题的直接因素、间接因素、促发因素或危险因素，包括病理生理、治疗、情境、成熟等各个方面。

5．危险因素　一些能增加个体、家庭或社区等服务对象易感性，导致不健康状态的环境因素、生理因素、心理因素、遗传因素或化学因素等。

（二）护理诊断的陈述

护理诊断的陈述包括三个要素，即健康问题（problem，P）、相关因素（etiology，E）、症状与体征（signs and symptoms，S）。

1．三部分陈述　即PES公式。一般用于现存的护理诊断的叙述。

举例：皮肤完整性受损（P）：压疮（S），与长期卧床有关（E）。

体温过高（P）：T 39℃、面色潮红、皮肤发热（S），与肺部感染有关（E）。

焦虑（P）：烦躁不安、失眠（S），与身体健康受到威胁有关（E）。

2．两部分陈述　即PE或SE方式陈述，为目前临床常用，可用于现存的或潜在的护理诊断。

举例：自理缺陷（P）：与手术创伤和伤口疼痛有关（E）。

失眠（S）：与睡眠环境改变有关（E）。

有体液不足的危险（P）：与频繁呕吐有关（E），此为潜在的护理诊断。

3．一部分陈述法　即P陈述，常用于健康的护理诊断，陈述方式为“潜在的……增强”“执行……有效”。也可用于综合的护理诊断，如：有失用综合征的危险。

（三）护理诊断的类型

1．现存的护理诊断　是对服务对象目前已存在的健康问题或生命过程反应的描述，是依据相关症状和体征提出的。如“排便异常：便秘，由生活方式改变引起”，常用PSE公式陈述。

2．潜在的护理诊断　是对易感的服务对象可能出现的健康问题或生命过程反应的描述。其特点是有危险因素存在，若不采取护理措施，则可能出现健康问题。用“有……危险”进行描述。如长期卧床患者，存在“有皮肤完整性受损的危险，与长期卧床有关”，常用PE公式陈述。

3．健康的护理诊断　是指对服务对象从特定的健康水平向更高层次健康水平发展的护理诊断。仅包含名词而无相关因素。如：执行治疗方案有效、潜在的精神健康增强、母乳喂养有效等。常用P公式陈述。

4．综合的护理诊断　是指由特定情境或事件而引起的一组现存的或有危险的护理诊断。如长期不活动的患者，早期：有失用综合征的危险，后期：失用综合征。

（四）合作性问题（潜在的并发症）

是指由各种原因造成或可能造成的生理上的并发症，是需要护理人员进行监测，并需要与其他医务人员共同处理以减少发生的问题的描述。医护合作性问题不属于护理诊断的范畴。护理诊断是护士能够独立作出一定的处理而达到预期目标的。而对于合作性问题，护理的重点在于监测并发症的发生和病情的变化，护士需与其他医务人员合作共同处理。但并非所有的并发症都是合作性问题，能够通过护理措施干预和处理的，属于护理诊断。

护理诊断与医护合作性问题的区别，见表 5-2。

表 5-2　护理诊断与医护合作性问题的区别

区别内容	护理诊断	医护合作性问题
执行者	护理人员	医生与护士合作处理
陈述的方式	PES 公式或 PE、SE 公式	用潜在并发症描述，如潜在的并发症：腹水
预期目标	确定预期目标作为评价护理效果的标准	非护理职责范围能达到，一般不需确定目标
护理措施的重点	减轻、消除或预防有关健康问题	监测并发症的发生和发展，医护共同进行干预

（五）护理诊断与医疗诊断的区别

护理诊断和医疗诊断所研究的对象、方法及结论性质是不同的，两者具有不同的含义，见表 5-3。

表 5-3　护理诊断与医疗诊断的区别

区别内容	护理诊断	医疗诊断
诊断的对象	对个人、家庭、社区现存的或潜在的健康问题或生命过程反应的一种临床判断	对个体病理生理变化的一种临床判断
研究重点	研究患者出现疾病或问题后的反应包括生理、心理和社会三方面	是对患者的健康和疾病的本质做出判断
决策者	护理人员	医疗人员
职责范围	在护理职责范围内能解决的问题	在医疗职责范围内解决
解决方法	通过护理措施或医护合作解决	采用药物、手术等医疗方法治疗
适用对象	可用于个人、家庭和社区	只适用于个体的情况
是否变化	随病情的变化而变化	一旦确诊则不会变化
举例	疼痛：与心肌缺血缺氧坏死有关	急性心肌梗死

（六）书写护理诊断时的注意事项

1．一项护理诊断只针对一个健康问题。

2．避免与护理目标、措施、医疗诊断相混淆。

3．护理诊断必须是以所收集到的资料作为诊断依据。

4．确定的问题应该是用护理措施能解决的或部分解决的问题。

5．护理诊断不应有易引起法律纠纷的描述。

6．护理诊断不是反映护理人员所遇到的困难，而是对服务对象的健康问题的描述。

7．明确找出每个护理诊断的相关因素，勿将临床表现作为相关因素，其陈述应使用护理术语而不是医疗术语。如：语言沟通障碍：与气管切开术有关，应该为：语言沟通障碍：与沟通交流方式改变有关。

三、护理计划

护理计划（nursing planning）是针对护理诊断制订的具体护理措施，是进行护理行动的指南；是护士与服务对象合作，以护理诊断为依据，制订预期目标和护理措施，以预防、缓解和解决护理诊断中确定的健康问题，是护理过程中的具体决策过程。

(一)护理诊断排序

1．护理诊断分类　根据护理诊断的紧迫性和重要性，可将护理诊断分为三类。

（1）首优问题（high-priority problem）：指对患者生命有威胁的，需要立即采取行动解决的问题。如不能维持自主呼吸、严重体液不足、有自伤的危险等。

（2）中优问题（medium-priority problem）：指虽然不直接威胁患者的生命，但给其精神或躯体带来极大的痛苦，严重影响其健康的问题。如躯体移动障碍等。

（3）次优问题（low-priority problem）：指人们在应对发展和生活中变化时所产生的问题。这些问题常不是很急迫或需要较少帮助就可解决。如家庭应付无效、焦虑等。

2．排序原则　当患者出现多个护理诊断时，应根据问题的轻、重、缓、急，对这些护理诊断进行排序，以确定解决问题的顺序。

（1）优先解决危及患者生命的问题。

（2）按人类需要层次排列，先解决低层次需要的问题，后解决高层次需要的问题，可以具体情况适当调整。

（3）在无原则冲突的情况下，可考虑患者认为最重要的问题予以优先解决。

（4）潜在性问题，根据性质决定其序列。

注意：排序只是明确护理重点的方向，解决问题在时间上往往是同时进行的。

(二)确定预期目标(预期结果)

预期目标是指患者接受护理后，期望其能够达到的健康状态，即最理想的护理结果，是评价护理效果的标准。

1．目标分类　可分为近期目标和远期目标两类。

（1）近期目标：在相对较短的时间内（1周以内）可达到的目标。如5天内患者能独立行走50m。

（2）远期目标：需要相对较长时间才能实现的目标，通常需要一周以上或更长才能实现。如患者1个月体重减轻5kg。通常需要通过的若干个短期目标才能逐步实现。

2．目标的陈述方式　主语＋谓语＋行为标准＋时间、条件状语。

（1）主语：指患者或患者的生理功能或机体的一部分，在目标陈述中可省略。

（2）谓语：指患者将能够完成的行为动作。

（3）行为标准：指患者完成该行为的程度。

（4）时间状语：指患者完成该行为动作所需的时间限定。

（5）条件状语：指患者完成的行为所必须具备的条件状况。

举例：

第6天	患者	借助双拐	能行走	100m
评价时间	主语	条件状语	谓语	行为标准

住院期间	患者的皮肤	保持	完整、无压疮
评价时间	主语	谓语	行为标准

3．目标陈述的注意事项

（1）目标的主语一定是服务对象或服务对象的一部分。避免使用“使患者”“让患者”等词语。

（2）目标必须具有现实性和可行性，在患者能力所及范围之内。

（3）目标陈述应有期限，是可测量、可评价的，其中的行为标准应尽量具体，避免使用含糊、不明确的词语，如“增强、正常、尚好”等词句。

（4）目标应是护理范畴内的，是通过护理措施可以达到的。

（5）一个目标中只能出现一个行为动词，否则将无法进行评价。

（6）应让服务对象参与目标的制订，以调动其积极性。

（7）目标陈述要有针对性，一个目标只能来自一个护理诊断，但是一个护理诊断可有多个目标。

（8）目标应与其他医务人员的治疗一致。

（三）制订护理措施

护理措施（nursing interventions）是围绕患者已明确的护理诊断为达到预期目标而设计的工作项目及具体的实施方法。护理措施可以根据患者的情况制定，也可以从标准护理计划中选择。措施要符合实际，应是能够做到的。此外，措施中还应包括对患者进行健康教育的内容。

1．护理措施的类型

（1）独立性护理措施：即围绕评估中确立的护理诊断独立思考、分析判断，采取法律上允许的护理方法。如：为患者更换体位每 2h 1 次，口腔护理每天 2 次。

（2）依赖性护理措施：护士遵医嘱执行的措施。如安定 10mg im st，持续低流量给氧等。

（3）合作性护理措施：护士与其他医务人员合作完成的护理措施。如心搏骤停的抢救配合等。

2．护理措施的内容　包括病情观察、饮食护理、基础护理、护理检查及手术前后护理、心理护理、功能锻炼、健康教育、执行医嘱、症状护理等。应为适合某个患者的护理需要而制定，不应千篇一律如同常规。

3．制订护理措施的要求

（1）具有针对性：措施应针对预期目标，一个预期目标可通过几项护理措施来实现，按主次、承启关系排列。

（2）必须切实可行：制订护理措施时应考虑患者的基本情况、认知水平和改变目前健康状况的愿望和医院的硬件设施及技术水平。

（3）明确、具体、全面：护理措施必须具有可操作性，一项完整的护理措施包括日期、具体内容、用量、执行方法、执行时间和签名。

（4）保证患者安全：护理措施应考虑患者的病情和耐受力，使患者乐于接受，避免损伤。

（5）以科学理论为依据：以医学基础知识、行为科学知识、社会科学知识等为基础。

（6）与医疗工作协调一致：医护人员相互协商、相互配合，使护理措施与医疗措施协调一致。

（7）鼓励患者及家属参与：措施的制定需要有患者及家属的参与及良好的配合，有利于患者及家属理解护理措施的意义和功能，更好地接受、配合护理活动，从而达到最佳的护理效果。

（四）书写护理计划

护理计划是将护理诊断、预期目标、护理措施等各种信息按一定规格组合而形成的护理文件。护理计划一般都制成表格形式，各医院的规格不完全相同，一般包括日期、护理诊断、预期目标、护理措施、效果评价几项内容（表 5-4）。护理计划应体现个体差异性，一份护理计划只对一个患者的护理活动起指导作用。护理计划还应具有动态发展性，随着患者病情的变化，护理效果的优劣而补充调整。

表 5-4　护理计划单

姓名__________科别__________病室________床号________住院号________

日期	护理诊断	预期目标	护理措施	签名	效果评价	签名
2015-05-08	营养失调：高于机体需要量；肥胖，与摄入量过多有关	1．1 周内体重下降 0.5 ～ 1kg	1．控制每日摄入量在 6.8MJ 以内 2．鼓励户外散步，每日至少 0.5h 3．进行一次合理饮食健康教育	吴英	5-15，体重下降 0.5kg	吴英
		2．10 天内会制订低脂食谱	1．指导患者制订食谱，每日 1 次	吴英	5-18，能独立制订低脂食谱	吴英

四、实施

实施（implementation）是将护理计划付诸行动，实现预期目标的过程。实施通常是在护理计划制订之后，但对急诊患者或抢救危重患者时则应先采取紧急救护措施，再书写完整的计划。

（一）实施的内容

1．将计划内的护理措施进行分配、实施。

2．解答患者及家属咨询的问题，进行健康教育，指导他们共同参与护理计划的实施。

3．及时评价计划实施的质量、效果，观察病情变化，处理突发急症。

4．继续收集患者的资料，及时、准确完成护理记录，不断补充、修正护理计划。

5．与其他医护人员保持良好、有效的合作关系，尽可能提高护理工作效率。

（二）实施方法

1．由分管护士直接为患者提供护理。

2．与其他医护人员合作完成护理措施。

3．指导教育患者及家属共同参与护理。在教育时应注意了解患者及家属的年龄、职业、文化程度和对改变目前状况的信心、态度，了解患者目前的健康状态和能力，掌握教育的内容与范围，采取适当的方法和通俗的语言，以取得良好效果。

（三）实施步骤

1．准备　包括进一步评估患者、审阅计划、分析实施计划所需要的护理知识与技术，预测可能会发生的并发症及其预防措施，安排实施计划的人力、物力与时间，即做什么（what）、谁去做（who）、怎样做（how）、何时做（when）。

2．执行　在执行护理计划过程中，要充分发挥患者及家属的积极性，与其他医护人员相互协调配合，熟练运用各项护理技术操作，同时密切观察执行计划后患者的反应及有无新的问题发生，及时收集资料，迅速、正确处理一些新的健康问题，即实施、评价、评估同时进行。

3．记录　在执行中，护士要把各项护理活动的内容、时间、结果以及患者的反应及时进行完整、准确的文字记录，称为护理病程记录或护理记录。护理记录可以反映护理活动的全过程，利于了解患者的身心状况，反映护理效果，为护理评价做好准备。

（1）记录目的：①便于其他医护人员了解患者的健康问题及其进展情况；②作为护理工作效果与质量检查的评价依据；③为护理科研积累资料、数据；④为处理医疗纠纷提供举证依据。

（2）记录内容：①实施护理措施后患者及家属的反应及护士观察到的结果；②患者出现的新的健康问题与病情变化（如症状、体征、器官功能的评价）；③所采取的临时性治疗、护理措施；④患者的身心状态、需要及其满足情况。

（3）记录格式：可采用PIO记录方式（表5-5）。P（problem）健康问题、I（intervention）护理措施、O（outcome）护理效果。

表5-5　护理记录单

姓名________科别________病室__________床号__________住院号__________

日期	时间	护理记录（PIO）	护士签名
2015-06-01	9：00	P：体温过高（39. 2℃）：与肺部感染有关	
		I：1. 30% 乙醇擦浴一次	
		2. 擦浴后30min 测体温一次	
		3. 密切观察病情变化	王小梅
	10：00	O：患者体温降至于38. 3℃	王小梅

记录要求及时、准确、真实、重点突出，护士应对其所执行的护理措施及执行过程中观察到的问题进行记录。

（四）实施过程中的注意事项

1．贯彻整体观念　护理活动的核心是整体的人，在实施护理措施时应全面考虑患者各方面的情况，如宗教信仰、价值观、年龄、个人习惯、健康状况等。

2．注重安全性能　护理措施必须要保证患者的安全，如为患者进行更换卧位翻身时，动作要轻、稳，避免推、拉而损伤患者的皮肤。

3．注重科学和灵活性　护士在实施护理计划时，应合理的组织护理活动。而且要始终注意对患者病情的观察和资料的收集，以对病情变化及时作出判断，灵活实施针对性的护理措施。

4．注重互动性　护士在实施护理活动过程中应尊重患者的主观意愿，注意与患者及家属交流和沟通，鼓励其积极、主动参与护理活动，并给予适时的教育、支持和安慰，有助于提高护理活动的效果。

5．明确医嘱且不盲目实施　护士在执行医嘱时，应明确其意义及准确性，对有疑问的医嘱应核对无误后再执行。

五、护理评价

护理评价（nursing valuation）是将患者的健康状况与预期目标进行有计划、系统地比较并做出客观判断的过程。通过评价可以了解患者是否达到了预期的目标。评价是护理过程中的重要环节，是控制护理质量的关键步骤，是护理计划实施的反馈过程，也是制订下一步护理计划的依据和参考，贯穿于护理过程的始终。

（一）评价方式

1．护士自我评价　护士在护理过程中，有目的、有系统地以护理计划为依据，以患者的反应为基础，检查所采取护理措施的效果。通过视、听、问、触、嗅等方法去观察患者，了解病情，与所制订的预期目标进行比较，从而修改完善护理措施，整个过程以 PIO 形式记录。

2．护士长与护理教师的检查评定　护士长通过检查新入院、危重、大手术后、重大检查等重点患者的护理，掌握整个病区的护理质量，为临床护士开展护理工作提供条件，如协调医护、护患、临床及后勤、检验等部门的工作关系；做好组织抢救，特别护理的物质、人力准备工作等。护理教师在检查中发挥指导的作用，协助年资低的护士识别、解决具有一定难度的健康问题，对护理行为督导，提高护理质量，也是临床护理带教的过程。

3．护理查房　常用的方式有病案讨论、个案护理、典型病例的教学查房等，是一种回顾性的、总结经验性的、较全面细致的评价。可为临床护理人员提供经验、教训，也是护理临床教学、专科护理教学资料收集的途径。

4．医院质量控制委员会检查　通过组织全院护理质量调查、患者满意度调查、晚夜班节假日护士长查房等多种形式，评价掌握全院护士业务水平、工作动态和临床护理质量。在更大范围内互通最新的护理信息，解决护理中的疑难杂症。据此，及时调整护理部工作重点，指导全院护理工作，同时发现、考察、选拔、培养优秀护理人才。

（二）评价内容

1．护理过程的评价　检查护理活动的行为过程是否符合护理程序的要求。如护理病案质量，护理措施实施情况等。

2．护理效果的评价　是评价中最重要的部分。核心内容是评价患者的行为和身心健康状况的改善是否达到预期目标。

3．评价目标实现程度　目标实现程度一般分为：①目标完全实现；②目标部分实现；③目标未实现。

（三）评价步骤

1．收集资料　收集患者各方面的资料，列出执行护理措施后患者的反应，并进行分析。

2．判断效果　将患者的反应与预期目标进行比较，衡量目标实现情况。

3．分析原因　对目标部分实现和未实现的原因进行分析、讨论。如：收集的资料是否真实？护理诊断是否正确？预期目标是否切实可行？护理措施是否恰当？措施是否已执行？

4．修订计划　对已实现的预期目标，停止原有的护理措施；对目标部分实现和未实现的健康问题，修正不适当的诊断、目标或措施；对出现的新的健康问题，在再收集资料的基础上做出新的诊断和制订新的目标与措施，进行新一循环的护理活动，直至最终达到患者的最佳健康状态。

六、护理病案的书写

在应用护理程序过程中，有关患者的健康资料、护理诊断、预期目标、护理措施、效果评价，均应予以书面记录，构成护理病案。各医院护理病案设计不尽相同，一般包括患者入院评估单、护理计划单、护理记录单、患者出院评估单等。

案例 5-2

患者，男，47 岁，已婚，大学文化，某公司销售经理。昨晚宴请客户饮酒约 400g，于今晨 5 时突感胸闷、气短，心前区持续性剧烈疼痛，有濒死感，并向左肩放射，伴大汗，休息及舌下含服硝酸甘油 2 片，症状未缓解，疼痛持续 2h 后急诊收入内科 3 病室 6 床住院，住院号 20153789。入院医疗诊断：心绞痛。因工作性质致生活不规律，每日有效睡眠时间约 5h，有吸烟史 20 余年，常饮酒，自述乏力，大小便正常，生活能自理。患者较紧张，不停的询问自己的病能否治好。

查体：身高 1.73 m，体重 75kg，T 36.5℃，P 108 次 / 分，R 28 次 / 分，BP 90/60mmHg，神志清楚、表情痛苦，心律不齐，心尖部心音低钝，可闻及第四心音奔马律。

既往史：高血压病 6 年，有阵发性心前区疼痛史 2 年，多以劳累、酒后诱发。近日来因工作劳累心绞痛发作频繁，每次持续 2 ~ 3min，休息或含服硝酸甘油 5min 缓解。2 年来未规律用药。

问题与思考：如何对该患者进行入院护理评估。

（一）患者入院护理评估单

为新入院患者收集资料用表，见表 5-6。主要内容为：患者一般资料，简要病史、生活状况及自理程度、护理体检、心理社会方面等情况。

表 5-6　患者入院护理评估单

科别：　　病室：　　床号：　　住院号：

一、一般资料

姓名________性别______年龄______职业________

民族______籍贯________婚姻______文化程度________宗教信仰________

联系地址__________联系人______电话______________

主管医师__________护士_______收集资料时间__________

入院时间______年__月__日__时__入院方式：步行　扶行　轮椅　平车

入院医疗诊断______________________
入院原因（主诉和简要病史）______________________________________
既往史：
过敏史：无　　有（药物____食物_____其他_______）
家族史：高血压病、冠心病、糖尿病、肿瘤_____癫痫、精神病、____传染病______遗传病、其他______

二、生活状况及自理程度

1．饮食
基本膳食：普食　软饭　半流质　流质　禁食
食欲：正常　增加　亢进____天 / 周 / 月　下降 / 厌食____天 / 周 / 月
近期体重变化：无　增加 / 下降______kg/____月（原因______）
其他：____
2．睡眠 / 休息
休息后体力是否容易恢复：是　否（原因______）
睡眠：正常　入睡困难　易醒　早醒　多梦　噩梦　失眠
辅助睡眠：无　药物　其他方法
其他：____
3．排泄
排便：______次 / 天　性状____正常 / 便秘 / 腹泻 / 便失禁 / 造瘘
排尿：______次 / 天　颜色____性状____尿量______ml/24h　尿失禁 / 尿潴留
4．烟酒嗜好
吸烟：无　偶尔吸烟　经常吸烟____年__支 / 天　已戒____年
饮酒 / 酗酒：无　偶尔饮酒　经常饮酒____年____ml/d　已戒____年
5．活动
自理：全部　障碍（进食　淋浴 / 卫生　穿着 / 修饰　如厕）
活动能力：下床活动　卧床（自行翻身 / 不能自行翻身）
步态：稳　不稳（原因________________________）
医疗 / 疾病限制：医嘱卧床　持续静滴　石膏固定　牵引　瘫痪（偏 / 单 / 截）
6．其他：____________________________________

三、体格检查

T______℃　P____次 / 分　R____次 / 分　BP____mmHg
身高____cm　体重______kg
1．神经系统
意识状态：清醒　意识模糊　嗜睡　谵妄　昏迷
语言表达：清楚　含糊　语言困难　失语
定向能力：准确　障碍（自我　时间　地点　人物）
2．皮肤黏膜
皮肤颜色：正常　潮红　苍白　发绀　黄染
皮肤温度：温　凉　热
皮肤湿度：正常　干燥　潮湿　多汗
完整性：完整　皮疹　出血点　其他　______
压疮（Ⅰ / Ⅱ / Ⅲ度）（部位 / 范围　__________）
口腔黏膜：正常　充血　出血点　糜烂溃疡　疱疹　白斑
其他：____
3．呼吸系统
呼吸方式：自主呼吸　机械呼吸
节律：规则　异常　频率____次 / 分　　深浅度：正常　深　浅
呼吸困难：无　轻度　中度　重度
咳嗽：无　　有
痰：无　容易咳出　不易咳出　痰（色____量______黏稠度______）
其他：____
4．循环系统
心律：规则 心律不齐　心率：________次 / 分
水肿：无　有（部位 / 程度________）
其他：____
5．消化系统
胃肠道症状：恶心呕吐（颜色____性质_____次数_____总量____）
　　　　嗳气　反酸　烧灼感　腹胀　腹痛（部位 / 性质____）
腹部：软　肌紧张　压痛 / 反跳痛　可触及包块（部位 / 性质____）
腹水（腹围______cm）
其他：_____________________________________
6．生殖系统

月经：正常　紊乱　痛经　月经量过多　绝经
其他：________________________________

7．认知 / 感觉
疼痛：无　有　部位 / 性质
视力：正常　远 / 近视　失明（左 / 右 / 双侧）
听力：正常　耳鸣　重听　耳聋（左 / 右 / 双侧）
触觉：正常　障碍（部位____）
嗅觉：正常　减弱　缺失
思维过程：正常　注意力分散　远 / 近期记忆力下降　思维混乱
其他：__________________________

四、心理社会方面

1．情绪状态：镇静　易激动　焦虑　恐惧　悲哀　无反应
2．就业状态：固定职业　丧失劳动力　失业　待业
3．沟通：希望与更多的人交往　语言交流障碍　不愿与人交往
4．医疗费用来源：自费　劳保　公费　医疗保险　其他
5．与亲友关系：和睦　冷淡　紧张
6．遇到困难最愿向谁倾诉：父母、子女、其他

五、入院介绍

责任医生、护士的姓名，病室环境，病室制度（查房、开饭、探望、熄灯时间）及粪、尿常规标本留取法。

（二）护理计划单

根据患者入院护理评估，按先后主次顺序将患者的护理诊断列于计划单上，并设定各自的预期目标，制订相应的护理措施。如出现新的护理诊断，应及时做出相应护理计划并做好记录。护理计划的要求和内容如下。

1．一级护理重症患者或护士长指定的患者应书写护理计划单。

2．确定预期目标　根据护理诊断或问题，由责任护士订出预期目标，即最理想的护理结果。预期目标可分为近期目标和远期目标。

3．制订护理措施　按健康问题或护理诊断制订出详细的护理措施，护理措施要明确、具体、适应患者的基本需要，不能千篇一律。同时要求严格、认真、准确地执行医嘱。

4．责任护士的临床护理活动应按制订的护理措施进行，下班后交由值班护士继续进行。

5．责任护士应经常注意实施过程中患者及家属对效果的反馈，及时做出评价，并停止实施已完成的项目；对效果不好的护理措施应予修订。

6．病程中出现的新的护理诊断或问题，应及时采取相应措施，以满足患者护理上的需求。

7．总责任护士（护师以上人员）、护士长应定期进行阶段评价。

举例：见表 5-7。

表 5-7　护理计划单

姓名：刘成　科别：呼吸内科　床号：7　住院号：2015032907

日期	护理诊断	预期结果	护理措施	签名	效果评价	签名
2015-03-29	焦虑：与疾病反复发作有关	患者 2 日内焦虑程度减轻	1. 向患者及家属耐心解释病情，多鼓励患者使其树立对抗疾病的信心 2. 关心体贴患者，营造整洁舒适安静的休养环境 3. 使用支持、疏导、安慰、鼓励和放松练习缓解患者负性情绪	王谦	10-01 患者焦虑减轻，能积极配合治疗和护理	王谦
2015-03-30	低效型呼吸形态：与右侧胸膜炎、右侧胸腔积液有关	患者出院前胸闷症状缓解	1. 根据医嘱给抗感染治疗，并观察用药后效果 2. 有计划地安排治疗、护理操作时间，保证患者的休息 3. 指导患者每天进行缩唇呼吸训练 3 次，每次重复 8 ～ 10 次	王谦	10-14 患者胸闷症状缓解	王谦

（三）护理记录单

是指患者在整个住院期间健康状况及护理过程的全面记录，书写时可采用PIO格式进行，见表5-5。

（四）出院护理记录单

主要反映患者住院期间所接受的健康教育情况和出院时继续对患者进行疾病防治、保健、康复等方面必要的指导，以及患者在住院期间，护士按护理程序对患者进行护理活动的概括记录。包括：预期目标是否达到，健康问题是否解决，护理措施是否落实，护理效果是否满意等，见表5-8。

表5-8 患者出院护理记录单

姓名：　　床号：　　科别：　　病室：　　住院号：

一、健康教育（始于入院）

1．患者对所患疾病的防治知识：　有　无

卫生习惯和科学的饮食起居知识：　有　无

患者对现存或潜在的健康问题的认识：　有　无

2．出院指导

（1）休息和功能锻炼____________________

（2）饮食____________________

（3）自我监测和护理（药物治疗、伤口处理、病情观察等）____________________

（4）复查____________________

（5）其他____________________

二、护理小结（住院期间护理程序实施情况与存在问题）

____

____

____

____

____

三、评价（由护士长全面了解情况后负责评价）

1．患者评价：　优　良　中　差

2．整体护理效果评价：　优　良　中　差

护士长签名________护士签名________

年　月　日

附：44项常用护理诊断

1．营养失调：高于机体需要量　个体处于营养物质的摄入量超过代谢需要量，有超重的危险的状态。

2．营养失调：低于机体需要量　非禁食的个体处于摄入的营养物质摄入不足，不能满足机体代谢需要的状态。

3．有感染的危险　个体处于易受内源或外源性病原体侵犯的危险状态。

4．有体温改变的危险　个体处于不能将体温维持在正常范围的危险状态（个体处于可能无法维持体温在正常范围内的危险状态）。

5．体温调节无效　个体在面临有害因素或变化的外界因素时，处于或有可能处于不能有效的维持正常体温的状态。

6．便秘　个体处于一种正常排便习惯有改变的状态，其特征为排便次数减少和（或）排出干硬便。

7．腹泻　个体处于正常的排便习惯有改变的状态，其特征为频繁排出松散的水样、不成形便（个体的正常排便习惯的改变，其特征为排便次数增多，大便呈松散的、不成形的或水样便）。

8．排尿型态异常　个体处于或有危险处于排尿功能障碍的一种状态。

9．功能性尿失禁　个体处于由于无能力或难以及时到达卫生间而尿失禁的一种状态。

10．反射性尿失禁　个体处于在没有急迫要排泄或膀胱满涨感觉下可以预见的不自觉的排尿的一种状态。

11．压迫性尿失禁　个体在腹内压力增加时立即无意识地排尿的一种状态。

12．急迫性尿失禁　个体处在突发的强烈排尿欲望下无意识排尿的一种状态。

13．完全性尿失禁　个体处于在膀胱没有满涨或没有意识到膀胱满涨的情况下持续的、不可预知的排尿的一种状态。

14．溢出性尿失禁　个体在经历长期不能排尿之后发生无意识排尿的一种状态（尿潴留）。

15．体液过多　个体处于细胞间液或组织间液过多的状态（个体经受的液体滞留增加和水肿状态。）

16．体液不足　没有禁食的个体处于血管内、细胞间质或细胞内的脱水状态（个体所经受的血管的、细胞间的或细胞内的脱水状态。）

17．清理呼吸道无效　个体处于不能清理呼吸道中的分泌物和阻塞物以维持呼吸道通畅的状态。

18．低效性呼吸型态　个体的吸气和（或）呼气型态不能使肺充分地扩张或排空（个体处于因呼吸型态发生改变而引起实际的或潜在的丧失充足换气的状态）。

19．有失用综合征的危险　由于医生嘱咐规定的或因无法避免的肌肉骨骼不能活动，个体处于或有可能处于躯体系统退化或功能发生改变的状态。

20．有皮肤完整性受损的危险　个体的皮肤处于可能受损的危险状态。

21．语言沟通障碍　个体在与人的交往中所需经历的使用或理解语言的能力低下或缺如的状态。

22．个人应对无效（能力失调）　在一个人面临生活的需求和各种角色责任时，其适应行为和解决问题的能力受损（个体处在感到或可能感到因为身体的、精神的、行为的或认识的能力不足而不能充分处理内在或外来压力的状态）。

23．躯体移动障碍　个人处于独立移动躯体的能力受限的状态（个体处于或有可能处于躯体活动受限的状态，但并非不能活动）。

24．行走障碍　个人处于独立行走能力受限的状态。

25．借助轮椅活动障碍　个体处于或有可能处于难以独立地、安全地移动轮椅的状态。

26．床上活动障碍　个体处于或有可能处于在床上的活动受限的状态。

27．活动无耐力　个体处于在生理能力降低，不能耐受日常所希望或必要的活动的状态。

28．疲乏　是自己意识到的一种状态，在此状态下感到过度的、持续的疲劳，以及体力及脑力活动能力下降，而且休息后不能缓解。

29．睡眠型态紊乱　是指个体处于或有危险处于其休息方式的量和质改变，且导致不舒适和影响正常生活的一种状态。

30．睡眠剥夺　是指个体处于长期缺乏持续的、自然的、周期性睡眠的状态。

31．术后恢复延迟　个人处于或有危险处于手术后至开始能进行自理活动之间的时间延长的一种状态。

32．自理能力缺陷综合征　个体处于运动功能或认知功能受损，引起进行五种自理活动的能力降低的状态，如：患者处于一种自己没有能力进食或完成活动的状态，自己进行或完成沐浴、卫生活动的能力受损，不能自己穿上或脱下必要的衣服；不能自己戴上或摘下衣服上的附件；不能系紧衣服；不能维持令人满意的外表；自己完成如厕活动能力受损。

33．健康维持能力改变　由于不健康的生活方式或缺乏处理某一问题的知识，使个体或群体处于不能维持健康的状态。

34．进食自理缺陷　个体处于进行或完成自我进食活动的能力出现障碍的状态。

35．沐浴或卫生自理缺陷　个体处于自我进行或完成沐浴或卫生活动的能力受损的状态。

36．如厕自理缺陷　个体处于进入或完成如厕活动的能力出现障碍的状态。

37．自我形象紊乱　个体处于或有危险处于对自己身体的知觉方式混乱的状态。

38．绝望　是一种持续的、主观的情绪状态，在这种情况下个体对于所期望的事情或需要解决的问题，觉得没有任何的选择机会或办法，而且无法用自己的能力实现个人的目标。

39．知识缺乏　个体处于对有关疾病或治疗计划的认知或技能不足的状态。

40．疼痛　个体经受或叙述有严重不适或不舒服的感觉。

41．慢性疼痛　个体处于感到持续的或断断续续的疼痛超过 6 个月的状态。

42．恶心　个体处于感到喉咙后部、腹上部或整个腹部有一种起伏的、不舒服感觉的状态。这种感觉可能会也可能不会导致呕吐。

43．焦虑　个体或群体处于对模糊的、不具体的威胁感到不安（忧虑）及自主神经系统受到刺激的状态。

44．恐惧　个体或群体在感知到可识别的危险时所经历的生理或情绪困扰状态。

本章小结

护理程序是以增进和恢复护理对象的健康为目标所进行的一系列有目的、有计划的护理活动，是一个综合的、动态的、具有决策和反馈功能的过程，是一种科学的确认问题和解决问题的工作方法。护理人员应能熟练地运用护理程序，同时将评判性思维和科学决策贯穿于护理程序的全过程，根据服务对象的健康问题及特殊需求，创造性地解决服务对象的健康问题，不断提高护理服务质量，提升自身护理水平，促进护理专业的发展。

本章的重点是：护理程序的五个步骤，其中护理诊断是难点。护理诊断是关于个人、家庭和社区对现存的或潜在的健康问题或生命过程的反应的一种临床判断，是护士为达到预期结果选择护理措施的基础。

思考题

1．列出护理程序的步骤并简述各阶段主要的护理工作。

2．王某，男，30 岁，因患急性上呼吸道感染住院治疗。查体：T 39.2℃，P 96 次 / 分，R 26 次 / 分，神志清楚，面色潮红。患者自述昨晚睡眠不足 5h。请尝试为患者制订一份护理计划单。

（韩巧梅）

第六章　临床路径

学习目标

通过本章内容的学习，学生应能：

识记：

1．说出临床路径的产生与发展及其理论基础。

2．简述临床路径实施步骤和基本条件。

理解：

1．用自己的语言正确解释临床路径概念及其内涵。

2．分析临床路径变异的原因。

应用：

1．依据患者情况正确实施临床路径，有计划、有预见性地进行护理工作。

2．针对临床路径变异的原因进行正确的处理。

临床路径是近年发展起来的一种新型的医疗服务模式，是按病种设计最佳的医疗和护理方案，以缩短平均住院日、减少医疗费用支出、节约医疗资源为特征，根据病情合理安排住院时间和费用，从而减少一些不必要、不合理的诊疗行为，增强了诊疗活动的计划性。临床路径一方面符合市场经济的要求，有利于医院在当前激烈的医疗市场竞争面前处于优势地位；另一方面，它能够有效地降低医疗成本和有效运用资源，符合中国当前的卫生改革政策；同时，由于临床路径提供了标准化的诊疗过程并对其实行持续监测和定期评估，有利于医疗服务质量的控制和持续改进。因此，学习、研究、应用临床路径，对提高医疗质量、降低医疗费用、合理利用医疗资源、提高医院的整体实力，具有十分现实和重要的意义。

第一节　概　述

一、临床路径的产生与发展

路径的概念最早起源于工业生产管理，是用来控制产品生产过程中的关键阶段。通过质量的持续改进以提高企业产品的质量，排除在生产过程中造成产品质量偏离标准的因素，消除不合格产品。在生产过程中具有控制成本与控制时间的双重能力，是管理各关键步骤的一种高效率工具。

临床路径的概念最早起源于美国。20 世纪 70 年代早期，美国高速发展的医疗技术和政府按照服务项目收费的医疗体制及政府补偿医疗费用的管理模式，加上人们对健康生活与长寿的期望以及不断增加的慢性疾病和老年人口等因素，导致医疗高费用和健康服务资源的不适当或过度利用，使其医疗费用超过了国民经济生产总值的 12%。1983 年美国国会颁布了联邦“社会安全法规修正案”，裁定用“预先支付系统（PPS）”为国家医疗保健体系受益人补偿医院的医疗费用支出。所有参与国家医疗保健体系项目的医院都必须采用这个预先支付系统。其基础是由耶鲁大学研发的“诊断关联群（diagnosis related groups，DRGs）”，即利用疾病诊断、手术处置、并发症的有无、年龄、性别、出院状况等作为分类变项，将临床处置类似且资源耗用相近的病例归类分组，在多因素考量并参数化的基础上，经过一系列计算，得出 DRGs 中的每种疾病政府应支付的诊疗价格标准和标准住院天数，无论患者在医院用了多少经费和住院多少天，医院只能收到由诊疗价格标准规定的固定费用，患者超支部分的经费由医院补贴。反之，如患者未用完政府按诊疗价格标准规定的固定经费，节余经费亦归医院所有。是以“同病同治、同病同酬”为核心概念的医疗费用支付制度，其基本原则是根据疾病严重程度的标准和医疗护理强度的标准，政府只对医院提供的适当的临床健康服务项目补偿医疗费用，以调控医院临床服务的适当性，控制过度利用。因此，医院只能改变内部结构和运作方式，不断寻求提高医院的营运效率、提高医疗服务质量、降低医疗成本的措施。

美国波士顿的新英格兰医学中心的研究表明：低劣质量的医疗服务往往与不合理、不规范的临床治疗行为有关，推行了当时取名为关键路径（critical pathway）的标准化医疗服务模式后，明显改进了医疗效果。美国许多医院通过全程管理推出了一系列有效的措施，在降低医疗费用的同时，保证服务对象在整个医疗过程中所需要的医疗服务，出现了管理式健康照顾（manage health care）。指由一位或一组人员针对服务对象与其家属的需要，协调最合适的、全程的和有时间性的健康服务计划，有效地运用资源并保证服务品质的个别服务管理模式。这一体系包括了评估、计划、执行、协调、监督和评价等，通过选择医疗服务，满足患者健康需求，应用交流和可得到的治疗措施来达到高质量而收费又合理的医疗护理服务。

20 世纪 90 年代，临床路径迅速在美国、英国、澳大利亚等发达国家推行。随后，新加坡、中国台湾地区、中国香港地区等医院也相继实施了临床路径。临床路径被视为 20 世纪 90 年代以来医学临床实践的重大变革之一。

随着中国医疗卫生事业的发展，以患者为中心的整体医疗与整体护理正在作为一种先进的服务理念广为应用。如何进一步体现以人为本的思想，保证患者所接受的治疗项目精细化、标准化、程序化，减少治疗过程的随意化，提高医院资源的管理和利用，加强临床治疗的风险控制，实现高质量、高效率、低费用的医疗服务。中华人民共和国原卫生部于 2009 年 12 月 8 日明确提出：在全国范围内遴选 50 家试点医院启动临床路径，2010 年 1 月 ~ 2011 年 10 月组织开展试点实施。

二、临床路径的概念和内涵

临床路径（clinical pathway）是运用医学、管理学、社会学、经济学、成本学以及心理学等现代科学知识，研究如何对患者采取最有效的康复路径，缩短患者的治疗过程，提高医疗服务质量。它是管理式健康照顾体系中的个案管理工具，是将医疗保险功能、医疗资源和实际的医疗服务结合在一起的一种服务体系，是一个具体的工作方法和模式。

临床路径的名称有多种叫法，路径（critical）、关键路径（critical pathway）、照护图示（care map）、协作照顾（collaborative care）、整体照顾（integrated care）等。在中国最常用的是临床路径。目前比较公认的概念有：

临床路径是指医生、护士和其他专业人员共同制订的针对某个诊断或手术所做的最适当、有顺序和时间性的整体服务计划，以减少康复的延迟和资源的浪费，使服务对象获得最佳的照顾服务。

临床路径是医疗卫生机构的一组成员共同制订的一种照顾模式，它使患者从入院到出院都按一定模式接受治疗护理。

临床路径是针对某一个病种（或手术），以时间为横轴，以入院指导、诊断、检查、用药、治疗、护理、饮示指导、教育、出院计划等理想护理手段为纵轴，制订标准化的治疗护理流程（临床路径表），其功能是运用图表的形式来提供有时间的、有序的、有效的照顾，缩短住院周期，加强临床治疗的风险控制，以提高质量和控制经费，提高医疗资源的管理和利用，是一种跨学科的、综合的整体医疗护理工作模式。

临床路径在其发展过程中有不同的定义，但其内涵基本相同，即它是对某一疾病或手术有周密计划的流程，是针对某一疾病或手术建立一套标准化治疗模式与治疗程序，是以循证医学证据为指导来促进疾病治疗和疾病管理的方法，最终起到规范医疗行为，减少变异，降低成本，提高医疗质量的作用。其共有的内涵包括了“多专业的协调合作”“预期结果的制定”“服务的时限”“服务的连续性”“持续的服务品质改进”等。

三、临床路径的理论基础

（一）团队理论

临床路径的实践是一项集体的活动，是由多专业相关人员组成的稳定的有序组织，在活动中各专业技术人员既分工明确，又相互依赖，实施临床路径过程中各类人员都是不可缺少的一部分，依据这种团队合作关系按照时间、功能或者其他某种顺序严密组成而运作起来。团队全部人员必须步调一致沿着路径指示图实现预先制定的共同目标，团队中任何一个环节出现问题都将影响到全盘计划的实施与实现。

（二）病例计酬

病例计酬实质上分为两种：前瞻性付费方式（保险公司为某种疾病预先规定了最高住院费用）；回顾性付费方式（患者住院花了多少经费，最后结账付多少费用）。前瞻性付费方式较之更有计划、科学、合理。病例计酬是在综合分析与调查的基础上，经过一系列计算，得出某种疾病诊断与治疗的价格标准，无论患者住院多少天和用了多少医疗资源，医院只能按这个规定的价格收取医疗费用，超支的部分将由医院自己承担，节余的部分归医院所有。这样，一方面杜绝了医院在市场经济中不正当竞争，另一方面则有力推动了医院内部运行机制的改革，不断改进医疗服务质量，不断提高医疗技术水平。

（三）品质管理与优化

临床路径的宗旨之一是高品质服务。所谓高品质即是指工作的优劣程度而言。医疗服务的品质是指直接反映医院工作内涵的标准，它是一个综合性指标。在实现管理目标时，必须把抽象的指标具体化，变成直观形象的内容，才具有可操作性。因此，必须从大量的、复杂的、繁琐的临床医疗护理工作中筛选出那些最能体现医疗护理工作本质的内容，这些内容就是影响医疗护理工作质量的因素，即影响临床路径高品质的因素。故促使临床路径实施者加强品质的管理与优化，制定一系列品质管理措施和改进品质的方式方法，以不断改进和提高医疗服务质量。

（四）循证理论的应用

开展临床路径必须遵循实证的原则，实证即遵循证据的过程。临床路径运用循证理论与护理程序的方法，强调评估与评价，而评估与评价离不开对事实结果的测量以及能反映事物本质的证据即实证，应用循证医学不断对临床路径工作进行评价与改进。由此可见，循证理论在临床路径的应用充分体现了临床路径的科学性和严谨性，是医学科学发展的重要途径。

（五）资源共享论

资源包括两个方面的含义，一是资源的客观存在性，二是资源的作用。医疗资源是指一切与医疗服务活动有关的人力、财力、物质、信息、技术等资源。临床路径的开展使医疗资源得以合理分配，并能合理有效地管理与利用医疗资源。临床路径的实施不仅仅表现在它能节约医疗资源，减少资源的浪费，而且表现在临床路径通过一种高品质、低费用的医疗服务能有效地开发一些潜在的医疗需求，变潜在的医疗需求为现实医疗消费，在使更多的患者得到医疗服务的同时，也使医疗资源得到全面而充分的利用。

（六）服务对象中心论

临床路径始终坚持以服务对象为中心的宗旨，这一服务对象可以是个体的人，也可以是群体。临床路径与整体医疗、整体护理的思想是一致的，它强调以人为中心，其着重点是整体的人，包括人的生理、心理以及社会、文化、精神等各方面。它不仅要求重视疾病的治疗、康复护理、生活护理等，而且要求医务人员更重视患者的心理状态、精神变化、社会环境的影响以及疾病的预防与保健等。临床路径以其周密、严谨和程序化的诊疗护理体系确保了以服务对象为中心的整体观念的实施，促进了医疗服务的高品质进程。

第二节 临床路径的实施

案例 6-1

患者，男，45 岁。因咳嗽，咳脓性痰，伴胸痛，发热，听诊肺部可闻及湿啰音，血常规检查：白细胞$> 10 \times 10^9$L，伴细胞核左移。胸部影像检查提示：双下肺片状、斑点状浸润性阴影。临床初步诊断为：社区获得性肺炎（非重症）。

问题与思考：

1．按临床路径应如何进行？

2．如发生变异应如何处理？

一、开展临床路径的基本步骤

1．确定病种　由临床路径推行小组确定何种疾病、何种手术做临床路径。基本原则主要为：临床排位靠前并兼顾平均费用；以急性病为主，兼顾手术和非手术科室；诊断明确，变异性较小；病种分布相对比较均匀。

2．制作临床路径表　采用作业流程分析法对确定的病种进行回顾性调查，从中分析出该病种的入组标准、排除标准、出院标准、住院天数、标准流程、可能发生的变异处理方法等。然后采用科学数据分析法，确定出病种的合理平均天数，并严格按照时间顺序，逐日制订出经过循证和专家共同认可、符合病种特性的检查、治疗（包括手术）、护理、康复等项目的标准工作流程，并以表单的形式加以规范。同时制作患者版临床路径、知情同意书等各种配套的组织、管理制度及科室之间的工作流程等。

3．组织专家论证　组织各学科的医师、护士、麻醉师及药师等，对各种临床路径表和配套文件进行讨论修改。

4．实施临床路径　严格按照单病种临床路径表单执行，特别要注意记录分析病种的变异情况，具体方法如下。

（1）进入临床路径必须充分尊重患者的意见：医务人员应将路径图中医疗护理项目以及明确的医疗护理目标告知患者，让患者完全了解自己的病情发展与转归，同时也需向患者及其家属解释清楚，说明路径有时会有不可预料的情况发生，而且临床路径也需要根据病情变化而修改。向患者做充分的说明，签署知情同意书，取得患者的同意与支持。

（2）选择开展临床路径的团队人员：由于实施临床路径要求医务人员具有以患者为中心的服务理念，要求护士具备护理程序的实践能力，还要求医、护人员具有团结、协作的精神。因此，在医护配合较好的整体模式病房开展临床路径是最佳的选择。

（3）确定预期目标、建立评价标准：临床路径有严格的时间限制，明确住院患者的住院天数、医疗费用、检查、治疗和护理等项目。每班次的医务工作人员必须按照当日临床路径内容，观察患者的病情变化，分析病情发展，实施相应的临床操作，开展卫生宣教、健康教育等。此外，建立临床路径的评价标准，包括工作效率评价、经济指标评价、医疗和护理质量、患者满意度和医务人员满意度等项目。

（4）资料的收集与记录：进入临床路径的患者均应有临床路径的记录与编号，医务人员应严格按照临床路径程序图完成每日每班的工作，并如实客观地做好记录。

（5）阶段评估与分析：根据临床路径实施效果进行客观地评估，目的是评价预期效果，不断地进行服务品质改良。对患者健康状况的预期目标实现过程进行阶段性评价，加深医务人员对临床路径的认识，并为进一步科学地制定临床路径提供依据。评价必须由临床路径推行小组成员、患者和家属共同完成。患者是临床路径的接受者，只有得到患者和家属的配合，临床路径才能顺利实施，所以患者或家属的反映与感受是评价临床路径是否适用的重要依据。

5．总结修改、完善提高　针对执行临床路径过程中出现的新情况进行总结和修改，研究解决对策，完善临床路径表单。

开展临床路径，人员培训是不可缺少的重要内容，需要对医护人员进行回顾性调查、统计学分析、循证医学应用等专业知识培训，保证临床路径管理正确实施。

二、开展临床路径的基本条件

（一）医院领导高度重视和支持

临床路径在医院推广与开展之前，必须得到医院领导的重视和支持。院长或业务院长必须召开科主任会议，科主任必须牵头和参与讨论，分析各临床科室开展临床路径的可行性。在医院院长与科主任达成共识之后，制定拓展临床路径的计划，使临床路径沿着计划逐步落实与实施。

（二）思想动员与培训

在推行临床路径之前，应对临床路径的重要性、临床路径的概念、临床路径的特点及应用临床路径的价值给予大力宣传，以获得各部门人员的理解、支持和配合。确定开展临床路径，需进行全员培训，改变观念、统一思想、领会临床路径的精神与实质、培养骨干力量等。成立临床路径推行小组（或临床路径专家委员会），对全院职工进行广泛深入的临床路径的相关教育培训，其成员包括护理部、医务科、质控科、药剂科、后勤支持部门、财务科收费记账部门、放射科、特检科、电脑管理中心、病历管理等部门和科室。临床路径的推行涉及医院的各个部门，需得到各部门人员的大力支持和配合。

三、临床路径表单举例

见表 6-1、表 6-2

表 6-1　急性左心衰竭临床路径

第一诊断为：急性左心衰竭

患者姓名：______性别：____年龄：__门诊号：______住院号：______

住院日期：____年__月__日 住院日期：____年__月__日　标准住院日 7-14 天

发病时间：____年__月__日__时__分　到达急诊时间：____年__月__日__时__分

时间	到达急诊科 30 分钟内	到达急诊科 30~120 分钟
主要诊疗工作	完成病史采集与体格检查 描记 18 导联心电图并对其做出评价 生命体征监测，完善检查 对急性左心衰做出初步诊断和病情判断 向患者家属交代病情	心内科专科医师会诊 持续心电监测 无创血压监测 血氧饱和度监测 完善检查 进一步抢救治疗 尽快收入监护病房住院治疗
重点医嘱	长期医嘱： 持续心电监测 无创血压监测 血氧饱和度监测 临时医嘱： 描记 18 导联心电图 血气、血常规、心肌损伤标志物、电解质、肝肾功能、血糖 静脉应用利尿剂	长期医嘱： 心力衰竭常规护理 特级护理 重症监护（持续心电、血压和血氧饱和度监测等） 吸氧 卧床 记 24 小时出入量 临时医嘱： 调整血压药物 快速房颤者纠正心律失常药物 吗啡 3 ~ 5mg iv（酌情） 拍床旁胸片 做床旁超声心动图 纠正水、电解质和酸碱平衡紊乱
主要护理工作	协助患者或家属完成急诊挂号、交费 入院宣教 静脉取血	心力衰竭护理常规 特级护理
病情变异记录	□无　□有，　原因： 1. 2.	□无　□有，　原因： 1. 2.
护士签名		
医师签名		

时间	住院第 1 天	住院第 2 天	住院第 3~4 天
主要诊疗活动	上级医师查房 制订下一步诊疗方案 完成病历书写 完成上级医师查房记录 进一步完善检查 对各系统功能做出评价 密切观察生命体征	上级医师查房 完成上级医师查房记录 根据病情调整诊疗方案 复查有关检查	上级医师查房 完成三级医师查房记录 根据病情调整诊疗方案 心力衰竭常规治疗 复查电解质

续表

时间	住院第 1 天	住院第 2 天	住院第 3~4 天
重点医嘱	长期医嘱： 心力衰竭常规护理 特级护理 重症监护（持续心电、血压和血氧饱和度监测等） 吸氧 卧床 记录 24 小时出入量 临时医嘱： 利尿剂 扩血管药 升压药（必要时） 纠正水电解质和酸碱平衡紊乱 抗心律失常（必要时） 抗菌药物（必要时） 复查血气、电解质	长期医嘱： 心力衰竭常规护理 特级护理 重症监护（持续心电、血压和血氧饱和度监测等） 吸氧 卧床 记录 24 小时出入量 临时医嘱： 复查床旁胸片（酌情） 复查电解质 用药同前 完善有关检查如尿常规、大便常规、凝血功能、D- 二聚体等	长期医嘱： 心力衰竭常规护理 特级护理 重症监护（持续心电、血压和血氧饱和度监测等） 吸氧 卧床 记录 24 小时出入量 临时医嘱： 复查床旁胸片（酌情） 复查电解质 用药同前，根据情况调整
主要护理工作	心力衰竭常规护理 特级护理 静脉取血	心力衰竭常规护理 特级护理	心力衰竭常规护理 特级护理
病情变异记录	□无 □有， 原因： 1. 2.	□无 □有，原因： 1. 2.	□无 □有，原因： 1. 2.
护士签名			
医师签名			

时间	住院第 5~6 天	住院第 6~13 天	住院第 7~14 天（出院日）
主要诊疗工作	上级医师查房 完成上级医师查房记录 根据病情调整诊疗方案 心力衰竭常规治疗 病情稳定者可转普通病房	上级医师查房，根据病情调整诊疗方案，评估治疗效果，判断可否出院 完成上级医师查房记录 心力衰竭常规治疗	通知患者和家属 通知住院处 向患者交代出院后注意事项，预约复诊日期 完成病历书写 将出院记录副本交给患者 如果患者不能出院，在病程记录中说明原因和继续治疗的方案
重点医嘱	长期医嘱： 心力衰竭常规护理 一级或二级护理（转入普通病房后） 吸氧（必要时） 重症监护（持续心电、血压和血氧饱和度监测等） 卧床 记录 24 小时出入量 临时医嘱： 复查床旁胸片（酌情） 复查电解质 利尿剂 扩血管药（必要时） 升压药（必要时） 纠正水电解质和酸碱平衡紊乱	长期医嘱： 心力衰竭常规护理 二级护理 卧床或床旁活动 普食 心力衰竭常规治疗 临时医嘱： 复查床旁胸片（酌情）	出院医嘱： 注意事项 出院带药 门诊随诊

续表

时间	住院第 5~6 天	住院第 6~13 天	住院第 7~14 天（出院日）
主要护理工作	心力衰竭常规护理 一级护理 根据病情可转入普通病房	心力衰竭常规护理 二级护理 出院准备指导	出院宣教 协助办理出院手续
病情变异记录	□无　□有，原因： 1. 2.	□无　□有，原因： 1. 2.	□无　□有，原因： 1. 2.
护士签名			
医师签名			

表 6-2　终末期肾病的临床路径

第一诊断为：终末期肾病　行自体动脉 - 静脉内瘘成形术

患者姓名：＿＿＿＿＿　性别：＿＿年龄：＿＿＿门诊号：＿＿＿＿住院号：＿＿＿＿＿

住院日期：＿＿年＿月＿日　出院日期：＿＿＿年＿月＿日　标准住院日 10~14 天

时间	住院第 1 天	住院第 2~7 天	住院第 3~8 天（手术日）
主要诊疗工作	询问病史及体格检查 完成病历书写 上级医师查房与术前评估 初步确定内瘘建立部位和日期 向患者及其家属或委托人交代病情	上级医师查房 完成术前准备与术前评估 根据彩超检查结果确定手术方案 完成必要的相关科室会诊 完成病历书写 签署手术知情同意书、自费用品协议书 向患者及家属交代围术期注意事项	手术 术者完成手术记录 住院医师完成术后病程记录 上级医师查房 向患者及家属交代病情及术后注意事项
重点医嘱	长期医嘱： 肾病护理常规 二级护理 低盐优质低蛋白低磷低嘌呤饮食 患者既往的基础用药 临时医嘱： 血常规、尿常规、大便常规 肝肾功能、电解质、血糖、血脂、血型、凝血功能、感染性疾病筛查、铁代谢、胸片、心电图、超声心动图 双上肢动脉、深静脉彩超 浅静脉 DSA、MRA 或 CTA（必要时）	长期医嘱： 肾病护理常规 二级护理 低盐优质低蛋白低磷低嘌呤饮食 患者既往基础用药 临时医嘱： 术前医嘱： ①常规准备明日在局麻下行上肢动脉 - 静脉内瘘成形术 ②药品及物品准备 备术前抗菌药物 其他特殊医嘱	长期医嘱： 自体动脉 - 静脉内瘘成形术后护理常规 一级或二级护理 低盐优质低蛋白低磷低嘌呤饮食 明日恢复因手术停用的药物 抗菌药物 临时医嘱： 其他特殊医嘱
主要护理工作	介绍病房环境、设施和设备 入院护理评估	宣教、备皮等术前准备	观察患者病情变化 术后心理与生活护理
病情变异记录	□无　□有，原因： 1. 2.	□无　□有，原因： 1. 2.	□无　□有，原因： 1. 2.
护士签名			
医师签名			

续表

时间	住院第 4~9 天 （术后第 1 日）	住院第 5~10 天 （术后第 2 日）	住院第 10~14 天 （出院日）
主要诊疗工作	上级医师查房，注意病情变化 住院医师完成病历书写 注意观察体温、血压、动脉静脉内瘘部位血管杂音等	上级医师查房 住院医师完成病历书写 换药	上级医师查房，进行手术及伤口评估，确定有无手术并发症和切口愈合不良情况，明确是否出院 完成出院记录、病案首页、出院证明书等 向患者交代出院后的注意事项
重点医嘱	长期医嘱： 自体动脉 - 静脉内瘘成型术后护理常规 一级或二级护理 低盐优质低蛋白低磷低嘌呤饮食 患者既往基础用药 临时医嘱： 止痛（根据情况） 抗菌药物（根据情况）	长期医嘱： 自体动脉 - 静脉内瘘成形术后护理常规 二级护理 低盐优质低蛋白低磷低嘌呤饮食 患者既往基础用药 临时医嘱： 换药	出院医嘱： 出院带药 门诊随诊 拆线
重点护理工作	观察患者病情 术后心理与生活护理 指导术后患者功能锻炼	观察患者病情 术后心理与生活护理 指导术后患者功能锻炼	指导患者办理出院手续
病情变异记录	□无 □有，原因： 1. 2.	□无 □有，原因： 1. 2.	□无 □有，原因： 1. 2.
护士签名			
医师签名			

（摘自：原卫生部实施临床路径表）

四、临床路径的变异处理

（一）变异的概念

患者在住院期间不一定都能按照预先设计好的路径接受诊疗和护理，可能会出现一些偏离标准临床路径预定设置的程序的情况。为此，将个别患者在假设的标准中出现偏差或在沿着标准临床路径接受医疗照护的过程中有所变化的现象称为变异。

（二）变异的分类

1．根据变异性质分类

（1）正性变异：指可以促进患者的疾病转归，缩短住院天数或减少住院费用的现象。对于这一类变异要分析其合理性，作为完善路径的依据。

（2）负性变异：指可导致患者治疗时间延迟，最终使住院天数或住院费用增加的现象。对于此类变异应详细分析其成因，采取相应措施及时纠正，避免再次发生。

2．根据变异来源分类

（1）与医院系统相关的变异：与医院系统相关的变异即偏离路径标准的变异是由于医院系统的各个部门之间沟通、协调发生障碍，或者物质、设备突然出现故障等原因所造成，以致患者不能按路径要求如期达到预期目标。

（2）与医务人员相关的变异：①与医务人员职业道德相关的变异：医务人员应严格遵守医务人员职业道德，工作严肃认真，精益求精，如果作出不符实际的虚假病情报告，凭经验给患者下达治疗方案等，会发生误诊误治。在执行患者的各项治疗时不遵守各项基本医疗制度，可能出现错误用药，使患者偏离标准临床路径造成人为的临床变异。②与医务人员技术水平相关的变异：如果患者能迅速得到明确的诊断、积极的治疗以及妥善的护理，病情将得到迅速的控制，甚至能产生比临床路径所预期的目标更好的效果。但是，如果医务人员技术水平低，不仅增加患者的痛苦，而且给疾病的康复带来困难，使患者偏离临床路径所预定的程序。③与医务人员的服务态度和沟通交流技巧相关的变异：如医务人员对待患者的态度热情和蔼，对患者的痛苦关心、体贴，能使患者对医院、对医务人员产生信赖感，从而能发挥患者的主观能动性，使患者主动与医务人员交流和沟通，医务人员能从与患者的交流中尽快得到患者病情变化的第一手资料，并能及时了解病情，修正路径，以便寻找更好的能早日达到预期目标的捷径。

（3）与患者有关的变异：①与患者个体差异有关的变异：患者的个体差异包括用药、治疗、体质因素等方面。例如某患者对青霉素具有高度过敏性，在做皮试时即发生过敏性休克；又如某患者对洋地黄具有高度过敏性，当只应用常规剂量时即产生中毒反应等。对于这些因素，在制定和实施临床路径时要将患者的特殊个性问题考虑进来，密切观察。发现个体差异带来的变异时应及时处理和修正临床路径。②与患者心理状态相关的变异：良好的心理状态、乐观向上的情绪将对疾病的康复产生正面的效应，促进疾病的康复。相反，不良的心理状态、消极低沉的情绪将对疾病的康复产生负面效应，即导致疾病康复延迟，甚至加重病情。患者的心理状态直接影响到疾病的预后，也可导致临床路径过程中出现变异。

（4）其他原因引起的变异：包括由于患者的不合作、家庭经济原因以及社区服务不到位等所致的变异。例如，一个下岗职工生活遇到暂时的困难，又遭疾病的打击，也许会失去治疗疾病的信心，或者干脆放弃治疗，因而导致临床路径的无效和终止。又如来自社区方面的原因，如恢复期的患者要转入社区服务机构继续进行功能锻炼或康复治疗，如果社区医疗服务机构不健全，一时难以承担患者出院后的康复期医疗护理服务，也会导致临床路径中住院时间延长的变异。

3．根据变异发生时间分类　①入院前变异，入院前检查未完善，急诊入院等；②住院期间变异，如床位紧张、患者配合程度低、出现并发症等；③出院变异，即提前或延迟出院；④出院后变异，如疾病复发等。

4．根据变异管理的难易程度分类　可以分为可控变异和不可控变异。可控变异的发生是不合理的，可以通过相应措施加以制止和杜绝，医护人员和医院系统原因造成的变异多属于此类。不可控变异的发生具有一定合理性，如患者特殊需求和疾病变化等原因引起的变异多数属于不可控的范畴。可控变异是变异分析的重点内容，也是医院路径管理的主要对象。

（三）变异的处理

对于临床路径图中任何程序所出现的变异要科学地分析。医务人员首先应以积极严谨的态度，以整体的观念全面考虑患者的情况，特别是个体方面的差异应作详细的考量。在路径实施过程中，医务人员应发挥团队精神，各团队成员应各司其职，各负其责，共同承担起教育者、协调者、实施者的角色，以最大限度地减少医院系统及与医疗服务人员相关的原因给患者带来的负性变异。一旦出现负性变异，医务人员应迅速分析其原因，修正已出现的变异，并尽快地使患者回到标准路径中来。

1．记录变异　患者在进入临床路径后发生了变异，偏离了临床路径的有关情况，应记录在有变异编号的记录单上。变异编号可根据本科室情况预先设定，如将本科室常见的变异“术前呼吸道感染”编号为1号，“术后呼吸道感染”编号为2号，“检验或特检项目不及时”编号为3号等，设置变异编号有利于电脑操作和查找，便于对变异分类和总结，有利于品质改良。

在变异记录中，必须强调实事求是，记录必须真实、准确、简明扼要。如因为某种原因，出现了某种问题，使疾病达不到临床路径预期的结果，则应在变异栏内对出现变异的原因进行分析，详细记录做了什么处理、处理后的结果等，最后签名，写上日期。对发生变异的问题应进行详细的描述，让实施临床路径的团队成员能了解该患者究竟出现了何种变异，并且每个人都应思考出现变异的原因，寻找解决、修正变异的方法。

2．咨询与讨论　对于临床路径中出现的复杂而特殊的变异，主管医师应组织专家会诊。对一般的临床变异，临床路径小组各系统相关成员应定期召开讨论会，探讨变异的原因，提出处理意见，提出该变异的最佳修正方法。

3．分析与整理

（1）分析变异对原发病是否有影响：如患者所出现的变异是积极的变异（正性变异），则原发病可能尽快地稳定并迅速好转。反之，如所出现的变异是消极的变异（负性变异），则提示原发病可能加重，应立即寻找原因和解决的方法。

（2）分析变异对正常临床路径是否有影响：在实施临床路径过程中，如发生了变异，医务人员应全面分析，了解该变异对标准的路径有无影响。因为，正性变异可促进患者沿着路径程序提前达到预期目标；负性变异则可阻碍路径程序的顺利实施，使之不能或者不能按期达到预期目标。此时，通过分析变异，修正变异，可逆转负性变异为正性变异，使变异赋有积极的临床意义。

（3）分析变异对患者预期目标是否有影响：正性变异可缩短患者的住院天数，减少医疗费用；负性变异不仅延长患者的住院日期，增加医疗费用，还可导致医疗资源的浪费和医疗成本的提高。为此，在根据患者个体差异的基础上，医务人员应充分发挥自主权，具体情况具体分析，合理用药，合理检查，以最大限度地降低医疗费用，并使患者尽早康复。

总之，医务人员应科学而全面地分析变异原因，结合客观实际，依据科学的论据与论断，找出解决变异的最佳措施，不断修改、完善临床路径。

五、临床路径的特点

临床路径是一种新型的医疗护理模式，它以加速疾病康复，减少医疗资源的浪费，减少经费支出为宗旨，同时，又能有效地提高工作效率，提高医疗技术水平。其服务品质高，参与人员多，系统性强，需要有高度的群体氛围和效率意识。因此，临床路径具有如下特点。

1．各种疾病均有标准住院天数的设定　临床路径是一种事先设计好的疾病康复路径图，此图是经过医护人员仔细地调查、核准，经医疗专家科学的论证并经多学科组成员共同商讨制定的。在临床路径图中不仅对疾病康复过程中患者可能出现的问题有全面准确的分析和科学合理的治疗护理计划，而且界定了患者的标准住院天数。例如，在美国，急性阑尾炎手术患者的标准住院天数界定为 5 天；剖宫产手术标准住院天数界定为 6 天，即在标准住院日内预期患者可望得到康复，促使病患者沿着康复较快捷的途径达到最佳的康复。

2．预期目标 / 结果的设定　临床路径为疾病的发展与转归界定了一个正性的方向和结果，即疾病的发展沿着临床路径所进行的一系列的诊疗、护理活动达到一个预期的目标。临床路径的所有参与者包括医务人员和患者所做的一切都是围绕着预期目标而进行的。

3．时限性　临床路径具有很强的时限性，路径中时限的要求和规定是经过反复的科学的实践与论证，是疾病恢复的最佳途径，不仅表现在对住院天数的界定上，而且表现在完成各项医疗服务的时限要求上。它对于某一项医疗措施或者护理计划或者检验项目的完成，其时间均有严格的规定。

4．团队精神　实施临床路径特别强调团队精神，这个团队是由多专业人员如医师、护士、药剂、医技以及后勤等人员形成的组合体，强调各专业之间的协作和团结，在专业人员的共同劳动中，团体意识和团队精神是基础。在设置临床路径中的各项服务项目（如医疗、护理、检查、检验、营养等）时，各专业人员已达成共识，这些服务项目的完成和预期目标的达到只有依靠团队中每个人的努力才能获得成功，团体内的每一个部门都缺一不可。

六、实施临床路径的意义

1．降低医疗费用，培养营销理念 临床路径为疾病治疗提供了最有效、最捷近的标准，强化了医务人员营销意识。各项研究均显示其能有效缩短住院天数，降低医疗费用，减少资源浪费。

2．遵循循证医学，提高医疗护理质量 临床路径的制定离不开循证医学，循证医学与临床路径相辅相成，使其具有较强的科学性。同时临床路径的计划性、系统性最大限度地防止了医疗缺陷的发生，保证了医疗护理质量。

3．促使多学科合作，深化整体医疗护理 临床路径是跨学科的全方位的工作模式。它是一种详实的流程计划书，包括了患者生理、心理、社会、文化等各方面需要，内容涉及医疗、护理、药剂、营养各学科。因此，它具有连续性、合作性、全方位性的特点。临床路径方案的设计者和实施者都应在整体观念的指导下实施，充分发挥团队精神，满足各层次需要，以整体的护理带动整体医疗的发展。

4．有利于健康教育的实施和新进人员的培训 临床路径表单是常见病多发病的诊治计划，其中包括了医疗目标、预期效果、具体措施、实施时间，均有利于患者及家人对疾病的了解，也是健康教育内容的重要部分。它还可以作为学习的资料，促进新进人员的培养。

5．增加医疗透明度，减少医疗纠纷 医学是一门专业性很强的学科，形成的医患关系常以被动接受为主。随着社会发展，人们对医疗服务也提出了透明消费的新要求。临床路径将诊治过程清楚地、预见性地提出，让患者及家属有了更多的自主选择权，变被动接受为主动参与。这种平等关系有利于医患的思想交流、情感沟通，最大限度地减少了纠纷的发生，增加了医患满意度。

6．规范医疗记录，减少病历书写时间 临床路径表单以时间为序，列出了同种疾病的共同诊疗步骤，它的制定具有规范性，实施后只需做简单的记录，不必重复书写，增加了直接医疗时间，充分体现了以患者为中心的服务宗旨。

7．分析变异，促进质量改进 临床路径可以用来监控医疗过程，及时发现和解决问题。实施过程中将与预期结果不同的变异进行整理分析，用变异分析和成本效益对临床路径进行实用性评价，促进质量改进，完善临床路径。

七、临床路径和整体护理的关系与发展

随着当今社会的发展和医学科学的不断进步，医务人员为患者实施整体护理已不仅仅意味着为患者提供全方位的医疗护理服务，让患者康复。而是将尽早康复和尽可能少的医疗费用作为医疗护理服务的最终目标，于是产生了一种新的管理模式——临床路径。

整体护理把人视为一个整体，从生理、心理、社会、文化、精神等方面考虑人类存在的或潜在的健康问题，并通过护理程序来解决这些健康问题。整体护理的成果不仅在于引导和推崇了一种新的护理理念，更表现在找到了一种妥善解决健康问题的思维与工作方法，即护理程序。护理程序是经过有系统地收集资料、分析组织资料、确立服务对象的健康问题，并根据病情的急迫性和严重程度依序处理，为服务对象提供及时的护理照顾，最后根据护理的预期目标，评价护理目标是否达到。如此循环往复，使服务对象始终有计划地得到最佳护理照顾。

临床路径是在遵循循证医学的基础上，对患者的诊疗护理日程进行科学有序的安排，设定住院医疗护理流程图，依据每日标准诊疗、护理计划提供医疗护理服务，它具有时间性和顺序性，它要求护士必须具备护理程序的实践能力。因此，护理程序不仅是整体护理的实践基础，也是临床路径的基本框架。整体护理与临床路径之间存在着互相促进，互为提携的关系，是深入开展整体护理的一种有效手段。

本章小结

临床路径是针对某一病种或手术建立一套标准化治疗模式与治疗程序，是以循证医学证据为指导，促进疾病治疗和疾病管理的方法，是以“同病同治、同病同酬”为核心概念的医疗费用支付制度。其特征是：缩短平均住院日、减少医疗费用支出、节约医疗资源，促使多学科合作，不断提高整体医疗护理服务质量。护理人员应熟悉临床路径实施步骤和基本条件以及临床路径变异的原因及其处理，减少医疗资源浪费，提高工作效率，提供更为优质的护理服务。

本章的重点是：临床路径的概念和内涵、临床路径实施步骤以及临床路径变异的原因及其处理。

思考题

1．临床路径的概念是什么？
2．临床路径实施步骤及基本条件有哪些？
3．如何处理临床路径变异？
4．简述临床路径与整体护理的关系。

（陶　莉　陈莉霞）

第七章　文化与护理

学习目标

通过本章内容的学习，学生应能：

识记：

1．简述文化的特征。

2．描述莱宁格跨文化护理理论的主要概念及理论构架。

3．说出文化休克的各期特点。

理解：

1．用自己的语言正确解释下列概念：

文化、文化休克

2．用实例说明满足患者文化护理需要的策略。

应用：

1．评估患者的文化背景，为患者提供合适的文化环境护理，满足其健康需求。

随着医学模式的转变，以人的健康为中心的整体护理观已经成为现代护理发展的必然趋势。它要求在为服务对象实施护理的过程中，综合考虑服务对象的生理、心理、社会、精神和文化等方面的因素。因此，掌握文化的内容以及文化与护理的关系，了解不同文化背景患者的需要，准确地理解他们的各种行为，提供适合其文化背景的护理，达到满足其文化需求的目的。

第一节　文化概述

文化是人类在进化过程中创造出来的。每一个民族走向现代化的历程都是在一定文化背景下的文化选择和文化进步的过程，任何经济、政治的因素都要通过人的心理结构——文化模式才能发挥作用。

一、文化的概念

1．文化与文化现象

（1）文化（culture）：文化一词来源于拉丁文，原意是指对土地的耕作。后引申为对人的身体和精神两方面的培养，指培育人参加公共生活所必需的品质和能力。由此，文化具有了培养、教育、发展、尊重的意思。20世纪以后用于描述人的能力的发展。

自近代以来，人们对文化问题进行了研讨。

社会学定义为：广义的文化是指人类创造的一切物质产品和精神产品的总和；狭义的文化专指语言、文学、艺术及一切意识形态在内的精神产品。

哲学定义为：广义的文化包括人类的物质生产和精神生产的能力以及物质和精神的全部产品；狭义的文化指精神生产能力和精神产品，包括一切社会意识形态，有时又专指教育、科学、文学、艺术、卫生、体育等方面的知识和设施，以与世界观、政治思想、道德等意识形态相区别。

目前公认的文化定义是：文化是在某一特定群体或社会的生活中形成的，并为其成员所共有的生存方式的总和，包括价值观、语言、知识、信仰、艺术、法律、风俗习惯、风尚、生活态度及行为准则，以及相应的物质表现形式。

（2）文化现象：指人类文化发展过程中呈现出的某种外部状态和联系，具有个别、具体、可直接观察和经验性等特点，是人们对现象的感受上升到理性概括的认识产物。它往往是思想观念及其物化形式的综合，不但具有外在的特色，而且含有观念的特色。

文化现象一般包含三个方面：人们活动的物质财富、精神产品以及活动方式，又称之为物质文化、精神文化和方式文化。物质文化是一个社会普遍存在的物质形态，如机器、工具、计算机、书籍、衣服等；精神文化指理论、观念、心理以及与之相联系的科学、宗教、符号、文学、艺术、法律、道德等；方式文化包括生产方式、组织方式、生存方式、生活方式、行为方式、思维方式、社会遗传方式等七个方面，是文化现象最基本、核心的内容。

2．主流文化与亚文化　任何社会都有主流文化与亚文化之分。

（1）主流文化：是统治阶层和主流社会所倡导的文化，代表了社会的主要发展方向。

（2）亚文化：当一个社会的某一群体形成一种既包括主流文化的某些特征，又包括一些其他群体所不具备的文化要素的生活方式时，这种文化被称为亚文化。亚文化是仅为社会上一部分成员所接受的或为某一社会群体所特有的文化。

社会的主流文化与亚文化是社会文化的两个方面，两者相辅相成，不可分离。主流文化仅仅是社会文化的一个组成部分，代表了社会的一个侧面，而不能代表社会的全部。亚文化一般不与主流文化相抵触或对抗，它可以围绕着职业种类发展而成，如医学或军事部门的亚文化。因此，只有对社会的主流文化与亚文化做全面地分析与了解，才会对社会有正确的、全面地认识。

二、文化的特性

1．文化的超自然性与超个人性

（1）文化的超自然性在于文化的第一要素是对人的描述，它只与人以及人的活动有关，它包括人类所创造的一切物质的和非物质的财富。自然界本无文化，自从有了人类，凡是经过人类“耕耘”的一切均在文化的研究之中。人与原生自然客体之间的自然关系，只是纯粹的物理或生理关系，如看月亮、吃野果等。但若人在观赏月亮时联想到唐诗或在吃野果时讲究卫生，这种自然关系便有了文化的成分。

（2）文化的超个人性在于个人虽然有接受文化及创造文化的能力，但形成文化的力量却不是个人。文化反映人类能动改造世界的创造性本质及改造与被改造、创造与被创造的主客体关系。对主体来说，“文化”是其创造性能力，表现为一种个体素质而独立存在；对客体来说，“文化”是物化其中的主体的创造本质或“本质力量”，表现为一种结构质而客观存在。一把原始人打制的石斧，即使放到高科技时代的今日，依然具有不同于天然石块的文化属性。

2．文化的地域性与超地域性

（1）文化的地域性是指文化是人类的历史产物，它伴随着人类的出现和发展而产生与发展。人类的出现首先是分地域的，并且互相隔绝，每个人群按照自己不同的方式创造自己的文化，使得文化一出现就带有鲜明的地域特征，并与其他各地域的文化相互区别。

（2）文化的超地域性有两层含义：①有些文化可以发生和存在于不同的地域，它不是某一特定地域的特定文化，而是诸多地域的共同性文化或全人类性文化，即文化的人类性。②有些文化首先只在某一特定的地域发生、发展和成熟，但这种文化又可以被其他地域所接受、吸收和同化。这种文化在被其他地域接受之前属于地域文化，接受之后便成为超地域文化或人类性文化。例如，中国文化遗产中的造纸、印刷术、火药、指南针等首先是地域性的，然后成为全人类所共有的一种超地域性文化。

3．文化的时代性与超时代性

（1）文化的时代性是指文化具有鲜明的时代特征，由于生产方式的变化使不同时代的文化之间有明显的差别，文化便由此留下了鲜明的“时代痕迹”，如原始文化、中世纪文化、现代文化。

（2）文化的超时代性是指同一民族文化中，各时代文化共同的东西可以看作是超时代特征的文化，是这个民族的永恒性文化，这种文化与这个民族相随不离，即超时代性。例如，孔子创立的儒家学派经过了汉唐经学、宋明理学等发展阶段，其儒家思想的精神实质并未发生根本性变化，成为中华民族的道德意识、精神生活和传统习惯的准则。

4．文化的象征性与传递性

（1）文化的象征性是指文化现象总是具有广泛的意义，其意义一般会超出文化现象所直接指向的狭小范围。例如，白颜色本来只是一种颜色，但当人们把白颜色作为一种文化因素时，他便有了广泛的象征意义。如白旗意味着投降，白衣天使专指护士等。因此，文化的象征性遍及社会生活的各个方面。

（2）文化的传递性指文化一经产生就会被世人模仿和利用，文化传递首先依赖于人类学习的能力以及将知识传递给下一代的能力，每一代人都会为所生活的时代增添一些新的内容，包括从所处社会吸收的文化、自己的创造以及所接触的外来文化的影响。其传递的过程有纵向的继承，也有横向的开拓。

5．文化的继承性与变异性

（1）文化的继承性表现在从文化发展的一些阶段过渡到另一些阶段时，对于整个文化过程的某些现象、方面和特质加以保存、巩固和选择。在文化的发展进程中，每一个新的阶段在否定前一个阶段的同时，都会继承它的进步内容以及人类在此之前发展的所有阶段所取得的成果，使这些财富能世世代代传承下去，并在过去的文化中寻找思想观念的依托。

（2）文化的变异性是指文化的本质是不断变化的，人类文化是由低级到高级、由简单到复杂不断进化的过程。文化变异的内因是文化内部结构的矛盾运动，文化变异的外因是社会革命。新发明和新发现是文化变异的源泉，新观念、新规范、新技术推广后就成为新的文化特征。如电子计算机的发明和研制得到了社会的普遍认同和广泛使用，从而开创了 20 世纪下半叶的新局面，成为新时代的标志。

6．文化的阶级性与超阶级性　人类进入阶级社会后文化必然具有阶级性，在一个民族或社会里，统治阶级总是贯彻本阶级的意识形态，包括本阶级的道德标准和行为规范。但文化是一个多层次的体系，在涉及文化的阶级性时，不可忽视它的超阶级性，如科学技术不属于任何一个阶级，而属于全人类。

二、文化的分类

文化是物质文明与精神文明的总和，具有纷繁复杂的种类。根据分类角度不同，文化可以有不同的分类方法。具体介绍以下三种分类方法：

1．根据文化现象的不同特点分类　分为硬文化和软文化。硬文化是指文化中看得见、摸得着的部分，如物质财富，是文化的物质外壳，即文化的表层结构。软文化是指活动方式与精神产品，是文化的深层结构。在文化的冲突中，硬文化较易随着冲突而改变自身，易被外来文化理解和接受；软文化则不易在冲突中改变，尤其是软文化中的“心理沉淀”部分最难改变，因为“心理沉淀”是文化结构中最深层的文化层面，是一个民族数代人积淀而成的心理习惯，这种积淀在人们心理上形成了一定的观念定势、思维定势、价值标准定势，往往不易被理解和接受。例如，西方人较易接受中国人发明的火药和火药制造出来的鞭炮，但对于中国人用鞭炮驱鬼避邪的行为，即文化的心理内涵则难以理解和接受。

2．根据文化的固有性质及其与社会的关系不同分类　分为专业文化和社会文化。专业文化充分体现人的创造性文化本质，以相对专业化、专门化形式存在，如自然科学、工艺技能、生产技术、体育竞技等文化活动及相应产品；社会文化则是在相应社会系统和社会关系中获得的社会属性，具有社会功能的文化现象、文化客体，包括获得社会属性、社会身份的文化人。通常，专业文化不涉及社会因素，不具有社会属性，能在社会系统中保持其纯文化属性；而社会文化则不具有纯文化属性，几乎存在于社会各个环节。

3．根据文化的功能属性分类　分为器物文化、制度文化、信息文化和人本文化。器物文化是体现在人类物质生产和产品上的文化；制度文化是体现在人类社会和文化结构规范中的文化；信息文化是指人类自觉通过文化符号接收和传播信息的文化；人本文化是指人类直接维护增强或显现把握自身生命、生命本质或本质力量的文化现象，如生理心理学、医学和医疗卫生、自然科学、社会科学、工程技术和体育、哲学和宗教、审美文化及艺术等。

4．其他分类　根据地理区域将文化分为非洲文化、欧洲文化、环太平洋文化等；根据历史特性分为古希腊文化、古埃及文化、玛雅文化等；根据时间分为古代文化、近代文化、现代文化和当代文化；根据具体对象特征划分为陶器文化、瓷器文化、青铜文化、铁器文化、酒文化、茶文化等；根据宗教划分为基督教文化、佛教文化、道教文化、伊斯兰教文化等；根据行为方式划分为饮食文化、礼仪文化等。

四、文化的功能

文化是一个多功能的体系，具有自己的鲜明特征，具体表现在以下几个方面：

1．文化是社会或民族相互区分的标志　文化是一个社会物质文明与精神文明的总和，具有丰富的内涵。任何一种民族文化都可分为主流文化与亚文化。主流文化可以把握一个民族文化的主要脉搏，是一个民族的文化精髓，包含了一个民族的精神信仰、道德取向、价值观念、思维方式等深层次的因素，是影响一个民族社会发展的内在动力。在不同国家、民族或群体之间，文化表现出来的本质区别要比肤色、地域、疆界等更加深刻和明显。例如，东西方文化在价值观方面就表现出明显的差异。中国人强调集体主义、集体成就；美国人强调个人主义、个人成就。由于文化的差异，在中国，对于个人主义的解释是不顾他人利益的个人奋斗或自私自利；在西方文化里的个人主义，是一种个人价值的体现，一种尊重个人隐私，不依赖于他人的自我奋斗与自我独立。

2．文化使社会有了系统的行为规范　文化集合解释着一个社会的全部价值观和规范体系，如风俗、道德、法律、价值观念等，使一个社会的行为规范与观念更为系统化、规范化。在一个社会群体里，为了集体的生存和发展，其成员在社会实践过程中形成一种共识：共同遵守社会公认的行为准则和道德标准，追求共同的价值观，确立群体成员必须遵循的社会规范。各民族的文化在长期发展过程中，都形成了本民族不同的价值观念和是非标准。例如，西方人以食牛肉为主，而牛在印度却被视为圣物。不仅民族与民族之间如此，同一民族内部也同样会有很大的文化差异。例如在商品经济发达的城市，人们很注重时间观念。但在偏远乡村的人们则不然，开会亦很少准时。

3．文化使社会团结有了重要的基础　文化使社会形成一个整体，这也称为文化的整合功能。社会上的各种文化机构都从不同的侧面维持着社会的团结和安定。例如，政治机构实现着社会控制，协调着群体利益；教育机构培养着社会成员，使之更符合社会需要；军队保证着社会的安定等。人类如同动物一样，都有弱肉强食的本性，而关键在于文化的教化和熏陶。

4．文化塑造了社会的人　没有人出生时就带有特定的文化特色，但人具有学习文化、接受文化的能力，从而促进了个性的形成与发展。个体掌握生活技能，培养完美的自我观念和社会角色，并传递社会文化。世界的历史进程和人类历史的全部文化并不完全被当时的社会形态所表现，也不可能完全由图书、博物馆、历史遗迹所保存，他们以文化的方式被个体保存和传承。个人则从整个人类历史和文化中汲取营养，塑造社会的人。人的社会性正是由于这种文化因素交织的背景而呈现无限的本源生命力，没有人自身的历史成长，没有融入无限丰富的文化因素，就没有社会的人。

5．文化满足了人类的需要　一个理想的社会，除了能满足人的生理需要外，还应使人的较高层次的需要得到满足，并富于文化特色，如饮食文化、酒文化、茶文化等。所以文化是人类为满足自己的需要而创造出来的，新的需要促进新的文化产生，人类文化由低级到高级不断演进。

6．文化传递社会经验和信息　文化作为一种符号，能够储存社会经验并将它们从上一代传递给下一代，从一个国家传递到另一个国家，使人类的语言、知识、信仰、艺术、法律、风俗习惯、风尚、价值标准等广为流传。

第二节　文化结构与文化休克

案例 7-1

小王，女，20 岁，大二学生，作为交换生到美国学习一年。初到美国时，她对一切事物都感到新奇，渴望了解新环境中的风俗习惯、语言行为。但是，因不了解美国本土文化，不适应当地的生活习惯，不能与当地人自然沟通、很好相处，小王逐渐感到失望、失落、烦恼和焦虑、迷惑和挫折，继而不愿意出门与当地人接触。

问题与思考：

1．小王出现了什么现象？产生这种现象的原因是什么？

2．如何预防此现象的发生？

一、文化结构

（一）文化特质

文化特质是指各种文化要素的特征，是根据文化所包括的内容的复杂程度和范围的大小所划分的一层结构。文化的差异就是通过文化特质体现出来的，是一种文化区别于其他文化的最小单元。在同一文化区域内虽然文化的差异是普遍存在的，但这种文化的差异从文化分区的角度来看是次要的，它们的共性才是主要的。

（二）文化模式

文化模式是一个社会所有文化内容组合在一起的特殊形式和结构，这种形式往往表现了一种社会文化的特殊性。一般认为，文化模式包括以下九个方面：

1．符号　符号是人类行为的起源和基础，由于符号的产生和运用才使得文化得以产生和存在，包括语言、文字、色彩等。

2．物质特质　是人类创造的各种物质生产活动及其产品，是构成文化的基础，其反映了社会生产力的发展水平，如服饰、饮食、住所等。

3．艺术　指经过系统加工、归纳整理的社会意识，如绘画、音乐、著作等。

4．科学　包括自然科学和社会科学。

5．习俗　人类在社会实践，尤其是在人际交往中约定俗成的习惯性定势，如各种礼仪、民俗。

6．家庭社会制度　是由人类在社会实践中建立的各种社会规范构成，如社会经济制度、政治法律制度、婚姻形式、家族制度等。

7．方式　财产占有方式与交易方式。

8．政府　如政体、司法。

9．战争　如军事。

文化模式既有稳定性，又有变异性。稳定性是相对的，变异性是绝对的。但是若稳定时间持续过久，则古旧文化沉积过多，于是排斥外来文化，阻碍新的文化模式的产生。所以文化模式的变异是文化演进的重要条件，促使文化模式的改变。

二、文化休克

（一）文化休克的概念

文化休克，又称为文化震撼或文化震惊，1958年由美国人类学家奥博格（Oberg）提出，指生活在某一文化环境中的人初次进入到另一种不熟悉的文化环境，因失去自己熟悉的所有社会交流的符号与手段所产生的思想混乱与心理上的精神紧张综合征。例如，当一个长期适应于自己本土文化的人突然来到了不同的民族、社会群体中或地区甚至国家等新的文化环境中时，常常会在一段时间内出现迷失、疑惑、排斥甚至恐惧的感觉等文化休克现象。

（二）产生文化休克的原因

引起文化休克的主要因素是突然从一个熟悉的环境到另一个陌生的环境，从而在以下几个方面产生问题。

1．沟通　沟通是一个遵循一系列共同规则而互通信息的过程，包括语言沟通和非语言性沟通。沟通的发生通常会受到文化背景或某种情景的影响，不同的文化背景下，同样的内容可能会有不同的含义，脱离了文化背景来理解沟通的内容往往会产生误解。例如，在中国，朋友之间互相询问年龄、工资都是常见的事情，很少有人会拒绝回答，但如果遇上西方国家的人也询问同样的问题，对方可能非常生气，认为年龄和工资纯属个人的隐私问题，所以可能导致沟通的中断。不同文化背景下的非语言沟通模式不完全相同，所代表的信息含义也不同。例如，印度人交谈中赞同对方意见时，不是点头而是摇头，不同意时则点头；在泰国，朋友相遇以双掌合十致意，双掌举得越高，表示尊敬的程度越深；而非洲人则是见面时握手，对尊敬者，要用左手握住右手的手腕，再用右手与对方握手，对特别亲近者，先握一下他的手，继而握对方的手指，然后再紧握一下他的手。

2．日常生活活动　每一个人都有自己规律的日常生活活动，即一个人的生活习惯。当一个人的文化环境改变时，其日常生活活动、生活习惯，如新环境中的住宿、交通工具、作息制度、工作环境等会发生变化，需要人们花费时间和精力去适应新环境的文化模式。在这种适应过程中，人们往往会产生受挫感，从而造成克服日常生活活动的改变而引起的文化休克。

3．风俗习惯　不同文化背景的人都有不同的风俗习惯，一旦改变了文化环境，必须去适应新环境中的风俗习惯、风土人情。新环境中的饮食、服饰、待客、居住、消费等生活方式、生活习惯可能与自身原有的文化环境不同，使得身处异乡的人难以适应，但又必须去了解和接受。例如，许多中国人一想起奶酪的滋味就难以忍受，对把蚯蚓、蜗牛等当菜吃感到恶心，但有些民族却把它视之美味。这些文化的差异会使人短时间内难以接受，从而出现文化休克。

4．态度和信仰　受自身环境的文化模式影响，态度、信仰、人生的价值观和人的行为在每一个文化群体之间都是不同的。当一个人的文化环境突然改变时，其长期形成的母文化价值观与异域文化中的一些价值观会产生矛盾和冲突，就造成其行为的无所适从，从而出现文化休克。

5．孤独　孤独往往伴随着沟通交流障碍而来。在异域文化中，一个人丧失了自己在本文化环境中原有的社会角色，同时对新环境感到生疏，又与亲人或朋友分离，语言不通，生活方式打乱，孤独感便会油然而生，因而倍感孤单、无助，思念亲人，造成情绪不稳定，产生焦虑和对新环境的恐惧等情绪，出现文化休克。

以上造成个体文化休克的五个因素使个体对变化必须做出适应和调整。当同时出现的因素越多、越强烈时，个体产生文化休克的强度越明显。如果单从文学的角度看，文化休克产生的根源主要在于原有文化模式的根深蒂固，当一个人面对新的文化形态时，如果他还以原有文化作为认识和评判现有一切现象与行为的标准，就必定会产生文化休克现象。但是，如果从社会学的角度来看，这只是一种文化表象而已，更为深刻的原因还是在于社会环境的巨大差异。狭义地理解，文化只不过是一种标志性的符号，一种表达思想与实物的形式，它需要一种载体来创造与承继；而社会环境则是一个最为深刻和广博的载体，如果不是因为社会环境的巨大差异，这种文化休克的感觉可能会轻许多。因为文化是可以习得，而社会环境却是无法复制的。

（三）文化休克的分期

当一个人离开熟悉的环境进入陌生的文化环境时，常常经历以下四期的变化历程，可以用“U”形曲线图表来解析（图 7-1）。

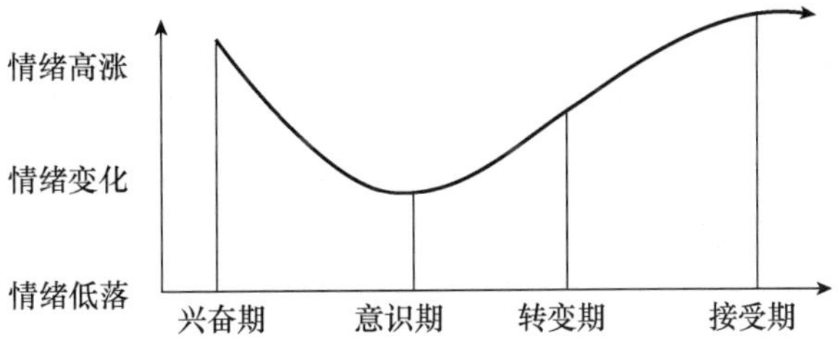

图 7-1　文化休克分期

1．兴奋期　当一个人刚刚到达一个渴望到达的新环境时，被新环境中的人文景观和意识形态所吸引，对一切事物都会感到新奇。此时人们往往渴望了解新环境中的风俗习惯、语言行为等，并希望能够顺利开展活动，进行工作。此期的主要表现是兴奋。例如：一般的旅游者到一个陌生的地方或国家时往往会有此期的表现。

2．意识期　此期个体的好奇、兴奋感已经消失，开始意识到自己要在新的环境中做长时间的停留，他必须改变自己以往的生活习惯、思维方式去适应新环境中的生活方式及风俗习惯。此时，个体原有的文化价值观念与其所处新环境的文化价值观念标准产生文化冲突，个人的信仰、角色、行为、自我形象和自我概念等会受到挫伤。尤其当原定计划无法正常实施或遭遇挫折时，个人更会感到孤独，思念熟悉环境中的亲人、朋友，会感觉新环境中的一切都不如自己熟悉的旧环境，会有退缩、发怒和沮丧等表现。此期是文化休克综合征中最严重也是最难度过的一期。

3．转变期　此期个人开始学习、适应新环境中的文化模式，逐渐了解、熟悉新环境中的“硬文化”和“软文化”，采取一定的方式，如参加日常生活活动、庆祝活动等去修复自我，对发生的文化冲突不再认为是对自我的伤害。此期开始解决文化冲突问题。

4．接受期　此期个人已完全接受新环境中的文化模式，建立起符合新文化环境要求的行为、习惯、价值观念、审美意识等。认为新环境和以往的旧环境一样令人舒适和满意，在新环境中有安全感，一旦需要再次离开新环境回到旧环境中，又会重新经历一次新的文化休克。例如中国许多早年移居国外的移民都处在此期，如再返故里，反而会产生文化休克。

（四）文化休克的表现

随着个体所处的文化休克的时期不同而有不同的表现，一般具有以下表现：

1．焦虑　焦虑是指个体处于一种模糊的不适感中，是自主神经系统对非特异性或未知威胁的一种反应。生理表现有坐立不安、失眠、出汗、恶心呕吐、心率和呼吸增快、血压升高、尿频等；情感表现有兴奋、易激动、哭泣、忧虑、无助等；认知表现有心神不定、健忘或思维中断等。

2．恐惧　文化休克时恐惧的主要表现是躲避、注意力和控制缺陷。个体自诉心神不安、恐慌，有哭泣、警惕、逃避的行为，冲动性行为和提问次数增加，疲乏、失眠、出汗、晕厥、夜间噩梦，尿频、尿急、腹泻、口腔或咽喉部干燥，面部发红或苍白，呼吸短促、血压升高等。

3．沮丧　由于对陌生环境的不适应而产生的失望、悲伤等情感。生理表现有胃肠功能衰退，出现食欲减退、体重下降、便秘等问题；情感表现有忧愁、懊丧、哭泣、退缩、偏见或敌对。

4．绝望　绝望指个体主观认为没有选择或选择有限，万念俱灰，以致不能发挥主观能动性。面临文化休克时，个人认为走投无路，表现为凡事处于被动状态，生理功能低下，说话减少，情绪低落，对刺激的反应减少，感情淡漠，不愿理睬别人，被动参加活动或根本不参与活动，对以往的价值观失去评判能力。

（五）影响文化休克的因素

1．个人因素

（1）健康状况：在应对文化冲突造成的压力时，身心健康的人应对能力强于身心衰弱的人。

（2）年龄：处于学习阶段，生活方式、习惯尚未成型的儿童对生活方式改变适应较快，应对文化休克的困难较少，异常表现也较轻。相反，年龄越大，已习惯的文化模式越难改变，不会轻易放弃熟悉的文化模式而去学习新的文化模式。

（3）以往经历：一个以往生活变化较多，并能够对各种变化很好适应的人，在应对文化休克时较生活上缺乏变化的人困难要少，文化休克的症状也较轻。

（4）应对类型：对外界变化做出一般性反应和易适应的个体，与对外界变化容易做出特殊反应的个体比较，应对文化休克的能力要强，其异常表现亦较轻。

2．新旧文化间的差异　即新文化与旧文化的差别程度。如果新文化与旧文化之间的共同点较多，文化休克的程度就轻，反之，文化休克的程度则重。

3．新文化对外来文化的包容性　在一个接受和容纳外来文化的新环境中，个体对新文化模式适应较快，调整得也较快。如果新文化不愿接纳外来文化，对外来文化加以排斥，或保持距离，会加深个体最初的不安和焦虑。

（六）文化休克的预防

1．预先了解新环境的基本情况　进入新环境之前，通过各种途径，充分了解、熟悉新环境中的各种文化模式，如所在地的风俗习惯、地理环境和人文知识等，以预防文化冲突时突然产生强烈的文化休克。

2．针对新文化环境进行模拟训练　进入新环境之前，有的放矢地进行生活方式及生存技能模拟训练。

3．主动接触新文化环境中的文化模式　进入新环境之后，应尽快接触、理解新的文化模式。在两种不同的文化发生冲突时，如果人们理解新环境中文化现象的主体，就会较快接受这一文化模式。打开社交圈子，踊跃参加一些有益的社会活动，开阔视野，学习如何处理人际关系。

4．寻找有力的支持系统　在文化冲突中产生文化休克时，个人应积极寻求可靠、有力的支持系统，即正规的支持系统包括有关的政府组织或团体，非正式的支持系统包括亲属、朋友和宗教团体。

文化休克并不是一种疾病，而是一个学习的过程，一种复杂的个人体验。在此期间个体可能会产生不舒服甚至痛苦的感觉，并通过不同的方式影响个体。对某一特定个体而言，即使所处环境相同，因时期不同，也可造成不同的影响。因此，对于那些将要或已经处在异域文化中的人来说，社会环境是个体无法改变的，但文化调适是自己可以做到的。这就需要认识到任何一次重大的文化转换都可能产生巨大的压力与焦虑，但这种压力与焦虑是一种正常的社会适应性结果。当一个人面临体验文化休克的时候，其不仅需要具有个人的自尊、真诚与信息，而且还需要保持健康的自我概念和重塑个人文化需求的良好愿望。从某种意义上来说，即使是再严重的文化休克现象，也称得上是一种新的文化体验。

第三节　文化与护理

一、文化对疾病与就医方式的影响

1．对疾病发生的影响　文化中的价值观念、态度或生活方式，可以直接或间接地影响某些疾病的发生。

（1）地域因素：由于社会、历史、交通、自然条件等因素的制约，不同国家或地区经济、科技、医药等发展水平不同，也使疾病的发生原因不同。例如中国西北地区，以酒交友、待客，以豪饮为荣，劝酒不饮被认为是无礼行为，导致酒精成瘾和慢性酒精中毒性精神障碍的发病率高于中国其他地区。

（2）经济因素：经济与健康的关系是辩证统一的关系，一方面经济的发展为大众的健康水平提供物质基础；另一方面，人的健康对生产力的发展和经济的繁荣起着决定性的作用。例如随着全球经济的发展，以及经济转型和生活方式的改变，非传染性疾病的发病率急剧上升。

2．对疾病临床表现的影响　文化影响着人们的信念、信仰，也影响着人们的行为表现，例如：中国五千年的文明以及特有的地理历史条件，锻炼了中国人克己忍耐的精神，使人们尽量减少与节制自己的欲望和行为，不锋芒毕露、不标新立异，导致个性长期受到压抑后出现的心理问题不是以心理症状表现，而是通过“身体化”——身体症状来表现，并且否认自己的心理或情绪问题。例如“头痛、头昏、失眠、精神不振”是出现心理问题时最常见的求医主诉，患者最明显的生理特点是感觉过敏和容易疲劳。而且人们常常自己使用布洛芬、复方阿司匹林、麻黄碱等药物来消除疼痛，又导致药物滥用的现象出现。

3．对就医方式的影响　文化背景和就医方式有密切关系。个人遭遇生理、心理或精神上的问题，如何就医、寻找何种医疗系统、以何种方式诉说困难和问题以及如何依靠家人或他人来获取支持、关心、帮助等一系列就医行为，常常受社会与文化的影响。

（1）宗教信仰：宗教观念影响着人们的就医行为。例如，中国某些少数民族信奉的宗教认为疾病是鬼神附体或被人诅咒，所以对患者的治疗首先请宗教领袖或巫医“念经”或“驱鬼”，祈求真主保佑使患者免除灾祸。当“念经”无效，病情严重时才送到医院救治，即使在住院治疗期间也常常借故回家继续“念经”“驱鬼”等。

（2）风俗习惯：在中国传统文化背景影响下，中国人有“混合”或“综合”的习惯，来体现容忍和接纳的价值观念。就医方式也是混合就医，如同时求医于几个医院，吃药也是中药、西药、补药同时服用，药物治疗和气功治疗等同时应用。

（3）经济条件：患者的经济条件会影响患者的就医方式。经济条件好的人出现健康问题后会立即就医，而经济条件较差的人则会忍受疾病的痛苦而不去就医。

二、文化背景对心理的影响

不同文化背景的患者对同一种疾病、病程发展的不同阶段反应不同。性别、教育程度等文化背景会影响患者对疾病的反应。

1．性别　不同性别的患者对疾病诊断的反应和行为不同。例如确诊癌症后，女性患者比男性患者的反应更加积极。因为中国文化要求女性贤惠、宽容，而只有心理稳定、能够容忍委屈和打击才能做到贤惠和宽容，所以当女性遭受癌症的打击时，其承受能力要强于男性。

2．教育程度　教育程度也会影响患者对疾病的反应和行动。一般情况下，教育程度高的人患病后能够积极主动地寻求相关信息，了解疾病的原因、治疗和护理效果。教育程度低的人认为治疗和护理是医务人员的事情，与己无关。病情恶化时，抱怨医务人员，更换求医途径，开始寻求民间的偏方，有时还会由于认知错误导致情绪障碍。例如，子宫切除后的妇女，认为自己失去了女性的特征和价值，担心发胖，担心失去吸引力被丈夫抛弃，或认为再不能够进行性生活，导致性欲降低和性冷淡。有时不仅患者出现错误的认识，患者的丈夫、周围的亲戚、朋友也出现同样的认知错误。

三、莱宁格的跨文化护理理论

从 20 世纪 60 年代开始，世界性的多元文化研究在护理学方面取得了很大进展，形成了多元文化护理学。这些理论及学说从不同角度阐述了不同文化背景的人对健康、疾病、治疗、护理、保健等方面的认识和需求。学习这些理论，可以帮助护士全面评估服务对象的宗教、种族、性别、职业、经济、社会地位等文化背景因素，从全方位、多角度满足服务对象的生理、心理及社会文化护理需求。

（一）理论发展背景

莱宁格（Leininger）是美国著名的跨文化护理理论学家，毕业于美国丹佛的圣·安东尼护理学校。她从 20 世纪 50 年代中期开始研究跨文化护理。当时她在“儿童指导之家”工作，与那里的儿童及其双亲接触，观察并了解到儿童中反复出现的行为差异是由于不同的文化背景造成的。上述经历及其以后的系统性研究，使她成为获得人类学博士学位的第一位专业护士及理论学家。

20 世纪 50 至 60 年代，莱宁格总结出护理与人类学之间在知识和科研兴趣方面的异同点，以及护理学与人类学的互补性，并由此撰写了第一本跨文化护理专著《护理与人类学：两个世界的融合》。此后相继出版了《跨文化护理：概念、理论和实践》《照顾：人类的基本需要》《关怀：护理与健康的本质》《文化照顾的多样性与普遍性》等多部著作，使全球护理界广泛认识并开始应用跨文化护理理论和人类护理关怀理论。

经过莱宁格的努力，美国人类学学会于 1968 年批准成立了护理人类学分会。1974 年美国成立了国家跨文化护理协会，相继召开了多次跨文化护理与护理关怀专题研讨会，为人类护理关怀的发展及研究做出了重要贡献。

（二）跨文化护理理论的主要概念

跨文化护理理论重点是文化，中心是跨文化护理与人类护理关怀。莱宁格认为护理的本质是文化关怀，关怀是护理的中心思想，是护理活动的原动力，是护士为服务对象提供合乎其文化背景的护理基础。她围绕“文化”和护理关怀提出了以下概念：

1．关怀　关怀是人类的一种普遍现象，也是人的一种天性，它是人类文明社会形成、生存、发展壮大的基础及必需条件。关怀的内容包括生物、文化、心理、社会等方面。文化概念赋予了对关怀最广泛意义的认知和理解。不同文化背景的人有不同的关怀体验，其表达程序、结构形式和模式与其他文化存在一定的差异。因而就会形成这种文化所特有的一种关怀模式。关怀分为一般关怀及专业关怀。

（1）一般关怀：是指该文化所特有的传统、固有的文化关怀知识与技能，可以通过模仿、学习而得到。

（2）专业关怀：是通过大学、学院或临床机构传授和规范学习获得的专业的关怀知识和实践技能。护理关怀与其他职业关怀不同，护理关怀是以服务对象的健康为目的，并从整体观念出发，为服务对象提供符合个人独特需要的护理关怀。

2．文化关怀　是指为了满足自己或他人现有的或潜在的完好健康，应对伤残、死亡或其他状况的需要，用一些符合文化、被接受和认可的价值观、信念和定势的表达方式，为自己和他人提供综合性的、符合相应文化背景的帮助、支持和促进性的行为。文化关怀具有共性和差异性特点。

（1）文化关怀的共性：指人类在关怀的意义、定势、价值、标志及关怀方式等方面的共性，常从人们对待健康、环境、生活方式或面对死亡的文化中衍生而来。

（2）文化关怀的差异性：是指文化内部或不同文化之间、某群体内部或群体之间、个体之间在关怀的信念、含义、模式、价值观、特征表现和生活方式等方面的差异性，从而衍生不同的关怀意义、价值、形态和标志。

（三）跨文化护理理论的理论构架

莱宁格指出以文化为基础的护理关怀是有效地促进和维持健康，是从疾病和伤残中康复的关键因素之一。护理作为一个跨文化关怀专业，要对世界范围内的不同人群均有效、合理和切实可行，护理人员就必须具有跨文化关怀的相关知识和技能，能够为不同文化的个体和群体提供护理关怀，能够帮助特殊文化的服务对象维护健康和促进康复，也能够帮助服务对象适应并逐步接受和采纳必要的、新的生活方式和环境。

在莱宁格的跨文化护理理论框架中，形象地把该理论描述为“日出模式”（sunrise model）（图 7-2），包含以下四个层次。

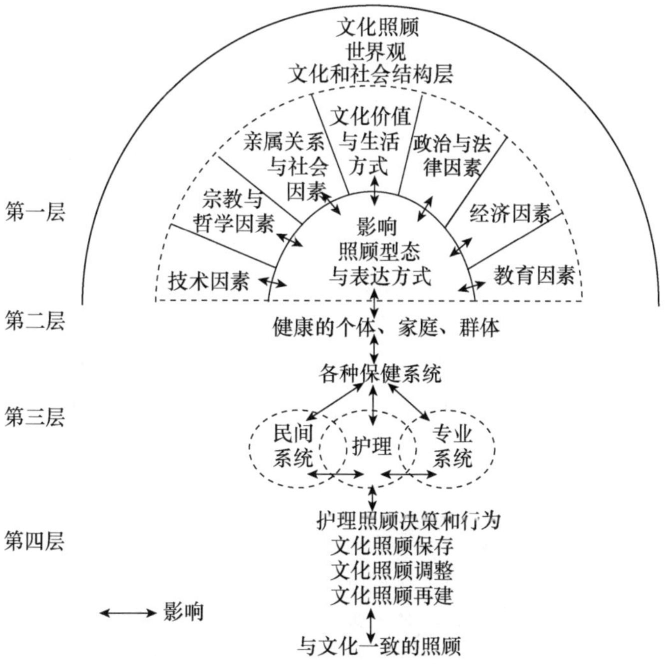

图 7-2　日出模式

1．世界观和文化与社会结构层（最外一层） 世界观和文化与社会结构层引导对文化世界的感知研究，属于超系统。描述了文化关怀、世界观与文化、社会结构及其组成因素。莱宁格指出，世界观和社会结构层将引导人们从宏观、亚宏观、微观三种角度对关怀的性质、意义及特征进行研究。宏观角度侧重于研究不同文化的世界观与社会结构因素，以及跨多种文化的关怀现象和不同文化的人们对关怀性质、意义、特征的理解；亚宏观角度侧重于研究某种特定文化的价值观和社会结构因素，以及这些因素对这一文化人群理解关怀性质、意义和特征的影响；微观角度则侧重于研究某种文化内的特定个体的世界观以及在社会结构方面的特征，并进一步探讨这些因素对其理解关怀性质、意义和特征的影响。此系统用以指导护士评价和收集影响服务对象关怀表达方式和关怀实践的因素，包括所处文化环境、服务对象的世界观、文化和社会结构要素及其环境背景等。这些因素均可影响特定文化人群的关怀信念、关怀价值观以及对关怀方式与表达的接纳与选择。

2．文化关怀与健康层（第二层） 显示了不同文化背景和环境下的文化关怀形态以及文化关怀表达方式，解释个人、家庭、群体、社区或机构的健康、疾病及死亡的社会文化结构，说明与文化有关的关怀和健康的特定意义及表达方式。

3．健康系统层（第三层） 健康系统层分为民间健康系统、专业健康系统和护理系统，来自于这一层次的信息包括每一系统的特征以及每一系统的关怀特色，阐述了个体、家庭、群体、社区或机构等不同的健康系统及其相互影响，包括一般关怀、专业关怀及护理在内的各种健康系统。莱宁格认为，护理关怀是以服务对象的健康为目的，并从整体观念出发，为患者提供个体文化的护理关怀。

4．护理关怀照顾决策和行为层（第四层） 经过服务对象所处文化的世界观和社会结构因素的感知研究以及对服务对象所处健康系统关怀特色的分析，可识别服务对象所处文化与其他文化在关怀价值观、关怀信念信仰、关怀方式等方面的不同点和相同点，并进而判断这些关怀特色是否与服务对象的文化关怀期望相一致，揭示了护理关怀的决策和行为。通过文化关怀保存、文化关怀调整、文化关怀重建三种关怀方式，最大限度满足服务对象的需要，提供与文化一致的有利于健康的、积极面对病残或死亡的护理关怀。

“日出模式”要求护理人员要考虑到服务对象文化的各个层面，了解其文化观念和行为对健康的影响。在实际工作中，护理人员可以根据自己的知识层次或研究对象的因素具体选择和应用“日出模式”。站在服务对象的角度、进入他们文化世界的跨文化护理才是全面的和有效的。

（四）莱宁格对护理学四个基本概念的论述

1．人 每个人都有关怀的天性，能通过对他人的关照和帮助，关注他人的需要、健康和生存，表现出人类关怀的普遍性；能根据不同的文化、需求和场所以不同方式提供跨文化关怀。人是关怀的对象，在关怀他人的同时也能接受他人的关怀、照顾和帮助。人生活在一定的文化时空中，提供一般关怀的方式因文化背景而异。

2．健康 指个体或群体按特定文化方式进行日常活动、并处于动态稳定的一种状态。健康既是各文化中共同的状态，又必须在每个文化中形成、诠释、评价和实践，最终能反映该文化的信念、价值观和实践方式。所以不同文化对健康的认识与理解既有共性又有差异。

3．环境 环境是一个宏观的概念，世界观、文化社会结构和文化状况背景都属于环境。文化与环境密切相关，在一定意义上文化背景就是环境。

4．护理 护理是一门需要解释的跨文化现象，是一门需要培训、以人道主义为宗旨、研究人类关怀现象和活动的专业或学科。特别强调提供与服务对象文化相一致的关怀是帮助服务对象恢复健康、维持健康、促进健康以及发展自我照顾能力的关键因素。护理的目的是以具有文化意义的有效方式，帮助、支持或促进个体或群体维持或保持完好健康状态，或帮助个体应对伤残或死亡。

（五）跨文化护理理论与护理程序

跨文化护理理论的日出模式与护理程序是基本一致的，两者都描述解决问题的方法，服务对象也是护理关怀的接受者，只是日出模式强调要理解服务对象的文化，并具备有关文化的知识。

在临床实践方面，可根据“日出模式”的相关联系来执行护理程序。从评估开始，收集与文化有关的资料，了解服务对象有关文化的差异或共性，并据此选择性进行文化关怀，并在执行过程中不断进行文化调适和文化重建，从而为服务对象提供有效的、促进性的相关文化护理照顾。

1．护理评估　在“日出模式”中，护士要了解与服务对象有关的文化方面的知识。第一步：评估“日出模式”的最外层，评估和收集关于服务对象所处的文化的社会结构和世界观方面的知识和信息。第二步：评估“日出模式”的第二层，评估服务对象的具体情境，了解环境状况、所用语言和技术、宗教、哲学、亲属关系、政治与法律、经济和教育等因素的情况，以及服务对象对一般关怀、专业关怀期望和采取的行为。

2．护理诊断　通过评估鉴别和明确跨文化护理中的共性及差异，做出护理诊断。虽然同一类型疾病的服务对象在病理特征上具有相似性，但由于其民族传统、社会地位、从事的职业、文化修养等所处的社会环境不同，因而对疾病的自我认识、对症状的陈述和体征表现有一定的差异，可表现出不同的心理反应。因此，应根据服务对象的文化背景，动态地了解服务对象的健康问题，并密切注意服务对象对健康的表达和陈述的方式。

3．护理计划和实施　在护理关怀照顾决策和措施层进行计划和实施，除对共性问题进行护理关怀外，应考虑用其文化功能接受的方式进行护理。护理措施包括文化关怀保存、文化关怀调适及文化关怀重建。对于和健康状况不相冲突，甚至有利的文化成分应鼓励和监督服务对象继续保存；对于部分与现有健康不协调的文化成分，取其有利方面而调整不协调部分，使其适应健康的需要；对于与现有健康相冲突的文化成分，要从健康角度出发，改变其文化习惯，建立新的、有利于促进健康的文化生活。

4．评价　对护理关怀进行系统性研究，以明确何种关怀行为符合服务对象的生活方式和文化习俗，提供有利于服务对象的疾病恢复和心理健康的行为模式。

跨文化护理理论要求护士不但要具有对服务对象实施护理的专业知识基础，更要评估不同文化背景下服务对象的文化背景、社会结构、世界观等影响因素，再分析、对比文化的相同性和差异性，提出相应的护理程序与方法，通过文化关怀保持、文化关怀调适和文化关怀重建三方面的护理措施来解决健康问题，提供相应的文化关怀，将各种文化因素渗透到护理过程中，体现护理的全面性、层次性及全程性。

四、文化护理的原则

1．综合性原则　因为服务对象存在或潜在的健康问题是由多因素而造成的，故应采用综合的方法解决和处理问题。对住院患者的护理过程中可采取多方面的护理措施，如饮食护理、心理护理、支持护理等综合方法，使患者尽快适应医院的文化环境。

2．教育原则　患者在住院期间往往有获得相关疾病信息知识的需求，护士应根据患者的文化背景，有目的、有计划、有步骤地对患者进行健康教育。可以采用个别或集体指导方法，通过讲解、板书、多媒体、宣传册等形式，进行疾病的预防、治疗、护理和康复知识宣教，使患者正确认识疾病，积极参与疾病的治疗和护理过程。

3．调动原则　文化护理的目的之一就是调动患者的主观能动性和潜在能力，配合患者的文化需求，调动患者的参与意识，使患者积极配合疾病治疗和护理，做一些力所能及的自我护理，对疾病预后充满信心。

4．疏导原则　在文化护理中，出现文化冲突时，应对患者进行疏导，使其领悟并接受新文化护理。

5．整体原则　实施护理时，不仅要考虑到患者本人的因素，还应评估其家庭、社会因素，争取得到各方面的合作、支持和帮助，帮助患者适应医院的文化环境。

五、满足患者文化护理需要的策略

中国是一个多民族国家，由于人们所处的社会环境和文化背景不同，生活方式、信仰、道德、价值观和价值取向也不相同。在健康服务系统里，护士是提供文化护理的最重要成员，也是帮助患者尽快适应医院文化环境的专业人员。因此，护士在护理实践中应尊重不同文化背景下患者的文化需求、健康—疾病的观念、信仰和行为方式，为患者提供多层次、多体系、全方位、高水平和有效的护理服务。

（一）正确评估服务对象的文化背景

在护理服务中，为了维护社会与服务对象的利益不受伤害以及服务对象个人社会文化行为的充分自由，提供适合个体文化需要的服务，护理人员通过收集服务对象的基础资料，如：姓名、性别、民族、职业、文化程度、风俗习惯、嗜好、家庭状况、健康型态等，正确评估患者的文化背景，了解与其健康有关的文化信息，包括对疾病的解释、对治疗及预防的认识等，以正确评估服务对象的文化背景。下面列举的问题有助于护理人员正确评估患者的文化背景。

（1）患者的健康问题是否为特定区域的人们的典型问题？

（2）患者使用哪一种语言？

（3）患者的沟通方式是什么？

（4）患者的教育背景怎样？

（5）患者的认知方式是什么？

（6）患者的宗教信仰是什么？

（7）患者拥有哪种文化特质？

（8）患者对有关健康与疾病的解释是什么？

（9）患者对医疗服务持何种态度？

（10）患者所属文化中的医疗模式是什么？

（11）患者的社会支持系统有哪些？

（12）患者在家庭中的角色及作用是什么？

（13）患者获取营养的方式及饮食习惯是什么？

（14）患者的日常活动方式是什么？

（15）患者做决策的方式及依据是什么？

（二）帮助服务对象融入医院的文化环境

1．了解服务对象的文化背景　通过评估收集服务对象的基础资料，了解其文化背景。因文化因素与对服务对象实施的护理活动密切相关，护理措施应结合其文化背景，满足服务对象的文化需求。

2．帮助服务对象尽快熟悉医院环境　医疗环境和医院环境会使来自医疗界外的患者及其家属产生迷惑或恐惧。护理人员在患者入院时应主动热情、礼貌地接待患者，通过入院介绍使服务对象尽快熟悉和了解医院、病区或病室的环境、设备、工作人员、医院的规章制度等医院文化环境，消除陌生感。

3．与患者交流尽量少用医学术语　在医院环境中，医护人员使用的医学术语如医学诊断名称、化验检查报告、治疗和护理过程中的简称等，可以造成服务对象与医护人员之间沟通交流障碍。医学名称常使服务对象对自己疾病的诊断及检查的结果迷惑不解，感到恐慌，甚至产生误解，加重了服务对象的文化休克。因此，与患者交流时应尽量少用医学术语。

4．掌握文化护理技巧　护士应了解沟通交流中文化的差异，采取与患者文化背景一致的护患沟通方式，建立良好的护患关系，帮助服务对象预防和减轻住院引起的文化休克。在交流时除使用礼貌语言、正确的称呼外，还要结合服务对象的文化背景与其保持适宜的距离。护士与服务对象之间的关系既是符合治疗性的护患关系，又是适合文化现象的人际关系。

（三）提供适合服务对象文化环境的护理

1．理解服务对象的行为　首先了解服务对象对医院、医生、护士的看法与态度，结合服务对象对治疗和护理的期待进行护理。不少服务对象由于受到文化观念的影响，对护士持有双重态度，即想依赖和不愿依赖的复杂心理。服务对象一方面对护士的要求过多，依赖性很强，期望护士替自己解除困难；另一方面不一定听从护士的意见和安排，同一个问题会同时要求医师或其他医务人员解决。护士应理解服务对象对待护士的态度和行为，满足服务对象的文化需求。因此，护士应根据具体情况进行健康教育、辅导和指导，以取得服务对象的同意和合作。

2．明确服务对象对疾病的反应　护士在实施护理的过程中，应动态地了解服务对象的健康问题，以及服务对象对健康问题的表达和申述方式。不同性别的人表现悲伤的方式不相同，男人多保持沉默，妇女常哭泣并需要别人安慰和支持。护理人员应通过对服务对象的临床护理与服务对象建立良好的护患关系，进一步明确服务对象的社会、心理问题，制订相应的护理措施，与服务对象及家属一起共同完成护理活动。

3．尊重服务对象的风俗习惯　首先，在饮食方面应充分尊重服务对象的风俗习惯，护士应注意不要触犯服务对象的特殊忌讳和民族习俗。此外，在病情观察、疼痛护理、临终护理、尸体护理和悲伤表达方式等方面要尊重服务对象的文化模式。

4．寻找支持系统　家庭是服务对象的一个重要支持系统。因此，护士应了解服务对象的家庭结构、家庭功能，亲子关系、教育方式等情况，利用家庭支持系统的力量预防文化休克。

5．注意价值观念的差异　不同民族和文化背景下，产生不同的生活方式、信仰、价值观念，护士应注意不同文化背景的服务对象价值观念的差异。

6．重视服务对象的心理体验和感受　不同文化背景的人对同一个问题有不同的解释模式，护士不能因为服务对象使用了与自己不同的文化模式来解释事情的发生及健康问题就认为服务对象荒唐、可笑，而取笑服务对象，甚至认为服务对象不可理喻而不理睬。

本章小结

文化是在某一特定群体或社会的生活中形成的，并为其成员所共有的生存方式的总和。在社会进步、科技发展的进程中，不同国家、地区之间的人际接触和交往增加，跨国界的科学文化交流日益增加，形成了拥有多元文化的社会体系模式。护理人员应能对服务对象的个人文化背景进行适当评估，将护理服务与服务对象及其文化背景密切结合，站在多元文化角度为服务对象提供高质量的护理，满足服务对象身心、社会、文化及发展的健康需要。

本章的重点是：文化的概念及特征、文化休克的过程及其各期的特点、满足患者文化护理需要的基本策略。

思考题

1．文化的特征有哪些？

2．文化护理的原则有哪些？

3．何谓文化休克？文化休克有哪些表现？

4．患者，女，62岁，回民，患高血压5年，因脑卒中入院2周。左侧肢体部分瘫痪，站立时不能保持身体平衡，行动困难。表现焦虑、烦躁、精神差，信赖中医。该患者为何出现焦虑、烦躁、精神差？护士应采取什么措施帮助患者解决这个问题？

（彭小燕）

第八章　健康教育

学习目标

通过本章内容的学习，学生应能：

识记：

1．简述健康教育的发展简史、健康教育的意义以及护士在健康教育中的作用。

2．说出实施健康教育的程序和健康教育的内容。

3．描述知信行模式、健康信念模式、保健教育过程模式的理论构架。

理解：

1．能用自己的语言正确阐述健康教育的基本原则。

2．比较、分析健康教育常用方法的异同点。

应用：

依据服务对象的情况正确实施健康教育。

健康教育是提高全民素质的一项重要措施。随着人们健康观念的转变，健康教育已成为人们生活中不可缺少的部分。护士的重要职责之一就是通过健康教育向服务对象传授疾病的有关知识和技能，培养和提高服务对象的健康意识，使服务对象掌握一定的自我保健方法，提高自我保健和自我护理的能力，消除或减轻影响健康的危险因素，达到预防疾病、促进健康、提高生活质量的目的。

第一节　概　述

一、健康教育的发展简史及概念

（一）健康教育的发展简史

1．国外健康教育的发展　健康教育事业起步较早，但真正被重视是最近三四十年的事。20 世纪 70 年代后，由于疾病谱发生根本性变化，许多国家慢性非传染性疾病已取代了传染性疾病及营养不良而位于疾病谱前列，而这些疾病的发生主要是因为行为或生活方式不当造成的，如吸烟、酗酒、饮食习惯等。1971 年美国设立健康教育总统委员会，提议在卫生、教育、福利部设立健康教育局，并建立全国健康教育中心。1974 年，美国国会通过了《国家健康教育规划和资源发展法案》，明确规定健康教育为国家优先卫生项目之一。此外，欧洲许多国家也把健康教育作为卫生保健的重要组成部分。

WHO 在建立伊始即设有健康教育组，并多次在世界卫生大会上通过有关健康教育工作的决议，倡导建立、健全健康教育组织机构。国际健康教育联盟（International Union of Health Education，IUHE）于 1951 年在法国巴黎成立。其宗旨是："通过教育来促进健康"。1994 年该组织更名为国际健康促进与健康教育联盟（IUHPE）。其活动方式是每三年组织一届国际性大型专题研讨会，对促进各国健康教育的发展起到很大的推动作用。健康教育与健康促进已被 WHO 列为当前预防与控制疾病的三大措施之一。

2．中国健康教育的发展　中国古代医学家和一些有远见的思想家、政治家，很早就注意向民众传授医药、防病和养生知识。《尚书·说命上》中记载"惟事事乃有其备，有备无患。"就提出了最早的预防思想，1973 年在长沙马王堆汉墓中出土的汉初摹绘的"熊经""猿呼""鹤背"等 44 种健身姿态《导引图》都充分说明了中国古代很早就提倡养生之道。

20 世纪初，随着西方医学知识的传入，健康教育的科学理论开始引入中国，1915 年中华医学会成立，1920 年商务印书馆摄制《驱灭蚊蝇》，为中国第一部卫生科教影片。1931 年南京市由内政部卫生署、市政府召集成立"南京市健康教育委员会"，同年，中央大学设立"卫生教育科"，学制 4 年。1939 年"中华健康教育协会"在上海成立，该会与中华医学会合办《中华健康杂志》，广泛宣传普及卫生知识，并重视心理、社会和环境的健康教育。

新中国成立后，中国发动了大规模的爱国主义卫生运动，建立了"三级卫生保健网"，充实了农村医生，为初级卫生保健工作奠定了基础，积累了经验。1984 年，中国开始正式引用"健康教育"一词。同年，中国健康教育协会成立。1988 年中国出版了第一部《健康教育学》。1997 年《中共中央、国务院关于卫生改革与发展的决定》明确指出："健康教育是公民素质教育的重要内容，要十分重视健康教育"。此后，在各级政府的重视下，健康教育得到了快速、持续的发展。

世界健康教育发展大致分为医学阶段、行为阶段、社会环境阶段三个阶段，见表 8-1。

表 8-1　世界健康教育发展三阶段

阶段	时间	特点
医学阶段	20 世纪 70 年代前	以疾病为中心的医学年代，强调疾病的治疗，强调以疾病为中心的生物医学模式，主要是以机体的功能机制为出发点，忽视了心理、社会及环境因素的影响；忽视了群众对自己生活和健康的作用。
行为阶段	20 世纪 70~80 年代	随着疾病谱发生根本性的改变，单纯的生物学手段已经不能起到完全预防疾病的目的。1977 年美国医学教授恩格尔提出的生物 - 心理 - 社会医学模式，引入了不良生活方式即行为危险因素的观点，大大拓宽了健康教育的视野，超越了生物学预防的范畴。
社会环境阶段	20 世纪 80 年代后	人们由单纯改变个体行为与生活方式扩大到重视生态环境以及社会文化因素对健康的影响，因而健康促进概念得到长足的发展。强调以健康为中心，以人类的发展为中心，将健康教育视为一种宣传手段，开展包含预防、保健、治疗、康复为一体的知识传播、心理健康以及行为干预等社会活动。

（二）健康教育的概念

1954 年，WHO 在《健康教育专家委员会报告》中指出："健康教育和一般教育一样，关系到人们知识、态度、行为的改变。一般来说，健康教育致力于引导人们养成有利于健康的行为，使之达到最佳状态。健康教育是一种连接健康知识与行为之间的教育过程"。

1969 年，WHO 文件认为："健康教育工作的着眼点在于诱导并鼓励人们形成并保持有益于健康的生活方式，合理而明智地利用已有的保健设施，自觉地实行改善个人和集体健康状况或环境的活动。"

1988 年，第 13 届世界健康大会提出："健康教育是一门研究传播保健知识和技术，影响个体和群体行为，消除危险因素，预防疾病，促进健康的科学。”

1991 年，第 14 届世界健康大会进一步提出：“健康教育及其相关理论是一种崭新的科学文化，它的着眼点是如何促使人们建立和形成有益于健康的行为和生活方式，以消除危险因素，更好地促进和保护人民群众的健康。”

综上所述，健康教育是有计划、有组织、有系统的社会教育活动，并对教育效果作出评价，使人们自觉地采纳有益于健康的行为和生活方式，消除或减轻影响健康的危险因素，预防疾病，促进健康，提高生活质量。健康教育的核心是教育人们树立健康意识，帮助人们了解哪些行为是影响健康的，哪些行为是有利于健康的，自觉地选择有益于健康的行为和生活方式，促使人们改变不健康的行为和生活方式，养成良好的行为和生活方式，以降低或消除影响健康的危险因素。

二、健康教育的意义

1．健康教育是疾病预防与控制措施中最为便捷和重要的手段　《阿拉木图宣言》指出：健康教育是所有卫生问题、预防方法及控制措施中最为重要的，是能否实现初级卫生保健任务的关键。1983 年第 36 届世界卫生大会和 WHO 委员会第 68 次会议，根据初级卫生保健的原则重新确定了健康教育的作用，提出了“初级卫生保健中的健康教育新策略”，强调健康教育是策略不是工具。近 20 年来，一些发达国家冠心病发病率下降 1/3，脑血管病发病率下降 1/2，吸烟率每年下降 1.1%，有关资料证明，健康教育发挥了重要作用。

2．健康教育是一项投入少、产出多、效益大的卫生保健措施　开展健康教育，使群众改变不良生活方式和行为，防患疾病于未然，是一项一本万利的事业。美国疾病预防控制中心（CDC）研究指出：如果美国男性公民不吸烟，不过量饮酒，采纳合理饮食和进行经常性锻炼，其寿命可望延长 10 年。而美国每年数以千亿美元用于提高临床医疗技术的投资却难以使全美人口期望寿命增加 1 年。

3．健康教育是提高广大群众自我保健意识的重要途径　通过健康教育可以使公众了解和掌握自我保健知识，培养健康责任感，促使他们改变不良的行为和生活方式，建立健康的生活方式。同时明确了政府和社会对健康的责任，使公众更有效地维护自身的健康和生存环境，并做出有利于健康的选择。

4．健康教育是卫生创建工作的基础　通过健康教育可以提高领导认识，促进观念转变，有利于政策和法规建设。在政府主导、多部门协作、舆论导向与支持下，全社会成员积极参与，提高全民大卫生观念和卫生知识水平。

三、护士在健康教育中的作用

1965 年 6 月，德国法兰克福大会修订的《护士伦理学国际法》规定：护士的任务一是“建立有助于康复的、生理的、社会的和精神的环境”；二是“着重用教授和示范的方法预防疾病”；三是“为个人、家庭和居民提供保健服务”。从这三项任务中可以看出，护士角色的功能不仅是单一的照顾者，也是教育者。通过健康教育，帮助服务对象达到预防疾病、促进健康和恢复健康是护士的重要职责。护士在健康教育中的作用包括：

1．为服务对象提供大量有关健康的信息　护士应根据人群的不同特点和需要，为其提供有关预防疾病、促进健康的信息。把健康知识传播给公众，唤起人们对自己及社会的健康责任感，使人们投入到卫生保健的活动中来，从而提高大众的健康水平。

2．帮助服务对象认识影响健康的因素　影响健康的因素多种多样，主要包括了环境因素和人群的行为、生活方式等因素。护士应帮助人们认识危害个体健康的环境因素及不良的行为和生活方式，根据人群、家庭和个体的具体情况，有针对性地教育人们保护环境，鼓励人们保持健康的生活方式和行为，提高人群的健康素质。

3．帮助服务对象确定存在的健康问题　护士通过对个人、家庭、社区的全面评估，帮助服务对象认识其现存的和潜在的健康问题，通过健康教育的实施，帮助服务对象解决健康问题，恢复和保持健康。

4．指导服务对象采纳健康行为　护士为服务对象提供有关卫生保健的知识和技能，使其能够运用以解决自身的健康问题，从而增进人群自我保健能力。如：教会妇女乳房自我检查的方法，教育儿童如何预防近视和进行正确的刷牙。

5．开展健康教育的研究　健康教育在中国还是一门非常年轻的学科，需要不断地完善及提高。作为健康教育的主要力量，护士应重视健康教育的理论、方法和手段的研究。

四、护士开展健康教育的内容

护士开展健康教育的内容，按照护理工作的服务范围，可分为医院临床护理健康教育和社区护理健康教育两大内容。

（一）医院临床护理健康教育

1．疾病防治及一般卫生知识的宣传教育　传播卫生保健知识，是健康教育的一项主要任务，也是健康教育预期达到的第一层次的教育目标。其基本内容包括：

（1）法定传染病的防治知识：包括传染源、传播途径、预防方法（包括家庭内感染的隔离、消毒等）、治疗（包括可能的自我治疗）、护理（包括自我护理）等有关知识。

（2）慢性非传染性疾病的防治知识：高血压、冠心病、脑血管病、肿瘤、外伤等疾病的预防、治疗、护理、保健等知识。

（3）其他常见病、多发病、地方病和遗传病的预防、治疗、护理等知识。

（4）仪器、器械性治疗知识：包括放射线、红外线、激光、冷冻、针灸等治疗方法的适应证、禁忌证以及注意事项等内容。

（5）检查化验知识：包括血、尿、粪等常规检查，食管镜、胃肠和腹腔镜、膀胱镜、阴道镜检查，都应事先说明检查前的注意事项和采样方法，并解释其检查结果。

（6）合理用药知识：包括药物的正确用法、不良反应、注意事项以及贮存等知识。特别要教育患者明了镇痛剂、激素、抗生素等药物不良反应的危害性，切勿滥用此类药物。

（7）外科手术前、中、后，必须教给患者有关知识，促使患者配合医护人员做好术前准备和术后康复训练等工作，以利于保证手术质量。

（8）常规护理技术操作中必须使患者了解的有关知识：如在输液、输血、洗胃等护理技术操作中，必须教给患者有关知识和说明有关注意事项，使其配合护理，保证治疗。

（9）参与开展预防医院内感染的教育：其目的是向医院人群传播有关医院内交叉感染的知识和预防措施，其对象除医院工作人员外，更多的是住院患者、门诊患者、患者家属及探视者。

（10）保健知识：包括儿童保健、老年人保健、妇女保健、计划生育、优生优育等。

开展卫生知识宣传教育时，应充分利用医疗保健服务的场所和时机，针对教育对象的需求，选择教育内容，以最易理解和最易接受的方式将医学科学知识传递给服务对象。

2．心理卫生教育　心理卫生教育是护士以医学心理学理论为基础，在心理护理中进行的与患者心理因素相关的教育内容。其基本内容包括：

（1）教育患者正确对待疾病，帮助患者树立战胜疾病、早日康复的信念。

（2）针对不同类型患者心理特点和心理需求，介绍有关疾病防治知识和心理保健方法，消除异常心理和心理负担，提高自我心理保健能力。

（3）向患者家属及陪护人员进行保护性医疗原则教育，指导他们在精神上给患者以支持和鼓励，避免恶性刺激。

（4）对晚期癌症患者以及家属开展临终关怀和死亡教育，使其正视病痛，正视死亡，提高生命质量和生活质量。

3．健康相关行为干预 行为干预是指在传播卫生保健知识的基础上，有计划、有目的、有针对性地协助患者或有特定健康行为问题的人学习和掌握必要的技能，改变不良卫生行为习惯，采纳健康行为。这是医院健康教育内容的深化，也是医院健康教育活动应达到的高层次目标。其基本内容包括：

（1）矫正个人不良心理反应引发的行为。

（2）矫正个人不良的行为习惯和生活方式，以降低疾病或意外伤害的危险因素。

（3）指导患者及其家属学习和掌握新的技能，建立健康行为模式。

（4）实施从医行为指导，增强患者对医嘱的依从性。

20 世纪 80 年代以来，国外医院已普遍开展康复训练、减肥训练、膳示指导、戒烟、戒酒、戒毒和控制药物滥用等内容的健康教育项目，以培训班、自助小组、健康教育病床、咨询门诊等多种形式，由医生、护士及营养、心理、理疗、健康教育等多种学科专业人员对教育对象进行行为指导或行为矫正。

（二）社区护理健康教育

1．健康观念的教育

（1）健康意识教育：健康意识是指个人和群体对健康的认知态度和价值观念。健康意识教育的内容主要包括现代健康的概念，健康对人类生存和发展的重要性，政府、社区、家庭和个人对维护健康承担的责任，政府、社区、家庭和个人有能力维护个体和社会的健康等。

（2）卫生公德、卫生法律、法规教育 改革开放以来，中国颁布了《中华人民共和国食品卫生法》《中华人民共和国环境保护法》和《公共场所卫生治理条例》等一系列法律法规，各级政府也颁布了大量的地方性卫生法规，大力普及卫生法律、法规，宣扬卫生公德，有利于提高社区居民的卫生法制意识和卫生道德观念，有助于社区卫生治理、环境治理和精神文明建设。

2．健康知识教育

（1）身体保健知识：重要器官如心脏、肺、肝、胃、肾的位置、生理功能与保健；眼的保健等。

（2）疾病防治知识教育：包括高血压、冠心病、脑血管病、癌症、糖尿病等慢性非传染性疾病的预防、症状和体征、治疗、康复等知识，其中预防知识是教育重点；各种急性传染病的症状、预防、隔离、消毒、疫情报告等知识；呼吸道感染等各种常见病的预防、早期治疗知识；家庭急救与护理，如冠心病、脑血管病急性发作时的处理，触电、溺水、煤气中毒的急救，心脏按压和人工呼吸操作方法，烧伤、烫伤、跌打损伤等意外事故的简单处理。

（3）生活卫生知识教育：包括饮食与营养卫生，如膳食的合理搭配，食物的科学烹调，饮食定时定量等知识；家庭用药和医学常识；四害防治；日常生活卫生常识等。

（4）心理卫生知识教育：包括心理状态与健康和疾病的关系；如何调节情绪，保持心理平衡；如何防止和消除紧张刺激；如何正确处理夫妻之间、婆媳之间、父母与子女之间、同事之间的关系，如何保持家庭和睦和良好的人际关系；如何教育独生子女。

（5）安全教育：交通事故、煤气中毒、溺水、自杀、劳动损伤等意外伤害是死亡和伤残的常见原因。对社区居民进行安全教育，教育居民提高自我防护意识，注重安全防护，自觉使用安全设施，以降低和防止意外事故的发生。

（6）中老年保健知识教育：包括中老年人的生理特点和心理特点；中老年人的饮食、运动、学习、工作、娱乐、休息等方面的保健知识；中老年人常见疾病防治知识等。

（7）生殖健康教育：包括生殖卫生、计划生育、优生优育优教知识；妇女经期、孕期、产期、哺乳期的生理特点和保健知识；妇科常见病防治知识等；婴幼儿的保健知识；儿童卫生习惯的早期练习和培养方面的知识。

（8）环境保护知识教育：包括环境对健康的影响，生活垃圾的处理，噪声、空气污染对人体健康的危害及预防方法，提倡绿化、美化环境，保护环境人人有责等。

（9）卫生服务指南：包括了解并自觉利用社区卫生服务和医疗卫生防疫机构提供的卫生服务，主动参与健康普查、健康咨询、健康教育、健康促进活动；主动接受预防接种；有病及时就医等常识；遵从医嘱，坚持治疗等。

3．健康行为教育　包括指导个体和群体矫正不良的行为，养成良好的卫生行为习惯、健康生活方式，以提高全民的健康水平。

第二节　健康教育模式

案例 8-1

患者，女，68 岁，退休工人。患糖尿病 15 年，患脑梗死（曾脑梗死 2 次住院）8 年。目前用预混胰岛素 30R 注射剂维持治疗，常自行决定胰岛素治疗剂量，血糖波动在 13 ～ 26 mmol/L。从不运动，未控制饮食，有宴席时则增加胰岛素用量 3 ～ 5U。病情无明显好转，患者对患病的态度是：我这么大年纪了，这也不能吃，那也不能吃，活着有什么意思？

问题与思考：

1．患者对疾病认识有何问题？如何评估？

2．请尝试运用知信行模式、健康信念模式、保健教育过程模式为患者制订出适宜的健康教育计划。

在实践中，人们逐渐形成了有关健康教育行为改变与健康促进计划设计的思维逻辑和系统工作方法框架或工作模式。以下介绍几个已经或正在引进中国，被中国健康教育者广泛采用或认识的模式。

一、知信行模式

知信行是知识和学习、信念和态度、行为和行动的简称，健康教育的知信行（knowledge，attitude，belief and practice，KABP 或 KAP）模式实质上是认知理论在健康教育中的应用。认知理论将人类行为的改变分为获取知识、产生信念、形成行为三个连续过程。知信行模式认为：知识是基础，信念是动力，行为的产生和改变是目标。人们通过学习，获得相关的健康知识和技能，逐步形成健康的信念和态度，从而促成健康行为的产生。

以戒酒过程为例。要改变一个人的酗酒行为，使其戒酒，首先应使其了解酗酒的危害和戒酒的益处，掌握如何戒酒的方法；从而使酗酒者形成酗酒危害健康的信念，产生自觉、自愿戒酒的积极态度；最终才可能产生戒酒的行为。如图 8-1 所示。

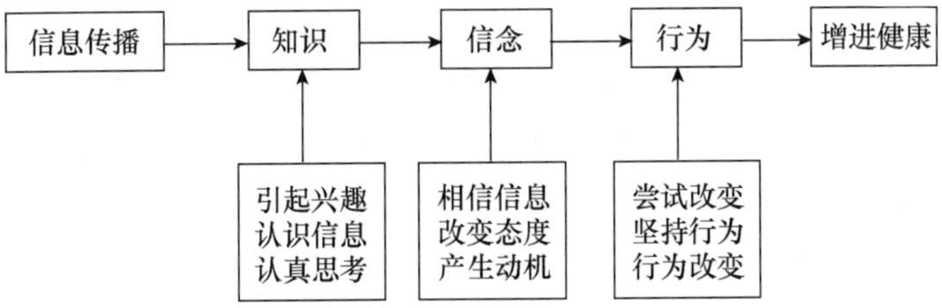

图 8-1　知信行模式

二、健康信念模式

健康信念模式（health belief model，HBM）是用社会心理学方法解释健康相关行为的理论模式，它以心理学为基础，由刺激理论和认识理论综合而成。该模式由霍克巴姆（Hochbaum）于1958年首次提出，1984年又经贝克（Becker）及同事修改完善而成，常被用来预测人的预防性健康行为或实施健康教育。

健康信念模式在产生促进健康行为的实践中遵循以下步骤：第一步，让人们对其目前的行为方式将产生的后果感到恐惧（知觉到威胁和严重性）；第二步，让人们了解如果改变这些不良行为将会得到积极的结果（知觉到效益），同时明确如果改变行为，其过程中可能会出现的各种障碍（知觉到障碍）；第三步，使人们感到有信心、有能力可以通过自己的努力改变不良行为。如图8-2所示。

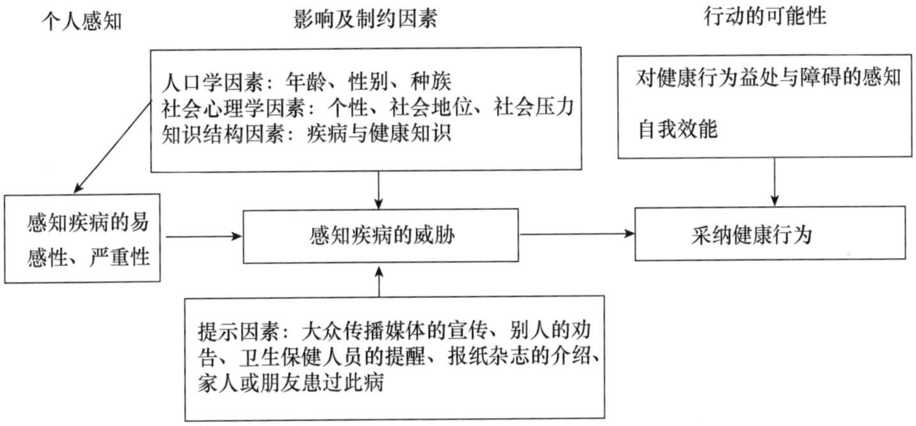

图 8-2　健康信念模式

在健康信念模式中，是否采纳有利于健康的行为与下列因素有关：

1．健康信念（health belief）　即人如何看待健康和疾病，如何认识疾病的严重程度及易感性，如何认识采纳健康行为的效果及所遇到的障碍。人的健康信念受以下四种认知程度的制约：

（1）感知疾病的易感性：指个体对自身患某种疾病或出现某种健康问题的可能性的判断。人们越是觉得自己患某疾病的可能性大，越有可能采取行动避免此疾病的发生。

（2）感知疾病的严重性：疾病的严重性既包括疾病对躯体健康的不良影响，还包括疾病引起的心理、社会后果，如果意识到疾病对工作、家庭生活、人际关系等造成影响，人们往往更有可能采纳健康行为，防止严重健康问题发生。

（3）感知健康行为的益处：是指个体对采纳行为后能带来的益处的主观判断，包括保护和改善健康状况的益处和其他边际收益。一般而言，人们认识到采纳健康行为的益处，或认为益处很多，则更有可能采纳该行为。

（4）感知健康行为的障碍：是指个体对采纳健康行为会面临的障碍的主观判断，包括行为复杂、时间花费、经济负担等。感觉到的障碍越多，就越会阻碍个体对健康行为的采纳。

2．自我效能 是个体对自己能力的评价和判断，即是否相信自己有能力控制内、外因素而成功采纳健康行为，并取得期望结果。自我效能高的人，更有可能采纳所建议的有益于健康的行为。

3．影响及制约因素 包括人口学因素，如年龄、性别、种族；社会心理学因素，如个性、社会地位、社会压力；知识结构因素，如关于疾病的知识、以往与疾病的接触等。

4．行动的线索或意向 指人能否采取预防性措施的促进因素，包括大众传播媒体的宣传、别人的劝告、卫生保健人员的提醒、报纸杂志的介绍、家人或朋友患过此病等。

三、保健教育过程模式

保健教育过程模式（PROCEDE-PROCEED MODEL ）是由美国著名健康教育学家劳伦斯・格林（Lawrence W.Green）主创，又称格林模式，是过去十余年来应用最广、最具权威性的模式。PRECEDE 又称需求评估（predisposing，reinforcing and enabling constructs in educational/environmental diagnosis and evaluation），指在教育 / 环境诊断和评价中应用倾向因素、促进因素及强化因素。PROCEED（policy，regulatory and organizational constructs in educational and environmental development）指在实施教育和环境干预中运用政策、法规和组织手段。

该模式有两个特点：一是从结果入手的程序用演绎的方法进行推理思考，即从最终的结果追溯到最初的起因，先问“为什么”要进行该项目，然后再问“如何去进行”该项目，避免以主观猜测去代替一系列的需求诊断；二是考虑了影响健康的多重因素，即影响行为与环境的社会因素。该模式由 7 个基本步骤组成，如图 8-3 所示。

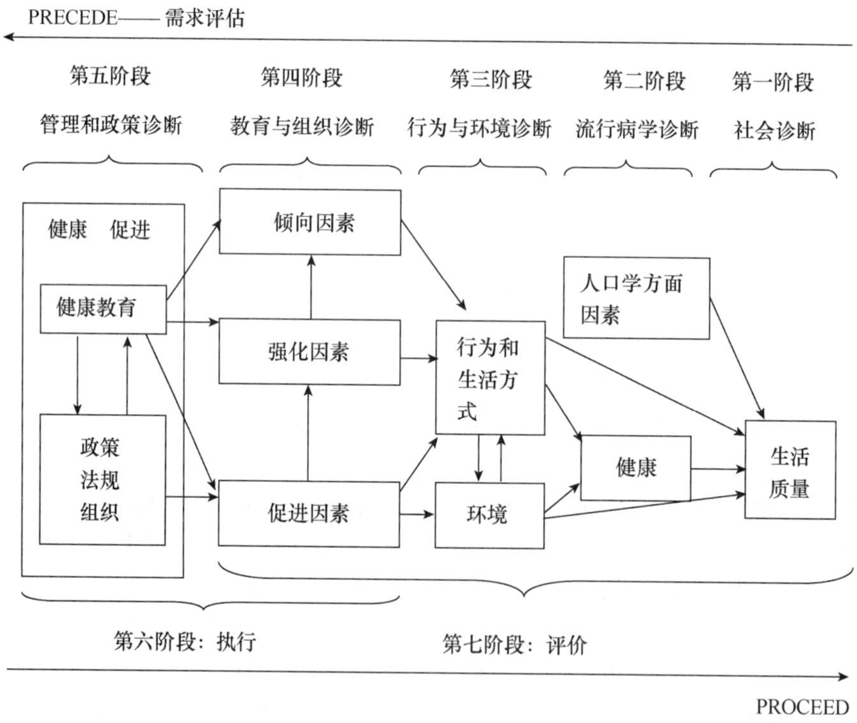

图 8-3 保健教育过程模式

第一阶段——社会诊断：从评估人群生活质量入手，评估社会人群的需求和健康问题，最好由目标人群亲自参与自身需求和愿望的调查。因为他们经历的各类社会问题是生活质量最实际最真实的写照。

第二阶段——流行病学诊断：通过流行病学调查确认目标人群待定的健康问题。如发病率、死亡率、致残率等流行病学资料。

第三阶段——行为与环境诊断：确认第二阶段最值得重视的健康问题相关行为和环境问题，因为这些危险因素需要通过干预加以影响，如生活方式、应对方式、预防方式等。环境因素是指那些对于个体来说，来自外部的、超出个人控制的能力，但是却能够影响或促进某些行为，并对人们的健康产生影响的社会和自然因素。

第四阶段——教育与组织诊断：根据健康和行为的大量研究，有数百种因素影响其特定的健康行为。这些因素可归为三大类：

（1）倾向因素（predisposing）：包括知识、信念、态度、价值观以及理解，是产生某种行为的动机。

（2）促成因素（enabling）：包括技能、资源或执行计划中的障碍以及可能促使行为与环境改变的各种因素。

（3）强化因素（reinforcing）：指对于健康行为改变后各方面正性和负性的反馈，包括卫生保健人员、同事、朋友、父母等的鼓励或反对都会影响其行为的坚持。

第五阶段——管理和政策诊断：即判断、分析实施健康教育或保健计划过程中行政管理方面的能力、资源、政策方面的优势与缺陷、实施计划的范围、组织形式、采用什么样的方式等。

第六阶段——执行阶段：指执行教育 / 环境干预中应用政策、法规和组织的手段。

第七阶段——评价阶段：评价不是模式的最后步骤，评价工作贯穿于整个模式始终。包括：

（1）过程评价（process evaluation）：即对该项目计划的各个环节进行评价，包括对计划项目的目的、实施方法、影响因素等。

（2）效果评价（effect evaluation）：主要是针对短期和中期规划评价，其重点在于评价规划或规划的某方面对参与者的知识、态度、行为的直接影响。

（3）结局评价（outcome evaluation）：着眼于评价健康教育与健康促进项目实施后导致目标人群健康状况乃至生活质量的变化。

四、其他模式

用于指导健康教育与健康促进的模式还有：健康促进模式、行为转变阶段模式、保健系统模式、恐惧驱使模式、自我调节模式、压力与适应模式等。

第三节　健康教育的原则与程序

一、健康教育的基本原则

健康教育是一种特殊的教育，教育者通过有目的、有组织、有计划的系统活动，把健康知识传播给公众，唤起公众的健康意识，从而使人们树立对自己及社会的责任感，投入到卫生保健活动中来。在实施健康教育时应遵循以下原则：

1．科学性原则　健康教育本身就是普及科学知识，因此健康教育的内容必须是科学、正确、详实的，并且注意应用新的研究结果。

2．优先满足学习者需要的原则　认真评估学习者的需求，例如对急诊、病情危重或急性发作期的患者，教育的原则是首先考虑满足患者生存、休息、睡眠等基本的生理需要，待病情允许施教时，再考虑其他的学习需要。但即使危重患者也有接受健康教育的需要，这些需要直接与治疗护理效果有关。因此，必要时可做简短的、必要的解释说明。

3．针对性原则　由于受年龄、职业、文化、疾病特征等因素的影响，学习者对教育内容的接受能力不尽相同。如果用文字资料进行宣传，对老人、小儿、文盲和有视觉、听觉缺陷的聋哑人、盲人就不适宜。因此，应根据学习者的不同特点，因人施教。

4．可行性原则　在学习过程中，应充分考虑当地的经济、社会文化以及风俗习惯等因素的影响，持实用主义的态度，确定教学目标，选择教育内容及方法。

5．启发性原则　在教育的过程中，不能采用强制性的措施，应运用启发式教育，充分调动受教育者的学习积极性，发挥其主观能动性，以达到教育目标。

6．循序渐进原则　健康教育内容比较多，也比较复杂，要使学习者能有效地掌握这些内容，教育者应按照教学内容的逻辑顺序和人的认识能力的发展顺序，由浅入深、由易到难、由简到繁、由感性到理性、由具体到抽象，循序渐进地开展教学。不能将教育的内容，一次性和盘托出，使学习者未能对所学知识进行理解、消化吸收和巩固，而影响学习效果。

7．直观性原则　许多医学知识对普通人来说都是陌生、抽象的。为加强学习者对医学知识的理解，教育者在教学过程中，应利用直观的教学手段，使学习的内容在受教育者的头脑中形成鲜明的表象和观念，使理性知识具体化，形象化。直观手段包括演示、图表、图解、录像、图文并茂的教育手册、现身说法和现场观摩等。运用直观手段可以克服理解抽象概念的困难，提高学习兴趣。

8．科普化原则　健康教育的对象大多不具备医学基础知识。因此，要将那些深奥难懂的医学知识转变成通俗易懂的卫生常识，就必须遵循科普化、通俗化原则。用学习者看得懂、听得懂的语言编写教育资料，表达教育内容，深入浅出，把深奥的医学、深刻的科学道理与日常生活用语、俗语、地方话等联系起来，用学习者能理解的口语进行表达和交流，防止使用难以理解的医学术语。

9．激励原则　学习者学习由于受兴趣、动机、求知欲的影响，学习态度和学习效果不尽相同。对健康教育有浓厚的兴趣、有明确的动机和良好求知欲的人，其学习行为一定是积极的、主动的、自觉自愿的。健康教育的一个重要任务就是要利用影响学习者学习的积极因素，激发其学习兴趣，促进其主动参与学习。要实现这一目标，就必须坚持激励原则，利用激励手段激发受教育者的学习动机，提高其学习兴趣和求知欲；利用反馈机制对学习效果做出及时评价，充分肯定学习效果；利用以往学习经历和现实学习过程中的每一点进步，激发学习者的学习动机，形成良好的学习机制。

10．合作性原则　健康教育活动不仅需要受教育者、教育者以及其他健康服务者的共同参与，也需要社会和家庭等的支持，如父母、子女、同事、朋友的支持和参与，以帮助学习者达到健康的行为。

二、健康教育的程序

健康教育是一个连续不断的过程，包括五个步骤：

（一）评估

评估是指在收集学习者主、客观资料的基础上，对学习者需求做出初步估计的过程。其目的是为制订有针对性的教育计划提供依据。评估的内容包括：

1．学习者的评估　包括对学习者学习能力的评估、心理状况评估、社会文化背景评估、学习态度的评估、学习准备评估、学习需要评估等。

2．教学者的评估　教学者在教学之前应对自己的准备情况进行评估，如教学计划是否周全、备课是否充分、对教学对象是否了解等。

3．教学资源的评估　包括教学的时间、地点、教学设备、参与人员以及教学的资料、环境等。

（二）确定教学目标

健康教育是有目的、有组织、有计划、有评价的教育活动，在这一活动中，教学目标既是健康教育预期达到的结果，又是实施教育计划的行为导向。其目的是为教育计划的实施提出标准和要求，并可以作为评价教育效果的依据。

健康教育的教学目标可分为两种：一是计划的总体目标（goal）又称计划目的，是指计划理想的最终结果。它是宏观的，甚至计划者并不能亲自看到这种结果，它只是给计划一个总体的努力方向。例如青少年的控烟计划，其总目标可以提出："造就不吸烟的新一代"。二是计划的具体目标（objective）又称计划目标，是为实现总体目标设计的、具体的、量化的指标。其要求可归纳为 SMART 5 个英文字母（S-special 具体的，M-measurable 可衡量的，A-achievable 可完成的，R-reliable 可以证明和观察的，T-time bound 有时限的），具体地说，计划目标必须回答 4 个"W"和 2 个"H"。

Who—对谁?

What—实现什么变化（知识、信念、行为、发病率等）?

When—在多长时间实现这种变化?

Where—在什么范围内实现这种变化?

How much—变化程度多大?

How to measure—如何测量这种变化?

（三）制订教育计划

教育计划既是健康教育活动的依据，又是实现教学目标的保证。健康教育计划由五个部分组成：①教育目标；②学习目标；③教育内容；④教育方法；⑤教学效果评价。教育计划可以使工作变得有序，减小不确定性和变化的冲击，同时计划也是一种协调，可以减少重叠和浪费。因此，一个好的计划是实现目标的行动纲领。

（四）实施教育计划

实施教育计划是健康教育程序的关键步骤，它是教育实践的主体。教育计划能否实施和实施效果的好坏对教育质量有直接的影响。在实施教育计划的过程中，要全面了解影响学习者学习的因素，教学过程中应尽力排除这些影响。同时，要不断地进行评价，以便及时修改和完善教学计划，以达到最终的教育目标。

（五）评价教学效果

评价是健康教育的最后阶段，它是将教育结果与预期目标进行比较的过程。其目的是测定学习者达到学习目标的程度，以便修订原有计划，改进教育工作。因此，教学评价不是教学活动的终止，而是贯穿于整个健康教育的过程中。

第四节 健康教育的方法

健康教育的方法很多，教育者可以依据教育的目的选择恰当的教育方法：如果目的是增加学习者的知识，可应用个别会谈、讲授、分发阅读材料、讨论等方式；如果要改变学习者的态度，可采取小组讨论、角色扮演、辩论等方式；如果要帮助学习者获得某种技能，则可用示教、角色扮演等方法。以下介绍几种常用的方法。

一、专题讲座法

专题讲座法是一种较正式的传统健康教育方式。一般是由卫生专业技术人员对有关健康的某个专题进行讲座，以口头配合书面的方式，将信息传达给学习者。专题讲座的方式能将健康知识系统地传递给学习者，帮助其了解有关健康的知识或信息，为学习者观念、态度及行为的改变打下一定的基础。适用于学习者人数较多，需要了解某种基本知识或邀请专家举行专题讲座时。

1．优点 便利经济，适合各种大小的团体；能在有限的时间内，将知识系统完整地传授给许多人。

2．缺点 单向沟通，讲授者无法了解听众对讲授内容的反应；人数太多时无法达到预期的效果；学习者缺少参与机会，影响意见和需要的表达，不易引起学习兴趣。

3．注意事项 预先了解听众的人数、教育程度、职业等基本资料；讲授者必须具有较强的专业知识及讲授能力，讲授内容简明扼要；注意讲授环境的布置，如照明、通风、避免噪声及合理使用视听教具；注意以提问等方式及时取得听众对内容的反馈；在演讲结束后鼓励听众发问，形成双向沟通。

二、个别会谈式教育

个别会谈式教育是一种简单易行的健康教育方法，常在家庭访视及卫生所的诊前及诊后等待时采用。此方法便于切入敏感话题（如性病）。一般会谈时应该注意与学习者建立良好的关系，及时了解其所存在的困难及问题，以便实施正确的健康教育。

实施个别会谈式的教育时应注意：

1．施教者对受教者的基本背景资料的了解，如姓名、年龄、教育程度、家庭状态、职业等有一定的了解。会谈应从最熟悉的人或事物谈起，使受教者产生信任感。

2．施教者对所教育的内容必须熟悉，并事先做好准备。

3．及时观察和了解受教者对教育内容的反应，并鼓励受教育者积极参与交谈。并尊重对方的想法及判断。

4．一次教育内容不可过多，以防受教育者发生思维混乱或疲劳。

5．会谈时，防止谈话内容偏离主题。

6．准备视听教材或教具，如录像，小册子等。

7．会谈结束时，应总结本次的教育内容，并了解学习者是否确实了解了教育内容，如有必要，预约下次会谈时间。

三、讨论法

讨论法是针对学习者的共同需要或存在的相同的健康问题，以小组或团体的方式所进行的健康信息的沟通及经验交流。大家就共同关心的问题展开讨论，各抒己见。一般小组成员由三人以上组成，共同参与对某一健康问题或主题的讨论。通过小组成员的意见及经验的表达，使学习者得以集思广益，获取及分享知识与感受，扩大个人的经验范围，加深对某一问题的认识及了解，以刺激其态度或行为的改变。

教学者在讨论性的教学中，充当组织者及引导者。一般在开始先介绍参加人员及讨论主题，在讨论过程中注意调节讨论气氛，在即将结束讨论时应对讨论结果进行简短的归纳及总结。

1．优点 ①所有人员共同参与讨论。大家对某一问题根据自己的经验及判断提出自己的看法或意见。组员之间可以相互影响，互相学习。②适用范围广。如高血压患者的居家护理、糖尿病的自护训练、社区妇女的婴幼儿喂养知识讨论等。③容易改变小组人员的态度及行为。

2．缺点 ①小组的组织及讨论较浪费时间。②可能会出现不平衡现象，有人可能过于主导，而有人较少参加活动。指导者需要根据讨论的方向，控制局面，以免个别学习者操纵讨论会。③有时会出现小组讨论离题现象，使应讨论的问题不能达到圆满的解决。

3．注意事项 ①小组讨论的人数以 7 ~ 8 人所组成的小组为最佳，最多不要超过 15 人。②应选择年龄、健康状况，教育程度等背景相似的人组成同一小组（同质小组）。③讨论前通知讨论的主题，并拟出讨论的基本内容。④选择的讨论场地应便于交流。⑤准备有关视听教具。

四、示范法

示范常用于教授某项技术或技巧，教学者先对该技术或技巧进行示教，使学习者能仔细地了解该项操作的步骤及要点。然后，在教学者的指导下让学习者进行练习。在结束时让学习者回示，以使教育者评价学习者是否获得了此项技巧。

1．优点　①学习者有机会将理论知识应用于实际，以获得某项技巧或能力。②可根据学习者的具体情况安排示范的速度，也可根据实际情况安排重复示范。

2．缺点　①有时示范所用的仪器较昂贵且不易搬运，所以不能适用于所有场合的教学。②有时教学场地也有所限制。

3．注意事项　①示范时，动作不要太快，应将动作分解，且让所有参加者能清楚地看到，在示范的同时，应配合口头说明。②鼓励所有的参与者都参加练习。③如所示范的内容较复杂，则可事先利用视听教具，如用录像带，说明此项操作的步骤及原理，然后再示范。④安排一段时间让参与者有练习的机会，示范者在旁边指导。⑤示范者在纠正错误时，切忌使用责备的口气，应了解其所存在的困难，并详细说明错误的地方。

五、角色扮演法

角色扮演法是一种制造或模拟一定的现实生活片段，由学习者扮演其中的角色，将角色的言语、行为、表情及内心世界表现出来，以学习新的行为或解决问题的方法。它可以用两种方式来进行：一种是预先准备好的角色进行扮演，参加扮演者通过观察、操作、模仿、分析等，学习有关的健康知识及经验；另一种是自发式的角色扮演，预先不做准备，由扮演者及时地操作和模仿达到学习的目的。

1．优点　①提供了具体而有兴趣的学习环境。②所有人员都参与了学习过程。③充分表达态度、价值观和情感。④有助于提高沟通技巧。

2．缺点　①有些成员可能比较羞怯，参加有压力。②有时希望或预定表现的内容可能无法表现出来。③需要较多的时间组织安排。

3．注意事项　①角色扮演前，应注意整个扮演主题的选择与编排，角色的分配与排练。②角色扮演时，主持者应报告此项教学活动的目的与意义，并对剧情及有关的表演人员进行简单的介绍。③角色扮演后应进行讨论，可先由表演者谈自己的感受，然后让其他人员积极参加讨论。主持者可以引导参加人员讨论剧中的重点及内容，使其了解相关的知识及原理。讨论部分为角色扮演的重点，通过讨论可以让有关人员真正获得有关知识。

六、实地参观法

带领学习者实际参观某一健康场所，以配合教学内容，使学习者获得第一手的资料。如实地参观结核病防治所，以了解结核病的防治情况。

1．优点　①学习者能在社区了解某一疾病的实际情况。②可刺激学习者寻找更多的学习经验。③在实际参观中，有利于提高学习者的观察技巧。

2．缺点　①不一定有充分的时间安排参观。②所需的时间较多，由于时间关系，可能有些学习者无法参加。③很难找到合适的参观场所。④行程表可能安排较困难。

3．注意事项　①配合教学目标，选择合适的参观地点和内容。②事先需要与参观单位取得联系，沟通参观访问的事宜。③参观前告知参观者参观的目的、重点及注意事项。

七、视听教材的应用

视听教材是利用有关教具，使学习者在最短的时间内对某一教学内容有所了解。常用的教具有单页宣传材料或折叠卡、挂图、幻灯、投影、电影等。

1．单页宣传材料或折叠卡　这种宣传材料成本低，可大量印刷，有选择性地分发给所需之人。例如，在门诊、卫生所门口等可以摆放此类宣传材料，供候诊时患者或家属自由阅读。使用时应注意不要无选择地分发，使大家随意乱丢而造成浪费。

2．挂图　挂图主要是用来帮助说明内容，使内容更直观，更具体，一般挂图的文字较少，需要有人在旁边说明或解释。使用挂图时，听众的人数一般不要超过 30 人，应用挂图应配合教育内容，同时及时注意听众的反应，并可根据挂图的内容引导听众讨论。

3．幻灯、投影及电影等　这类视听材料可根据学习者的兴趣及背景来安排学习。由于利用了学习者的视、听等其他的感觉，能激发学习者的学习兴趣，提高学习效果。

八、计算机辅助教学法

计算机辅助教学（CAI）是一种借助计算机技术进行教学的崭新教学形式。它可以综合利用多种媒体有效地表达传统教学手段难以表现的教学内容，充分使教学内容形象化、多样化，激发学习者的学习兴趣。CAI 可以不受时间、地点的限制，针对每个学习者的学习需要和学习特点，将学习者难以理解的理论和难以掌握的方法，通过计算机的信息转换和处理功能，将学习内容形象化和具体化，降低学习难度。把计算机这一现代技术引进健康教育中，不仅有利于加强健康教育的时代性和开拓性，也有利于教育者和学习者在健康教育的过程中形成新的思想、观念和方法。

九、展览法

利用图表、模型、标本的展示，系统地将学习资料提供给学习者，以提高学习者的学习兴趣，提高学习效果。在没有压力及紧张的气氛中，使学习者获得健康知识。

本章小结

健康教育是一个有目的、有计划、有评价、有系统的社会教育活动，与人文科学有着广泛联系，有较强的理论性和实践性。健康教育的实施需要包括卫生技术人员在内的全社会人员的参与，需要各级政府和领导的支持。护理人员是健康教育的主力军，做好健康教育是护士义不容辞的职责与使命。

本章的重点是：健康教育的基本原则、实施健康教育的程序、常用方法、健康教育的内容和健康教育模式理论的应用。

思考题

患者，男，工程师，56 岁。因直肠癌已行直肠癌根治术，并于腹壁进行肠造瘘口，每天要换 3 ～ 7 个造口袋。患者目前不能适应新的排便方式，自己又不会进行造瘘口的护理，表现出担忧、无奈和痛苦。请根据患者的情况，结合相关知识，为患者制订出健康教育计划。

（陶　莉）

第九章　医院和住院环境

学习目标

通过本章内容的学习，学生应能：

识记：

1．简述医院的工作特点、组织结构、类型和分级。

2．描述门诊部、急诊科、病区的设置及布局。

理解：

1．能用自己的语言正确解释医院的概念、性质与任务。

2．比较门诊和急诊护理工作内容的异同点。

应用：

1．为患者创造适于休养的物理环境与社会环境。

2．执行口头医嘱并配合医生对危重患者进行抢救。

医院是对个人和社会特定人群等进行治病、防病的场所，配备有一定数量的病床设施、医疗设备、医务人员，是医务人员集体协作、运用医学理论和技术，对门诊和住院患者实施诊断、治疗及护理的医疗卫生事业机构。环境与人类的健康密切相关，良好的医疗环境对治疗和康复起到积极的促进作用。护理人员应充分利用环境中的有利因素，消除和改善环境中的不利因素，为服务对象营造一个安全、舒适、整洁、安静的治疗环境，满足患者的需要，促进患者的康复。

第一节　医　院

一、医院的性质与任务

中国卫生事业是政府实行一定福利政策的社会公益事业。原国家卫生部颁布的《全国医院工作条例》规定医院的性质为“医院是防病治病、保障人民健康的社会主义卫生事业单位，必须贯彻党和国家的卫生工作方针、政策，遵守政府法令，为国家现代化经济建设服务”。并明确指出医院的任务是“以医疗工作为中心，在提高医疗质量的基础上，保证教学和科研的完成，并不断提高教学质量和科研水平。同时做好扩大预防、指导基层和计划生育的技术工作”。

1．医疗　是医院的主要任务。医院医疗工作以诊疗与护理两大工作为主体，与医技部门密切配合，构成为患者服务的医疗整体。分为门诊医疗、急救医疗、住院医疗、康复医疗。

2．教学　医院是医学生进行临床教育的基地，同时也是在职医务人员接受继续教育，不断更新知识、提高技术的场所。因此，教学是医院的一项重要任务，可根据医院性质承担相应的医学教育任务。

3．科学研究　医院是医疗、护理实践的实施场所，在这里各种有关疾病诊断、治疗、护理等方面的问题不断被发现，并作为科学研究课题提出，同时又在临床实践中得到研究和解决。通过科学研究不断推出新方法、新技术，提高了医疗质量，促进了医学卫生事业的发展。这些新方法、新技术也将不断地充实到医学教学中，促进医学教育的发展。

4．预防和社区卫生服务　医院不仅治病，还须积极防病。各级医院要发挥预防保健功能，开展社区医疗和家庭卫生服务；指导基层做好计划生育、妇幼保健工作；进行健康咨询、健康教育、疾病普查等工作。提高社区居民的自我保健意识和生活质量，提高全民健康素质。

二、医院工作的特点

1．以患者为中心　医院各部门工作应从满足患者基本需要、保证患者安全出发，各级医务人员团结协作，以患者的康复为中心而开展工作。

2．科学性和技术性　医院工作对象是人，要求医务人员要有扎实的医学理论知识和熟练的操作技术能力，一切治疗、护理措施要以科学依据和临床经验为依托。

3．时效性和连续性　医院诊疗、护理工作对时间有严格要求，治疗、护理措施按规定时间进行才能取得预期的效果；抢救危重患者时，时间就是生命，医护人员必须争分夺秒；患者的病情观察、治疗及护理是一连续的过程，因此医院工作长年日夜不间断。

4．随机性和规范性　医院患者病种繁多，病情复杂多变，医务人员需要严密观察，及时发现，紧急处理；同时医务人员需随时对灾害性事件造成的大批伤病员进行救治，工作随时有变动，需要医务人员具备随机应变的能力。但医院工作直接影响人的生命安全，要求医务人员严格遵守国家的卫生法规、医院的各项规章制度，严格岗位责任制，各项诊疗、护理操作严格按操作规程进行，确保患者安全。

5．社会性和群众性　医院工作服务于群众、服务于社会，应尽力满足社会对医疗、护理的需求，同时应调动广大人民群众积极参与健康保健，有效利用社会资源完善医院的设施，使医院更好地为社会服务。

6．医院工作是复合型劳动　医疗护理工作既有脑力又有体力劳动，同时还是一种不断创新的劳动，要求医务人员勤动脑、动手，随时不断的掌握新理论、新技术，为患者提供高质量的、满意的服务。

三、医院的类型和分级

（一）医院的类型

根据不同条件，可将医院划分为不同类型，见表 9-1。

表 9-1　医院类型

划分条件	类型
按收治范围	综合医院、专科医院、职业病医院、康复医院
按服务对象	军队医院、医学院校附属医院、企业医院
按所在地区	城市医院（市、区、街道医院）、农村医院（县、乡、镇医院）
按所有制	全民所有制医院、集体所有制医院、个体所有制医院、中外合资医院
按经营目的	营利性医院、非营利性医院

综合性医院是指具备较完善的医疗护理设备，分为内、外、妇、儿、眼、耳鼻喉等专科和检验、药剂、影像等医技部门。具有综合治疗、护理各科患者的能力。

专科医院是防治专科疾病的医院，如传染病医院、精神病医院、结核病医院、肿瘤医院、妇幼保健医院、眼科医院、口腔医院、皮肤病医院、肝胆医院、脑科医院等。专科医院集中了治疗某种专科疾病的技术和设备的优势，更利于专科疾病的诊治和护理。职业病和地方病防治医院集中了治疗某种职业病和地方病的技术和设备的优势，有利于职业病和地方病的诊治和护理。

（二）医院的分级

根据原卫生部颁发的《医院分级管理标准》，医院实施标准化的分级管理。按照医院的任务和功能、设施条件、技术水平、管理水平的不同，将医院分为三级（一、二、三级）十等（每级分为甲、乙、丙三等，三级医院增设特等）。

1．一级医院　是为具有一定人口（≤ 10 万）的社区提供医疗护理、预防保健和康复服务的基层医疗卫生机构（病床数≤ 100 张）。如城市街道医院、农村的乡镇卫生院和某些企事业单位的职工医院。一级医院主要功能是提供初级卫生保健，进行常见病、多发病的管理，及时做好疑难重症的转诊，协助高层次医院做好住院前后的医疗服务，是我国三级医疗网络的基础。

2．二级医院　是向多个社区（半径人口＞ 10 万）提供全面连续的医疗卫生服务机构（病床数在 101 ～ 500 张之间）。如县、市医院及省辖市的区级医院和具有一定规模的厂矿、企事业单位的职工医院。其主要功能是提供全面连续的医疗护理、预防保健和康复服务，参与指导对高危人群的监测；接受一级医院转诊，对一级医院进行业务指导；能与医疗相结合开展教学、科研工作，是地区性医疗预防的中心。

3．三级医院　是国家高层次的医疗卫生机构（病床数在 500 张以上）。主要指国家、省区市、市直属的市级大医院和医学院校的附属医院。其主要功能是提供全面连续的医疗护理、预防保健、康复服务和高水平的专科医疗护理服务，解决危重疑难病症，接受二级医院转诊，对下级医院进行指导和培训，并承担教学、科研任务，是省、自治区、直辖市或全国的医疗、预防和科研相结合的技术中心。

近年来，随着医药卫生体制的改革，各级各类医院打破原有服务对象和地区界限，服务范围不断扩大，使卫生资源得到充分的利用。

四、医院的组织结构

中国医院的组织机构设置是按国家统一颁布的组织编制原则设置的，根据医院各部门的功能和任务，可分为三大系统，即诊疗部门、辅助诊疗部门和行政后勤部门（图 9-1）。

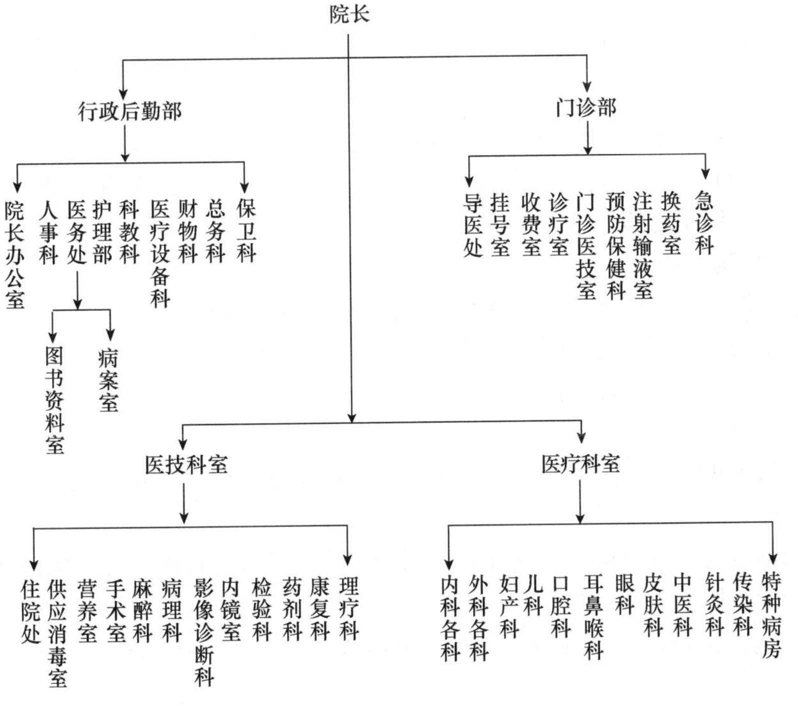

图 9-1　医院的组织结构

第二节　门急诊护理工作

一、门诊的护理工作

案例 9-1

李女士，28 岁，已婚，平素月经规则，现停经 4 周，前来医院检查。

问题与思考：

1．门诊护士如何对患者进行预检分诊？

2．门诊护士如何安排患者候诊与就诊？

3．门诊护士如何对患者进行健康教育？

门诊是医疗工作的第一线，是医院面向社会的窗口，是直接对人民群众实施诊断、治疗护理和预防保健的场所。具有来往人员多、流动性大、病种复杂、季节性强、就诊时间短等特点。医务人员的技术水平和服务质量直接影响患者就医质量和医院的社会形象，医务人员应提供优质服务，使患者得到满意的治疗护理。

（一）门诊的设置和布局

门诊设有挂号室、收费室、候诊室、分科诊室、药房、治疗室、换药室、检验科、放射科等其他辅助检查室。其中，诊室内配置有诊察床及遮隔设施、诊断桌、洗手设施，诊断桌上备有检查检验申请单、处方及各种检查用具；治疗室内配备有氧气、吸引装置、急救药品等急救设备。

门诊环境应体现以人为本、患者至上的理念。做到安静、整洁、明亮、绿化、美化和布局合理，各种标志和路牌应醒目，就医程序简便、快捷。门诊大厅应设立导诊处，配置多媒体查询屏及电子显示屏，使就诊者能及时获得医疗服务信息。各科候诊室应宽敞，候诊椅充足、舒适，布局装饰突出专科特色，备有电视、饮水设施、常见病预防和康复等宣传读物，使患者感到舒适、亲切，增加患者对医院的信任感。

（二）门诊护理工作

1．预检分诊　预检护士由临床经验丰富、医疗护理知识全面、工作主动热情的护士担任。患者来到门诊大厅，预检护士应主动、热情接待就诊患者，经过简单扼要的询问病史和病情观察，做出初步诊断后，再合理分诊，做到先预检分诊，再指导患者挂号就诊。对传染病患者或疑似病例应分诊至隔离区。

2．安排候诊和就诊　患者挂号后，分别到各科候诊室依次就诊。候诊室护士应做好候诊、就诊患者的护理工作。

（1）开诊前准备好各种检查器械和其他用物，检查候诊、就诊环境，保持舒适、安全。

（2）开诊后，按挂号先后顺序安排就诊。分理初、复诊病案，收集整理各种检查、检验报告。

（3）根据病情测量体温、脉搏、呼吸、血压等，记录于门诊病案上。必要时协助医生为患者进行诊查。

（4）随时观察候诊患者病情，遇呼吸困难、出血、休克、高热、剧痛等病情突变患者，应立即安排提前就诊或送急诊科处理，对病情较重或年老体弱患者可适当提前就诊。

（5）门诊结束后，整理、消毒环境。

3．健康教育　利用候诊时间适时开展形式多样的健康教育，可采用讲解、图片、墙报、多媒体、宣传小册等形式。内容应通俗易懂、针对性强，对患者提出的问题应给予耐心解答。

4．实施治疗　需在门诊执行的注射、输液、导尿、灌肠、换药等治疗，应按时进行。实施治疗时应严格查对，按操作规程执行，确保治疗安全、有效。

5．消毒隔离　门诊患者集中、人群流动大、病种多而复杂，易发生交叉感染，因此应严格消毒隔离措施。对门诊各诊室、治疗室、换药室、候诊室等密切接触患者的地方，应对其空气、地面、家具定期清洁、消毒；与患者接触的医疗器械应随时消毒；对传染病患者或疑似病例应分诊至隔离门诊就诊，并做好疫情报告。

6．预防保健　经过专门培训的护士可参与各类保健门诊的咨询和诊疗工作，开展健康体检、预防接种、疾病普查、健康教育等工作。

二、急诊科的护理工作

案例 9-2

患者，男，48 岁，十二指肠球部溃疡 10 年，今日出现大呕血，呕血量达 1500ml，入院时意识淡漠、血压 70/40mmHg，脉搏快而弱，面色苍白，四肢冰冷。

问题与思考：

1．急诊护士应如何进行预检分诊？如何执行抢救室物品的管理制度？

2．对医生的口头医嘱护士应如何执行？

3．如何进行留观护理？

急诊科是医院诊治急、危症患者的场所，是抢救生命的第一线，昼夜开放。对生命危急的患者及意外灾害事件，能立即组织人力物力按急救程序进行抢救。急诊科护理的技术管理应达到标准化、程序化、制度化；组织管理应保证抢救工作及时、准确、有效；急诊科护士应具备各种急诊抢救知识和经验，技术熟练，动作敏捷，素质良好。

（一）急诊科的设置和布局

急诊科一般设有预检处、分科诊室、抢救室、监护室、治疗室、观察室、清创室。另配有药房、检验室、X 射线室、心电图室、B 超室、挂号收费室等辅助用房，形成一个相对独立的单元，以保证抢救工作的高效运行。

急诊科的环境应宽敞、明亮、整洁、安静和便利。配有专用电话、急救车、平车和轮椅等运送工具；设有专用通道通往手术室及住院部各临床科室；各种标志清晰显眼，路标指向清楚，夜间照明明亮，以保证患者尽快得到救治。

（二）急诊科护理工作

1．预检分诊　患者到达急诊科，应有专人负责出迎，预检护士应主动接待就诊患者。护士要掌握急诊就诊的标准，通过一问、二看、三检查、四分诊的顺序，初步判断疾病的轻重缓急，及时分诊到各专科诊室或抢救室。遇到危重患者应立即通知值班医生及抢救室护士进行急救；因灾害性事件导致批量患者时，应马上通知护士长和医务处等相关部门并及时救治伤员；遇有刑事伤害、交通事故等法律纠纷事件，应尽快通知医院保卫部门或直接与公安部门联系，请家属或陪送者留下。

2．抢救工作　急诊科设有单独的抢救室，抢救室宜靠近护士办公室，要求宽敞、整洁、安静、光线充足。

（1）物品准备：包括一般物品、无菌物品、急救包、急救药品、急救设备、通讯设备。一切抢救物品严格执行“五定”制度，即定品种数量、定点安置、定专人管理、定期消毒灭菌、定期检查维修，使急救物品完好率达到100%，以保证抢救时能随时使用。护士要熟悉急救器械的性能和使用方法，并能排除一般故障。抢救室内物品不得外借，值班护士应班班交接并做好登记。急救器械和药品应配有简明扼要的使用说明卡。急救常用设备见表9-2。

表9-2　常用抢救物品及设备

物品种类	物品名称
无菌物品	各种型号注射器及针头、输液器、输血器、静脉留置针、静脉切开包、气管切开包、气管插管包、各种穿刺包、缝合包、导尿包、无菌手套及敷料
抢救器械	给氧系统（氧气筒、中心给氧、加压给氧装置）、电动吸引器或中心负压吸引装置、电除颤仪、心脏起搏器、心电监护仪、简易呼吸器、呼吸机、电动洗胃机等
抢救药物	中枢神经兴奋剂、镇静剂、镇痛药、抗休克药、抗心力衰竭药、抗心律失常药、止血药，抗过敏及激素、解毒药、止喘药、局麻药、抗生素；纠正水、电解质及酸碱平衡失调药；各种输入液体
护理物品	血压计、听诊器、开口器、舌钳、止血带、牙垫、氧气导管、吸痰管、胃管、皮肤消毒用物、手电筒、玻璃接头、夹板、输液架、多头电源插座
通讯设备	自动传呼机、电话、对讲机等

（2）配合抢救：①严格按抢救程序、操作规程实施抢救措施，做到分秒必争。在医生到达前，护士应根据病情快速作出分析、判断，给予及时的紧急处理，如测血压、止血、吸痰、吸氧、人工呼吸、胸外心脏按压、建立静脉通道等；医生到达后，立即报告病情及处理情况，积极配合抢救，正确执行医嘱，严密观察病情变化。②严格执行查对制度，各种急救药品须经两人核对，确认无误后方可使用；抢救中执行口头医嘱时，护士须向医生复述一遍，经双方确认正确后方可执行，抢救结束后由医生补写医嘱和处方；抢救中各种药物的空安瓿、输液空瓶、输血空瓶（袋）等应统一集中放置，需经两人查对确认与医嘱相符才可弃去。③做好抢救记录，要求及时、准确、详细全面和字迹清楚。记录内容包括患者和医生到达时间、抢救措施落实及停止时间；医嘱内容和病情的动态变化。

3．病情观察　急诊科设有一定数量的观察床，置于急诊观察室。用于收治暂未确诊或病情危重且暂时无法收住院者，或只需短时观察治疗即可返家者，留观时间一般3～7天。

观察室护理工作主要有：①患者入室登记、建立病案、填写各项记录、书写病情报告；②随时主动巡视与观察患者病情，正确执行医嘱，认真完成各项护理工作；③做好生活及心理护理；④做好出入观察室患者及家属的管理工作。

第三节　病 区 环 境

案例 9-3

患者，男，65 岁，患胃溃疡十余年入住外科病房，拟准备择期手术。查体：T 36.8℃，P 78 次 / 分，R 18 次 / 分，BP 136/82mmHg，神志清楚。

问题与思考：

1．为让患者能安静休养，病区护士应采取哪些有效措施来调节和控制环境？

2．护士应如何为患者创造一个良好的社会环境？

病区是住院患者接受治疗、护理及休养的场所，是医务人员进行诊疗、护理、教学、科研的重要基地。良好的住院环境是保证患者生理、心理舒适的重要因素。为患者提供一个安全、舒适、整洁、安静的物理环境和良好的社会环境是护士的重要职责之一。良好的病区环境应具备三个特点，即服务专业性、安全舒适性、管理统一性。

一、病区的设置和布局

每个病区设有病室、治疗室、抢救室、重危病室、护士站、医生办公室、配膳室、库房、盥洗室、污物处置室、医护值班室、示教室等。有条件的病区可设置患者娱乐室、健身房、会客室等。病区实行科主任、护士长负责制。

每个病区设 30 ~ 40 张病床，每间病室设 1 ~ 6 张病床，并配置相应数量的床旁桌和椅，配备有医疗基础设施和生活设施，如中心吸引装置、中心供氧装置、呼叫系统、电视、电话、饮水设备、壁柜、卫生间等。

二、病区的环境管理

（一）物理环境的调节与控制

物理环境是指病区的布局、装饰、基本设施等物质环境，是影响身心舒适的重要因素。调节病区物理环境，使其保持整齐、舒适、安静、安全和美观。

1．空间　为了保证患者有适当的活动空间，从事个人活动，同时方便治疗和护理操作，两床之间的距离不少于 1m，床与床之间设有可移动的屏风或床帘，以保护患者的隐私。

2．温度　在适宜的室温下，患者感觉舒适、安宁，能减少消耗，减轻肾负担，有利于患者休息和治疗护理活动的进行。一般病室适宜的温度以 18 ~ 22℃为宜，产房、新生儿、手术室、老年病室以 22 ~ 24℃为宜。室温过高使神经系统受到抑制，干扰消化和呼吸功能，影响体热的散发和体力的恢复，患者感到烦躁；室温过低，因寒冷刺激，使人畏缩，缺乏动力，肌肉紧张而感不安，同时患者在接受诊疗护理操作时易受凉。

病室应安置室温计，以备随时观察室内温度，护士应根据不同季节采取不同措施调节室温。夏季炎热，可采用空调、电风扇等调节室温；寒冷季节，病室可采用暖气、暖空调、火炉等保持室温。此外，应协助患者根据气温变化加减衣服和被褥。

3. 湿度　病室湿度一般是指相对湿度，即一定温度条件下，单位体积的空气所含水蒸气的量与其达到饱和时含量的百分比。病室湿度一般以 50% ～ 60% 为宜。湿度影响皮肤蒸发散热的速度，当室内湿度过高时，潮湿的空气利于细菌的繁殖，可增加医院内感染的发生率，同时机体蒸发作用减弱，出汗受到抑制，患者感到闷热，尿液排出增多，肾负担加重，对心肾疾病患者不利；室内湿度过低，空气干燥，机体水分蒸发加快，可致呼吸道黏膜干燥、咽痛、烦渴，对呼吸道感染、急性咽喉炎、气管切开患者尤为不利。

病室内应安置湿度计，护士应随时根据室内湿度情况加以调节。当室内湿度过高并高于室外时，可打开门窗使空气流通；多雨季节，室外湿度大时，可使用空气调节器。当室内湿度过低时，可在地面洒水，冬天可在暖气或火炉上放置水壶蒸发水分，或使用加湿器，达到调节湿度的目的。

4. 通风　空气流通可调节室内的温度和湿度，增加室内空气中的氧气含量，降低室内空气中的二氧化碳和微生物的密度，增加空气的洁净度。因此，通风是降低室内空气污染、减少呼吸道疾病传播的有效措施。另外，空气流通可刺激皮肤的血液循环，利于汗液的蒸发和热量的散失，使患者心情愉快、精神振奋，增加舒适感。病室通风不良，可致病室内空气污浊，患者可出现烦躁、倦怠、头晕和食欲缺乏等表现。故病室每天应定时开窗通风换气，每次通风 30min 左右。冬天通风时应注意保暖，避免对流风直吹患者，谨防感冒。

5. 噪声　凡是不悦耳、不想听的声音，或足以引起人们生理上或心理上不舒服的声音，均称为噪声。噪声对人体健康有影响，噪声对人体的危害程度与音量的大小、频率的高低、持续的时间和个人的耐受性有关。世界卫生组织（WHO）规定，白天病室较理想的声音强度为 35 ～ 40dB（分贝），声音强度在 50 ～ 60dB 时，即对人体产生相当的干扰，患者休息和睡眠受到影响，感到疲倦不安；长时间处于声音强度 90dB 以上的环境中，可导致烦躁易怒、头痛、失眠、耳鸣、肌肉紧张、血管收缩、血压升高等症状；突发性音量大、频率高、强度达到或超过 120dB 时，可造成高频率的听力损失或永久性失聪。

病室工作人员应尽可能为患者创造安静的环境。工作人员活动时应做到四轻，即说话轻、走路轻、操作轻、关门轻。病室门椅应钉上橡胶垫，推车轮轴定期上润滑油。护士工作时应穿软底鞋。同时护士应做好患者、家属及探视人员的解释工作，尽量降低病室电视、呼叫器声音，共同创造一个安静的休养环境。

6. 光线　病区通常采用自然光线和人工光线。适量的日光照射，能使皮肤血管扩张，改善皮肤和组织的营养状况，可促进机体内部生成维生素 D，同时日光中的紫外线有杀菌作用。光线不足，不但影响患者的活动和治疗护理的进行，甚至可导致意外情况的发生。长期在光线不足的环境下，易出现眼睛疲劳、视力受损、头痛等症状；光线过强或 24h 光源不断，又会影响患者的休息和睡眠。

病室光线应根据患者需要和治疗护理要求调节，白天应经常开启病室内门窗，让阳光直接射入或协助患者到户外活动，但应避免阳光直射眼睛，以免引起目眩。患者休息时应用窗帘遮挡光线或戴上眼罩。为了保证特殊检查护理及夜间照明的需要，病室需设置人工光源，人工光源可应根据治疗护理活动调节。楼梯、药柜、抢救室、监护室内的灯光要明亮；而破伤风、惊厥、先兆子痫、狂犬病等畏光患者病室光线宜暗，应采取避光措施。病室除吊灯外，应配置床头灯、地灯。夜间睡眠时采用地灯，既不影响患者睡眠，又可保证护士夜间巡视工作的进行。

7. 装饰　病室布置力求简单、整洁、温馨、美观，以增进患者身心舒适感。可按病室不同的设计要求配置颜色。如儿科病房的床单和护士服可用暖色，以减少儿童的恐惧感；手术室可选用绿色或蓝色，给患者宁静、舒适感；浅蓝色使人心胸开阔、情绪稳定；奶油色给人一种柔和、悦目、宁静感；白色单调、反光强、刺眼，使人产生疲劳感。故病室应避免大面积使用白色。另外，病室走廊可适当摆放绿色盆景，既可净化空气、减轻眼睛疲劳，又可增添病室生机。

（二）社会环境的调节与控制

医院是社会的一部分，而病区不同的患者又构成了一个特殊的社会环境。医务人员要帮助患者尽快转变角色，适应环境的变化。同时医务人员要创造和维持病区良好的社会环境，减轻和消除患者焦虑、抑郁等负性情绪的影响，以促进患者的早日康复。

1．人际关系　良好的人际关系可以满足住院患者的心理和社会需要。病区影响住院患者的重要人际关系主要有护患关系、病友关系和医患关系。以下主要介绍护患关系和病友关系的调控及作用。

（1）护患关系：是在护理工作中护理人员与患者之间产生和发展的一种工作性、专业性和帮助性的人际关系。良好的护患关系可增加患者的遵医行为，充分发挥护理措施的效果。在良好护患关系的建立中，护士为主导者。因此，在实施护理活动中，护士应尊重患者，对任何患者要一视同仁，尊重其权利和人格，保护患者的隐私；善于正确运用语言和非语言行为进行有效的沟通，沟通时态度要和蔼可亲，多用解释性、安慰性、鼓励性、治疗性语言，让患者感到护士的诚恳、友善与好意。护士的仪表和神态应大方、庄重、沉着、热情、关切、机敏；操作时要稳、准、轻、快，从行为举止消除患者的疑虑，赢得对方的信任；护士要善于调控自己的情绪，始终以乐观、开朗、饱满的情绪面对患者，以激发患者良好的心理反应，及时控制消极情绪；护士应以严肃认真、一丝不苟的工作态度和良好的医德医风，使患者获得安全感、信赖感。

（2）病友关系：病友们在共同的住院生活中相互影响，形成不同的病室群体气氛。在积极的病室群体气氛中，病友间相互交流一些疾病治疗、护理常识、生活习惯等，在进行治疗护理时相互鼓励与照顾，与医务人员关系融洽，积极配合治疗和护理。因此，护士应帮助营造一个愉快、乐观的群体氛围。护士对新入院患者应向同室病友介绍，鼓励病友之间的沟通和交往，消除其间的陌生感和不安全感，引导患者之间互相关心、互相帮助、互相支持，建立良好的情感交流；同时护士要善于发现病友之间的不和谐因素，及时给予疏导、解释，使病友之间能相互理解，增进病友之间的友谊；引导患者共同遵守医院各项规章制度，积极配合治疗和护理，促进疾病的康复。对于病情轻重不一的患者，尽量安置在不同的病室，避免不协调因素的影响。

2．医院规章制度　每所医院根据自身的具体情况制定了相应的医院制度，如入院须知、探视制度、陪伴制度等。通过医院制度的落实，保证医疗、护理工作的正常进行，为患者提供一个良好的休养环境，以达到尽快恢复患者健康的目的。医院规则制度既是对患者的指导，又是对患者的一种约束，因而对患者产生一定的影响。护士应协助患者熟悉医院规则，尽快适应医院环境。

（1）耐心解释，取得理解：护士向患者及家属耐心解释每一项院规的内容，理解其执行的必要性，以取得患者及家属的主动配合，使其自觉地遵守医院各项规章制度。

（2）保留患者对周围环境一定的自主权：患者活动、饮食等须遵从医生和护士的指导，处于服从地位，容易产生压抑感。因此，在维护医院规则的前提下，尽可能让患者对个人居住空间拥有自主权，医护人员对其表示尊重。如入室需敲门，整理床单位时应取得患者或家属的同意。

（3）尊重探视人员，满足患者需求：患者家属和亲朋好友的探视能给患者安慰和支持，并可帮助患者获得社交信息，减少患者的孤独感。医护人员应尊重前来探视的亲朋好友，但对不受患者欢迎的探视者或探视时间不恰当影响医疗护理工作时，则应适当地加以劝阻和限制。

（4）提供有关信息、加强健康教育：实施任何治疗、护理或检查措施前，应向患者解释目的、配合方法；实施中提供心理支持；实施后要交代注意事项。应允许并鼓励患者参与决策，以增进自我价值感和控制能力。使患者减轻其对治疗、手术和检查的恐惧感，能主动配合诊疗护理活动。

（5）尊重患者隐私权和保密权：进行暴露患者隐私部位的检查、治疗和护理时，应采取有效的遮挡措施。医护人员有义务和责任对患者的诊断鉴定、检查结果、治疗护理记录进行保密，维护患者的自尊和保密权。

（6）鼓励患者自我照顾：生活自理能力下降或限制了活动的患者，生活需依赖他人照顾，当陪护人员受到限制时，往往产生心理不安。在病情允许的情况下，护士在协助患者时应鼓励患者参与自我照顾，以逐渐恢复其自信心与自护能力。

本章小结

医院是对个人和社会特定人群等进行治病、防病的场所，由诊疗部门、辅助诊疗部门和行政后勤部门组成。门诊部、急诊科和病区是医院临床业务组织机构之一。门诊部主要护理工作包括预检分诊、安排候诊和就诊、治疗和急救、健康教育、消毒隔离、预防保健；急诊科为保证抢救工作的及时、准确、有效，其技术管理应达到标准化、程序化、制度化，各种急救药品和器械完好率达到100%；病区是住院患者接受诊疗、护理及休养的场所，其环境布置应以患者为中心，使患者舒适与方便，利于其康复。护理人员应掌握医院环境管理的方法，为患者创造一个安静、安全、温湿度适宜的休养环境。

本章的重点是：医院的任务、门诊和急诊护理工作、门诊和病区的设置及布局、病区的环境管理。

思考题

1．抢救物品应做到哪“五定”？

2．最适宜的病区物理环境包括哪些方面？有何要求？

3．刘某，男，42岁，因上消化道出血急诊入院，患者烦躁不安、面色苍白、四肢厥冷。请问：

（1）在医生未到之前，护士应紧急采取哪些护理措施？

（2）在抢救过程中对医生的口头医嘱护士应怎样处理？

（3）应做好哪些记录？

（韩巧梅）

第十章　入院和出院患者的护理

学习目标

通过本章内容的学习，学生应能：

识记：

1．简述出、入院患者护理的主要内容。

2．说出分级护理的适用对象及其护理内容。

理解：

1．能用自己的语言正确解释下列概念：

入院护理、分级护理、出院护理

2．举例说明人体力学原理在护理工作中的应用。

应用：

1．依据规程铺备用床、暂空床和麻醉床。

2．根据患者情况正确实施运送患者的方法。

凡住院治疗的患者都要经历入院和出院。患者在入院和出院时，身、心、社会、文化及精神等各方面都会有不同需要。护士应掌握入院和出院患者护理的一般程序，根据整体护理的要求，了解并满足患者的身心需要，使之尽快适应住院环境，遵守医院规章制度，积极参与和配合医疗护理工作，加速康复过程，并努力提高患者自护能力，使之出院后能继续巩固疗效，促进康复。

第一节　入院患者的护理

案例 10-1

患者，男，48 岁，因输尿管结石急诊入院。入院时腰腹部剧烈疼痛，患者躯体屈曲，患者有家属陪伴。

问题与思考：

1．为帮助患者顺利住院，住院处护士应如何接待患者？

2．如何护送患者入病区？

3．患者入病区后护士需要做哪些护理工作？

经门诊或急诊医生初步诊断后，认为需要住院观察、检查和治疗的患者，由医生填写住院证，收住入院。患者入院后，护理人员对其进行的一系列护理工作，称入院护理（admission nursing）。其目的是协助患者了解与熟悉环境，以尽快适应医院生活；满足患者身心需要，调动其配合治疗和护理的积极性；做好健康教育，促进其早日康复。

一、患者入院的心理状况

入院患者的心理状况，因年龄、性别、职业、文化程度以及病种、病情、病程等的不同而表现各异。护理人员必须仔细观察和研究患者的各种心理状况，采取相应的护理措施，满足患者的心理需要。

（一）焦虑和紧张

新入院的患者，通常易产生焦虑和紧张。一方面担心自己如何面对一个陌生的环境，所患疾病能否治愈，是否会留有后遗症等；另一方面又为家庭、工作和经济问题所困扰。因此，护理人员应了解入院患者的心理反应及对疾病的认识程度，帮助患者尽快加深对疾病的认识，熟悉病房环境和医护人员，消除生疏、不安全感和焦虑与紧张。

（二）孤独和愧疚

患者入院后，不能与亲人及同事在一起，会产生一种孤独感。因此，护理人员应将医院的探视制度告知患者及家属，鼓励亲友常来探视。介绍同室病友相互熟悉，安排适当的时间多与患者交谈，以消除患者的孤独感。有的患者住院后，感到自己不仅不能照顾家人，还增加了家人的负担；有的患者考虑到因住院而不能工作，使家庭收入减少，开支增加，甚至可能会失去原有的工作等而产生愧疚感。因此，护理人员遇到有经济困难的患者，可与有关部门联系，寻求支持；对不放心家人的患者，可与家属联系，告知家庭事务的安排情况，使其安心住院治疗。

（三）自卑和失去自主心理

有的患者会因疾病、伤残或治疗的副作用等损害了自我形象而感到自卑。护理人员要尽可能了解患者的心理状况，并进行针对性护理，满足患者的合理需要。在为患者诊治和护理时，应注意遮蔽，限制在场人员，男医师为女患者体检时，应有护士或家属在场。患者住院期间的检查、治疗及护理活动一般均在医护人员安排下进行，这易使患者失去自主感，有的患者甚至会因此而不愿配合医护人员。因此，实施每项医疗护理措施前，向患者耐心解释，鼓励患者参与配合，发表见解，满足患者自主的愿望。

（四）择优心理

患者住院期间企盼得到良医好药，希望资历老、水平高、有经验的医护人员为自己治疗和护理，也十分在意医护人员的态度和举止。医护人员的一举一动对患者的心理都会产生一定的影响。因此，护士亲切和蔼的态度、沉着冷静的举止、大方得体的着装和精湛娴熟的技术能使患者觉得护士是值得信任的帮助者，也能使患者对医护人员合理的要求表现出主动的配合，对疾病的缓解和治疗起到促进作用。对患者的择优心理应进行适当的引导，以高质量的护理服务来消除患者的顾虑，避免不必要的紧张。

二、入院护理程序

（一）收治入院

经门诊或急诊医师检查，签发住院证，准备收治入院。

（二）住院处护理

住院处是医院文明服务的窗口，工作人员对患者及家属应亲切接待，热情服务，给患者留下良好的第一印象，以愉快的心情接受诊疗。

1．办理入院手续　患者或家属持住院证到住院处办理入院手续。如缴纳住院保证金、验证文件、填写登记表格、发放手腕带等。

2．通知病房 电话通知病区值班护理人员，做好迎接新患者的准备，根据病情及病区收治的情况安排床位。在病区无空余床位时，门诊患者可办理待床手续；急诊患者应与病房值班护理人员联系，设法调整床位安排入院。需急诊手术的患者，则先手术，而后办理住院手续收入病房。

3．卫生处置 根据医院条件、患者的病情及身体状况，对患者进行卫生处置，如理发、沐浴、更衣、修剪指甲等。对危、急、重症患者及即将分娩或体质虚弱者可酌情免浴。对有虱虮者，应先行灭虱处理，然后再进行卫生处置。患者换下的衣服及不急用之物品，可交家属带回或由住院处按手续存放。传染病或疑似传染病患者则应在隔离室处置，其衣物及所用过的物品均应按消毒隔离原则处理。

4．护送患者入病区 住院处的护理人员携门诊病历护送患者入病区。能步行的患者由护理人员和或家属陪伴护送至病区；不能步行者，根据病情用平车或轮椅护送入病区；危重症患者在护送途中应注意保暖，必要的治疗不可中断（如输液、给氧等）并注意观察病情；护送外伤者应注意其卧位，保证安全。送至病区后应向病区护士交接患者的病情、所采取或需继续的治疗及护理措施、个人卫生情况、物品等。

三、患者入病区后的初步护理

（一）一般患者入病区后的护理

1．准备床单位 病房值班护士接住院处通知后，应立即根据病情安排床位。将备用床改为暂空床，酌情加铺橡胶单和中单，并备好脸盆、热水瓶等生活用品。对传染病患者应安置到隔离病室。

2．迎接新患者 护士要主动迎接患者，向患者作自我介绍，说明自己将为患者提供的服务及职责，为患者介绍邻床病友，使患者有宾至如归的感觉。

3．通知医生诊视患者 必要时协助医生进行体格检查。

4．协助患者佩戴手腕带标示，进行入院评估 为患者测量体温、脉搏、呼吸、血压及体重，如病情危重者暂缓测量体重。必要时测量身高，并记录在体温单上。

5．建立住院病案，填写有关护理表格

（1）排列住院病历顺序：体温单、医嘱单、入院记录、病史及体格检查、病程记录（手术、分娩记录）、各种检验检查报告单、护理病案、住院病案首页、门诊或急诊病历。

（2）填写入院登记本和诊断卡、床头（尾）卡，并分别插入患者住院一览表上及床头或床尾夹内。

（3）用蓝色钢笔填写各种表格及住院病历的眉栏部分。

（4）用红色钢笔在体温单 40 ～ 42℃的相应时间栏内纵行填写入院时间。并在体温单上绘制患者入院体温、脉搏，记录呼吸、血压、身高及体重值。

6．执行医嘱 及时准确地执行各项治疗措施。通知营养室准备膳食。做好病情观察及记录。

7．入院指导 护士向患者或家属发放入院告知书，介绍医院相关的规章制度及作息时间、病房环境、床单位设备的使用方法，指导留取常规检验标本的方法及注意事项，使患者能尽快适应环境。

8．填写入院评估表 根据住院患者首次护理评估单收集患者的健康资料。通过对患者健康状况进行评估，了解患者身体情况、心理需要及健康问题，为制订护理计划提供依据。一般患者在当班内完成，急、危、重症患者在 24h 内完成，并做出初步的护理计划。

（二）急诊患者入病区后的护理

1．准备病床单元 病区值班护士接到住院处通知后，应尽快准备危重病房或抢救室的床单位，并在床上加铺橡胶单和中单，手术患者应备好麻醉床。

2．备好急救药品及物品 如急救车、氧气、吸引器、输液设备、监护仪等，并通知医生做好抢救准备。

3．认真交接 患者入病区后，护士应立即与护送人员交接，对昏迷、意识不清、婴幼儿等交流障碍的患者，需暂留陪送人员，以便询问病史。

4．配合抢救　患者进入病室后应立即安置在危重病房或抢救室，积极配合医生进行抢救，严密监测患者病情变化，并做好护理记录。

知识拓展

腕带使用管理制度

1．入院处负责给入院患者发放腕带，出院时收回，以保证患者在住院期间腕带不被丢失。

2．责任护士负责给患者系上腕带，并向患者及家属讲解腕带使用的注意事项及重要性。

3．腕带一般佩戴于患者上肢，特殊情况的佩戴于下肢。

4．严禁医务人员、患者及家属随意将腕带取下。

5．执行各项治疗护理前要认真核对腕带信息。

6．如遇转院或腕带不慎丢失，应到入院处重新办理手续，领取腕带。

7．严禁任何人涂改，刮除腕带标示信息。

8．腕带标识是患者的专用信息，不得借予他人使用。

四、分级护理

分级护理（grading nursing）是指患者在住院期间，医护人员根据患者病情轻、重、缓、急和生活自理能力的不同，确定并实施不同级别的护理措施。护理级别分为特级护理、一级护理、二级护理和三级护理。不同级别的护理对象及护理内容见表 10-1。

表 10-1　分级护理

护理级别	适应对象	护理内容
特别护理	①病情危重，随时可能发生病情变化需要进行抢救的患者；②重症监护患者；③各种复杂或者大手术后的患者；④严重创伤或大面积烧伤的患者；⑤使用呼吸机辅助呼吸，并需要严密监护病情的患者；⑥实施连续性肾替代治疗（CRRT），并需要严密监护生命体征的患者；⑦其他有生命危险，需要严密监护生命体征的患者	①安排专人 24h 护理，严密观察患者病情变化，监测生命体征；②根据医嘱，正确实施治疗、给药措施；③根据医嘱，准确测量出入量；④根据患者病情，正确实施基础护理和专科护理，如口腔护理、压疮护理、气道护理及管路护理等，实施安全措施；⑤保持患者的舒适和功能体位；⑥实施床旁交接班
一级护理	①病情趋向稳定的重症患者；②手术后或者治疗期间需要严格卧床的患者；③生活完全不能自理且病情不稳定的患者；④生活部分自理，病情随时可能发生变化的患者	①每小时巡视患者，观察患者病情变化；②根据患者病情，测量生命体征；③根据医嘱，正确实施治疗、给药措施；④根据患者病情，正确实施基础护理和专科护理，如口腔护理、压疮护理、气道护理及管路护理等，实施安全措施；⑤提供护理相关的健康指导
二级护理	①病情稳定，仍需卧床的患者；②生活部分自理的患者	①每 2h 巡视患者，观察患者病情变化；②根据患者病情，测量生命体征；③根据医嘱，正确实施治疗、给药措施；④根据患者病情，正确实施护理措施和安全措施；⑤提供护理相关的健康指导
三级护理	①生活完全自理且病情稳定的患者；②生活完全自理且处于康复期的患者	①每 3h 巡视患者，观察患者病情变化；②根据患者病情，测量生命体征；③根据医嘱，正确实施治疗、给药措施；④提供护理相关的健康指导

五、患者的床单位

（一）床单位的设备

每个床单位应配备固定的设施，包括病床、全套卧具、床旁桌和椅、床上桌、呼叫装置、照明灯、给氧装置、负压吸引等设施（图 10-1）。

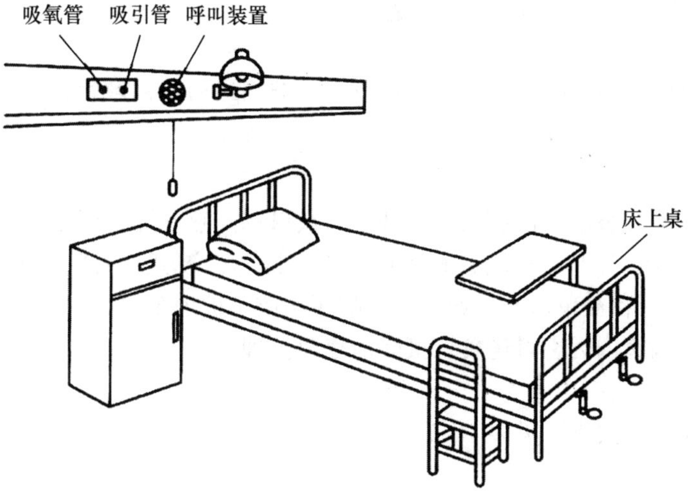

图 10-1　病床单位的设施

床单位是病室的主要设备，卧床患者的休息、饮食、运动、治疗、护理等几乎均在病床上进行。因此，病床必须舒适、安全。

1．常用的病床

钢丝床：床头、床尾可支起，以调节体位。床脚下装有小轮，便于移动。

木板床：骨科患者多用。有的则在钢丝床上放一木板。

电动控制多功能床：患者可通过按钮自行控制升降或改变体位。

2．病床及被服类的规格要求

病床：长 200cm、宽 90cm、高 60cm。

床垫：长宽与床规格相同，厚 9 ~ 10 cm ，以棕丝或海绵垫作垫芯，垫面选牢固的布料制作。

床褥：放于床垫上面，长宽与床垫规格相同，一般用棉花作褥芯，棉布作褥面。

棉胎：长 210cm，宽 160cm。

枕芯：长 60cm，宽 40cm，内装木棉或高弹腈纶丝棉，以棉布作枕面。

大单：长 250cm，宽 180cm。

被套：长 230cm，宽 170cm，尾端开口处钉有布带。

枕套：长 65cm，宽 45cm。

橡胶中单：长 85cm，两端各加白布 40cm，宽 85cm。

中单：长 85cm，宽 170cm。

（二）各单的折叠法

在铺床前应将各单按正确的方法折叠，既可节省时间，又可节省体力。以下是各单的折叠法。

大单：正面朝内（上），纵向对折 2 次后，边与中心线对齐，再横折 2 次

橡胶中单：正面在上，两端分别向纵中线卷折后，再对齐。

布中单：正面在上，两端对齐横折 2 次。

被套：反面在内（S 形套被），折叠法同大单。

棉胎：纵向 3 折，横向 S 形 3 折。

枕套：纵向对折，再横折。

六、各种铺床法

（一）备用床（closed bed）

【目的】保持病室整洁，准备接收新患者。

【评估】

设备和用物评估　床单元设施是否完好，床上用物是否符合季节需要，床头供氧、负压吸引管道是否通畅，呼叫器是否完好。

【计划】

1．护士准备　着装整洁、修剪指甲、洗手、戴口罩。熟悉铺备用床的方法。

2．用物准备　床、床垫、床褥、棉胎或毛毯、枕芯、被套、大单、枕套、床刷及刷套。按便于操作的原则折叠好各被单，并按使用先后顺序摆放于护理车上。

3．环境准备　病室内无患者进食、接受治疗及护理。

【实施】

1．操作流程及行为要求　见表 10-2。

表 10-2　铺备用床法

操作流程	步骤说明	行为要求
1．备齐用物	推用物至床尾，固定床脚，调整床的高度	动作轻稳，一丝不苟
2．移开桌椅	移开床旁桌约 20cm，椅移至床尾一侧离床约 15cm	
3．扫床翻垫	将床褥从床头至床尾湿扫干净，S 形三折放于床旁椅上，翻转床垫，上缘紧靠床头，将床褥从床头铺到床尾	注意省力，屈膝屈髋
4．铺平大单	护士站于床右侧，将大单正面向上，大单中线与床的纵、横中线对齐，依次打开	
5．折角铺单	右手托起床头床垫，左手伸过床中线将大单铺入床垫下，在距床头约 30cm 处，右手向上提起大单边缘使其同床边沿垂直，呈一等腰三角形，以床沿为界，将三角形分为上下两半，先将下半部塞入床垫下，再将上半部三角翻下折于床垫下，将角铺成 45° 信封角（图 10-2）。护士至床尾更换左右手法，拉紧大单同法铺好床尾，再将床沿中段部分拉紧塞入床垫下。转至对侧，同法铺好对侧大单	手法规范，左右分清
6．套好被套	◆S 形套被：被套正面在上，封口端（被头）齐床头，中线与大单中线对齐，依次打开平铺于床上，将被套尾开口端上层向上翻折，将 S 形三折的棉胎置于被套开口处，对齐纵中线，拉棉胎上缘至被套头端，打开棉胎，分别将棉胎两上角与被套两上角套好，对齐边角。护士至床尾，分别对齐被套和棉胎两边，分三层拉平被套和棉胎，系好各带（图 10-3） ◆卷筒式套被：被套反面在外，封口端（被头）齐床头，中线与大单中线对齐，平铺于床上，被套开口端朝向床尾，将棉胎或毛毯平铺在被套上，上缘与被套封口端平齐，将被套与棉胎两角一起向上折成直角，再由床头卷至床尾，自开口处翻转系带，再向床头翻卷拉平	边角对齐，不留空隙 卷筒卷紧，两边不松
7．折成被筒	被头平床头，两侧被缘向内折叠与床缘平齐，床尾向内折叠与床尾平齐（图 10-4）	动作轻稳，不宜过大
8．套好枕芯	于床尾或护理车上将枕套套于枕芯上，使四角充实，开口端背门，置于床头盖被上	
9．移回桌椅	桌椅归还原处，整理用物。洗手，取下口罩	避免声响，规范洗手

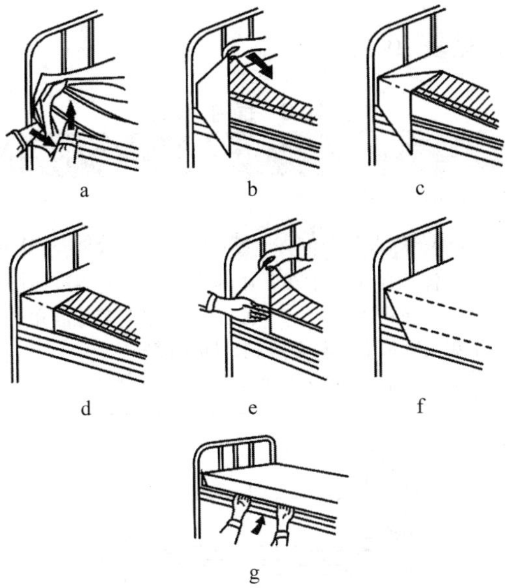

图 10-2　铺信封角法

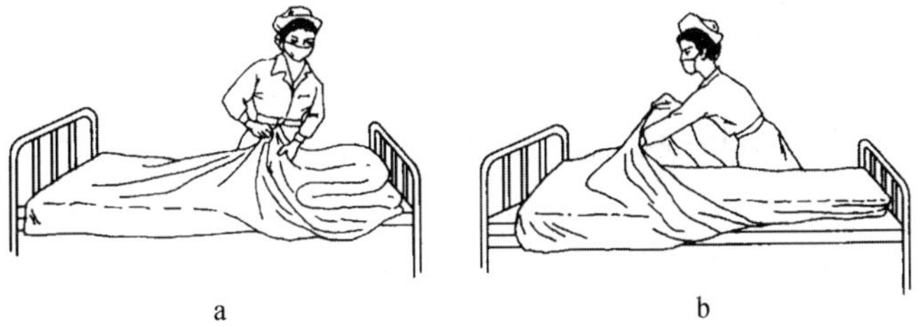

图 10-3　S 形套被式

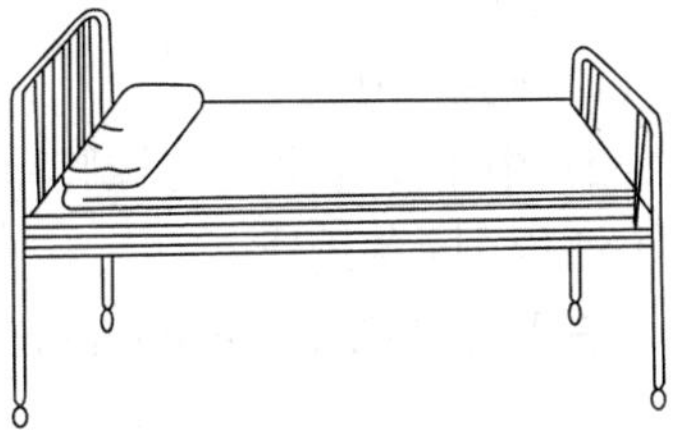

图 10-4　备用床

2．注意事项

（1）病室内有患者进餐或进行治疗时应暂停铺床。

（2）操作中注意省力，姿势正确，动作轻巧、敏捷。

（3）铺床中避免大幅度抖动大单、被套，以免尘埃飞扬。

【评价】 护士操作熟练，手法正确，动作轻稳、规范，符合省力原则；床铺平紧、美观、舒适、实用；病室及床单位整洁、美观。

（二）暂空床（unoccupied bed）

【目的】

1．保持病室整洁、美观。

2．供新入院的患者和暂离床活动的患者使用。

【评估】

1．患者评估　患者病情、伤口情况；有无离床活动或外出检查。

2．设备和用物评估　床单元设施是否完好，床上用物是否符合季节需要，床头供氧、负压吸引管道是否通畅，呼叫器是否完好。

【计划】

1．护士准备　护士着装整洁、修剪指甲、洗手、戴口罩。熟悉铺暂空床的方法。

2．用物准备　同备用床，按需要准备中单和橡胶单。

3．环境准备　病室内无患者进食、接受治疗及护理。

【实施】

1．操作流程及行为要求 见表 10-3。

表 10-3 铺暂空床法

操作流程	步骤说明	行为要求
1．铺备用床	按备用床的标准铺好备用床	
2．折叠盖被	将盖被上端内折 1/4，再 S 形折于床尾，与床尾平齐（图 10-5）	
3．铺橡胶单和中单	根据病情需要，铺橡胶单和中单。中线和床中线对齐（橡胶单如铺在床的中间部，上缘距床头 45 ～ 50cm），中单遮盖橡胶单，将床缘下垂部分一并塞入床垫下。转至对侧，同法铺好	上下对齐，整齐划一
4．整理用物	整理用物，洗手，取下口罩	规范、及时

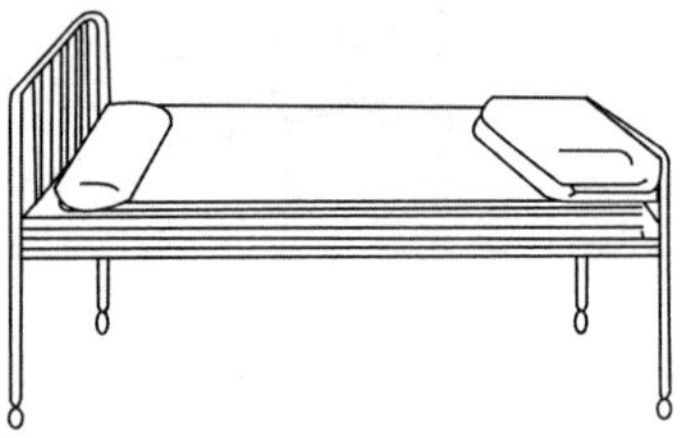

图 10-5 暂空床

2．注意事项

（1）同备用床。

（2）中单要完全遮盖橡胶单，避免橡胶单直接接触患者皮肤或伤口。

【评价】同备用床。

（三）麻醉床（anesthetic bed）

【目的】

1．便于接收和护理麻醉手术后的患者。

2．保证患者安全、舒适，预防并发症。

3．保护床上用物不被血液、呕吐物等污染，或便于更换。

【评估】

1．核对医嘱 操作前认真核对医嘱，了解患者的诊断、病情、手术名称、部位和麻醉方式及要求，是否需要准备引流装置及急救设备。

2．设备和用物评估 床单元设施是否完好，床上用物是否符合季节需要，床头供氧、负压吸引管道是否通畅，呼叫器及急救设备是否完好。

【计划】

1．护士准备 着装整齐，修剪指甲，洗手，戴口罩。熟悉铺麻醉床的方法。

2．用物准备

（1）同备用床，另备橡胶单和中单各 2 条。

（2）麻醉护理盘：①无菌包内置治疗碗、开口器、舌钳、牙垫、压舌板、弯盘、镊子、输氧管、吸痰管、通气导管、纱布数块。②无菌包外置血压计、听诊器、弯盘、棉签、胶布、电筒、别针、治疗巾、护理记录单及笔。

（3）其他用物：输液架，必要时备吸痰器、胃肠减压器、氧气筒、心电监护仪，按需准备热水袋及布套、毛毯等。

3．环境准备 病室内无患者进行治疗、护理或用餐。

【实施】

1．操作流程及行为要求 见表 10-4。

表 10-4 铺麻醉床法

操作流程	步骤说明	行为要求
1．备齐用物	携用物至床尾，核对床号、姓名，固定床脚，调整床的高度	认真核对，一丝不苟
2．移开桌椅	移开床旁桌约 20cm，椅移至床尾一侧离床约 15cm	动作轻稳，避免声响
3．撤除污物	撤除污大单、被套、枕套，放入污物袋内。洗手	规范洗手，防止污染
4．扫床翻垫	将床褥从床头至床尾湿扫干净，卷放在床旁椅上，翻转床垫，上缘紧靠床头，再将床褥翻转铺上	
5．铺平大单	按照备用床的方法铺好近侧大单	
6．铺中单和橡胶单	逐层展开橡胶单和中单，先铺床中部（同暂空床），再铺床头。铺床头橡胶单和中单时应与床头平齐，下端压在中部的橡胶单和中单上，床缘下垂部分塞入床垫下。转至对侧，逐层铺好对侧大单、橡胶单、中单（根据手术部位和麻醉方式设置橡胶单及中单位置）	准确评估，合理放置
7．套好被套	按铺备用床的方法套被套	
8．三折盖被	被头平床头，两侧被缘向内折叠与床缘平齐，床尾向内折叠与床尾平齐。将盖被纵向三折于一侧床边，开口处向门	
9．套好枕套	在护理车上套好枕芯，使四角充实，开口背门，横立于床头（图 10-6）	
10．移回桌椅	桌椅归还原处，整理好用物	
11．备麻醉盘	将麻醉护理盘放置于床旁桌上，其他用物按需要放置	
12．整理洗手	洗手，取下口罩	动作轻稳，避免声响

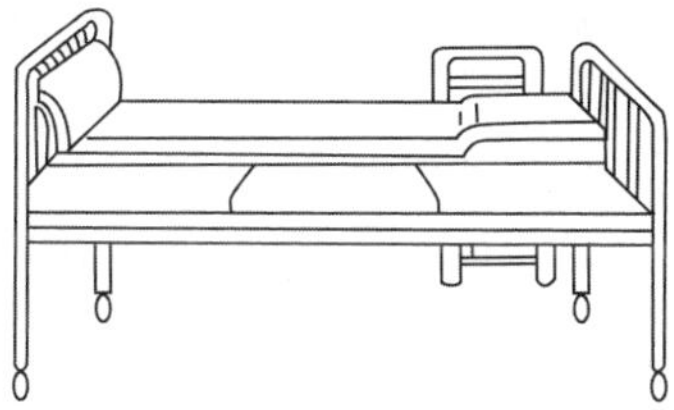

图 10-6 麻醉床

2．注意事项 同备用床。

【评价】

1．同备用床。

2．麻醉护理盘及准备的其他用物能满足抢救和护理的需要。

第二节 出院患者的护理

案例 10-2

患者，男，58 岁，因输尿管结石急诊入院。经手术治疗痊愈，医生同意出院。

问题与思考：

1．患者出院前护士应做哪些护理工作？

2．患者出院后的有关医疗文件如何处理？其床单位又如何处理？

出院护理（discharge nursing）是指患者经过一段时间的治疗与护理，医生根据患者的病情开出出院医嘱或患者不愿意再接受医院的治疗和护理要求自动转院或出院时，护理人员对其进行的一系列护理工作。包括对患者进行出院指导，满足其身心需要，协助其尽快适应社会生活；处理床单位，准备迎接新患者。

一、出院前的护理

（一）通知患者和家属

医生根据患者病情及康复情况，决定出院日期，开出院医嘱。护士根据出院医嘱提前通知患者和家属，协助做好出院准备。自动出院者应在出院医嘱上注明“自动出院”，并要求患者或家属签名认可。

（二）办理出院手续

1．护士执行出院医嘱，停止一切长期治疗及护理，填写出院通知单和结账单，指导患者或家属到住院处办理出院手续。

2．患者出院后仍需服药时，护士凭出院医嘱处方领取药物，交给患者，并指导其正确用药。

（三）填写患者出院护理评估单

出院前护士应对患者全身情况进行评估，及时填写出院护理评估单。根据患者情况进行健康教育，给予相应的饮食、休息、卫生、功能锻炼及复查指导，便于患者出院后尽早适应其新的生活方式。同时观察患者出院前的心理变化，给予相应的鼓励和支持，以减少患者出院的焦虑和恐惧。

（四）征求意见

虚心听取患者及家属对护理及医院其他工作的意见和建议，以便改进工作方法，提高护理工作质量。

（五）协助整理用物

患者或家属办理出院手续后，护士协助患者清理个人用物，发回患者寄存物品，护士收回患者住院期间所借物品，并进行消毒处理。

（六）护送患者出院

根据患者情况，步行护送或用平车、轮椅推送患者出院。

二、有关文件处理

1．填写出院时间　用红色钢笔在体温单 40 ～ 42℃之间相应的时间栏内，纵行填写出院时间。

2．注销各种卡片　注销各种治疗单（卡）或执行单（卡），如诊断卡、床头（尾）卡、服药单（卡）、注射单（卡）、饮食单（卡）等。

3．在出院登记本上填写出院日期。

4．整理出院病历　将病案按出院病历顺序排列，交病案室保存。

出院病案排列顺序：住院病案首页、出院记录或死亡记录、入院记录、病史及体格检查单、病程记录、各种检验及检查报告单、护理病案、医嘱单、体温单。

三、床单位的处理

1．撤下病床上污被服，放入污衣袋，送洗衣房处理。

2．床垫、床褥、枕芯、棉胎用紫外线灯照射消毒或在日光下曝晒 6h。

3．病床、床旁桌、椅和地面用消毒溶液擦拭；脸盆、便盆、痰杯用消毒溶液浸泡（一次性除外）。

4．病室开窗通风换气。

5．传染病患者的病室及床单位需按传染病终末消毒法处理。

6．铺好备用床，准备迎接新患者。

第三节　搬运和护送患者的技术

案例 10-3

患者，男，36 岁，因车祸急诊入院，疑颈椎损伤，左下肢开放性骨折。经急诊室急救处理后病情基本稳定，现护送患者入病区。

问题与思考：

1. 应采用何种搬运法搬运此患者？

2. 运送过程中应注意哪些问题？

一、人体力学在护理工作中的应用

人体力学（human mechanics）是运用力学原理研究维持和掌握身体的平衡、保持正确姿势以及人体从一种姿势变成另一种姿势时身体如何有效协调的一门学科。正确的身体姿势有利于维持人体正常的生理功能，减少能量消耗，减轻身体疲劳，有利于保证患者的安全，也有助于提高护士的工作效率。

（一）常用的力学原理

1．杠杆作用　杠杆作用是指在外力作用下使杠杆绕支点（O）转动，其中动力（F_1）使杠杆转动，阻力（F_2）阻碍杠杆转动，从支点到动力作用线的垂直距离称为动力臂（L_1），从支点到阻力作用线的垂直距离称为阻力臂（L_2）。当 $F_1 \times L_1 = F_2 \times L_2$ 时，杠杆处于平衡状态；当 $F_1 \times L_1 > F_2 \times L_2$ 时，杠杆可沿着动力的方向移动。当动力臂大于阻力臂时可以省力。人体活动是在神经的调节下由骨、关节和骨骼肌共同完成。骨骼起杠杆作用，关节起支点作用，骨骼肌收缩产生的力为动力。根据支点与动力点、阻力点的关系，杠杆作用分为以下三种：

（1）省力杠杆：阻力点在支点和动力点之间，动力臂比阻力臂长，因此可用较小的力使杠杆转动。例如，人们用脚尖踮起来的站立时，脚尖是支点，脚跟后的肌肉收缩产生的力是动力（F_1），人体的重力是阻力（F_2），体重阻力点落在支点与力点之间。因为动力臂（L_1）长于阻力臂（L_2）（图 10-7），所以用较小的力可以对抗较大的重力使人立起来。

（2）速度杠杆：此类杠杆是动力点位于阻力点与支点之间，阻力臂长于动力臂，所以较费力。但运动时动力臂通过的距离较短，可获得较快的运动速度和较大的运动范围。这类杠杆是人体最常见的杠杆运动。当人们屈肘举起重物时，肘关节是支点，前臂肌肉（肱二头肌）的作用力是动力（F_1），前臂和重物的重力是阻力（F_2），因为 $L_1 < L_2$，因此举起重物时，要花较大的力（图 10-8）。

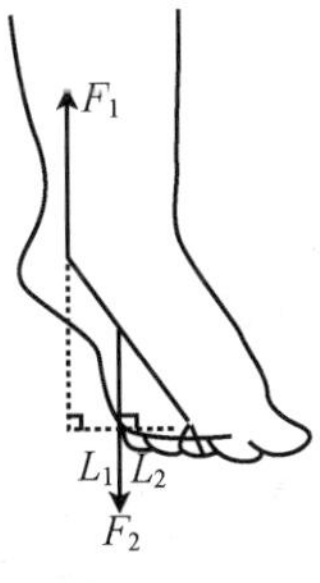

图 10-7　足部省力杠杆

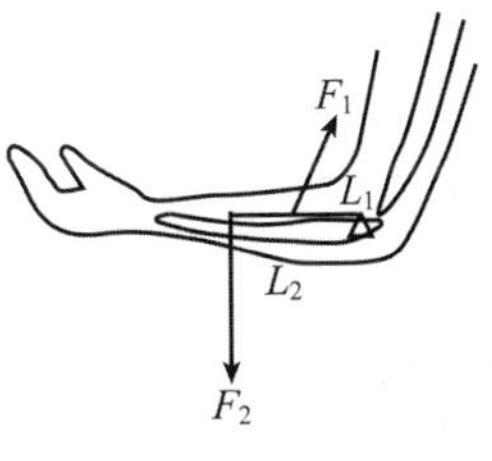

图 10-8　手臂费力杠杆

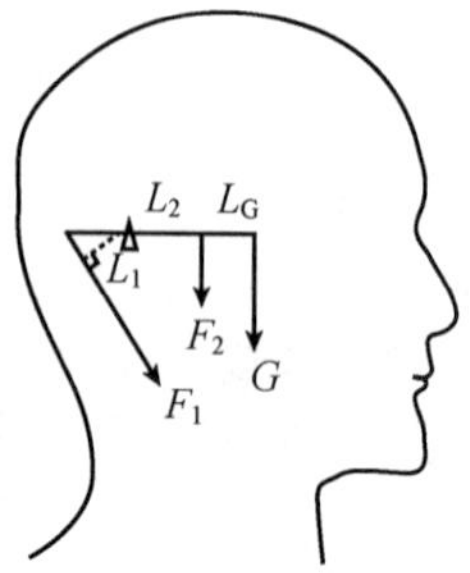

图 10-9 头部平衡杠杆

(3) 平衡杠杆：这类杠杆支点位于动力点与阻力点之间，动力力臂与阻力臂可等长，也可不等长。例如，当人在仰头、低头时，寰椎是支点（△），支点前后各有一群肌肉收缩产生作用力（F_1、F_2），头颅的重量是阻力（G）。头部支点前肌群的收缩力和头部重力使头前低；当$F_1 \times L_1 = F_2 \times L_2 + G \times L_G$，头部处于平衡状态（图 10-9）。

2．摩擦力　两个互相作用的物体，当它们发生相对运动或有相对运动趋势时，在两物体的接触面之间会产生阻碍它们相对运动的作用力，这个力叫摩擦力。摩擦力的方向与运动方向相反。当物体有滑动趋势但尚未滑动时，作用在物体上的力称为静摩擦力。静摩擦力与作用力方向相反，并随力的增大而增大，当物体即将运动时静摩擦力达到最大值，称为最大静摩擦力。当物体滑动时受到的摩擦力为滑动摩擦力，当物体滚动时受到的摩擦力为滚动摩擦力。滚动摩擦力实质上是静摩擦力。接触面愈软，形状变化愈大，表面越粗糙，则滚动摩擦力就愈大。在护理车的车轮轴上定时滴注润滑油，就可以减少摩擦力。一般情况下，物体之间的滚动摩擦力远小于滑动摩擦力。

3．平衡与稳定　为了使物体保持平衡，必须使作用于物体的一切外力相互平衡。人体局部平衡是整个人体平衡中不可缺少的一部分，而且整个人体平衡也是由各个局部平衡来实现的。影响人体平衡的因素有：

(1) 物体重心的高度与稳定成反比：重心是指重力的中心。当物体组成成分均匀时，重心位于物体的几何中心，物体的形状发生变化时，重心位置也随之变化。人体重心的位置随着四肢和躯干的姿势而改变，当人直立两臂下垂时，重心位于骨盆的第二骶椎前约 7cm 处（图 10-10），如把手臂举过头顶，重心随之升高，当身体下蹲时，重心则下降，甚至吸气时膈肌下降，重心也会下降。重心越低，稳定度越大。故坐位比站立时稳定度大。

(2) 支撑面的大小与稳定度成正比：支撑面指人或物体与地面的接触面积（支持重力的面积）。支撑面是人或物体与地面接触时的各支点的表面构成的，并且包括各支点之间的表面积，可以为站立、提重物或移动时提供稳定性。支撑面越大，稳定度越大。重力线是一条假想的通过重心垂直支撑面的垂直线。重力线必须通过支撑面才能保持人或物体的稳定。如人体从坐椅上起立时，重力线在人体支撑面外，为了保持平衡，起立时需要分开两脚使重力线落在两脚之间（图 10-11）。

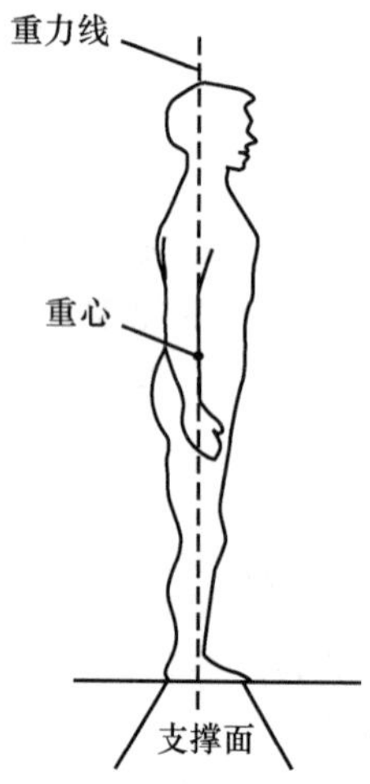

图 10-10　人体直立时，重力线穿过骨盆中部

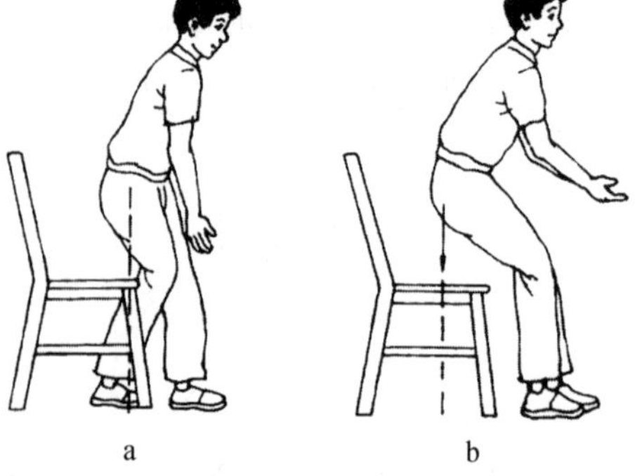

图 10-11　起立时，前后脚需分开才能使重力线落在两脚之间

（3）物体的重量与稳定度成正比：物体重量越大，稳定性越好。如推倒一把轻椅子比推倒一把重椅子容易。

（二）力学原理在护理工作中的应用

1．降低重心　护士在低水平面操作或取物时，双脚应该前后分开或左右分开，同时屈膝屈髋，保持上身近似直立，降低身体重心，减少弯腰，减轻腰部负荷，背部也不易疲劳，同时保证重力线在支撑面内，增加身体的稳定性（图 10-12）。

2．减少身体重力线的偏移　护士在搬运患者时，尽可能将患者靠近自己，使重力线落在支撑面内（图 10-13）。提重物时，最好把重物分成相等的两部分由两手提拿，若重物由一只手臂提拿，另一只手臂可向外伸展以保持平衡。

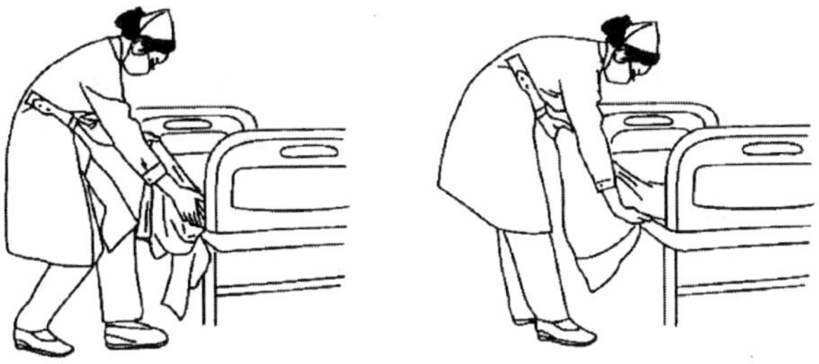

a. 正确　　b. 错误

图 10-12　铺床姿势

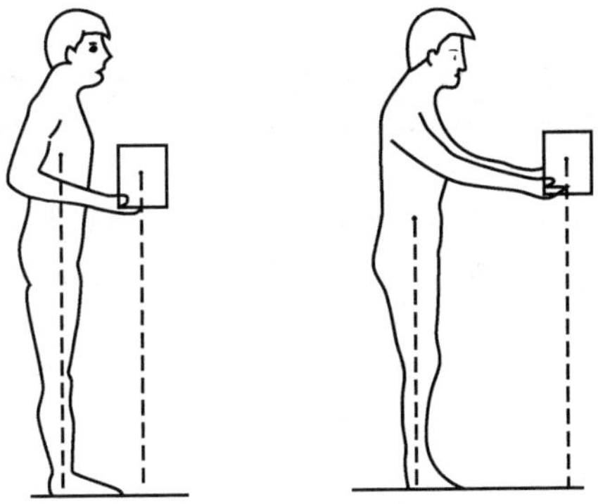

a. 正确　　b. 错误

图 10-13　搬运物品姿势

3．扩大支撑面　护士在协助患者侧卧时，应两臂屈肘一手放于枕旁，一手放于胸前，两腿前后分开，上腿弯曲在前，下腿稍伸直以扩大支撑面，稳定患者的卧位。

4．利用杠杆作用　护士在操作中应尽量靠近操作物或操作台。两臂持物时，两肘紧靠身体两侧，上臂下垂，前臂和所持物体靠近身体，因阻力臂缩短而省力，脊柱腰段上的压力也就减轻。护士穿低跟鞋上班，动力臂较阻力臂长，利用省力杠杆的原理，用较少的力就可以支持体重。

5．尽量使用大肌肉或多肌群　进行护理操作需拿起重物时，尽量使用手臂，避免只用手指进行操作，如端治疗盘时，应五指分开，托住治疗盘并与手臂一起用力；尽量使用躯干和下肢肌肉力量，如从地面抬起重物时，应以下蹲代替弯腰，因为弯腰负重时，腰部各小肌肉群用力不匀，易损伤腰部，下蹲时可借助下肢大肌肉群的力量，易保持身体平衡，且不易疲劳。

6．用最小量的肌力做功　移动重物时应注意平衡，有节律并计划好所要移动的位置和方向，以直线方向移动，尽可能用推或拉代替提和抬。

以上的力学原理都不是独立的原则和要求，需要护士在工作实践中综合运用各种力学原理，协调肢体，用心感受并体会，最终形成良好的动作习惯和姿态。

二、轮椅运送法

【目的】

1．运送能坐起但不能行走的患者入院、出院、检查、治疗及室外活动。

2．协助患者进行适当的活动，以促进血液循环及体力的恢复。

【评估】

1．患者评估

（1）全身情况：患者年龄、目前病情、意识状态、活动耐受能力、治疗情况。

（2）局部情况：有无伤口，是否有管路及皮肤情况。

（3）心理状态：有无紧张、焦虑等情绪，合作程度。

（4）健康知识：对轮椅运送方法的认知程度。

【计划】

1．护士准备 掌握轮椅运送患者的方法和相关注意事项。着装整齐，洗手。

2．用物准备 性能良好的轮椅、根据季节准备外衣或毛毯、别针。

3．环境准备 环境宽敞、安全。

4．患者准备 了解轮椅运送的目的、方法、注意事项及配合要点。

【实施】

1．操作流程及行为要求 见表10-5。

表10-5 轮椅运送法

操作流程	步骤说明	行为要求
上轮椅		
1．查对解释	检查轮椅，将轮椅及用物推至床旁。核对患者并解释	严格查对，耐心解释
2．安置轮椅	将椅背与床尾平齐，面向床头。翻起脚踏板，固定车闸制动。必要时将毛毯铺在轮椅上。使毛毯上端高于患者颈部15cm左右	关闸制动，保证安全
3．扶助起床	将盖被整理成为暂空床，护士一手伸入患者颈肩下，另一手伸入膝下，帮助患者坐于床边并嘱其用手掌撑住床面以维持坐姿。协助患者穿袜、鞋，根据气候穿外衣	
4．协助坐椅	护士面对患者，双脚分开站稳，双手环抱患者腰部，请患者双手置于护士肩上，协助患者下床站立。嘱患者用近轮椅侧之手，扶住轮椅外侧把手，转身坐入轮椅中，或由护士环抱患者，协助坐于轮椅中。翻下脚踏板，嘱患者双脚置于踏板上	动作稳妥，注意节力
5．安置患者	将毛毯上端边向外翻折10cm，围住患者颈部，用别针固定，两侧围住两臂做成两个袖筒，分别用别针在腕部固定，或用毛毯将患者上身、腰部、两下肢及脚包裹，露出双手。嘱患者身体尽量向后靠，双手扶住两侧扶手（图10-14）	关爱患者，体贴细心
6．运送患者	询问患者有无不适后，松开车闸，嘱患者勿前倾或自行下车，推轮椅送患者至目的地	及时询问，观察病情
下轮椅		
1．固定轮椅	将轮椅推至床尾，轮椅背与床尾平齐，固定车闸，翻起脚踏板。	关闸制动，保证安全
2．扶助回床	护士面对患者，双脚前后分开，屈膝屈髋，双手环抱患者腰部，患者双手置于护士肩上，协助患者站立，慢慢坐回床缘，脱鞋，协助患者移至床中，取舒适卧位，盖好盖被，整理床单位	动作稳妥，注意省力 关爱患者，体贴细心
3．安置用物	轮椅放回原处，洗手	爱惜用物，规范洗手

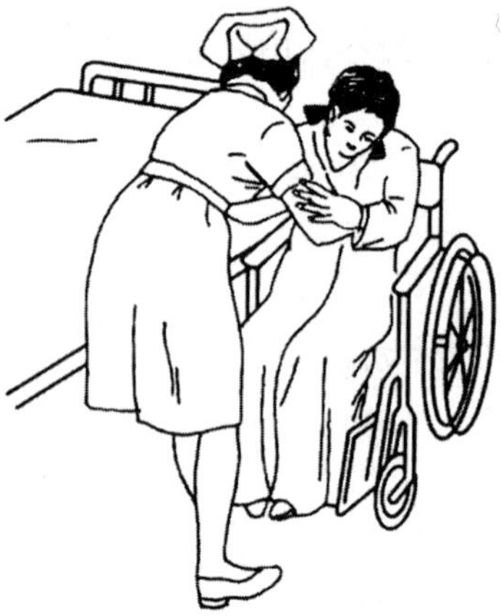

图10-14 协助患者坐轮椅

2．注意事项

（1）使用轮椅前认真检查轮椅的各部件功能是否完好，保证安全。

（2）推轮椅时，速度要慢，下坡时嘱患者抓紧扶手，尽量靠后坐，避免产生不适或发生意外。

（3）运送过程中，随时观察病情，询问患者感觉。如有不适及时处理。

【评价】

1．患者主动配合，无疲劳及不适，感觉舒适。

2．护士动作协调、轻稳，搬运患者顺利、安全。

三、平车运送法及担架运送法

（一）平车运送法

【目的】运送不能起床的患者入院、检查、治疗、手术、转院或出院。

【评估】

1．患者评估

（1）全身情况：患者年龄、目前病情、体重、意识状态、活动耐受能力、治疗情况。

（2）局部情况：有无伤口，是否有管路及皮肤情况。

（3）心理状态：有无紧张、焦虑等情绪，合作程度。

（4）健康知识：对平车运送方法的认知程度。

【计划】

1．护士准备　掌握搬运方法和相关注意事项。着装整齐，洗手。

2．用物准备　性能良好的平车、根据季节准备棉被或毛毯、根据病情准备帆布兜或者木板。

3．环境准备　环境宽敞、安全。

4．患者准备　了解平车运送的目的、方法、注意事项及配合要点。

【实施】

1．操作流程及行为要求　见表 10-6。

表 10-6　平车运送法

操作流程	步骤说明	行为要求
1．核对解释	检查平车。将平车及用物推至床旁。核对患者并解释	严格查对，耐心解释
2．安置导管	妥善安置患者身上的管道，将盖被整理成暂空床，根据评估结果选用合适的搬运方式	妥善安置，正确搬运
3．搬运患者	◆挪动法：适用于病情许可、有一定的活动能力和合作能力的患者。 移开床旁桌、椅，松开盖被。协助患者移至床边。将平车紧靠床边，大轮端靠床头，平车与病床平齐，车闸制动并抵住平车。协助患者按上半身、臀部、下半身的顺序向平车移动，患者头部卧于大轮端。自平车移回床上时，协助患者按下半身、臀部、上半身移动（图 10-15）	指导配合，保证安全
	◆单人搬运法：适用于体重较轻者或患儿，且病情允许的患者。 移床旁椅至对侧床尾，松开被尾。推平车至床尾，平车头端与床尾呈钝角，车闸制动。搬运者立于床边，两脚前后分开，稍屈膝；一手臂自患者腋下伸至对侧肩部外侧，另一手臂伸至患者大腿下，嘱患者双臂在搬运者颈后交叉。抱起患者移步转向平车轻放于中央（图 10-16），患者头部卧于大轮端	规范操作，注意节力
	◆两人或三人搬运法：适用于病情较轻，体重较重且自己不能活动者。 床旁椅移至对侧床尾，松开被尾。推平车至床尾，平车头端与床尾呈钝角，车闸制动。搬运者依次立于床边，将患者双手交叉置于胸腹部，协助患者移至床边。①两人搬运时，甲一手臂托住患者头、颈、肩部，另一手臂托住腰部；乙一手臂托住患者臀部，另一手臂托住腘窝处（图 10-17）；②三人搬运时，甲托住患者头、颈、肩和背部，乙托住腰部和臀部，丙托住腘窝和小腿部。两人或三人同时抬起患者并使患者的身体向护士倾斜，同时移步转向平车，同时屈膝将患者放置平车中央（图 10-18）	动作协调，保证安全
	◆四人搬运法：适用于颈椎、腰椎骨折或病情危重的患者。 床旁椅移至对侧床尾，松开被尾。将平车与病床纵向紧靠一起，大轮端靠床头，车闸制动。在患者腰臀下铺帆布兜或中单。甲站在床头托住患者头、颈、肩部，乙站在床尾托住患者双腿，丙和丁分别站在病床和平车的两侧，紧抓住帆布兜或中单的四角。一人喊口令，四人合力同时抬起，轻稳放于平车中央（图 10-19）	协调一致，保证安全
4．安置患者	协助患者取舒适卧位，用盖被包裹患者，先盖脚部，然后两侧，上层边缘向内折叠	关爱患者，体贴细心
5．整理床铺	整理床单位，铺暂空床	
6．运送患者	松开车闸，护送患者至指定地点	询问患者，观察病情

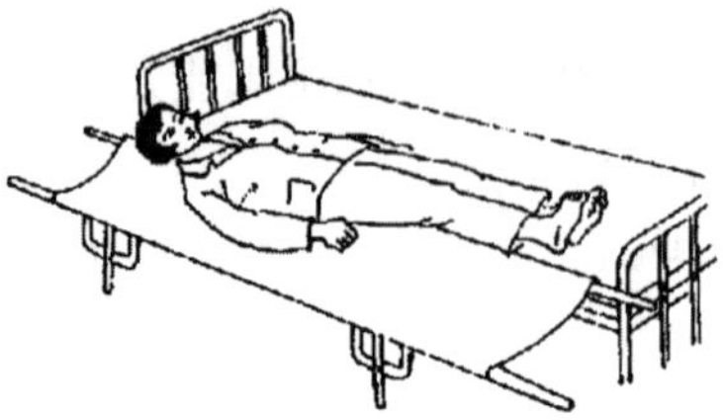

图 10-15　挪动法

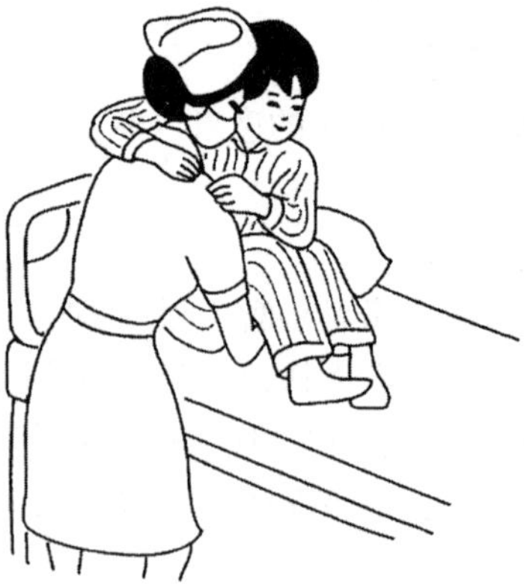

图 10-16　单人搬运法

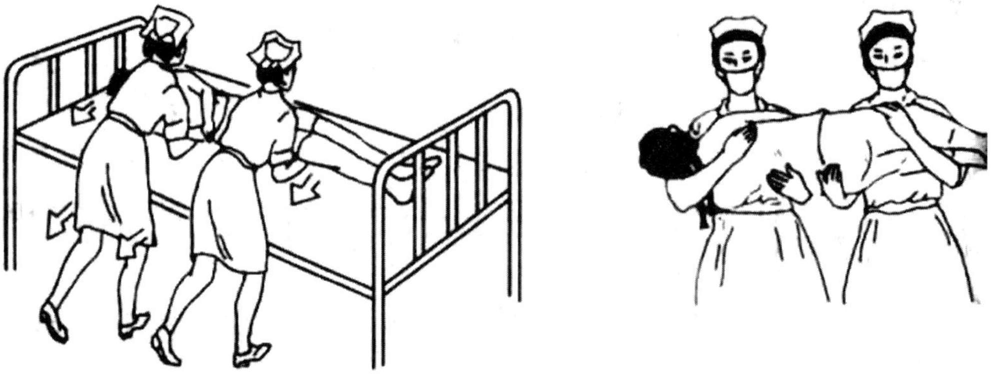

图 10-17　两人搬运法

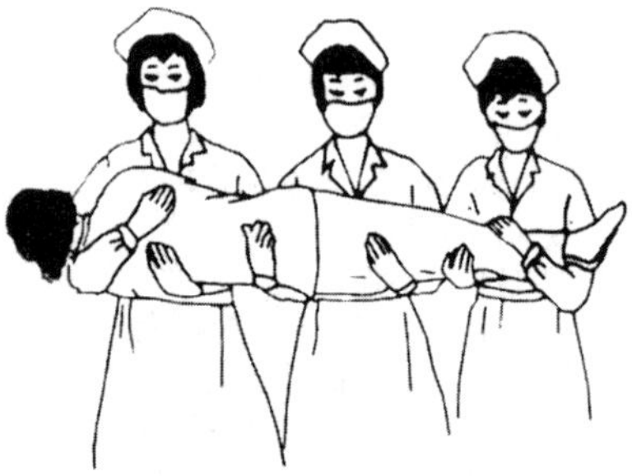

图 10-18　三人搬运法

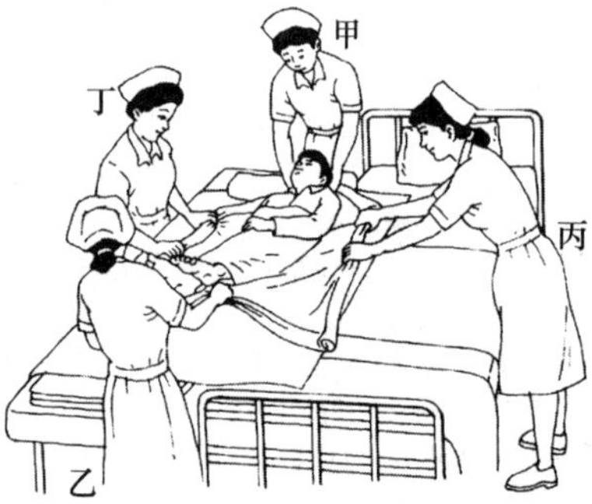

图 10-19　四人搬运法

2．注意事项

（1）使用平车前认真检查平车的各部件功能是否完好，保证安全。

（2）搬运时动作应轻稳、协调一致，尽量将患者身体靠近搬运者，达到省力的目的。

（3）如果平车一端为大轮，一端为小轮，应将患者头端置于大轮端，以减少运送时的颠簸。运送过程中车速要适宜，护士应位于患者头侧，便于观察病情，注意患者面色、呼吸的情况。

（4）上下坡时，始终保持患者头部位于高端，以免引起不适；搬运骨折患者时，车上需垫木板并固定好骨折部位；有各种导管者，应保持通畅，保证治疗不受影响；推车进出门时，应先将门打开，不可用车撞门。

（5）对颈椎损伤或怀疑颈椎损伤患者，应保持其头部处于中立位。搬运颅脑手术或损伤患者时，避免剧烈翻动，以免发生脑疝。

（6）冬季注意保暖，以免受凉。

【评价】

1．运送中患者感觉平稳、舒适、安全，无并发症。

2．护士搬运患者动作正确、轻稳、省力，配合协调，患者持续性治疗不受影响。

3．护患沟通有效，患者乐意配合。

（二）担架运送法

【目的】同平车运送法，在急救、空间狭小、交通不便或者上下交通工具时尤为便利。

下面介绍两种常用的担架及使用方法：

1．普通担架　为目前救护车内装备的担架，担架自身重量较重且牢固。使用方法同平车搬运法。

2．铲式担架　铲式担架由左右两片铝合金板组成（图10-20）。搬运患者时，先将患者置于平卧位，固定颈部，然后分别将担架的左右两片从患者侧面插入背部，扣合后再搬运。

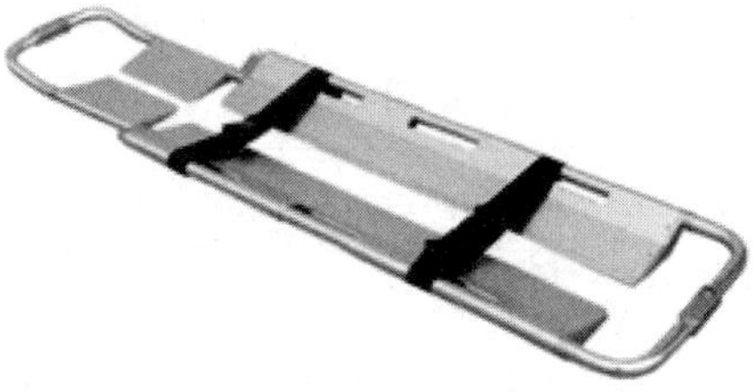

图10-20　铲式担架

本章小结

入院、出院患者的护理工作是满足患者身心需要的具体体现。患者在入院和出院时，身、心、社会、文化及精神等各方面都会有不同需要。护理人员应运用入院和出院的护理程序满足患者各方面的需要，帮助其尽快适应角色变化。对行动不便患者的入院、出院、治疗、检查和室外运动等，护理人员应选择适当的方式运用人体力学的原理提供帮助。

本章的重点：是入院护理程序及出院患者的护理；分级护理的对象及其护理内容；各种运送患者的方法；备用床、暂空床和麻醉床的铺法。

思考题

1．分级护理是根据什么划分的？各级护理的适应对象是什么？各级护理的内容包括哪些？

2．患者，男，56岁，因胃癌于前日做胃大部分切除术，现神志清楚，瞳孔等大等圆，均为4mm，对光反射灵敏，T 38.1℃，P 105次/分，R 19次/分，BP 138/88mmHg。试拟订患者的护理级别及简要的护理内容。

3．患者，男，42岁，因交通意外而入院，体查：昏迷状态，瞳孔大小不等，BP 60/40mmHg，P 130次/分，R 30次/分，费力且不规则，体重70kg。怀疑腰椎骨折，现将患者送至急诊手术室。应用本章所学知识，请拟订运送的方式及运送计划。

（唐布敏）

第十一章　舒适与安全的护理

学习目标

通过本章内容的学习，学生应能：

识记：

1．说出常用体位的种类和适用范围。

2．简述协助患者更换卧位的目的及其注意事项。

3．描述保护具种类、适用范围和注意事项。

理解：

1．能用自己的语言正确解释下列概念：

舒适、主动卧位、被动卧位、被迫卧位

2．分析患者不舒适的原因，提出不舒适的护理原则。

应用：

1．根据病情、治疗和患者的实际需要，为其安置舒适卧位。

2．协助患者变换卧位。

3．依据保护具应用指征使用保护具。

舒适和安全是人类的基本需要，受到生理、心理、社会、环境等各方面的影响。当个体处于健康状态时，会自主或不自主地调节机体，满足自己舒适与安全的需要。一旦患病，个体正常状态遭到破坏，即会感觉不舒适，安全感丧失。在临床工作中，护理工作与患者的舒适与安全有着密切的关系，护理人员应注意观察患者的个体状态，运用护理程序的方法来发现、分析影响患者舒适与安全的因素，提供适当的护理措施，满足患者舒适与安全的需要。

第一节　概　述

一、舒适的概念

（一）舒适

舒适（comfort）是指个体身心处于轻松自在、满意、无焦虑、无痛苦、健康、安宁状态中一种自我感觉。依据个人的生理、心理、社会、精神、文化背景等方面的特点和经历，有着不同的理解和体验。最高程度的舒适感觉表现为情绪稳定、心情舒畅、精力充沛、感到安全和完全放松，身心需要均得到满足。舒适是一种主观感觉，其包括四个方面：

1．生理舒适　指个体身体上的舒适感觉，如无疼痛、无饥饿等。

2．心理舒适　指信念、自尊、生命价值等精神需求的满足。

3．环境舒适　外在环境中适宜的光线、颜色、音响、温湿度等使个体产生舒适的感觉。

4．社会舒适　包括人际关系和谐、家庭美满幸福、社会关系稳定。

这四个方面既相互联系又相互影响，任何一方面出现问题，都会影响到个体的舒适感。

（二）不舒适

不舒适（discomfort）也是一种个体的自我感觉。当生理、心理需求不能完全满足，或周围环境有不良刺激，身心负荷过重、机体出现病理现象时，舒适感就会逐渐下降，直至感觉不舒适。其表现为烦躁不安、紧张、精神不振、不能入睡、消极失望、疼痛、乏力等，难以维持正常的工作和生活。疼痛是不舒适中最常见、最为严重的表现形式。

舒适与不舒适没有截然的分界线，个体时刻处于两者之间连线的某一点之上，且呈动态变化。同时，个体对舒适与不舒适的理解和感觉也存在差异。因此，在日常的护理工作中，护士应仔细观察患者的表情及行为，收集主、客观资料，动态地分析个体差异，正确评估其舒适或不舒适的程度。

二、不舒适的原因

导致患者不舒适的原因有很多，常见的有：

（一）身体因素

1．疾病　疾病引起的疼痛、恶心、呕吐、头晕、咳嗽、腹胀、发热等造成机体不适。

2．姿势和体位不当　如关节过度屈伸或伸张、四肢缺乏有效依托；疾病导致的强迫体位；身体某部位长期受压等都可使肌肉和关节疲劳、麻木、疼痛而引起不适。

3．活动受限　保护具或矫形器械，如约束带、绷带、石膏、夹板等使用不当，均可由于限制患者活动而使其感到不适。

4．个人卫生　一些患者，由于长期卧床、虚弱、昏迷等原因，日常活动受限，自理能力较差，常因口臭、汗臭、皮肤污垢、瘙痒等引起个体不适。

（二）心理因素

1．焦虑、恐惧　疾病通常会给患者造成明显的心理影响，如担心疾病造成的伤害；无法忍受治疗过程所带来的痛苦；对必须要接受的手术或治疗感到担心；对疾病的康复缺乏信心；过分担心疾病对家庭、经济、社会的影响，惧怕死亡等。由此很容易产生焦虑、恐惧等心理问题，引起个体不适。

2．不受关心和尊重　如被医护人员疏忽、冷落，照顾和关心过少，担心在护理活动中被暴露身体隐私部分，从而感觉不受重视，自尊心受挫。

（三）社会因素

1．缺乏支持系统　与家人隔离或被亲朋好友忽视，缺乏经济支持。

2．角色适应不良　担心孩子、家庭或工作等，出现角色适应不良，如角色行为紊乱、角色行为冲突等，无法安心养病，影响康复。

3．生活习惯改变　住院后生活习惯改变，起居、饮食等不适应。

（四）环境因素

1．陌生环境　新入院患者对医院和病室及医务人员感觉陌生或不适，缺乏安全感而紧张、焦虑。

2．物理环境　周围环境的光线、色彩、气味、声响、温湿度等引起不适，如病室温度过高或过低、空气污浊有异味、同室病友的呻吟及痛苦表情或治疗仪器的嘈杂声等，都会让患者感觉不适。

知识拓展

Kolcaba 的舒适状况量表简介

Kolcaba 的舒适状况量表（general comfort questionnaire,GCQ）是美国舒适护理专家 Kolcaba 在其研究的舒适理论的基础上发展起来的，包括生理、心理、精神、社会文化和环境 4 个维度，共 28 项。该量表采用 1 ~ 4Likert 评分法，1 表示非常不同意，4 表示非常同意。反向题 1 表示非常同意，4 表示非常不同意。分数越高说明越舒适。临床主要用于评估患者的舒适程度，提供舒适护理。

三、不舒适的护理原则

患者由于受到疾病、心理、社会、外界环境等多种因素的影响，经常处于不舒适的状态，而不舒适的状态往往会造成患者焦虑而影响健康。护士应通过认真、细致的观察，并仔细倾听患者主诉和家属提供的线索，分析原因，及时采取相应的护理措施，满足患者对舒适的需求。

1．预防为主，促进舒适　护士应熟悉舒适的四个相关因素及导致不舒适的原因，对患者从身心两方面进行全面评估，做到预防在先，积极促使患者舒适。如保持病室环境的整洁，协助重症患者保持个人卫生，加强生活护理，维持患者舒适的卧位或姿势等均是促进舒适的护理措施。

2．加强观察，去除诱因　不舒适属于自我感觉，客观估计比较困难，尤其是对于重症患者。若是出现语言沟通障碍，患者更难表达自身感受。因此，护士应细致观察患者的非语言行为，如面部表情、手势、体态、姿势、活动能力、饮食、睡眠、皮肤颜色、有无出汗等，同时仔细倾听患者主诉和家属提供的线索，判断患者的舒适程度，及时发现并去除诱因。

3．采取有效措施，消除或减轻不舒适　对不舒适的患者，要针对引发不舒适的诱因，采取有效措施，如对腹部手术后的患者给予半坐卧位或必要的支撑物以缓解切口疼痛；对已发生尿潴留的患者，采取合适的方法诱导排尿或及时导尿，解除膀胱高度膨胀引起的不适。

4．互相信任，给予心理支持　护士与患者、家属建立互相信任的关系是心理护理的基础。对于因心理因素引起不舒适的患者，护士应采取有效的沟通方法，给予患者或家属有力的心理支持。对因社会因素引起不舒适的患者，护士可采取不做批判的倾听方式，使患者内心淤积的苦闷、压抑得以宣泄；对存在恐惧心理的患者，护士应主动将可能给患者带来的痛苦和威胁作适当说明，并给予安全暗示和保证，缓解其对危险情境的恐惧；对于家属，也要及时沟通，共同做好患者的心理护理。

第二节　卧　位

案例 11-1

患者，女，48 岁，因哮喘发作住院治疗。患者呼吸极度困难，不能平卧，烦躁不安。

问题与思考：

1．为缓解症状，应帮助患者采取何种体位？有何临床意义？

2．临床常用的卧位有哪些？如何安置？

患者卧位是指患者休息或适应医疗护理的需要而所采取的卧床姿势。正确的卧位对增进患者舒适、预防并发症及进行各种检查治疗等均能起到良好的作用。护士在临床护理工作中应熟悉各种卧位的基本要求，协助患者卧于舒适、安全而正确的位置。

一、卧位的性质

1．根据卧位的平衡稳定性分类　可分为稳定性卧位和不稳定性卧位。卧位的平衡性与人体的重量、支撑面成正比，与重心高度成反比。

(1) 稳定性卧位：支撑面大，重心低，平衡稳定，患者感觉舒适。如平卧位。

(2) 不稳定性卧位：支撑面小，重心较高，难以平衡。患者为保持一定的卧位，大量肌群处于紧张状态，易感觉疲劳，不舒适。

2．根据卧位的自主性分类　分为主动卧位、被动卧位和被迫卧位三种。

(1) 主动卧位（active lying position）：患者在床上自己采取的最舒适卧位。常见于病情较轻的患者，患者身体活动自如，能根据自己的意愿和习惯采取舒适卧位，并能随意更换卧位。

(2) 被动卧位（passive lying position）：患者自己无力更换卧位，采取由他人帮助安置的卧位。常见于昏迷、极度衰弱的患者。

(3) 被迫卧位（compelled lying position）：患者意识清晰，也有变换卧位的能力，但由于疾病的影响或治疗的需要，被迫采取的卧位。如支气管哮喘发作时因呼吸困难而被迫采取端坐卧位。

二、舒适卧位及其基本要求

舒适卧位是指患者卧床时，身体的各部位与四周环境处于轻松或合适的位置。为协助患者维持正确与舒适的卧位，护理人员应了解舒适卧位的基本要求，并按照患者的实际需要应用合适的支持物及保护性设备，维持舒适卧位。其基本要求：

1．卧床姿势应尽量符合人体力学的要求，体重平均分布于身体的各个部位，维持关节处于正常的功能位置。

2．经常变换卧位，每 2h 更换体位一次，防止局部组织长期受压，预防压疮的发生。

3．在无禁忌证的情况下，患者身体各部分每天均应适当活动。如改变卧位时，做全关节活动范围练习。

4．适当遮盖患者身体，保护患者隐私，促进患者身心舒适。

三、常用卧位

（一）仰卧位（supine position）

1．去枕仰卧位

【安置方法】协助患者去枕仰卧，将枕头横立于床头，头偏向一侧，两臂放于身体两侧，两腿自然放平（图 11-1）。

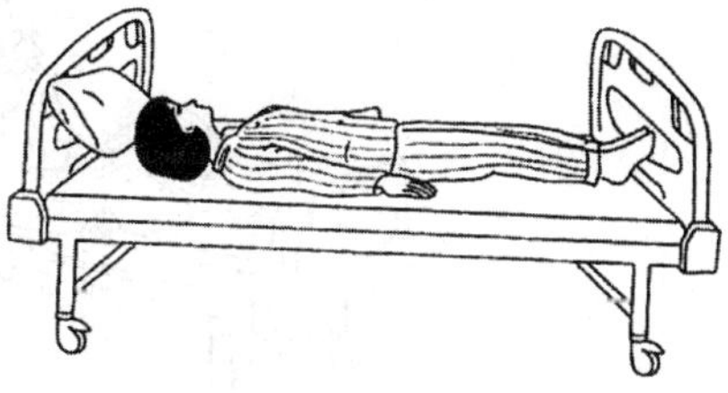

图 11-1　去枕仰卧位

【适用范围】

(1) 全身麻醉未清醒或昏迷患者。采用去枕仰卧位，头偏向一侧，可避免呕吐物误入气管而引起窒息或肺部并发症。

(2) 椎管内麻醉或脊髓腔穿刺术后 6 ～ 8 h 内的患者。采用此种卧位，可预防颅内压降低而引起的头痛。因穿刺后脑脊液可自穿刺点漏出至脊膜腔外，造成颅内压降低，牵张颅内压静脉窦和脑膜等组织，引起头痛。

2．中凹卧位（休克卧位）

【安置方法】患者头胸部抬高 10° ～ 20°，下肢抬高 20° ～ 30°（图 11-2）。

【适用范围】休克患者。抬高头胸部，膈肌下降，胸腔扩大，有利于肺扩张，增加肺活量，从而改善缺氧症状；抬高下肢，有利于静脉血回流，增加心输出量而缓解休克症状。

3．屈膝仰卧位

【安置方法】患者平卧，头下垫枕，两臂放于身体两侧，两膝屈曲，稍向外分开（图 11-3）。检查或操作时注意保暖及保护患者隐私。

【适用范围】胸腹部检查，腹肌放松，利于检查；行导尿术或会阴冲洗，利于暴露操作部位。

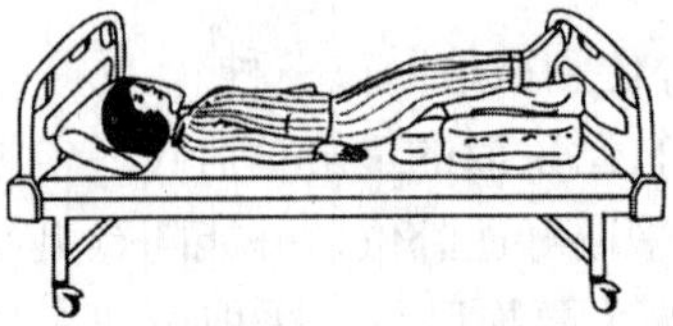

图 11-2　中凹卧位

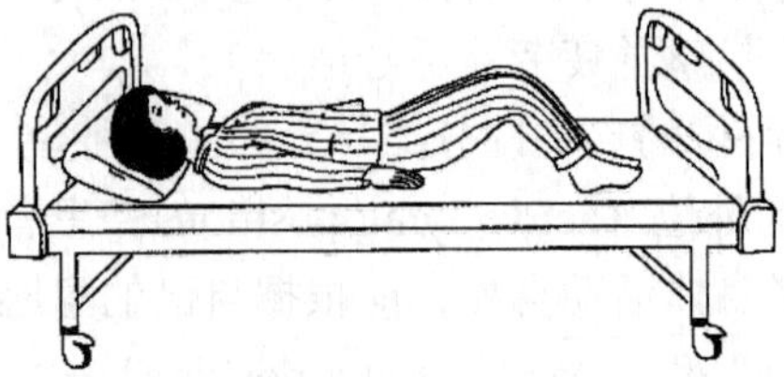

图 11-3　屈膝仰卧位

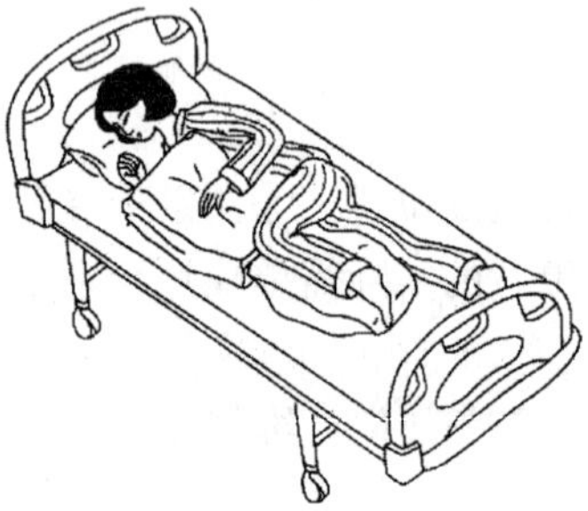

图 11-4　侧卧位

（二）侧卧位

【安置方法】患者侧卧，臀部稍后移，两臂屈肘，一手放于胸前，一手放于枕旁，下腿稍伸直，上腿弯曲。必要时在两膝之间、后背和胸腹前放置软枕，以扩大支撑面，增加稳定性，使患者舒适（图 11-4）。

【适用范围】

1．灌肠、肛门检查以及配合胃镜、肠镜检查等。

2．臀部肌内注射（下腿弯曲，上腿伸直）。

3．与仰卧位交替，便于擦洗和按摩受压部位，预防压疮。

4．对单侧肺部病变者，根据病情采取患侧卧位。

（三）半坐卧位

【安置方法】患者仰卧，先摇床头支架或垫靠背架呈 30° ～ 50°，再摇高膝下支架或用大单裹住枕芯放于膝下，大单两端固定于床缘，以防患者下滑。放平时，先放平膝下支架，后放平床头支架。危重患者采取半坐卧位时，臀下应放置海绵软垫或使用气垫床，防止局部受压而发生压疮（图 11-5）。

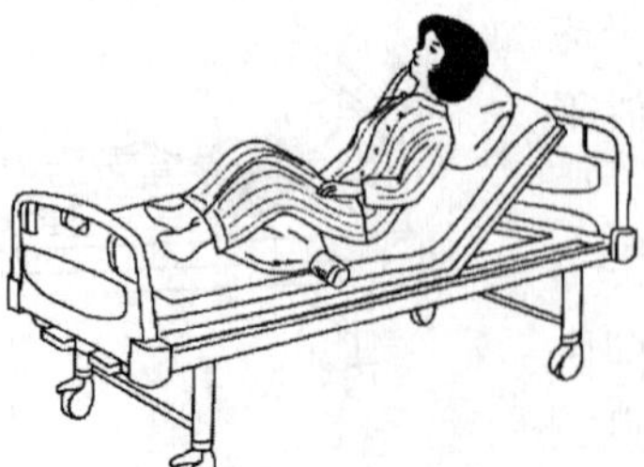

图 11-5　半坐卧位（摇床法）

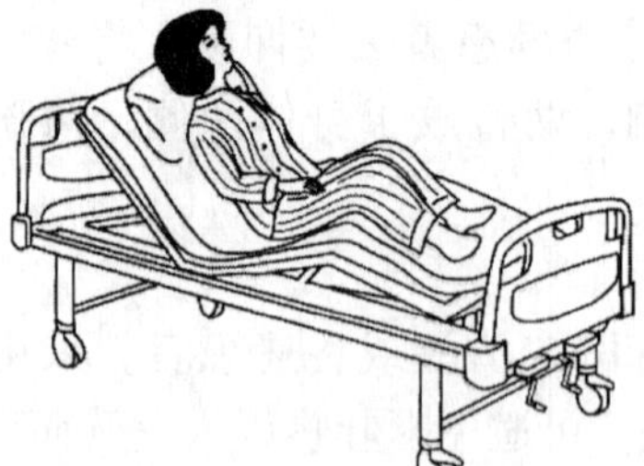

图 11-5　半坐卧位（靠背架法）

【适用范围】

1．某些面部及颈部手术后患者。采取半坐卧位可减少局部出血。

2．胸腔疾病、胸部创伤或心脏病患者。采取半坐卧位，由于重力作用，一方面使膈肌下降，胸腔容量扩大，减轻腹内脏器对心肺的压力，肺活量增加；另一方面，部分血液滞留在下肢和盆腔脏器内，回心血量减少，可减轻肺部淤血和心脏负担，有利于气体交换，从而改善呼吸困难。

3．腹腔、盆腔手术后或有炎症的患者。采取半坐卧位，一方面可减轻腹部切口缝合处的张力，避免疼痛，有利于切口愈合。另一方面，可使腹腔渗出液流入盆腔，减少炎症扩散和毒素吸收，促使感染局限化和减轻中毒反应。

4．疾病恢复期体质虚弱的患者。采取半坐卧位，使其逐渐适应体位改变，有利于向站立过渡。

（四）端坐卧位

【安置方法】扶患者坐起，摇高床头支架或靠背架呈 70° ～ 80°，患者身体稍向前倾，床上放一跨床桌，桌上放一软枕，让患者伏桌休息，背后可放置一软枕。膝下支架呈 15° ～ 20°。必要时加床档，保证患者安全（图 11-6）。

【适用范围】 急性肺水肿、心包积液、支气管哮喘发作的患者。由于极度呼吸困难，患者被迫端坐。

（五）俯卧位

【安置方法】患者俯卧，头偏向一侧，两臂曲肘放于头部两侧，两腿伸直，胸、腹、髋部及踝部下各放一软枕（图 11-7）。如果为俯卧患者臀部肌内注射时，患者足尖相对，足跟分开，保持肌肉放松。

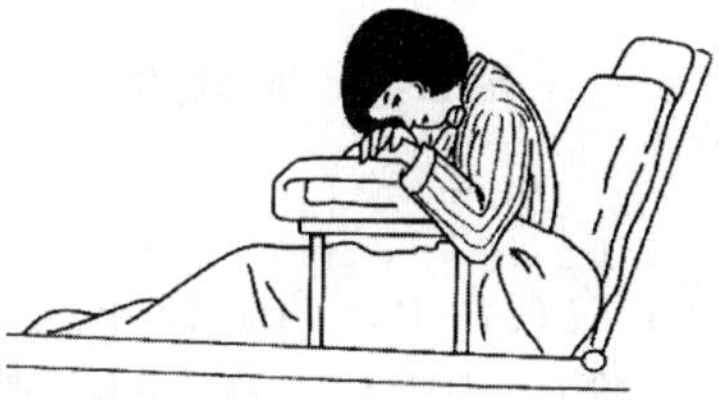

图 11-6　端坐卧位

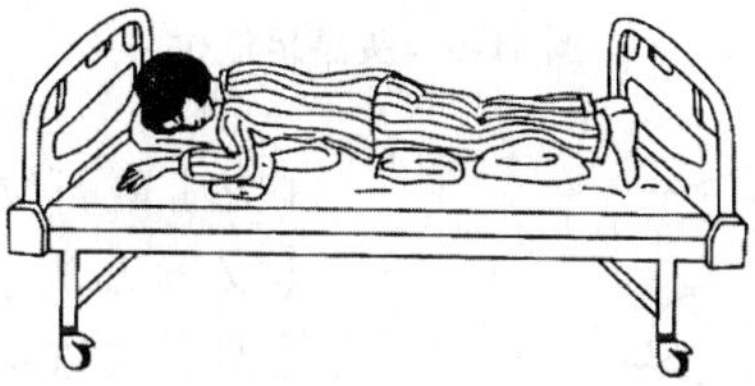

图 11-7　俯卧位

【适用范围】

1．腰、背部检查或配合胰、胆管造影检查等。

2．脊椎手术后或腰、背、臀部有伤口，不能平卧或侧卧的患者。

（六）头低足高位

【安置方法】患者仰卧，头偏向一侧，枕头横立于床头以防碰伤头部。床尾用支托物垫高 15 ～ 30cm（图 11-8）。处于这种体位易使患者感觉不舒适，不可长时间使用，颅内高压者禁用。

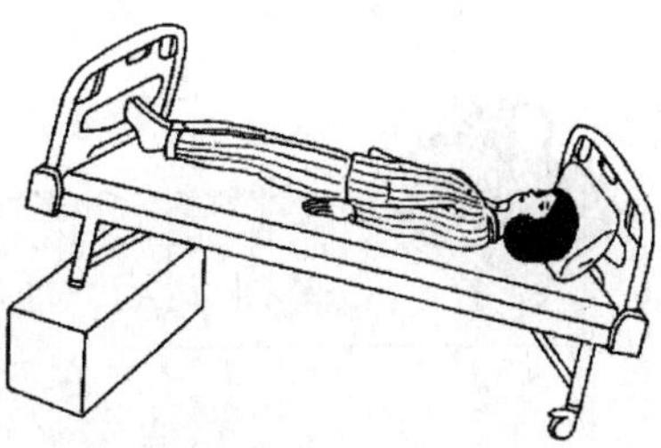

图 11-8　头低足高位

【适用范围】

1．肺部分泌物引流，使痰易于咳出。

2．妊娠时胎膜早破，以防止脐带脱垂。

3．十二指肠引流，有利于胆汁引流。

4．跟骨、胫骨结节牵引时，利用人体重力作为反向牵引力，防止下滑。

（七）头高足低位

【安置方法】患者仰卧，床头用支托物垫高 15 ～ 30cm 或根据病情而定，枕头横立于床尾（图 11-9）。

【适用范围】

1．颈椎骨折进行颅骨牵引时，利用人体重力作为反向牵引力。

2．预防脑水肿，降低颅内压。

3．开颅手术后患者。

（八）膝胸卧位

【安置方法】患者跪于床上，两小腿平放，稍分开，大腿和床面垂直，胸部贴床面，腹部悬空，臀部抬起，头转向一侧，两臂屈肘放于头的两侧（图 11-10）。安置此种卧位时，注意患者保暖，做好解释工作，以取得合作。如果孕妇采取此种卧位纠正胎位时，每次时间不应超过 15min。

【适用范围】

1．肛门、直肠、乙状结肠的检查或治疗。

2．纠正子宫后倾或胎位不正，如臀先露。

3．产后促进子宫复原。

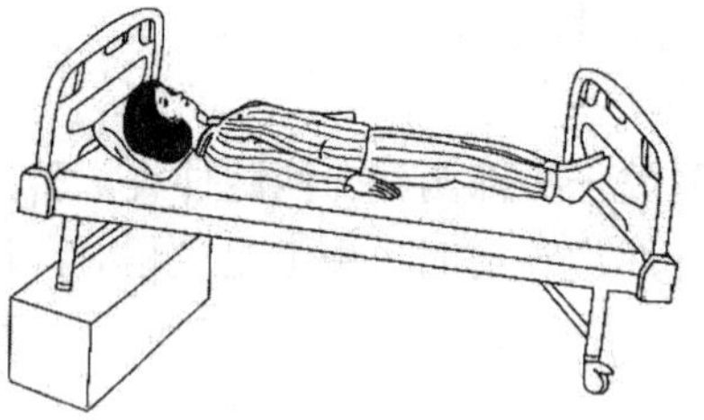

图 11-9　头高足低位

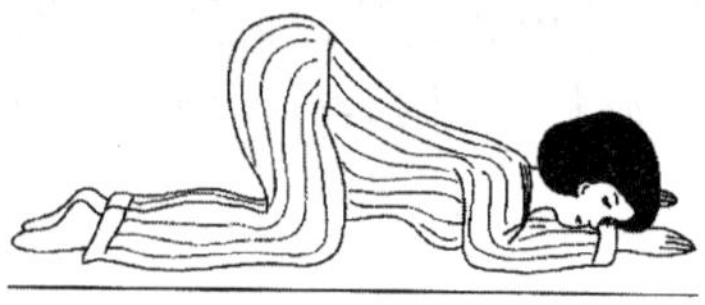

图 11-10　膝胸卧位

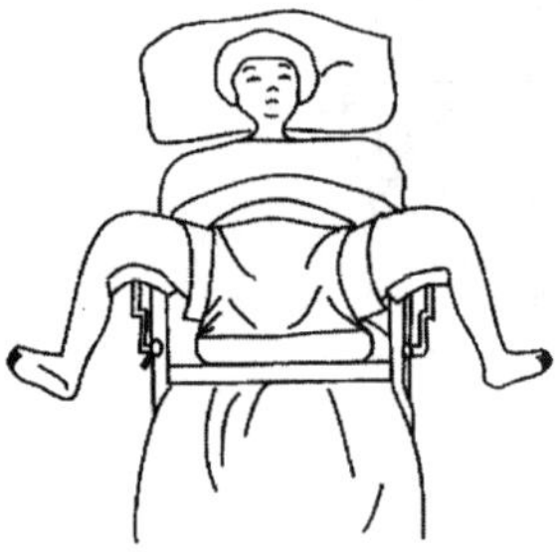

图 11-11　截石位

（九）截石位

【安置方法】患者仰卧于检查台上，两腿分开，放于支腿架上（支腿架上放软垫），臀部齐台边，两手放于身体两侧或胸前（图 11-11）。注意遮挡患者及保暖。

【适用范围】

1．会阴、肛门部位的检查、治疗或手术。如妇产科检查、阴道灌洗、膀胱镜检查等。

2．产妇分娩时。

四、更换卧位的方法

案例 11-2

患者，男，36 岁，因车祸导致右下肢及颈椎骨折而入院治疗。已行颅骨牵引，右下肢石膏固定，患者活动受限，为避免压疮等并发症的发生。护嘱：每 2h 帮助患者更换卧位。

问题与思考：

1．如何为患者更换卧位？

2．为患者更换卧位时应注意什么？

患者若长期卧床，局部组织持续受压，血液循环障碍，易发生压疮；呼吸道分泌物不易咳出，易发生坠积性肺炎。此外，长期卧床患者因缺少活动还易出现消化不良、便秘、肌肉萎缩等并发症。因此，护士应定时协助患者更换体位，以保持患者舒适安全。

（一）协助患者移向床头

【目的】

1．协助滑向床尾而自己不能移动的患者移向床头，恢复安全而舒适的卧位。

2．满足患者的身心需要。

【评估】

1．患者评估

（1）全身状况：目前病情、意识状态、四肢活动情况、体重、身体下移的情况及移向床头的距离。

（2）局部状况：局部肢体有无输液、引流管、石膏或夹板固定等，如有则应注意保护肢体。

（3）心理状态：有无紧张、焦虑、恐惧感，是否合作。

（4）健康知识：对本操作的认知程度。

【计划】

1．护士准备　着装整洁，洗手，视患者病情、体重情况决定护士人数。

2．用物准备　根据病情准备好枕头等物品。

3．环境准备　环境整洁、安静，温度适宜，光线充足。

4．患者准备　患者及家属了解操作的目的、方法及配合要点。

【实施】

1．操作流程及行为要求　见表 11-1。

表 11-1　协助患者移向床头法

操作流程	步骤说明	行为要求
1．核对解释	核对床号、姓名，解释操作目的、注意事项及操作配合要点	着装整洁，尊重患者 耐心解释，患者配合
2．固定装置	固定床脚轮，将各种导管及输液装置安置妥当，必要时将盖被折叠至床尾或一侧。根据病情放平床头支架，枕头横立于床头，患者仰卧屈膝，双手握住床头栏杆。	规范操作，保证安全
3．移动患者	◆一人协助患者移向床头法（图 11-12） 适用于生活能部分自理的患者，护士一手托住患者肩背部，另一手托住膝部，同时嘱患者双脚蹬床面，挺身上移至床头 ◆两人协助患者移向床头法 适用于生活不能自理的患者，两名护士分别站在床的两侧，交叉托住患者颈肩部和臀部，同时用力将患者抬起，移向床头；或两人站在床的同侧，一人托住患者颈肩及腰部，另一人托住患者臀部及腘窝，同时抬起患者移向床头	指导合作，注意省力 动作协调，保护患者
4．整理归位	放回枕头，视病情需要抬高床头，安置患者舒适卧位，整理床单位	谢谢合作，健康教育

2．注意事项

（1）运用人体力学原理，操作轻稳、省力、安全，两人动作应协调统一。

（2）移动患者时不可有拖、拉、推等动作，以减少患者与床之间的摩擦力，避免皮肤擦伤及关节脱位。

（3）枕头横立于床头，避免撞伤患者。

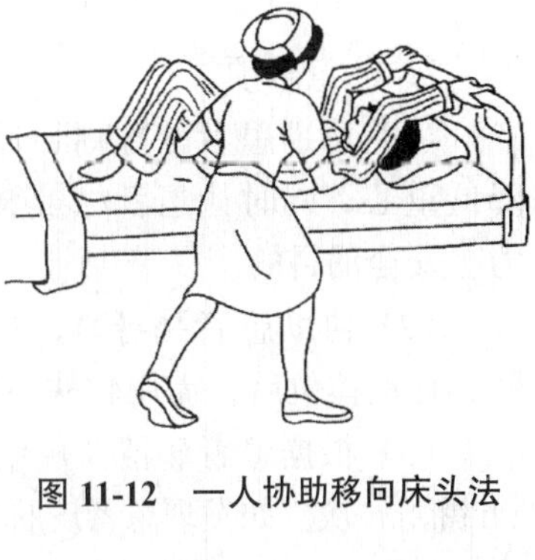

图 11-12　一人协助移向床头法

（二）协助患者翻身侧卧

【目的】

1．协助不能起床的患者更换卧位，使患者感觉舒适。

2．满足检查、治疗与护理的需要，如更换床单或整理床单位等。

3．预防并发症，如压疮、肾结石、坠积性肺炎等。

【评估】

患者评估

（1）全身状况：年龄、体重、目前病情、意识状态、需要变换卧位的原因、躯体及四肢活动能力。

（2）局部状况：局部皮肤受压情况、手术部位、伤口及引流情况，有无骨折固定、牵引等。

（3）心理状态：有无紧张、焦虑、恐惧感，是否合作。

（4）健康知识：对本操作的了解程度、有无配合能力等。

【计划】

1．护士准备　着装整洁，洗手，视患者病情、体重等决定护士人数。

2．用物准备　根据病情准备好枕头、床档等物品。

3．环境准备　环境整洁、安静，温度适宜，光线充足，必要时屏风遮挡。

4．患者准备　患者及家属了解操作的目的、方法及配合要点。

【实施】

1．操作流程及行为要求　见表 11-2。

表 11-2　协助患者翻身侧卧法

操作流程	步骤说明	行为要求
1．核对解释	核对床号、姓名，解释操作目的、注意事项及操作配合要点	着装整洁，尊重患者，耐心解释，患者配合
2．固定装置	固定床脚轮，将各种导管及输液装置安置妥当，必要时将盖被折叠至床尾或一侧	规范操作，保证安全
3．基础卧位	患者仰卧位，两手放于腹部，两腿屈曲	指导合作，注意省力
4．翻身侧卧	◆ 一人协助患者翻身侧卧法（图 11-13）适用于体重较轻者。①先将患者双下肢移向操作者床沿，再将患者臀、腰、头肩部向操作者侧移动；②一手托肩，一手扶膝，轻轻将患者托起翻向对侧，使患者背向操作者；③检查并安置患者肢体各关节处于功能位置，在患者的背部、胸前及两膝间放置软枕，扩大支撑面，必要时使用床档，促进患者舒适、保证安全 ◆ 两人协助患者翻身侧卧法（图 11-14）　适用于体重较重或病情较重者。①操作者两人站于床的同侧，一人托住患者颈肩部和腰部，另一人托住患者臀部和腘窝处，两人同时将患者抬起移至近侧；②两人分别托扶患者肩、腰部和臀、膝部，轻轻将患者转向对侧，使患者背向护士；③同一人协助患者翻身侧卧法	规范操作，保护患者 动作协调，保护患者
5．观察记录	观察皮肤情况，记录翻身时间，做好交接班	观察仔细，及时记录

2．注意事项

（1）协助患者翻身侧卧时，护士应注意省力原则。如翻身时，护士两腿分开，扩大支撑面，降低重心，同时让患者尽量靠近自己，使重力线通过支撑面以保持平衡，缩短重力臂，达到省力、安全的目的。

（2）协助患者翻身时，护士动作宜轻稳，协调一致，切忌拖、拉、推等动作，以免擦伤皮肤。移动体位后，需用软枕垫好肢体，以维持舒适体位。

（3）根据患者病情及皮肤受压部位情况，确定翻身间隔时间，一般每隔 2h 翻身一次，必要时 1 h 翻身一次。如发现患者皮肤有红肿或破损时，应及时处理，增加翻身次数，同时做好交接班。

（4）若患者身上带有各种导管或输液装置时，翻身前应将各种导管安置妥当，翻身后应检查各种导管是否有扭曲、脱落、移位、受压等情况，以确保导管通畅。

（5）为有特殊情况的患者翻身时，应注意：① 一般手术者，翻身前应先检查伤口敷料是否脱落或潮湿，如已脱落或被分泌物浸湿，应先换药后再翻身，注意翻身后伤口不可压迫。② 颅脑手术后患者，应避免头部剧烈震动，因头部转动过剧可引起脑疝，导致患者突然死亡，一般卧于健侧或取平卧位。③ 颈椎或颅骨牵引者，翻身时不可放松牵引，并使头、颈、躯干保持在同一水平移动，不可改变牵引方向、位置和力量。④ 石膏固定或伤口较大者，翻身后应注意患处位置及局部肢体血运情况，防止受压。

（6）翻身时注意为患者保暖并防止坠床。

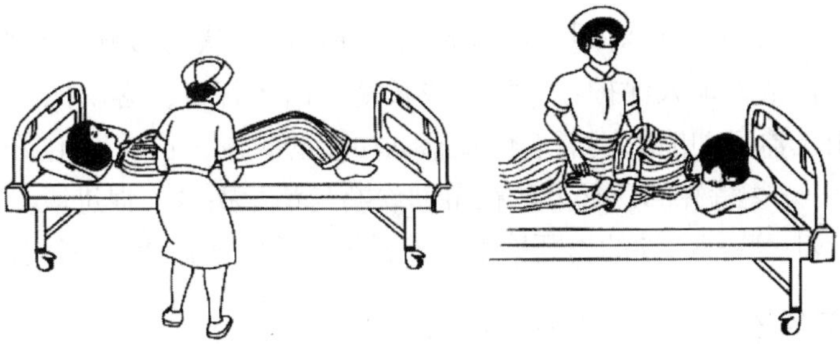

图 11-13　一人协助翻身侧卧法

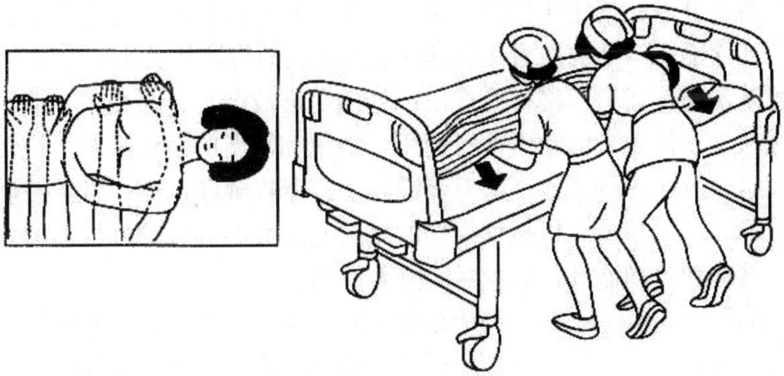

图 11-14　两人协助翻身侧卧法

第三节　安全的护理

安全（safety）是个体生存的基本条件，在马斯洛（Maslow）的人类基本需要层次理论中，是仅次于生理需要的基本需要。对于患者而言，安全尤为重要，因为疾病使人虚弱，在日常生活中发生意外伤害的机会较大，如感染、跌倒、自伤等。因此，护士应懂得安全护理的重要性，为患者提供一个平安、无危险、无伤害的医疗环境，以满足患者安全的需要。

一、患者安全的评估

在医院中，可能存在一些危害患者安全的因素，如气体、化学物质、机器设备、放射线等。护士应具备评估影响个体安全及环境安全的知识和技能，积极主动的采取相应的护理措施，以保证患者的安全。主要从以下几个方面来进行评估。

1．感觉障碍　任何一种感觉障碍，都会使人因无法辨清周围环境中存在或潜在的危险因素而易受伤害。如偏瘫患者的瘫痪侧肢体，对过高的温度或长时间的压力等感觉不敏感而易受伤。

2．目前健康状态　患病使人容易发生意外和受伤害，如患者的免疫功能下降时易受感染；疾病致身体虚弱、行动不便的情况下易发生跌伤；疾病严重时可影响人的意识程度，从而易致伤害，如昏迷患者不能进行自我保护，精神障碍患者容易发生自伤等；另外，焦虑或其他情绪障碍时，由于注意力分散而无法警觉到环境中的危机，也易发生伤害。

3．对环境的熟悉程度　熟悉的环境使人能够较好地与他人进行沟通和交流，从中获得信息和帮助，同时，周围熟悉的事物也可增加其安全感。不熟悉的环境易使人产生陌生、恐惧、焦虑等心理反应，因而缺乏安全感。

4．年龄　年龄可影响人们对周围环境的感知和理解，从而影响个人所采取的自我保护行为。如新生儿、婴幼儿需依赖他人保护；儿童在成长期，由于好奇、喜欢探索新鲜事物，而易发生意外伤害；老年人由于器官功能的逐渐老化及感觉功能的减退，也易发生意外伤害。

5．诊疗方法　一些特殊的诊疗方法在帮助诊断与治疗疾病、促进康复的同时，也可能给患者带来一定的伤害，如一些侵入性的诊断检查，外科手术治疗所造成的皮肤损伤及潜在的感染等。

二、医院常见的不安全性损伤及其预防

（一）物理性损伤及其预防

物理性损伤包括机械性、温度性、压力性、放射性损伤等。

1．机械性损伤　常见的有跌倒、撞伤、坠床、气道阻塞等。防范措施是：对意识不清、躁动不安、偏瘫患者及婴幼儿使用床档或约束带等保护具进行保护，以防坠床；对年老体弱、活动不便或长期卧床初次下床活动的患者注意搀扶；拐杖或助行器的尖端加上防滑垫；保持地面干燥、整洁，浴室内置防滑垫；通道、楼梯等进出口处避免堆放杂物，防止发生撞伤、跌倒；走廊、浴室、厕所应设置扶手，供患者活动不便时使用；浴室和厕所应设置呼叫系统，以利患者必要时使用；在精神科病房，应注意将刀片、剪刀等锐器、钝器收藏好，不让患者接触到。

对医务人员而言，最易造成机械性损伤的威胁是废弃的碎玻璃和锐器的刺伤。因此，应有特殊的容器盛装碎玻璃和锐利器具，减少对医务人员的伤害。

2．温度性损伤　常见的有热、冷所致的损伤。如应用热水袋、冰袋所致的烫伤、冻伤；易燃易爆物品如氧气、乙醇、煤气、汽油等所致的各种烧伤；各种电器如烤灯、高频电刀等所致的灼伤。防范措施是：护理人员在应用冷、热治疗时，应严格规范操作，注意观察局部皮肤的变化，鼓励患者及时反映不适，患者附近备有可触及的呼叫装置，以便随时求援之用；对于小儿或容易受伤的患者（如意识不清或使用镇静剂者），在做热疗期间应有专人陪伴；对易燃易爆物品应妥善保管，并设有防火措施，护理人员应熟练掌握各类灭火器的使用方法；对医院内各种电器设备应经常检查，及时维修。

3．压力性损伤　常见的有因长期受压所致的压疮；因石膏固定或用夹板固定过紧形成的局部压疮；因高压氧舱治疗不当所致气压伤等。防范措施是：加强对危重患者或长期卧床患者的护理，定时翻身、按摩，以促进受压部位的血液循环；注意观察用石膏夹板固定患者的局部皮肤的变化，如皮温、皮肤颜色等有无异常；应用高压氧舱治疗时，应掌握适应证，治疗时逐渐加压或减压，并注意观察副反应。

4．放射性损伤　在进行放射性诊断和治疗过程中，如处理不当，可致放射性皮炎、皮肤溃疡坏死等，甚至导致死亡。防范措施是：在使用X线及其他放射性物质进行诊断或治疗时，工作人员应穿铅衣外套、手套等进行保护；尽量减少患者身体不必要的暴露，保持照射野的标记，正确掌握照射剂量和时间；教育患者要保持接受放射部位皮肤的清洁干燥，避免搔抓、用力擦拭

和用肥皂擦洗皮肤等。

（二）化学性损伤及其预防

应用各种化学性药物时，由于药物剂量过大或浓度过高、用药次数过多、用药配伍不当、甚至用错药均可引起化学性损伤。防范措施是：护理人员具备一定的药理知识，掌握常用药物的保管原则和药疗原则；进行药疗时，严格执行“三查八对”，注意所用药物有无配伍禁忌，并注意观察患者用药后的反应。

（三）生物性损伤及其预防

生物性损伤包括微生物及昆虫等对患者所造成的伤害。各种病原微生物侵入人体易致感染，甚至威胁生命。昆虫叮咬可严重影响患者的睡眠和休息，导致过敏性伤害，更重要的是传播疾病。防范措施是：护理人员严格执行消毒隔离制度，遵守无菌技术操作原则；采取有力措施防范和消灭昆虫；加强对危重患者的护理，增强患者的抵抗力。

（四）心理性损伤及其预防

心理性损伤主要源自于患者对疾病的认识、态度及医护人员对患者的行为、态度等。防范措施是：护士以规范的护理行为取得患者的信任，建立良好的护患关系；注意对患者进行有关疾病知识的健康教育，引导患者对疾病采取正确乐观的态度；协助患者与周围人群建立和谐的人际关系，维护患者的心理健康。

（五）医源性损伤及其预防

无论是物理性、化学性、生物性或心理性损伤，如果是由于医务人员言谈及行为上的不慎或操作上的失误而造成患者生理或心理上的损伤均称为“医源性损伤”。如医务人员言语或行动上对患者不够尊重或缺乏耐心，造成患者心理上的痛苦；个别医务人员责任心差，工作疏忽，导致医疗事故的发生，给患者带来生理和心理上的损害。因此，医院应加强对医务人员的思想道德教育，提高医务人员的素质，制订并严格执行各项规章制度和操作规程，做到有效地防范，保障患者的安全。

三、保护具的应用

案例 11-3

患者，女，42 岁，因夫妻吵架自服农药被家人急送入院。患者烦躁不安、躁动，拒绝配合治疗。为保证患者安全及治疗工作的顺利进行，用保护具约束患者。

问题与思考：

1. 保护具适用于哪些患者？
2. 保护具有几种？其适用范围有哪些？应用时有哪些注意事项？

保护具（protective device）是用来限制患者身体或机体某部位的活动，已达到维护患者安全与治疗效果的各种器具。

【目的】

1．防止小儿、高热、谵妄、昏迷、躁动及危重患者因虚弱、意识不清或其他原因而发生坠床、撞伤、抓伤等意外，确保患者安全。

2．确保治疗、护理工作的顺利进行。

【评估】

患者评估

1．全身情况　年龄、目前病情、意识状态、生命体征及肢体活动度等。

2．局部情况　局部皮肤有无摩擦破损及血液循环障碍等。

3．心理状态　有无紧张、焦虑、恐惧感，是否合作。

4．健康知识　对保护具使用的目的、方法的了解程度及配合能力等。

【计划】

1．护士准备　着装整洁，修剪指甲，洗手，戴口罩。熟悉保护具的应用目的和方法。

2．用物准备　根据病情需要准备床档、约束带、棉垫及支被架等物品。

3．环境准备　环境整洁、安静，床单位周围宽敞，必要时移开床旁桌椅。

4．患者准备　了解保护具使用的重要性、安全性、注意事项及配合要点。

【实施】

1．常用保护具使用方法

（1）床档（bedside rail restraint）：也称床栏，主要用于防止患者坠床。

1）多功能床档（图 11-15）：使用时插入两侧床缘，平时不用时插于床尾。必要时可将床档取下垫于患者背部，做胸外心脏按压时使用。

2）半自动床档（图 11-16）：可按需升降，平时折叠于两侧床缘。

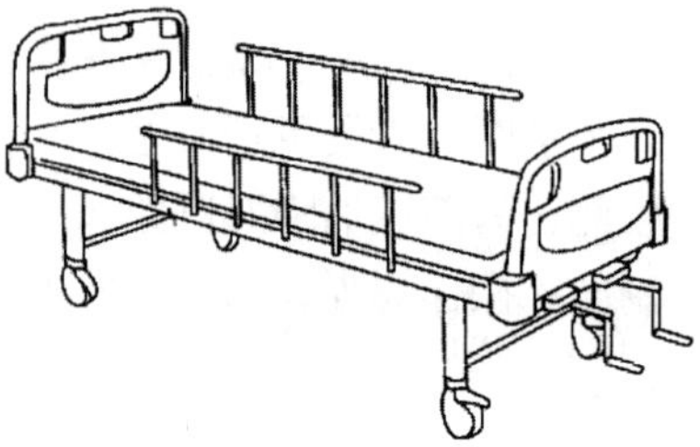

图 11-15　多功能床档

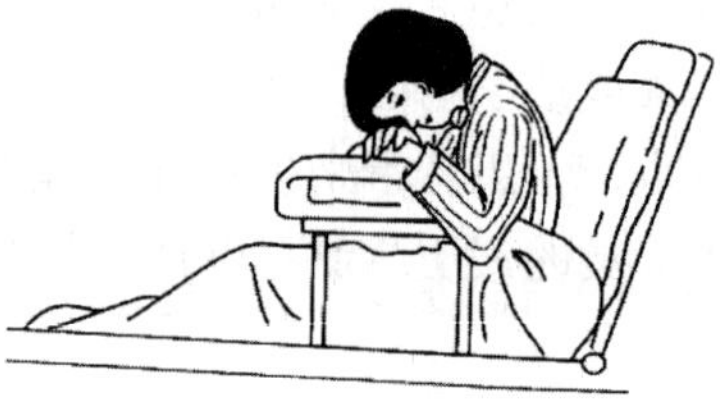

图 11-16　半自动床档

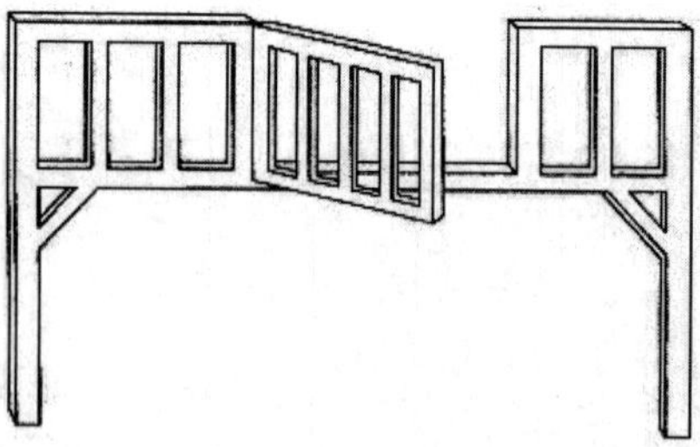

图 11-17　木杆床栏

3）木杆床档（图 11-17）：使用时可将木档稳妥固定于两侧床边。护理操作时将中间的活动门打开，操作毕，将门关闭。

（2）约束带：用于保护躁动或精神科患者，限制身体或肢体活动，防止患者自伤或坠床。

1）宽绷带：用于固定手腕或踝部。先用棉垫包裹手腕部或踝部，再用宽绷带打成双套结（图 11-18），套在棉垫外，稍拉紧，使肢体不易脱出，松紧以不影响血液循环为宜，然后将带子系于床缘（图 11-19）。

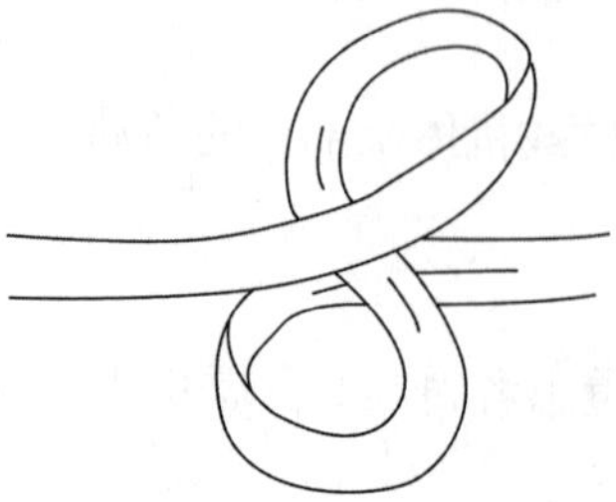

图 11-18　双套结

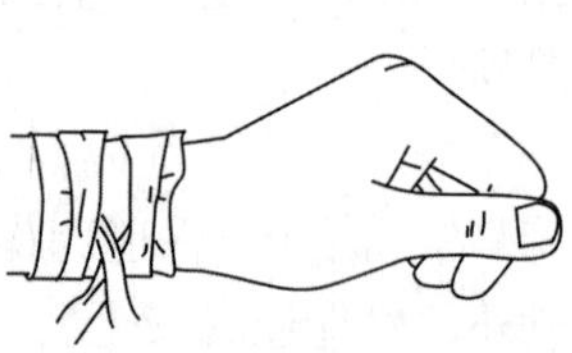

图 11-19　宽绷带约束法

2）肩部约束带：常用于固定肩部，限制患者坐起。肩部约束带用布做成，宽 8cm，长 120cm，一端制成袖筒（图 11-20）。使用时，将袖筒套于患者两侧肩部，腋窝衬棉垫，袖筒上的细带在胸前打结固定，将两条较宽的长带尾端系于床头，必要时将枕头横立于床头（图 11-21）。亦可将大单斜折成长条，作肩部约束（图 11-22）。

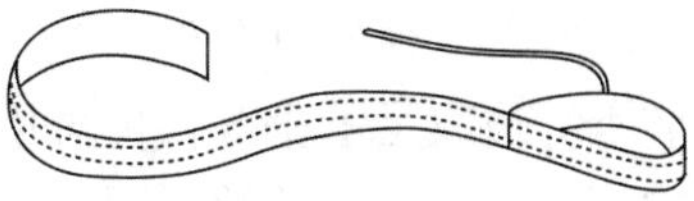

图 11-20　肩部约束带

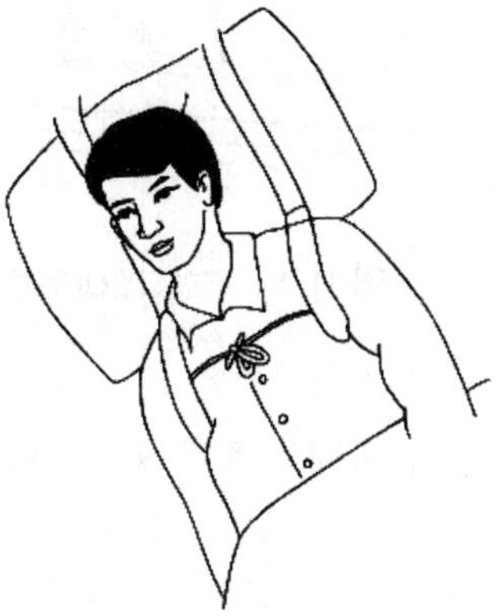

图 11-21　肩部约束带固定法

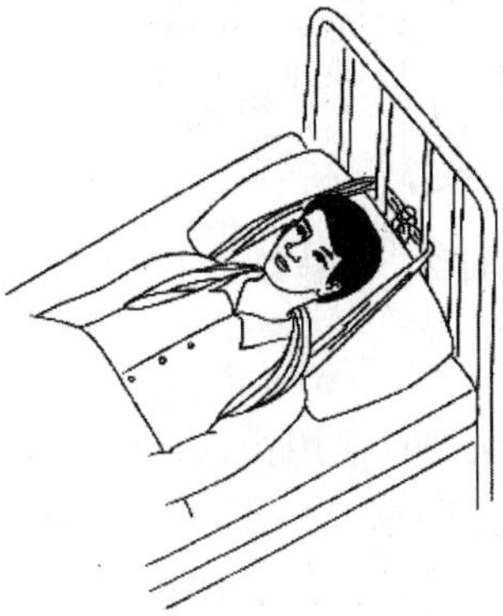

图 11-22　肩部约束带大单固定法

3）膝部约束带：用于固定膝关节，限制患者下肢活动。膝部约束带用布制成，宽 10cm，长 250cm，宽带中部相距 15cm 处分别钉 2 条两头带（图 11-23）。使用时，两膝用棉垫包裹，将约束带横放于两膝上，并将宽带下的两头带固定于腘窝或膝关节侧方，然后将宽带两端系于床缘（图 11-24）。亦可用大单进行固定（图 11-25）。

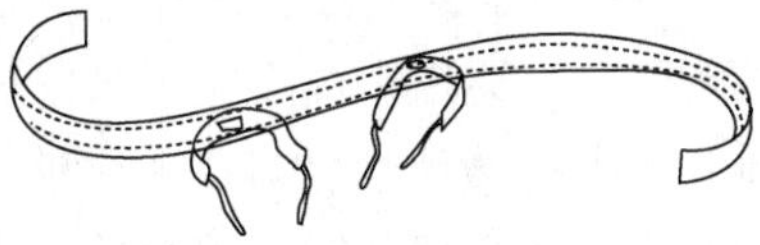

图 11-23　膝部约束带

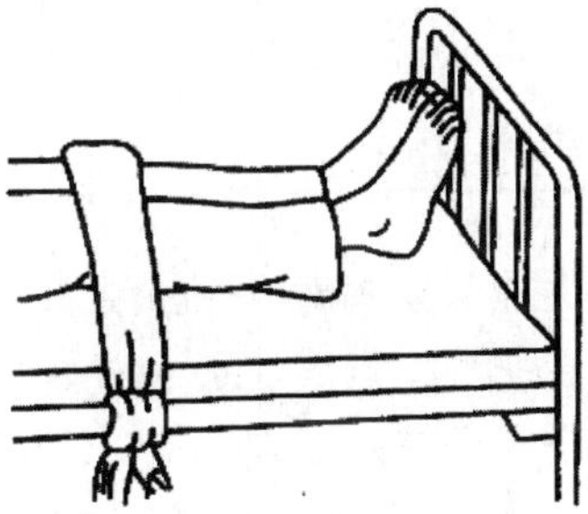

图 11-24　膝部约束带固定法

4）尼龙褡扣约束带（图 11-26）：用于固定手腕、上臂、膝部或踝部。约束带用宽布和尼龙褡扣制成。使用时，将约束带置于约束部位，衬棉垫后，选好适宜松紧度，对合约束带上的尼龙褡扣，然后将带子系于床缘。

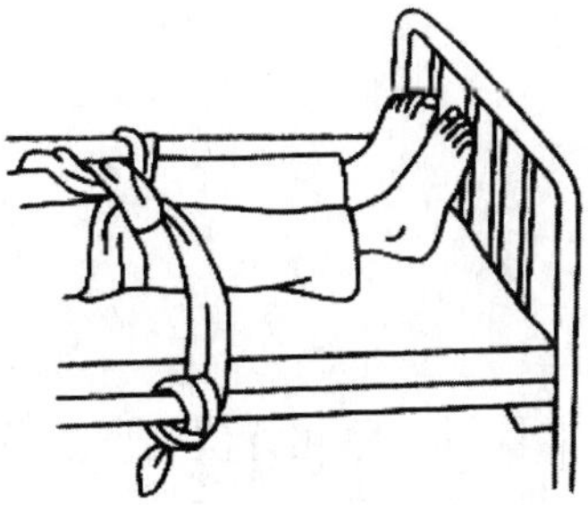

图 11-25　膝部大单固定法

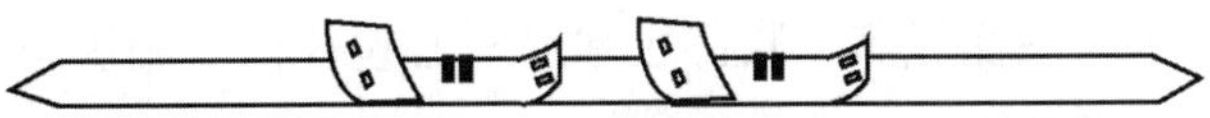

图 11-26　宽绷带约束法

（3）支被架（图 11-27）：主要用于肢体瘫痪者或极度衰弱患者，防止盖被压迫肢体而造成身体不舒适或足下垂等；也可用于烧伤患者的暴露疗法时保暖。使用时，先将支被架罩于防止受压的部位，再盖好盖被（图 11-28）。

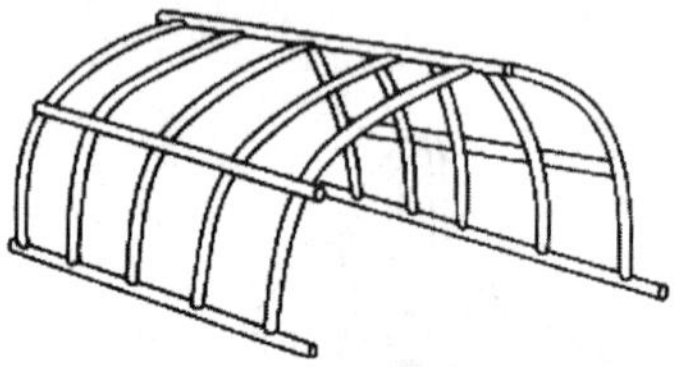

图 11-27　支被架

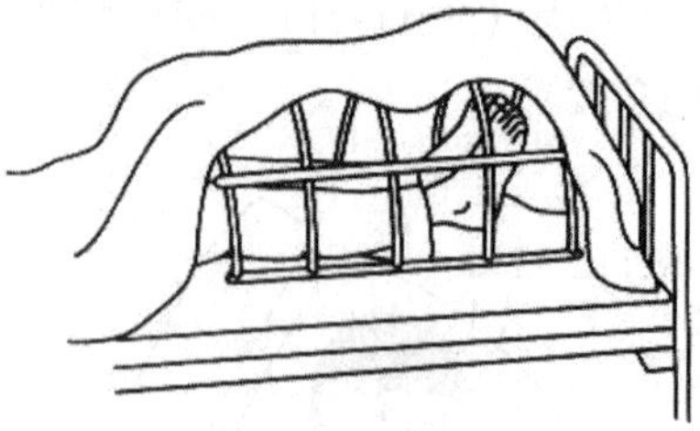

图 11-28　支被架使用法

2．注意事项

（1）严格掌握保护具应用指征，维护患者自尊。使用前向患者及家属说明使用保护具的目的、操作要点及注意事项，以取得理解和配合，如非必须使用，则尽可能不用。

（2）保护具只能短期使用。使用时需注意患者卧位，保持肢体及关节处于功能位置，需定时松解，一般每 2h 松解一次，并协助患者经常更换卧位。

（3）使用时，约束带下须垫衬垫，固定时松紧适宜；密切观察约束部位的皮肤颜色、温度、活动及感觉，发现异常应立即放松约束带。必要时进行局部按摩，促进血液循环。

（4）记录使用保护具的原因、时间、部位、每次观察结果、相应的护理措施及停止使用的时间。

本章小结

舒适是个体身心处于轻松自在、满意、无焦虑、无痛苦的健康、安宁状态的一种自我感觉。在护理工作中，护士应加强观察，去除诱因，采取有效措施，消除或减轻患者不适。安全是患者的基本需要，医院常见不安全因素主要有物理性损伤、化学性损伤、生物性损伤、心理性损伤和医源性损伤。护理人员应掌握影响住院患者安全的因素及其防范措施。

本章的重点是：不舒适的原因、不舒适的护理原则和常用卧位的适用范围、安置方法；保护具的使用及其注意事项。

思考题

1．下列各种病情应安置何种体位？

休克　左侧气胸　腹部手术后　心包积液　胎膜早破　颈椎骨折　胎儿臀位　产妇分娩　背部深二度烧伤

2．患者，男性，68 岁，因支气管哮喘急性发作，呼吸极度困难、不能平卧、焦虑不安。

(1) 护士应帮助患者采取何种卧位?

(2) 此患者所采取卧位属于什么性质? 采取此卧位的目的是什么?

(3) 如何为患者安置卧位?

3. 一患者，不慎从高处坠落，神志昏迷，诊断为颈椎骨折，行颅骨牵引，左下肢石膏固定，留置导尿，静脉输液，为此患者翻身时，应注意什么?

(唐布敏)

第十二章　医院内感染的预防与控制

学习目标

通过本章内容的学习，学生应能：

识记：

1．陈述医院内感染的分类、形成及其主要因素。

2．简述无菌技术操作原则、隔离消毒原则和供应室护理工作。

3．简述常用消毒灭菌方法及其注意事项。

4．描述隔离区域的设置、隔离种类及其措施。

理解：

1．能用自己的语言正确解释下列概念：

医院感染、清洁、消毒、灭菌、无菌技术、隔离、护理职业暴露、护理职业防护、标准预防。

2．判断无菌区和非无菌区、污染区和非污染区。

3．比较干热消毒灭菌法与湿热消毒灭菌法的特点。

4．举例说明医院日常清洁、消毒、灭菌工作的主要内容。

运用：

1．根据工作情况选择适宜的清洁、消毒、灭菌的方法。

2．按护理程序规范地进行无菌技术基本操作、穿脱隔离衣、卫生洗手法。

3．按标准预防做好护理职业防护。

医院是患者集中的场所，也是病原微生物集中的场所。由于各种新医疗技术的开展，大量抗生素和免疫抑制剂的应用，使医院内感染的发生率逐年增加。医院内感染不仅增加患者的身心痛苦，延长住院时间，还给家庭、医院和社会造成严重的损失。因此，制订有关的管理制度和采取有效的综合性措施，预防和控制医院内感染已经成为医学研究中的一个重要课题。WHO 提出有效控制医院内感染的关键措施为：清洁、消毒、灭菌、无菌技术、隔离、合理使用抗生素、检测和通过监测进行效果评价。这些措施贯穿于医疗、护理工作全过程。护理人员应从思想上高度重视，严格管理，掌握医院内感染的知识和技术，将各项预防措施落实到位，避免或控制医院内感染的发生。

第一节　医院内感染

案例 12-1

患者，男，65 岁，因转移性右下腹疼痛一天，诊断为“急性阑尾炎”而急诊入院，已行“阑尾切除术”。术后第一天切口有少量渗血、渗液，及时更换了敷料。第三天患者切口出现红、肿、热、痛，局部皮温升高，自我感觉不适。

问题与思考：

1．患者手术切口发生了什么问题？是否属医院内感染？

2．医院内感染是怎样形成的？应如何有效控制医院内感染的发生？

一、医院内感染的概念及其分类

（一）概念

医院内感染（nosocomial infections）又称医院获得性感染，是指患者、探视者和医院工作人员在医院内受到感染并出现症状者。包括：①患者在住院期间发生的感染和在医院内获得而出院后发生的感染，但不包括入院前已开始或入院时已处于潜伏期的感染。②感染的对象指一切在医院活动的人群，如医生，护士及患者家属，但主要是住院患者。

（二）医院内感染的分类

1．按获得病原体的来源不同，可将医院内感染分为外源性感染和内源性感染。

（1）外源性感染（exogenous infections）：又称交叉感染（cross infections），是指病原体来自患者体外，通过直接或间接感染途径，传播给患者所引起的感染。如患者与患者之间、患者与医务人员之间或医院职工之间的直接感染，以及通过水、空气、医疗器械等的间接感染。

（2）内源性感染（endogenous infections）：又称自身感染（autogenous infections），是指病原体来自患者自身所引起的感染。如皮肤、口咽、泌尿生殖道、肠道的正常菌群或外来的定植菌，在正常情况下，它们对人体无感染力，也不会致病。但是当人体免疫功能下降、菌群失调或正常菌群发生移位，使它们成为条件致病菌时就可引起感染。

2．根据感染发生的部位可分为呼吸道、泌尿道、消化道感染等。全身各个系统、各个部位都可能发生医院内感染。

3．根据病原体的种类不同可将医院内感染分为细菌感染、病毒感染、真菌感染、衣原体感染、支原体感染和原虫感染等。其中细菌感染最常见。

二、医院内感染的形成

医院内感染的形成必须具备感染源、传播途径和易感宿主三个基本条件，当三者同时存在并相互联系时就构成了感染链，导致感染。感染链的三个环节中缺少任何一个，医院内感染都不可能发生。因此，医务人员可通过控制传染源、切断传播途径、保护易感人群等措施来达到预防医院内感染发生的目的。

（一）感染源

感染源是指病原微生物生存、繁殖及排出的场所或宿主（人或动物）。医院内感染的主要感染源有：

1．已感染的患者　是最重要的感染源。病原微生物从患者感染部位的脓液、分泌物中不断排出，这些病原微生物往往具有耐药性，而且容易在另一易感宿主体内生长和繁殖。

2．病原携带者　体内的病原微生物不断生长、繁殖并排出体外，但自身无明显症状与体征，是另一主要的感染源。可见于患者、患者家属、探视者和医院工作人员。

3．患者自身　患者身体特定部位如皮肤、胃肠道、上呼吸道及口腔黏膜等处寄生的正常菌群，在一定条件下可引起患者自身感染或向外界传播。

4．医院环境　医院的环境、病房中的设施、食物、垃圾以及用于患者的器械、用物等，容易受各种病原微生物的污染而成为感染源。

（二）传播途径

是指病原微生物从感染源传至易感宿主的途径和方式。主要的传播途径有：

1．接触传播　是医院内感染的主要传播途径。分为直接接触传播和间接接触传播。

（1）直接接触传播：已感染者与易感宿主直接接触，将病原微生物传递给易感宿主。如母婴间疱疹病毒、沙眼衣原体等的感染。

（2）间接接触传播：病原微生物通过传播媒介传递给易感宿主。最常见的传播媒介是医护人员的手，其次是医疗器械、水和食物等。

2．空气传播　是指以空气为媒介，病原微生物悬浮在空气污染的微粒中，随气流流动而进行的传播。

3．消化道传播　是指各种原因导致病原微生物污染医院的水源或食物而造成疾病的传播，可导致医院内感染的暴发流行。

4．生物传播　是指动物或昆虫携带病原微生物作为人体传播的中间宿主。如蚊子传播疟疾、乙型肝炎等。

5．注射、输液、输血传播　是指通过使用污染的注射器、输液器、输血器、药液、血制品等造成疾病的传播，如输血导致的丙型肝炎等。

（三）易感宿主

易感宿主是指对感染性疾病缺乏免疫力而易感染的人，将易感宿主作为一个总体，称为易感人群。医院是易感人群相对集中的地方，容易发生感染和感染的流行。

三、医院内感染发生的主要原因

（一）个体抵抗力下降、免疫功能受损

医院内感染的发生通常与个体抵抗力下降、免疫功能受损有关。影响个体抵抗力、免疫功能的主要因素有：

1．生理因素　由于3岁以下小儿自身免疫系统发育不完善、60岁以上老年人脏器功能衰退，导致小儿和老年人防疫功能减弱，抵抗力下降；女性在特殊生理时期如月经、妊娠、哺乳期，个体比较敏感、抵抗力下降，是发生医院内感染的高危时期。

2．病理因素　如恶性肿瘤、血液病、糖尿病等造成个体抵抗力下降；放疗、化疗皮质激素的应用等对个体免疫功能产生抑制或破坏作用；昏迷或半昏迷时易发生误吸而引起吸入性肺炎；皮肤或黏膜的损伤，伤口内有坏死组织、异物、渗出液积聚等有利于病原微生物的生长繁殖，易诱发感染。

3．心理因素　个体的情绪、主观能动性等在一定程度上可影响其免疫功能和抵抗力，增加医院内感染的发生机会。

（二）侵入性诊疗手段增加

如气管插管、血液净化、穿刺针、内镜等的使用，破坏了机体皮肤、黏膜的屏障功能，损害了机体的防疫系统，把病原微生物带入机体或为病原微生物侵入机体创造了条件，易导致医院内感染的发生。

（三）滥用抗生素

在感染性疾病治疗期间，由于大量抗生素的滥用，如无适应证的预防性用药、术前用药时间过早、术后停药过晚、联合用药过多和用药剂量过大等，均易致耐药菌株增加、菌群失调和二重感染。

（四）医院管理机制不完善

医院是各类患者聚集的地方，加上某些医院建筑布局不合理、卫生设施不完善等，使医院的空气中含有许多病原微生物，医院的设备、器械等物品易受细菌、病毒、真菌等病原微生物的污染，适合病原体的繁殖和变异。

另外，有些医院内感染管理制度不健全，医院内感染管理投入缺乏、资源不够，医院领导和医务人员对医院内感染的严重性认识不足、重视不够等都会增加医院内感染的发生。

四、医院内感染预防与控制

医院内感染的防治系统由医院内感染监测、医院内感染管理、医院内感染控制 3 个部分组成，并以监测为基础，以管理为手段，以控制为目标，以达到提高医疗质量、保证患者医疗安全的目的。其管理措施有以下几方面。

（一）建立和完善医院内感染管理体系

医院内感染管理机构应有独立完整的体系，通常设置三级管理组织，即医院内感染管理委员会、医院内感染管理科、各科室医院内感染管理小组。医院内感染管理委员会主任委员由医院院长或主管医疗工作的副院长担任。

（二）健全各项规章制度，依法管理医院内感染

依照国家卫生行政部门的法律法规，健全医院内感染各项管理制度，并依照规定做好医院内感染的预防、日常管理和处理。与医院内感染管理有关的法律法规及国家标准主要有《医院内感染管理办法》《医院消毒卫生标准》《医疗机构消毒技术规范》《医疗废物管理条例》等。

（三）建立完整的监控体系与有效控制措施

医院内感染监测是医院内感染控制的先行步骤，其目的是为了控制医院内感染的各种危险因素，降低医院内感染的发生率。包括对医院内各种病原体、媒介因素、易感人群、感染状况、医院感染管理体系的检测。建立医院内感染散发、流行、暴发的报告和有效控制制度；严格执行消毒、灭菌、隔离措施；建立特殊病原体医院内感染的控制等。

（四）合理使用抗生素

根据药物敏感试验选择敏感抗生素，选择合适的剂量、合理的给药途径和疗程。严格掌握使用指征。一般不宜预防性使用抗生素。

（五）医院布局、设施合理

医院建筑布局合理，设施应有利于消毒、隔离，应有污水处理设备，对医院内产生的污水进行无害化处理，医疗废物集中专门处理，保护环境。

（六）加强医院内感染知识的教育

加强医院内感染知识的教育，提高全体医务人员对医院内感染的认识，增强预防和控制医院内感染的自觉性，把好消毒、隔离关，严格执行无菌技术。

第二节 清洁、消毒、灭菌

案例 12-2

某医院手术室由于浸泡消毒液的浓度配制错误，浸泡后的手术器械未达到灭菌效果，导致数例手术后患者出现了术后伤口感染。

问题与思考：

1．如何准确界定清洁、消毒、灭菌的概念？

2．常用消毒、灭菌的方法及其注意事项有哪些？

3．常用化学消毒剂的使用方法、适应范围、注意事项有哪些？

一、清洁、消毒、灭菌的概念

（一）清洁

清洁（cleaning）是指用物理方法清除物体表面的污垢、尘埃和有机物的过程，同时达到去除和减少病原微生物的目的。通过清洁可以降低物品上的生物负荷，增加接触物品时的安全性，是医疗物品再处理的一个必要过程。常用的清洁方法有水洗、机械去污和去污剂去污等。

（二）消毒

消毒（disinfection）是指用物理、化学、生物的方法消除或杀灭环境中的病原微生物，使之达到无害化。根据消毒因子在适当浓度（剂量）或强度和作用时间下对微生物的杀灭能力，可分为 3 个作用水平的方法。

1．高水平消毒法　此类消毒法应能杀灭一切细菌繁殖体（包括结核分枝杆菌）、病毒、真菌及其孢子和绝大多数细菌芽孢。

2．中水平消毒法　是可以杀灭和去除细菌芽孢以外的各种病原微生物的消毒方法。

3．低水平消毒法　是只能杀灭细菌繁殖体（分枝杆菌除外）和亲脂病毒的消毒方法。

（三）灭菌

灭菌（sterilization）是指用物理或化学的方法杀灭或消除传播媒介上的所有微生物，包括致病微生物和非致病微生物以及细菌芽孢和真菌孢子，使之达到无菌程度。用于需进入人体内部，包括进入血液、组织、体腔的医用器材，如手术器械、注射用具、一切置入体腔的引流管等，要求绝对无菌。

二、消毒、灭菌的种类和方法

消毒、灭菌的方法有自然净化消毒法、机械除菌法、热力消毒灭菌法、辐射消毒灭菌法和化学消毒灭菌法。

（一）自然净化消毒法

大自然通过日晒、风吹、雨淋、温湿度变化、水的稀释、pH 的变化、空气中杀菌性化合物的作用和水中微生物的拮抗作用等达到自然净化。如将物品放在直射日光下曝晒 6h，每 2h 翻动一次，使物体各面均受到日光照射，可达消毒效果；开窗通风换气，使大气中的新鲜空气替换室内的污浊空气，可降低室内空气含菌的密度。夏季应经常开放门窗以通风换气；冬季可选择清晨和晚间开窗，每日通风换气 2 次，每次 20 ～ 30min。

（二）机械除菌法

常用方法有冲洗、刷、擦、扫、抹、通风和过滤等。此类方法虽不能杀灭微生物，但可将微生物从传播媒介上去除，达到消毒甚至灭菌，如过滤除菌。

（三）热力消毒灭菌法

主要是利用热力破坏微生物的蛋白质、细胞膜、核酸，促使其死亡。分干热消毒灭菌法和湿热消毒灭菌法两种。干热消毒灭菌法由空气导热，传导较慢，所需温度较高，时间较长；湿热消毒灭菌法由空气、水及其蒸汽导热，传导快，穿透力强，所需温度较低，时间较短。

1．干热消毒灭菌法　有焚烧、烧灼、热空气加热（干烤）。

（1）焚烧法：常用于无保留价值的污染物品，如污纸、特殊感染（如破伤风、气性坏疽、铜绿假单胞菌）的敷料处理，可直接在焚烧炉内焚毁。

（2）烧灼法：烧灼灭菌温度高，效果可靠，但对物品破坏性大。某些金属器械、搪瓷类物品在急用时可采用。如培养用的试管或烧瓶，当开启或关闭塞子时，将试管（瓶）口和塞子，在火焰上来回旋转 2 ～ 3 次，避免污染；金属器械可放在火焰上烧灼 20s；搪瓷容器倒入少量 95% ～ 100% 乙醇后慢慢转动，使乙醇分布均匀，然后点火燃烧至熄灭。烧灼时应注意：①远离易燃、易爆物品，如氧气、乙醚、汽油等；②在燃烧中途不得添加乙醇，以免火焰上窜而致烧伤或火灾；③贵重器械及锐利刀剪禁用此法灭菌，以免损坏器械或使刀刃变钝。

（3）热空气加热（干烤）：利用特制的烤箱，通电升温后进行灭菌，其热力传播与穿透主要靠空气对流与介质的传导，灭菌效果可靠。适用于高温下不损坏、不变质、不蒸发的物品，如玻璃、金属、搪瓷类物品、油脂及各种粉剂等的灭菌。箱温达 120 ～ 140℃，持续 10 ～ 20 min，可达消毒效果；箱温达 160℃持续 2h、170℃持续 1h，180℃持续 30min，可达灭菌效果。

注意事项：①器械应洗净、擦干后再干烤。②玻璃器皿干烤前应洗净并完全干燥，灭菌时勿与烤箱壁直接接触，灭菌结束后应等烤箱内部温度降至 40℃以下再打开，以防玻璃器皿炸裂。③物品包不宜过大，物品摆放高度切勿超过烤箱内部高度的 2/3，各物品之间应留有空隙；粉剂和油剂的包装也不宜太厚，以利于热的穿透。④灭菌时不宜中途打开烤箱或中途添加新的灭菌物品。⑤合成纤维、棉织品、塑料制品、橡胶制品、导热性差的物品以及其他高温下容易损坏的物品，不可采用干烤法消毒灭菌。⑥消毒灭菌箱温维持的时间应从烤箱内温度达到要求时算起。

2．湿热消毒灭菌法

（1）压力蒸汽灭菌法：是目前为止最安全、最有效、最广泛使用的灭菌方法，是利用高压下的高温饱和蒸汽所释放的热能（指 1g 100℃水蒸气变成 1g 100℃的水时，释放出 2 255 J 的热能）杀灭所有微生物及其芽孢。主要用于耐高温、耐高压、耐潮湿物品，如各类器械、敷料、搪瓷、橡胶、耐高温玻璃用品及某些药品、溶液、细菌培养基等的灭菌。常用的有手提式压力蒸汽灭菌器（图 12-1）、下排式压力蒸汽灭菌器（图 12-2）、预真空压力蒸汽灭菌器。

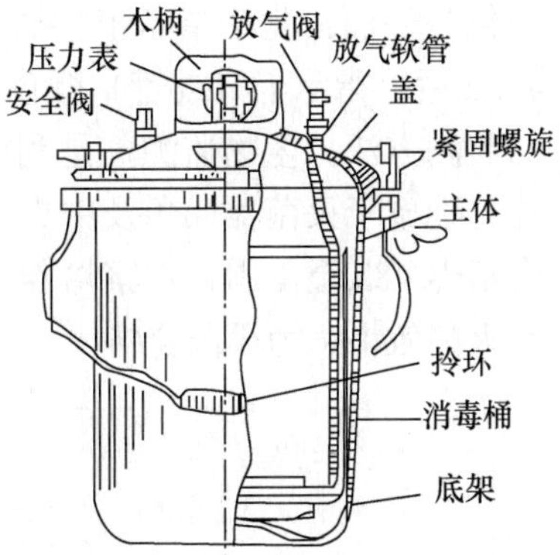

图 12-1　手提式压力蒸汽灭菌器

1）压力蒸汽灭菌器的使用方法

手提式压力蒸汽灭菌器：①隔层内加适量的水，在消毒桶内放入需要灭菌的物品，加盖旋紧，直接加热或通电；②打开放气阀排尽锅内冷空气后关闭放气阀；③压力达 103 ～ 137kPa 时，温度可达 121 ～ 126℃，保持 20 ～ 30 min 可达灭菌目的；④关闭热源，打开排气阀，待压力降至“0”时，再慢慢打开盖子，取出物品。切忌突然打开盖子，以防冷空气大量进入，使热蒸汽凝成水滴，导致物品受潮、玻璃类物品因骤然降温而发生爆裂。手提式压力蒸汽灭菌器便于携带、使用方便、效果可靠，适用于基层医疗单位。

下排式压力蒸汽灭菌器：是利用重力置换原理，使热蒸汽在灭菌器中自上而下，将冷空气由下排气孔排出，排出的冷空气由饱和蒸汽取代，利用饱和蒸汽释放的热能使物品灭菌。压力达 103 ～ 137kPa 时，温度可达 121 ～ 126℃，保持 20 ～ 30 min 可达灭菌目的。空间较大，可一次性灭菌较大量物品。操作人员要求经过专业培训，持证上岗。

预真空压力蒸汽灭菌器：配有真空泵，在通入蒸汽前先将内部抽成真空，形成 2 ～ 2.6kPa 的负压，饱和蒸汽可迅速穿透物品进行灭菌。工作参数：205kPa 时，温度达 132℃，保持 4 ～ 5 min 即可达到灭菌效果。

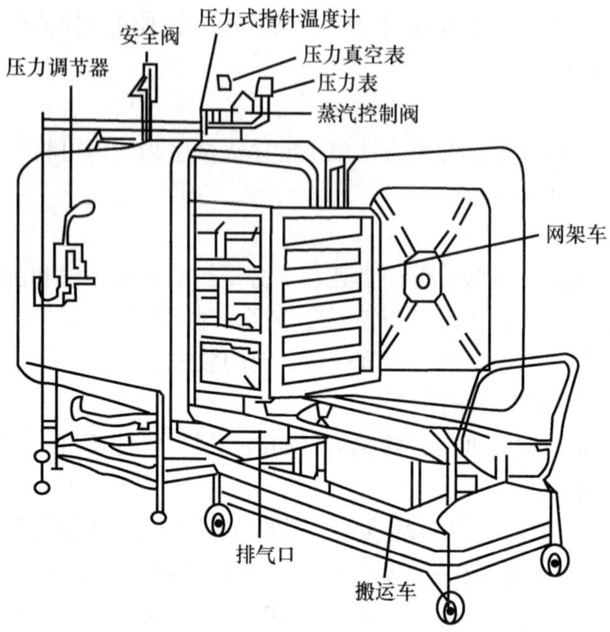

图 12-2　下排式压力蒸汽灭菌器

2）使用压力蒸汽灭菌器的注意事项：①物品灭菌前需洗净擦干或晾干。②灭菌包不宜过大、过紧。卧式压力蒸汽灭菌器物品包体积不大于 30cm × 30cm × 25cm，灭菌器内物品放置总量不应超过灭菌器柜室容积的 80%；预真空灭菌器物品包体积不超过 30cm × 30cm × 50cm，总量亦不得超过 90%。③灭菌物品放置合理。各包之间留有空隙，以利于蒸汽流通、渗入包裹中央，排气时蒸汽能迅速排出，保持物品干燥；灭菌包重量器械包不宜超过 7kg，敷料包重量不宜超过 5kg；布类物品放在金属、搪瓷类物品之上，以免蒸汽遇冷凝成水珠，使包布受潮，影响灭菌效果。④装物品的容器应有孔，灭菌前将孔打开，灭菌后关上。⑤灭菌时随时观察压力及温度情况。⑥灭菌物品干燥后方可取出备用。⑦定期监测灭菌效果。

3）灭菌效果的监测：①物理监测法：用 150℃或 200℃的留点温度计。使用前将温度计水银柱甩至 50℃以下，放入包裹内，灭菌后，检查其读数是否达到灭菌温度。②化学监测法：此法比较简便，是目前广泛使用的常规检测手段。主要是通过化学指示剂的化学反应，灭菌后呈现的颜色变化来辨别是否达到灭菌要求。化学指示胶带（图 12-3），使用时将其粘贴在需灭菌物品的包装外面；化学指示卡，放在灭菌包或标准试验包的中央部位，在 121℃、20 min 或 132℃、4min 后，指示卡（或管）颜色变黑达到标准色，表示达到灭菌效果。③生物监测法：为最可靠的监测方法。生物监测剂是利用非致病性嗜热脂肪杆菌芽孢制成的检测菌株。使用时将 10 片菌片分别放于灭菌器四角及中央，待灭菌完毕，用无菌镊取出，放入培养基内，在 55 ～ 60℃温箱中培养 48h 至 1 周，观察培养基颜色变化，若全部保持原色泽不变（均无细菌生长），则表示达到灭菌效果，为灭菌合格。

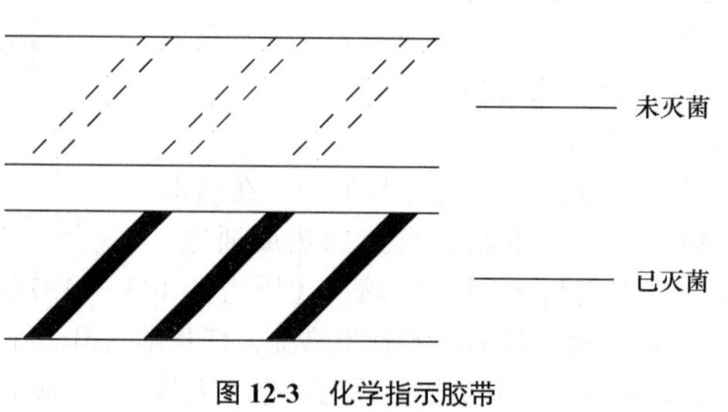

图 12-3　化学指示胶带

（2）煮沸消毒法：适用于耐湿、耐高温物品的消毒，如金属、搪瓷、玻璃、橡胶类等物品。是家庭和某些基层单位常用的一种消毒方法，不能用于外科手术器械的灭菌。

1）方法：先将物品刷洗干净，再将其全部浸没在水中，然后加热煮沸，水沸后计时，持续5 ～ 10min 可杀灭细菌繁殖体，持续 15min 可将多数细菌芽孢杀灭，热抗力极强的需更长的时间（如破伤风梭状杆菌芽孢需煮沸 60min 才可杀灭）。在水中加入碳酸氢钠，配成浓度为 1% ～ 2% 的溶液，可使沸点提高达到 105℃，既可增强杀菌效果，又有去污防锈的作用。

2）注意事项：①煮沸消毒前，物品必须刷洗干净，完全浸没在水中。②保证物品各面与水接触，空腔导管须先在腔内灌水，器械的轴节及容器的盖要打开，大小相同的碗、盆不能重叠。③橡胶类物品用纱布包好，待水沸后放入，3 ～ 5min 取出。④玻璃类物品用纱布包裹，于冷水或温水时放入。⑤物品不宜放置过多，一般不超过消毒容器容量的 3/4；如中途加入物品，则在第二次水沸后重新计时。⑥高原地区由于气压低，沸点也低，应延长煮沸时间，一般海拔每增高300m，需延长煮沸时间 2min。

（3）低温蒸汽消毒法：将蒸汽输入预先抽空的压力蒸汽灭菌锅内，并控制温度在73 ～ 80℃，持续 10 ～ 15min 进行消毒。主要用于不耐高热的物品，如内镜、塑料制品和麻醉面罩等消毒，能杀灭细菌繁殖体，但不能杀死芽孢。

（四）辐射消毒灭菌法

1．紫外线消毒　紫外线属电磁波辐射，消毒使用的是 C 波紫外线，杀菌力最强的波长在250 ～ 270nm，一般以 253.7nm 作为杀菌紫外线波长的代表。紫外线释放的能量较低，穿透力较弱。常用于物体表面、空气、水的消毒。

（1）紫外线消毒灯：紫外线灯管为人工制作的低压汞的石英灯管，有 15W、20W、30W、40W 四种。通电后，汞气化放出紫外线，5 ～ 7min 后，空气中的氧气受紫外线照射电离产生臭氧，可增强杀菌效果。常用的紫外线灯管，可采用悬吊式、移动式灯架或放在紫外线消毒柜内照射。

1）方法：①空气消毒：消毒前需做室内清洁卫生工作（紫外线易被灰尘微粒吸收），关闭门窗，停止人员走动，每 $10m^3$ 安装 30W 紫外线灯管一支，有效距离不超过 2m，照射时间为30 ～ 60min；②物品消毒：选用 30W 紫外线灯管，消毒时应将物品摊开或挂起以减少遮挡，有效距离为 25 ～ 60cm，每面照射时间为 20 ～ 30min。

2）注意事项：①保持灯管清洁：灯管表面一般每周用无水乙醇擦拭一次，发现灯管表面有灰尘、油污时，应随时擦拭。②消毒物品时应定时翻动物品，使其各个表面受到直接照射。③因紫外线对眼睛及皮肤有强烈的刺激作用，可引起眼炎或皮炎。所以，照射时嘱患者离开照射房间或双眼戴墨镜，暴露的肢体用被单遮盖。④消毒时适宜温度为 20 ～ 40℃，相对湿度为40% ～ 60%。⑤从灯亮 5 ～ 7 min 后开始计时。照射后病室应通风换气。如需再次使用，应间歇3 ～ 4 min。⑥如灯管照射强度低于 $70\mu W/cm^2$ 时或使用时间超过 1 000h，需更换灯管。⑦定期进行空气培养，以监测灭菌效果。

（2）紫外线消毒器

1）紫外线空气消毒器：采用低臭氧紫外线杀菌灯制造，可用于有人条件下的室内空气消毒。

2）紫外线表面消毒器：采用低臭氧高强度紫外线杀菌灯制造，以使其能快速达到满意的消毒效果。

3）紫外线消毒箱：采用高臭氧高强度紫外线杀菌灯或直管高臭氧紫外线灯制造，一方面利用紫外线和臭氧的协同杀菌作用，另一方面利用臭氧对紫外线照射不到的部位进行消毒。使用时，应关闭门窗，人员须离开现场，消毒结束后 20 ～ 30min 方可进入。

2．电离辐射灭菌（又称冷灭菌）　利用放射性核素 ^{60}Co 发射的 γ 射线或电子加速器产生的高能电子束（阴极射线）穿透物品进行辐射灭菌。此法具有广谱灭菌作用，如金属、橡胶、塑料、高分子聚合物（如一次性注射器、输液器、输血器、聚乙烯心瓣膜等）、精密医疗器械、生物医学制品及节育用具等。

3．微波消毒灭菌　微波是一种频率高、波长短的电磁波。在电磁波的高频交流电场中，物品中的极性分子发生极化，并频繁改变方向，互相摩擦，使温度迅速升高，达到消毒灭菌作用。常用于食品及餐具的处理、医疗药品及耐热非金属材料器械的消毒灭菌。

4．过氧化氢等离子灭菌　是一种消除不耐热产品污染的新型灭菌技术。灭菌过程中过氧化氢衍生出等离子体，能干预和破坏微生物的生成，而一旦灭菌工作停止，等离子气就转换成为无害的水汽和氧气，不会形成有毒产物。使用等离子灭菌可消除以往浸泡器械导致的手术室空气污染和腔镜器械上的有害物残留，对工作人员、环境和手术患者都更加安全。主要用于各种腔镜的消毒灭菌。

（五）化学消毒灭菌法

使用化学药物杀灭微生物的方法称为化学消毒灭菌法。其原理是通过药物渗透到细菌体内，使菌体蛋白凝固变性，酶蛋白失去活性，导致微生物代谢障碍而死亡；或破坏细菌细胞膜的结构，改变其通透性，使细胞膜破裂、溶解，从而达到消毒灭菌的目的。凡不宜使用物理消毒灭菌而耐潮湿的物品，如锐利的金属、刀、剪、缝针和光学仪器（胃镜、膀胱镜等）及皮肤、黏膜，患者的分泌物、排泄物、病室空气等均可采用此法消毒灭菌。能杀灭繁殖体的化学药物称为消毒剂。能杀灭芽孢，达到灭菌效果的化学药物，称为灭菌剂。

理想的化学消毒剂应具备的条件：杀菌谱广；有效浓度低；作用速度快；性质稳定；作用时间长；易溶于水；可在低温下使用；不易受有机物、酸、碱及其他物理、化学因素的影响；无刺激性、腐蚀性、不引起过敏反应；无色、无味、无臭，且用后易于除去残留药物；毒性低，不易燃烧、爆炸，使用无危险性；用法简便，价格低廉。

1．化学消毒剂的使用原则

（1）根据物品的性能及不同微生物的特性，选择合适的消毒剂。

（2）待消毒的物品要洗净、擦干。

（3）严格掌握消毒剂的有效浓度、消毒时间及使用方法。消毒剂要现配现用，定期更换，易挥发的消毒液应加盖并定期检测，以保持有效浓度。

（4）消毒液中一般不放置纱布、棉花等物，因这类物品可吸附消毒剂而降低消毒效力。

（5）消毒物品应全部浸没在消毒液内，器械轴节应打开、套盖应掀开，管腔内要灌满消毒液；浸泡中途添加物品，需重新计时。

（6）浸泡消毒后的物品，使用前应用无菌 0.9% 氯化钠溶液或无菌蒸馏水冲洗；气体消毒后的物品，应待气体散发后再使用，以免刺激组织。

2．化学消毒剂的使用方法

（1）浸泡法：将洗净、擦干需消毒的物品完全浸没在消毒液中，按被消毒物品和消毒液的种类不同，确定消毒溶液浓度与浸泡时间，在标准浓度和有效时间内即可达到消毒灭菌的效果。适用于耐湿、不耐热的物品，如锐利器械、精密器材等。

（2）擦拭法：用标准浓度的消毒剂擦拭物体表面以达消毒的目的。应选用易溶于水、穿透性强、无显著刺激性的消毒剂。常用于皮肤、黏膜、地面、墙壁、家具等的消毒。

（3）喷雾法：用喷雾器将标准浓度的消毒剂均匀喷洒在空气中和物体表面，在有效时间内达到消毒的目的。常用于空气和物品表面（如墙壁、地面）的消毒。

（4）熏蒸法：将消毒剂加热或加入氧化剂使之汽化，在标准浓度和有效时间内达到消毒的目的。常用于换药室、病室的空气消毒。也可用熏蒸法在消毒间或密闭的容器内对被污染的物品进行消毒灭菌，如环氧乙烷气体密闭消毒灭菌（少量物品可用丁基橡胶袋，大量物品需使用专用的灭菌容器，时间 6h。操作者需专业培训上岗）。

空气消毒时将消毒剂加热熏蒸，按规定时间密闭门窗，消毒完毕再开窗通风换气。常用空气熏蒸消毒法见表 12-1。

表 12-1 空气熏蒸消毒法

消毒剂	消毒方法
2% 过氧乙酸	8ml/ m^3，加热熏蒸，密闭门窗 30 ～ 120 min
纯乳酸	0.12ml/ m^3，加等量水，加热熏蒸，密闭门窗 30 ～ 120 min
食醋	5 ～ 10ml/ m^3，加热水 1 ～ 2 倍，加热熏蒸，密闭门窗 30 ～ 120 min。用于流感、流脑病室的消毒

3．常用的化学消毒灭菌剂　见表 12-2。

表 12-2 常用的化学消毒灭菌剂

名称	效力	作用原理	使用范围、浓度	注意事项
环氧乙烷（又名氧化乙烯）	灭菌剂	与菌体蛋白质结合，使酶代谢受阻而导致死亡；能杀灭细菌、真菌、病毒、立克次体和芽孢	①适用于不耐高温高压、易腐蚀的各种精密仪器、导管、植入物、化纤、器械等的熏蒸消毒灭菌 ②常用灭菌浓度为 800 ～ 1200mg/L，温度为 54±2℃，相对湿度为 60%±10%，时间为 2.5 ～ 4 h	①易燃、易爆且有一定毒性，须严格遵守安全操作程序 ②放置阴凉通风，无火源及电源开关处，严禁放入电冰箱 ③贮存温度不可超过 40℃，以防爆炸 ④灭菌后的物品应清除环氧乙烷残留量后方可使用 ⑤每次消毒灭菌，应进行效果检测及评价
戊二醛	灭菌剂	与菌体蛋白质反应，使之灭活；能杀灭细菌、真菌、病毒和芽孢	①适用于不耐高温的医疗器械消毒，如内镜、肺活量测定管、透析器、传感器、麻醉和呼吸治疗设备、重复使用的塑料导管 ②常用浓度：为 2% 溶液，加盖浸泡 20 ～ 45min 达到消毒，浸泡 10h 达到灭菌	①浸泡金属类物品时，加入 0.5% 亚硝酸钠防锈 ②定期检测浓度，每周过滤 1 次，每 2 周更换 1 次；戊二醛一经碱化，其稳定性降低，应加盖并现配现用 ③内镜连续使用，需间隔消毒 10min，每天使用前后各消毒 30min，消毒后用冷开水洗净 ④灭菌后的物品，在使用前用无菌蒸馏水冲净
过氧乙酸	灭菌剂	能产生新生态氧，将菌体蛋白质氧化，使细菌死亡；能杀灭细菌、真菌、芽孢、病毒	①适用于耐腐蚀物品、皮肤及环境等的消毒灭菌 ②常用浓度：0.02% 溶液用于黏膜冲洗消毒；0.2% 溶液用于皮肤消毒；浸泡消毒用 0.2% ～ 1% 溶液，时间 30 ～ 60min；0.2% ～ 0.4% 溶液用于环境喷洒消毒；0.2% ～ 6% 溶液用于隐形眼镜、眼压镜、呼吸器和内镜消毒；6% ～ 25% 溶液可作为灭菌剂	①对金属及棉织物有腐蚀性，消毒后及时冲洗干净 ②易氧化分解而降低杀菌力，故需加盖及现配现用 ③刺激性强，配制时要戴口罩和橡胶手套 ④存放于阴凉避光处，防止高温引起爆炸

续表

名称	效力	作用原理	使用范围、浓度	注意事项
福尔马林（37% ~ 40% 甲醛）	灭菌剂	能使菌体蛋白质变性，酶活性丧失；能杀灭细菌、真菌、芽孢和病毒	①适用于对湿热敏感、不耐高温和高压的医疗器械的消毒灭菌 ②常用量：以消毒为 100g/L、灭菌为 500g/L 进行计算。常用熏蒸法：调节消毒箱内温度为 52 ~ 56℃，相对湿度为 70% ~ 80%，加热产生甲醛气体，将箱密闭 3 h 以上	①熏蒸穿透力弱，物品应分开摊放或挂起 ②温、湿度对消毒效果有明显影响，应严格控制 ③对人有一定毒性和刺激性，消毒后可用抽气通风或氨水中和法去除残留气体 ④甲醛有致癌作用，不宜用于室内空气消毒
碘酊	高效消毒剂	使细菌蛋白质氧化变性；能杀灭大部分细菌、真菌、芽孢和原虫	①适用于注射部位、手术、创面周围等的皮肤消毒 ②常用浓度：2% 溶液用于皮肤消毒和一般皮肤感染，作用 1min 后，用 75% 乙醇脱碘	①刺激性强，不能用于黏膜消毒 ②碘过敏者禁用 ③对金属有腐蚀性 ④禁止与红汞同时涂用，以免产生汞中毒 ⑤保存需加盖
含氯消毒剂：漂白粉、漂白粉精、次氯酸钠、84 消毒液等	高浓度时为高效消毒剂，低浓度时为中效消毒剂	在水溶液中放出有效氯，破坏细菌酶的活性而致其死亡；能杀灭各种致病菌、病毒、芽孢	①适用于餐具、环境、水、疫源地等的消毒 ②常用浓度：0.15% 溶液用于饮水消毒；对细菌繁殖体污染的物品用含有效氯 0.02% 的溶液浸泡 10min 以上，物品表面用含有效氯 0.05% 的溶液均匀喷洒，时间 30min 以上；对乙肝病毒、结核分枝杆菌和细菌芽孢污染的物品用含有效氯 0.2% 的溶液浸泡 30min 以上，物品表面用含有效氯的 0.2% 溶液均匀喷洒，时间 60min 以上；排泄物 5 份加干粉 1 份搅拌后放置 2 ~ 6h	①消毒剂保存在密闭容器内，置于阴凉、干燥、通风处，减少有效氯的丧失 ②配制的溶液性质不稳定，应现配现用 ③有腐蚀及漂白作用，不宜用于金属制品、有色衣物及油漆家具的消毒 ④定期更换消毒液
过氧化氢	高效消毒剂	过氧化氢遇到组织中的过氧化氢酶时，迅即分解而释放出新生态氧，能杀菌、除臭、除污等	①适用于丙烯酸树脂制成的外科埋植物、不耐热的塑料制品、餐具、服装、饮水等消毒，以及外科冲洗伤口 ②常用浓度：3% 过氧化氢溶液	①存放于阴凉、通风处，使用前测定有效含量 ②稀释液不稳定，应现配现用 ③不可与还原剂、强氧化剂、碱、碘化物混合使用 ④有腐蚀及漂白作用；有刺激性，防止溅入眼中等 ⑤消毒被血液、脓液污染的物品，应适当延长消毒时间
聚维酮碘（碘伏）	中效消毒剂	破坏细胞膜的通透性，使蛋白质漏出或与细菌酶蛋白起碘化反应使之失活；能杀灭细菌、病毒等	①适用于皮肤、黏膜等的消毒 ②常用浓度：0.5% ~ 2% 碘伏溶液用于手术部位、注射部位的皮肤消毒、手术前刷手（擦 2 遍，时间 2 ~ 3min）；0.05% 碘伏溶液用于黏膜及伤口冲洗，时间 3 ~ 5min；0.05% ~ 0.1% 碘伏溶液用于浸泡清洗并晾干后的物品，时间 30min	①碘伏稀释后稳定性差，宜现用现配 ②置于阴凉、避光处，防潮、密闭保存 ③对 2 价金属制品有腐蚀作用，不用于相应金属制品的消毒 ④皮肤消毒后不用乙醇脱碘

续表

名称	效力	作用原理	使用范围、浓度	注意事项
乙醇	中效消毒剂	使菌体蛋白脱水、凝固变性，干扰了细菌的新陈代谢而导致死亡，但对肝炎病毒及芽孢无效	①适用于皮肤、物品表面、医疗器械的消毒 ②常用浓度：75% 溶液用于消毒皮肤或物品表面，也可用于锐利金属器械及体温计浸泡消毒 5 ～ 10min 以上；95% 溶液可用于燃烧灭菌	①易挥发，须加盖保存，定期测定有效浓度，浓度超过 80% 或低于 70%，消毒效果降低 ②有刺激性，不宜用于黏膜及创面的消毒 ③易燃，避火保存
氯已定（洗必泰）	低效消毒剂	破坏细菌细胞膜的酶活性，使胞浆膜破裂；对细菌繁殖体有较强的杀菌作用，但不能杀灭芽孢、分枝杆菌和病毒	①适用于皮肤、黏膜、创面的消毒 ②常用浓度：0.05% ～ 0.1% 溶液用于冲洗阴道、膀胱、伤口、黏膜、创面消毒或擦洗外阴部；4% 溶液用于擦拭手术和注射部位皮肤，擦 2 遍，时间 2 ～ 3min	①与肥皂、洗衣粉等阴离子表面活性剂有拮抗作用，不可与其前后和（或）混合使用 ②易受有机物影响，消毒部位应先清洁干净再使用，以免影响消毒效果
苯扎溴铵（新洁尔灭）	低效消毒剂	吸附带负电荷的细菌，破坏细胞膜，最终导致菌体自溶死亡，又可使菌体蛋白变性而沉淀；对细菌繁殖体有杀灭作用，但不能杀灭结核分枝杆菌、芽孢和亲水性病毒	①适用于皮肤、黏膜及金属器械消毒 ②常用浓度：0.1% 溶液用于皮肤及黏膜消毒；0.1% ～ 0.2% 溶液用于金属器械（加入 0.5% 亚硝酸钠以防锈）消毒，浸泡 30min	①②同氯已定 ③对铝制品有破坏作用，故不可用铝制品盛装

注：灭菌剂为杀灭一切微生物（包括细菌芽孢）达到灭菌的消毒剂；高效消毒剂为杀灭一切细菌繁殖体、结核分枝杆菌、病毒、真菌及细菌芽孢的消毒剂；中效消毒剂为杀灭除细菌芽孢以外的各种病原微生物的消毒剂；低效消毒剂为只能杀灭细菌繁殖体、部分真菌和亲脂性病毒，不能杀灭结核分枝杆菌、亲水性病毒和芽孢的消毒剂

三、医院常见的清洁、消毒、灭菌工作

（一）医院用品的危险性分类

依据医院诊疗器械与人体接触部位的不同和污染后可造成的危害程度分为三类。

1．高度危险性物品　是指穿过皮肤或黏膜而进入无菌组织或器官内部的器材和用品或与破损的组织、皮肤或黏膜密切接触的器材和用品。如手术器械、注射器、血液和血液制品、脏器移植物等。

2．中度危险性物品　指仅和皮肤或黏膜相接触，而不进入无菌组织内的物品。如体温表、血压计袖带、压舌板、胃肠道内镜、便器等。

3．低度危险性物品　指仅直接或间接地和健康无损的皮肤、黏膜相接触的一类物品。如口罩、衣被、毛巾等。

（二）选择消毒、灭菌方法的原则

1．根据物品污染后的危害程度选择消毒和灭菌的方法　凡是高度危险性物品，必须选用灭菌剂以杀灭一切微生物；凡是中度危险性物品，一般情况下达到消毒即可，可选择中效消毒剂或高效消毒剂；凡是低度危险性物品，一般可用低效消毒剂或只作一般的清洁处理。

2．根据污染微生物的种类和数量选择消毒、灭菌的方法　对受到致病性芽孢、真菌芽孢和抵抗力强、危险程度大的病毒污染的物品，选用灭菌剂或高效消毒剂；对受到致病性细菌、真菌、亲水病毒、螺旋体、支原体、衣原体污染的物品，选用中效以上的消毒剂；对受到一般细菌和亲脂病毒污染的物品，可选用中效或低效消毒剂。如消毒物品上微生物污染特别严重时，应加

大处理剂量并延长消毒时间。

3．根据消毒物品的性质选择消毒方法　耐高温、耐湿物品和器材，应首选压力蒸汽灭菌法；忌湿物品和贵重物品，应选择甲醛或环氧乙烷气体消毒、灭菌；金属器械的浸泡灭菌，应选择腐蚀性小的灭菌剂；多孔材料表面可选择喷雾消毒法。

4．严格遵守消毒程序　凡是受到感染患者排泄物、分泌物、血液污染的器械和物品，应先预消毒，再清洗，再按物品污染后危险性的种类，选择合理的消毒、灭菌方法进行消毒或灭菌。

（三）医院日常的清洁、消毒、灭菌

1．医院环境　医院环境因被患者、隐性感染者或带菌者排出的病原微生物所污染，而成为感染的媒介。因此，医院环境的清洁与消毒是控制医院内感染的基础。医院门诊、病房建筑物外的环境要清洁，消灭低洼积水、蚊蝇滋生地，清除垃圾，遇到特殊污染的局部地面及空间，可用化学消毒剂喷洒。医院门诊、候诊室，诊室，走廊，病室等要搞好清洁卫生并进行必要的消毒，做到无灰尘、无蛛网、无蚊蝇，窗明洁净，地面、门窗、家具用消毒液湿扫或湿擦。

2．空气净化　用物理、化学及生物等方法，使室内空气中的含菌量尽量减少到无尘、无菌状态，称为空气净化。常用措施有：控制感染源，减少陪同人员，湿式清扫，定时通风换气，合理安排清洁卫生时间和诊疗时间，紫外线空气消毒。如遇传染病或严重感染性疾病患者，可采用化学消毒剂喷雾或熏蒸进行空气消毒。手术室、器官移植室、无菌药物配制室内的空气可采用层流净化法（过滤除菌）使空气净化。

3．预防性和疫源性消毒　预防性消毒（preventive infection）指在未发现感染性疾病的情况下，对可能被病原微生物污染的环境、物品、人体等进行消毒及对粪便和污染物的无害化处理。疫源性消毒（disinfection of epidemic focus）指在有感染源的情况下进行的消毒，其消毒措施有随时消毒和终末消毒。

4．被服类消毒　各科患者用过的被服可集中起来，送到被服室，经环氧乙烷灭菌后，再送洗衣房清洗、备用。如无条件设置环氧乙烷灭菌间，可根据不同的物品采用不同的方法：棉织品如患者的床单、病员服一般洗涤后再高温消毒；毯子、棉胎、枕芯、床垫可用日光曝晒或紫外线消毒；感染患者的被服应与普通患者的被服分开清洗和消毒；工作人员的工作服及值班室被服应与患者的被服分开清洗和消毒。特殊污渍的处理方法：碘酊污渍，用乙醇或维生素 C 溶液擦拭；甲紫污渍，用乙醇或草酸擦拭；陈旧血渍，用过氧化氢溶液浸泡后洗净；高锰酸钾污渍，用维生素 C 溶液或 0.2% ～ 0.5% 过氧乙酸溶液浸泡后洗净擦拭。

5．器械物品的清洁、消毒、灭菌　医疗器械及其他物品是导致医院内感染的重要途径之一，必须根据医院用品的危险性分类及其消毒、灭菌的原则进行妥善的清洁、消毒、灭菌。

6．皮肤和黏膜的消毒　皮肤和黏膜是人体的防御屏障，其表面有一定数量的微生物，其中一些是致病性微生物。患者皮肤、黏膜的消毒应根据不同的部位选择消毒剂。医务人员应加强手的清洗、消毒，以有效避免交叉感染的发生。

四、医务人员的手卫生

医务人员的手卫生是阻断经医务人员操作中导致医院内感染发生的关键环节之一，包括洗手、卫生手消毒和外科手消毒。洗手（handwashing）是用肥皂（皂液）和流动水洗手，去除手部皮肤污垢、碎屑和部分致病菌的过程。卫生手消毒（antiseptic handrubbing）一般在洗手基础之上用 2 ～ 5ml 速干手消毒剂揉搓双手，以减少手部暂居菌的过程。外科手消毒（surgical hand antisepsis）是用机械刷洗和消毒剂清除或者杀灭手部暂居菌和减少常居菌的过程，以防止手术过程中手套破裂引起的感染。

（一）适用范围

1．直接接触每个患者前后，从同一患者身体的污染部位移动到清洁部位时。

2．接触患者黏膜、破损皮肤或伤口前后，接触患者的血液、体液、分泌物、排泄物、伤口敷料等之后。

3．穿脱隔离衣前后，摘手套后。

4．进行无菌操作，接触清洁、无菌物品之前。

5．接触患者周围环境及物品后。

6．处理药物或配餐前。

7．接触被传染性致病微生物污染的物品后。

8．直接为传染病患者进行检查、治疗、护理或处理传染病患者污物之后。

9．外科手术前后。

（二）常用手消毒剂

有乙醇、氯己定、碘伏、异丙醇等；速干手消毒剂（含有醇类和护肤成分的手消毒剂）；免冲洗手消毒剂（消毒后不需用水冲洗的手消毒剂）。

（三）洗手、卫生手消毒方法

【目的】除去手上的污垢及沾染的致病菌，避免污染无菌物品或清洁物品，防止感染和交叉感染。

【评估】手污染的程度，患者病情及其采取的隔离种类。

【计划】

1．护士准备　着装整洁，剪指甲（指甲长度不超过指尖），不涂抹指甲油，不戴戒指等饰物，取下手表。

2．用物准备　流动洗手池设备（无此设备的可备消毒液、清水各一盆）、消毒刷、洗手液、干手器或纸巾、消毒小毛巾。

3．环境准备　整洁、宽敞、干燥、安全。

【实施】

1．操作流程及行为要求　见表 12-3。

表 12-3　洗手、卫生手消毒方法

操作流程	步骤说明	行为要求
洗手法		态度端正，遵守操作原则
1．湿润双手	打开水龙头，湿润双手，取适量洗手液于手掌表面	
2．揉搓双手	按七步洗手法顺序揉搓：手掌→手背→指缝→指背关节→拇指→指尖→手腕（图 12-4）	揉搓时间不少于 15s
3．冲洗双手	冲洗时污水应从前臂流向指尖，必要时可重复上述步骤，将双手洗净为止	避免溅湿工作服
4．擦干双手	用纸巾或干手器或干净毛巾等擦干双手	擦手毛巾应保持清洁、干燥，每日消毒
刷手法		
1．湿润双手	打开水龙头，湿润双手	避免溅湿工作服
2．刷洗两遍	用手刷蘸洗手液，按前臂→腕部→手背→手掌→手指→指缝→指甲顺序彻底刷洗，每只手刷 30s，用流水冲净 按上述顺序再刷洗一次（共刷 2min）	手刷每日消毒 刷洗范围应超过被污染范围
3．关水龙头	用手刷将水龙头关闭，如为脚踏或感应开关，则冲水后立即关闭水龙头	避免双手接触水龙头
4．擦干双手	用纸巾或干手器或干净毛巾等擦干双手	
卫生手消毒		
1．浸泡擦洗	双手浸泡在消毒液中，用小毛巾或手刷按刷手顺序反复擦洗或刷洗 2min	消毒液要浸没肘部及以下，每天定时更换
2．清洗擦干	用清水洗净后擦干双	擦手毛巾一用一消毒
快速卫生手消毒	取适量的速干手消毒剂于掌心，按七步洗手法揉搓：手掌→手背→指缝→指背关节→拇指→指尖→手腕	揉搓时手消毒剂完全覆盖手部皮肤，直至手部干燥

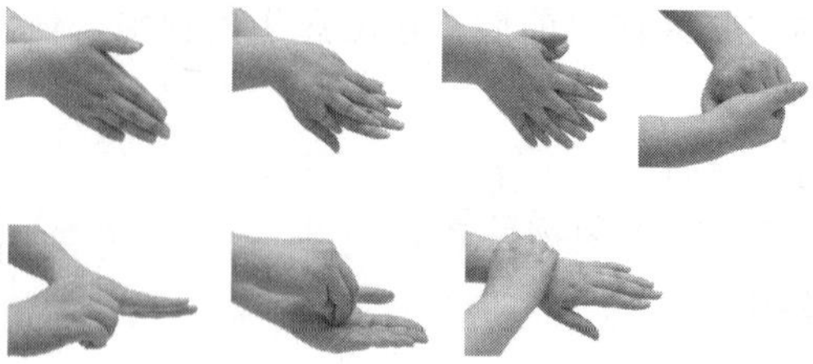

图 12-4　七步洗手法

2. 注意事项

（1）洗手时要反复揉搓时间不少于 15s，以去除手部皮肤污垢、碎屑和部分致病菌。

（2）刷洗时，身体勿靠近水池，以免污染水池或水溅到衣服上。

（3）流水冲洗时，腕部应低于肘部，使污水流向指尖（外科手消毒则应保持双手位于胸前并高于肘部，使水由手部流向肘部。详见外科护理学），避免溅湿工作服。

【评价】手的清洗和消毒方法正确，冲洗彻底，达到效果，工作服未被溅湿。

五、清洁、消毒、灭菌的检测与效果评价

消毒、灭菌效果的检测是评价消毒、灭菌方法是否合理及消毒、灭菌效果是否可靠的重要手段。

1. 各类环境空气、物体表面、医务人员手的细菌菌落总数卫生标准　见表 12-4。

注意Ⅰ类、Ⅱ类环境中不得检出金黄色葡萄球菌、大肠埃希菌及铜绿假单孢菌。Ⅲ类、Ⅳ类环境中不得检出金黄色葡萄球菌及大肠埃希菌。

表 12-4　各类环境空气、物体表面、医务人员手细菌菌落总数卫生标准

环境类别	环境范围	细菌菌落总数		
		空气（cfu/m^3）	物体表面（cfu/cm^2）	医务人员手（cfu/cm^2）
Ⅰ类	层流洁净手术室及病房	≤ 10	≤ 5	≤ 5
Ⅱ类	普通手术室、产房、婴儿室、早产儿室、烧伤病房、重症监护室	≤ 200	≤ 5	≤ 5
Ⅲ类	儿科病房、妇产科检查室、注射室、换药室、供应室、清洁区、急诊室、普通病房和诊室	≤ 500	≤ 10	≤ 10
Ⅳ类	传染科病房		≤ 15	≤ 15

2. 医疗物品消毒、灭菌效果检测　进入人体无菌组织、器官或接触破损皮肤、黏膜的医疗用品必须无菌，不得检出任何微生物；接触黏膜的医疗用品细菌菌落总数≤ 20cfu/g 或 $100cm^2$，不得检出致病性微生物；接触皮肤的医疗用品细菌菌落总数≤ 200cfu/g 或 $100cm^2$，不得检出致病性微生物。

3. 消毒液的检测　定期测定消毒液中的有效成分，符合规定的含量；使用中的消毒液含菌量≤ 100cfu/ml，不得检出致病性微生物，但这种消毒液不能用于灭菌处理或浸泡、保存灭菌器械，也不能用于空气喷洒。

另外，不得检出乙型溶血性链球菌、金黄色葡萄球菌及其他致病性微生物。母婴同室、早产儿室、婴儿室、新生儿室及儿科病房的物品表面和医务人员的手上，还不得检出沙门菌。

六、医院废物的处理

医院废物是指医疗卫生机构在诊断、治疗、卫生处理过程中产生的废弃物和患者生活过程中产生的排泄物及垃圾。这些废弃物均有被病原微生物污染的可能。因此，医院废物的处理必须符

合国家有关法律法规的规定。

（一）医院废物的分类

根据WHO的规定，医院废物主要分为一般生活废弃物、病理性废弃物、放射性废弃物、化学性废弃物、各种感染性废弃物、创伤性废弃物、药物性废弃物、爆炸性废弃物八类。为防止医院内感染的发生，医院废物应严格管理，根据废弃物的种类实施不同的收集方法，并按照类别分置于防渗漏、防锐器穿透的专用包装物或者密闭的容器内，防止污染扩散。医疗废物专用包装物、容器，应当有明显的警示标识和警示说明。

（二）医院废物的收集

1．设置三种颜色的污物袋　黑色袋装生活垃圾，黄色袋装医用垃圾（感染性废弃物），红色袋装放射性废弃物。要求垃圾袋坚韧耐用，不漏水，并建立严格的废物入袋制度。传染区的废物须经消毒处理并标记后才能送出集中处理。

2．设置锐器盒　针头、手术刀、玻璃安瓿等锐器用后废弃时应放入防渗漏、耐刺的容器内，进行无害化处理。

（三）医院废物的处理

医院应根据当地环保部门的规定设置焚烧炉。有条件的地区可由卫生行政部门和环保部门建立专门处理场所，对医院废物进行集中处理。

第三节　无菌技术

案例12-3

患者，男，30岁，急性腹膜炎手术后第二天。医生要为患者的伤口换药，护士小王正在准备换药盘。

问题与思考：

1．小王在操作过程中应遵循哪些操作原则？

2．如何准备换药盘？如何正确地取放无菌物品？

一、概念

1．无菌技术（aseptic technique）　是指在医疗护理操作过程中，保持无菌物品、无菌区域不被污染，防止一切微生物侵入或传播给他人的一系列操作技术和管理办法。

2．无菌物品（aseptic supplies）　是指经过灭菌处理后未被污染的物品。包括进入血液、组织、体腔的医疗器材和用品，如手术器械、注射用具、一切置入体腔的引流管等，要求绝对无菌。

3．无菌区域（aseptic area）　是指经过灭菌处理后未被污染的区域。

4．非无菌物品或非无菌区域（non-aseptic supplies & non-aseptic area）　是指未经过灭菌处理或经过灭菌处理后被污染的物品或区域。

二、无菌技术原则

1．操作前准备

（1）操作环境要清洁、宽敞，定期进行消毒。操作前30min停止清扫及更换床单等工作，减少人员走动，避免尘土飞扬，以降低空气中的尘埃。

（2）操作者着装符合无菌操作要求。应衣帽整洁，修剪指甲，洗手，戴口罩。必要时穿无菌衣，戴无菌手套。

2．操作中保持无菌　首先明确划分无菌区和非无菌区。

（1）操作者应面向无菌区域，身体与无菌区保持一定距离；手臂须保持在腰部水平以上或操作台面以上；不可跨越无菌区域，不可触及无菌物品，不可面对无菌区讲话、咳嗽、打喷嚏。

（2）取用无菌物品须使用无菌持物钳（镊），无菌物品一经取出，即使未使用，也不可放回无菌容器内；无菌物品不可在空气中暴露过久；无菌物品疑有污染或已被污染不可再用，应予更换或重新灭菌；一套无菌物品，仅供一位患者使用，以防止交叉感染。

3．物品保管

（1）无菌物品和非无菌物品应分别放置，并有明显标志。

（2）无菌物品必须存放在无菌包或无菌容器内，无菌包或无菌容器外要注明物品名称、灭菌日期，按有效期先后顺序排放在清洁、干燥、固定的地方。

（3）定期检查无菌物品保存情况，无菌包在干燥、未污染的情况下，有效期为7天，过期或受潮均须重新灭菌。

三、无菌技术基本操作法

（一）无菌持物钳的使用

【目的】取用或传递无菌物品。

【评估】

1．根据夹取物品的种类选择合适的持物钳（镊）。

2．操作环境是否整洁、宽敞、安全；操作台是否清洁、干燥、平坦。

3．无菌物品存放是否合理，无菌包或容器外标签是否清楚、有无失效。

【计划】

1．护士准备　着装整洁，剪指甲，洗手，戴口罩，熟悉操作方法。

2．用物准备　无菌持物钳、无菌浸泡容器。

（1）无菌持物钳的种类：无菌持物钳有三叉钳、卵圆钳和长、短镊子四种（图12-5）。①卵圆钳：下端有两个卵圆形小环，可夹取刀、剪、镊、治疗碗、弯盘等。②三叉钳：下端较粗，呈三叉形并以一定弧度向内弯曲，常用于夹取较大或较重物品，如瓶、罐、盆、骨科器械等。③镊子：分长、短两种，其尖端细小，轻巧方便，适用于夹取针头、棉球、纱布等。

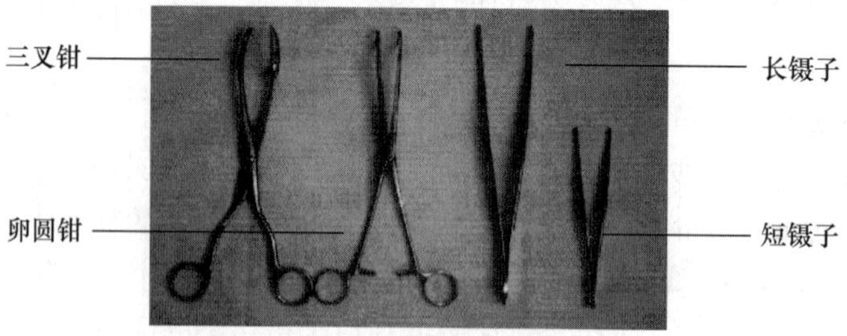

图12-5　无菌持物钳（镊）

（2）无菌持物钳的存放方法：①湿式保存法：无菌持物钳经压力蒸汽灭菌后浸泡在盛有消毒液的大口有盖无菌容器内，液面要浸没持物钳轴节以上2～3cm或镊子长度的1/2，每个容器内只能放置一把无菌持物钳（图12-6）。②干燥保存法：将盛有无菌持物钳的无菌干罐保存在无菌包内，在集中治疗前开包使用。

3．环境准备　光线适宜，整洁、宽敞。

【实施】

1．操作流程及行为要求 见表 12-5。

表 12-5 无菌持物钳的使用

操作流程	步骤说明	行为要求
1．取持物钳	查看启用日期，打开容器盖，手持无菌持物钳或无菌持物镊上 1/3，前端闭合，移钳至容器中央，垂直取出，前端向下滴尽消毒液后再使用（图 12-6）	规范操作，做到慎独。不可触及容器边缘及液面以上的容器内壁
2．用持物钳	使用时，始终保持前端向下，并只能在肩以下、腰以上视线范围内活动	污染或疑有污染时，应立即更换。不能更换时应在 95% 乙醇火焰上烧灼 20s 进行灭菌
3．放持物钳	闭合前端，垂直放入容器内（若为湿式保存，应打开钳端），关闭容器盖	污染或疑有污染的持物钳，不得再放回容器内

2．注意事项

（1）无菌持物钳只能用于夹取无菌物品，不能夹取油纱布，以免油沾于钳端，影响消毒效果。

（2）取放无菌持物钳时，手指不可触及其浸泡部位；使用无菌持物钳时，前端不可高举；如需到远处夹取无菌物品，应将无菌持物钳放入容器一同搬移，就地取出使用；使用无菌持物钳后，应立即将其放回容器内，防止持物钳在空气中暴露过久而污染；持物钳污染或疑有污染时，应重新消毒灭菌。

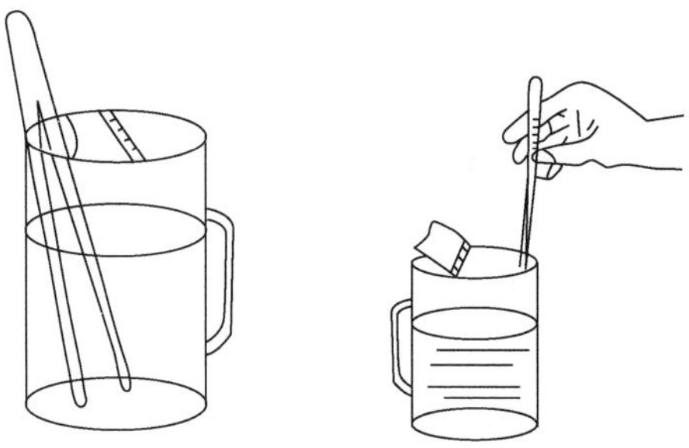

图 12-6 无菌持物钳的浸泡与使用法

（3）无菌持物钳和存放容器应定期消毒灭菌。湿式保存者，一般病房应每周更换一次；使用频率较高的部门如手术室、门诊注射室、换药室等则每天更换。干燥保存者，应 4 ～ 6h 更换一次。

【评价】

1．操作者着装整齐，洗手，戴口罩。

2．取放无菌持物钳时，未触及浸泡容器液面以上部位。

3．使用时钳端始终向下，无污染发生。

（二）无菌容器的使用

【目的】无菌容器用于盛放无菌物品并保持其无菌状态。

【评估】操作环境是否整洁、宽敞、安全；无菌容器的种类及有效期。

【计划】

1．护士准备 着装整洁，剪指甲，洗手，戴口罩，熟悉操作方法。

2．用物准备 经灭菌处理后的容器。分有盖无菌容器（如无菌盒、无菌贮槽）、无盖的无菌容器（如无菌弯盘、无菌治疗碗）。

3．环境准备 光线适宜，整洁、宽敞。

【实施】

1．操作流程及行为要求 见表 12-6。

表 12-6 无菌容器的使用

操作流程	步骤说明	行为要求
1．开容器盖	查看灭菌日期，打开容器盖，平移离开容器，内面向上置于稳妥处或拿在手中（图 12-7）	规范操作，做到慎独。盖子不可在容器上方翻转，不可触及盖的内面
2．取无菌物	用无菌持物钳，从无菌容器内垂直夹取无菌物品	取出的物品即使未用也不可放回容器内
3．关容器盖	取物后将盖翻转，使内面向下，由近向远或由一侧向另一侧盖严	无菌物品不可在空气中暴露过久，不可跨越无菌区
4．持无菌容器	手持无菌容器时，应托住容器底部（图 12-8）	不可触及容器边缘及内面

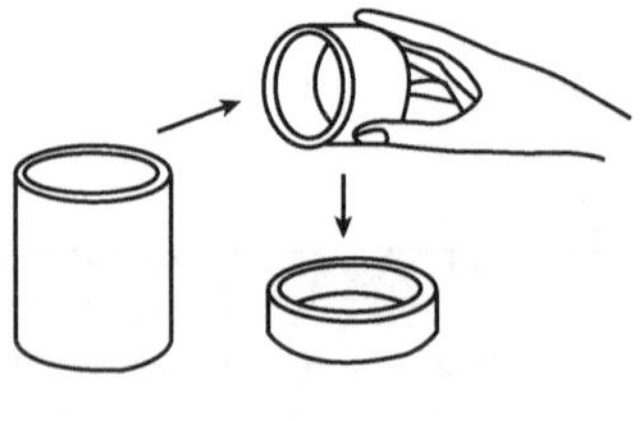

图 12-7 打开无菌容器

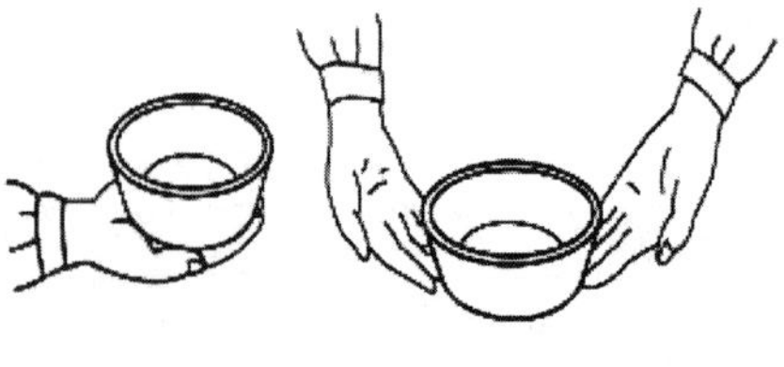

图 12-8 手持无菌容器

2．注意事项

（1）手指不可触及无菌容器边缘及内面。

（2）无菌容器应定期消毒灭菌，一般有效期为 7 天。

【评价】无菌容器及无菌物品未被污染。

（三）无菌包的使用

【目的】使包内无菌物品在规定时间内保持无菌状态。

【评估】操作环境是否整洁、宽敞、安全；操作台面是否清洁、干燥、平坦；无菌包的名称及有效期。

【计划】

1．护士准备 着装整洁，剪指甲，洗手，戴口罩，熟悉操作方法。

2．用物准备 无菌持物钳、无菌包、包布（质厚、致密、未脱脂的双层棉布制成）、治疗巾、标签、化学指示胶带、签字笔。

3．环境准备 光线适宜，整洁、宽敞、干燥。

【实施】

1．操作流程及行为要求 见表 12-7。

表 12-7 无菌包的准备及使用

操作流程	步骤说明	行为要求
准备	在清洁区完成	着装整齐，严肃认真
1．整齐放物	将物品放在包布中央，玻璃物品用棉垫包裹，放置化学指示卡	包内物品摆放整齐有序
2．包扎系带	包布近侧一角向上折叠盖住物品，折左右两角（角尖端向外翻折），最后一角折盖后，用系带“十字形”扎好或用化学指示胶带粘贴封包（图 12-9）	包扎平整无皱褶，体积不得超过规定大小
3．标记灭菌	贴上或挂上标签，注明物品名称、灭菌日期和准备者姓名。粘贴化学指示胶带，进行灭菌处理	标签清晰，尽量将同类物品一批灭菌
使用	选择清洁干燥的区域	
1．核对查看	查看无菌包名称、灭菌日期、化学指示胶带符合使用要求	如标记模糊或已过期，包布受湿、破损，不可使用
2．规范开包	无菌包放置清洁、干燥处，撕开粘贴或解开系带，卷放于包布角下，用拇指和示指揭开包布外角，再揭开左右两角，最后揭开内角	手不可触及包布的内面，不可跨越无菌区
3．看卡取物	查看化学指示卡达到灭菌要求，用无菌持物钳取出所需物品，放于事先备好的无菌区内	防止无菌物品被污染
4．还原系带	如包内物品未用完，按原折包好，“一字形”系带包扎	包布不可松散
5．及时记录	注明开包日期及时间	已开过的无菌包有效期为 24h

手上开包法：需将小包内物品一次性全部取出使用时，可将无菌包托在手上打开，另一手抓住包布四角，稳妥地将包内物品放入无菌区域内（图 12-10）。

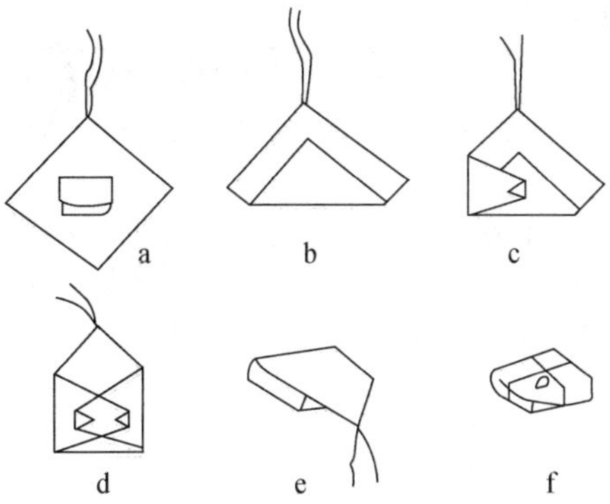

图 12-9　无菌包包扎法

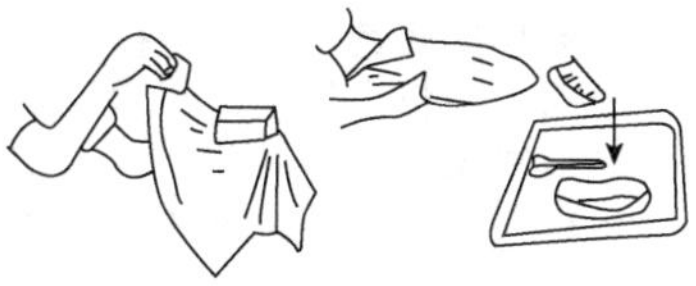

图 12-10　无菌物品放入无菌区域内

一次性物品取用法：先查看无菌物品的名称、灭菌有效期，包装有无破损，核对无误后方可打开。

（1）一次性无菌注射器或输液器：在包装上特制标记处用手撕开（或用剪刀剪开），暴露物品后，可用洁净干燥的手取用。

（2）一次性无菌敷料或导管：用拇指和示指揭开双面黏合封边的上下两层（或消毒封边后，用无菌剪刀剪开），暴露物品后，用无菌持物钳夹取。也可根据不同物品的要求开启。

2．注意事项

（1）无菌包包布通常选择质厚、致密、未脱脂的棉布制成。

（2）无菌包的有效期为 7 天，过期或受潮湿时，应重新灭菌。

（3）开无菌包时应选择清洁、干燥处，防止潮湿环境因毛细现象而造成污染。包内物品被污染或无菌包被浸湿，需重新灭菌。

（4）无菌包呈“一”字形系带包扎，表示此包已开过，所剩物品未受潮湿、未被污染时有效期为 24h。

【评价】

1．无菌包准备方法正确，松紧适宜。

2．打开或还原无菌包时，手未触及包布内面及无菌物品。

3．操作时，手臂未跨越无菌区。

4．开包日期及时间记录准确。

（四）铺无菌盘

【目的】将无菌治疗巾铺在清洁干燥的治疗盘内，形成一无菌区，放置无菌物品，以供检查、治疗、护理使用。

【评估】操作环境是否整洁、宽敞、安全；无菌物品是否存放合理，无菌包或容器外标签是否清楚，是否在有效期内；检查、治疗、护理的项目。

【计划】

1．护士准备　着装整洁，剪指甲，洗手，戴口罩，熟悉操作方法。

2．用物准备　无菌持物钳、无菌巾包（内置治疗巾。治疗巾的折叠：a. 纵折法：治疗巾纵折两次，再横折两次，开口边向外，见图 12-11 ;b. 横折法：治疗巾横折后纵折，再重复一次，见图 12-12）、治疗盘、无菌物品及容器、标签、弯盘、签字笔。

3．环境准备　光线适宜，整洁、宽敞。

【实施】

1．操作流程及行为要求　见表 12-8。

表 12-8　铺无菌盘法

操作流程	步骤说明	行为要求
1．检查核对	检查无菌物品名称、灭菌日期、化学指示胶带符合使用要求，包布无潮湿、松散及破损	规范操作，做到慎独
2．取治疗巾	按无菌包的使用法取出治疗巾，如包内治疗巾未用完则按原折包好，“一字形”系带包扎，注明开包日期和时间	包内治疗巾在未被污染的情况下有效期为 24h
3．铺治疗巾	◆单层底铺法：双手捏住上层外面两角将其双折平铺于治疗盘上，将上层扇形折叠至对侧，开口向外（图 12-13），手不可触及治疗巾内面。放入无菌物品后，上层盖上，上下层边缘对齐。开口处向上翻折两次，两侧边缘分别向下折一次，露出治疗盘边缘 ◆双层底铺法：双手捏住无菌巾一边外面两角，轻轻抖开，从远到近折成双层底，将上层扇形折叠，开口边向外（图 12-14）。放入无菌物品后，拉平扇形折叠层，盖于物品上，边缘对齐 ◆双巾铺盘法：夹取无菌巾一块，双手捏住无菌巾近侧一面的两角，由对侧向近侧平铺在治疗盘上，无菌面向上，夹好所需物品。夹取另一无菌巾，同法由近侧至对侧覆盖于治疗盘上，无菌面朝下，两巾边缘对齐，四周向上反折一次	治疗盘应清洁、干燥 治疗巾的内面为无菌区，不可触及其他有菌物品
4．记录整理	记录时间、盘内物品、铺盘人姓名，整理用物	保持盘内无菌，4h 内有效

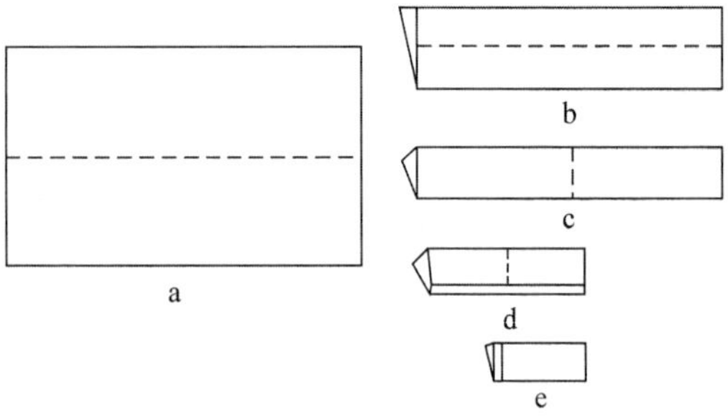

图 12-11　治疗巾纵折法

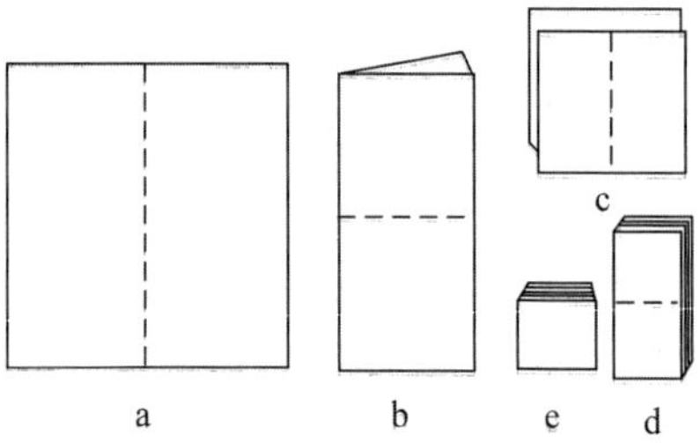

图 12-12　治疗巾横折法

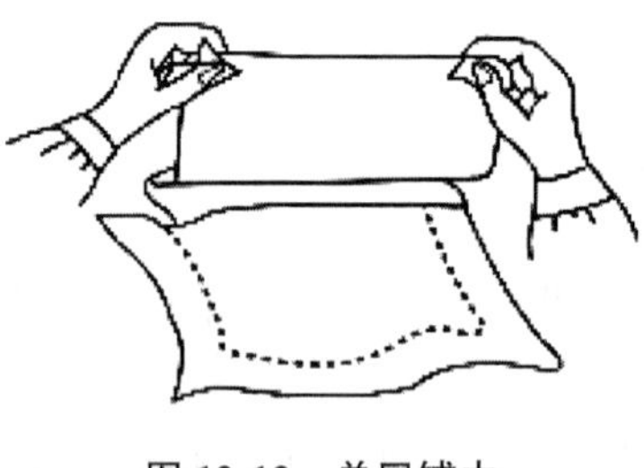

图 12-13　单层铺巾

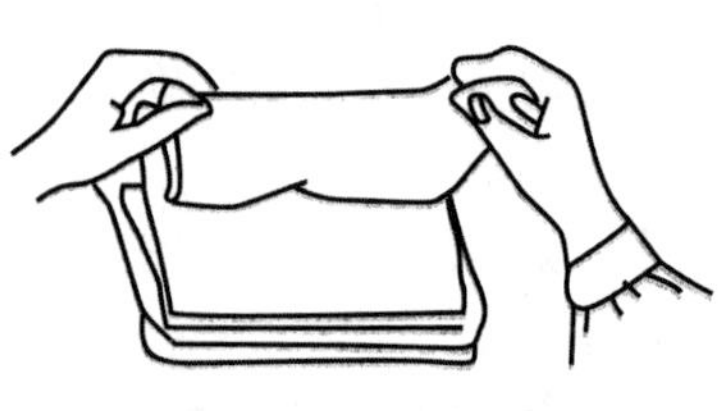

图 12-14　双层铺巾

2．注意事项

（1）铺无菌盘的区域必须清洁、干燥，无菌巾避免潮湿。

（2）操作时，非无菌物品和身体应与无菌盘保持适当距离，身体部位不可跨越无菌区。

（3）铺好的无菌盘应尽快使用，有效期不得超过 4h。

【评价】

1．无菌物品及无菌区域未被污染。

2．无菌巾上物品放置有序，使用方便。

（五）无菌溶液取用法

【目的】保持无菌溶液的无菌状态。

【评估】操作环境是否整洁、宽敞、安全；无菌溶液的名称及有效期是否符合操作要求。

【计划】

1．护士准备　着装整洁，剪指甲，洗手，戴口罩，熟悉操作方法。

2．用物准备　瓶装无菌溶液、无菌容器、弯盘、无菌持物钳、75% 乙醇、棉签、启瓶器、签字笔。

3．环境准备　光线适宜，整洁、宽敞。

【实施】

1．操作流程及行为要求　见表 12-9。

表 12-9　无菌溶液取用法

操作流程	步骤说明	行为要求
1．核对检查	取盛有无菌溶液的密封瓶，擦净瓶身外灰尘；核对瓶签上的名称、剂量、浓度、有效期；检查瓶盖有无松动，瓶身有无裂痕，对光检查溶液有无混浊、变色、沉淀、絮状物等	确定质量可靠，方可使用
2．打开瓶盖	用启瓶器撬开密封瓶外盖，双手拇指从瓶签侧将瓶塞边缘向上翻起，再用一手拇指和示指拉出瓶塞	手不可触及瓶口及瓶塞的塞入部分 瓶塞可套在示指和中指上或反转置于桌面稳妥处
3．冲洗瓶口	手握溶液瓶标签面，倒出少量溶液冲洗瓶口	避免沾湿标签
4．再倒溶液	再由原处倒出无菌溶液（图 12-15）	瓶口不能接触容器
5．消毒瓶塞	塞进瓶塞，用 75% 乙醇消毒瓶塞翻起部分后，盖好	
6．及时记录	注明开瓶日期、时间	剩余的无菌溶液有效期为 24h

注：取用烧瓶内溶液法先检查瓶签及溶液，然后解开系带，手持瓶口盖布外面，取出瓶塞，手不可触及盖布内面及瓶口，倾倒溶液方法同密封瓶法。

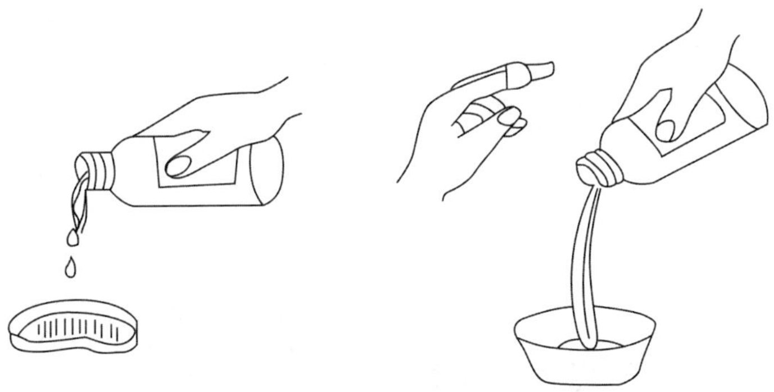

图 12-15　倒无菌溶液法

2．注意事项

（1）检查溶液质量时要倒转瓶体，对光检查。

（2）翻、盖瓶塞时，手不可触及瓶口及瓶塞的塞入部分。

（3）倒溶液时，瓶口不可触及无菌容器，亦不能将无菌敷料堵塞瓶口或伸入瓶内蘸取溶液。瓶签应握在掌心以防沾湿瓶签，影响查对。

（4）已倒出的溶液，虽未使用也不可倒回瓶内。

【评价】

1．无菌溶液未被污染。

2．瓶签未浸湿，瓶口未污染，液体未溅到台面。

（六）戴无菌手套法

【目的】在某些医疗护理操作时为确保无菌效果，操作者需戴无菌手套。另外，在接触患者的体液和血液时应戴手套，以加强自我保护。

【评估】操作环境是否整洁、宽敞、安全；无菌手套的号码是否适合，是否在有效期内。

【计划】

1．护士准备 着装整洁，剪指甲，洗手，戴口罩，熟悉操作方法。

2．用物准备 无菌手套。

3．环境准备 光线适宜，整洁、宽敞。

【实施】

1．操作流程及行为要求 见表 12-10。

表 12-10 戴无菌手套法

操作流程	步骤说明	行为要求
1．核对检查	核对无菌手套号码、灭菌日期，检查包装有无破损	严格查对，做到慎独
2．开袋涂粉	手套袋平放于清洁、干燥的台面上打开。取出滑石粉包，涂擦双手	避开无菌区
3．戴上手套	◆分次取戴手套法（图 12-16a）：一手掀起手套袋开口处外层，另一手捏住手套翻折部分（即手套内面），取出手套，对准五指戴上；未戴无菌手套的手掀起另一袋口，已戴无菌手套的手指插入另一手套的翻折内面（即手套外面），取出手套，同法戴好 ◆一次取戴手套法（图 12-16b）：两手同时掀起手套袋开口处外层，分别捏住两只手套的反折部分，取出手套；将两手套五指对准，先戴一只手，再以戴好手套的手指插入另一只手套翻折部分，同法戴好	未戴手套的手不可触及手套的外面（无菌面） 已戴手套的手不可触及未戴手套的手或另一手套的内面 戴好手套的双手应保持在腰部以上视线范围内
4．脱下手套	操作毕，一手捏住另一手套口外面翻转脱下，再以脱下手套的手指插入另一手套内将其翻转脱下（图 12-17）	勿使手套外面（污染面）接触皮肤
5．整理用物	将用过的手套放入医用垃圾袋内，洗手	规范整理、洗手

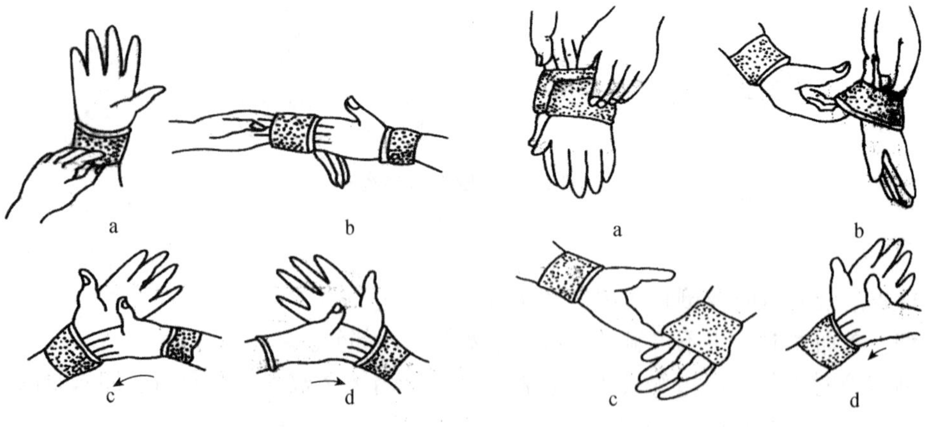

a. 分次取戴手套　　b. 一次取戴手套

图 12-16 戴无菌手套法

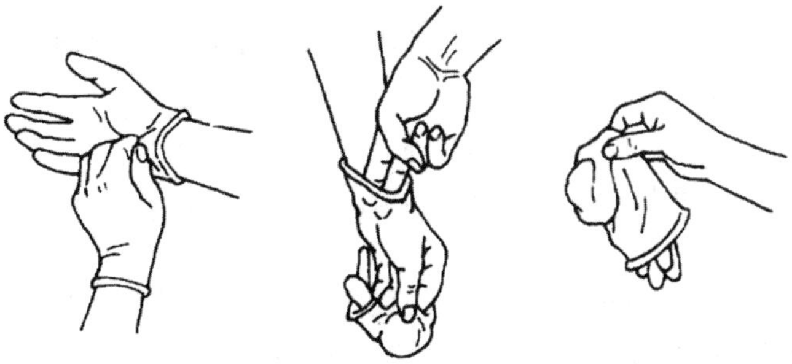

图 12-17　脱无菌手套法

2．注意事项

(1) 戴手套时防止手套外面（无菌面）触及任何非无菌的物品。

(2) 戴手套后，手臂不可下垂，应保持在腰以上、肩以下范围内活动。如发现破损或不慎污染，应立即更换。

(3) 脱手套时，应翻转脱下，不可强拉，以免损坏。

【评价】

1．无菌手套无污染。

2．戴、脱手套时未强行拉扯手套。

第四节　隔离技术

案例 12-4

二年级护生小李近段时间胃纳差、恶心、呕吐。自行在药店买些对症治疗的药物吃后不见好转，昨天病情加重，皮肤巩膜黄染，到医院检查发现肝功能异常。初步诊断：急性黄疸性肝炎。

问题与思考：

1．学校应采取哪些防护措施？

2．住院护士应如何安置患者？采取哪些隔离措施？

3．护理传染病患者护士应怎样加强自我防护？

一、隔离的概念

隔离（isolation）是将传染源传播者和高度易感人群安置在指定的地点和特殊环境中，暂时避免和周围人群接触，对前者采取传染源隔离，防止传染病病原体向外传播，对后者需采取保护性隔离，保护其免受感染。

二、隔离病区的管理

（一）隔离区域的设置

1．建筑与布局　隔离病区与普通病区分开，并远离食堂、水源和其他公共场所，相邻病区楼房相隔大约 30 m，侧面防护距离为 10 m，以防止空气对流传播。各综合医院要设置隔离门诊、发热门诊、隔离留观室。对指定收治传染性非典型肺炎（SARS）、甲型 H_1N_1 流感患者的医疗机构要设立相对独立的专门病区或病房。

（1）感染性疾病的病区：应设在医院相对独立的区域，远离儿科病房、重症监护病房和生活区。设有多个出入口，以方便工作人员和患者分道进出。如为患者设单独入、出口和入、出院处理室。

（2）经呼吸道传播疾病患者的隔离病区：应设立两通道和三区之间的缓冲间，缓冲间两侧的门不应同时开启，以减少区域之间空气流通。经空气传播疾病的隔离病区，应设置负压病室。

2．隔离要求

（1）病室内应有良好的通风设施，通风系统应区域化，防止区域间空气交叉感染。

（2）按《医务人员手卫生规范（WS/T313-2009）》的要求配备合适的手卫生设施。

（3）严格服务流程和三区管理：各区之间界线清楚，标志明显。不同种类的疾病患者应分室安置。受条件限制的医院，同种疾病患者可安置于一个病室，每间病房不超过 4 人，两床之间距离不少于 1.1m。

（4）建立预检分检制度，发现传染病患者或疑似传染病患者，应到专门隔离诊室或引导至感染疾病科门诊诊治，可能污染的区域要及时消毒。

（5）感染疾病科门诊应与普通门诊、儿科门诊分开挂号候诊。

（二）隔离区域的划分

1．清洁区（cleaning area） 病区中不易受到患者血液、体液和病原微生物等物质污染及传染病患者不应进入的区域，包括医务人员的值班室、卫生间、男女更衣室、浴室以及储物间、配餐间等。

2．潜在污染区（cleaning-contaminated area） 也称半污染区，位于清洁区与污染区之间，有可能被患者血液、体液和病原微生物等物质污染的区域，包括医务人员的办公室、治疗室、护士站、患者用后的物品及医疗器械等的处理室、内走廊等。

3．污染区（contaminated area） 传染病患者和疑似传染病患者接受诊疗的区域，包括被其血液、体液、分泌物、排泄物污染的物品暂存和处理的场所。如病室、处置室、污物间以及患者入院、出院处理室等。

4．两通道（two passages） 即医务人员通道、患者通道。医务人员出入口，通道设在清洁区一端。患者出入口，通道设在污染区一端。

5．缓冲间（buffer room） 清洁区与潜在污染区之间、潜在污染区与污染区之间设立的两侧均有门的小室，为医务人员的准备间。

6．负压病区（negative pressure ward）通过特殊的通风装置，使病区的空气按照由清洁区向污染区流动，使病区内的压力低于室外压力。负压病区排出的空气需经处理，确保对环境无害。

三、隔离消毒原则

（一）一般消毒隔离

1．隔离准备 根据隔离种类，病室门口和病床应悬挂隔离标志。门口备有浸消毒液的脚垫、泡手的消毒液、挂隔离衣的壁柜或悬挂架。

2．进入隔离单位 工作人员进入隔离单位须戴口罩、帽子，穿隔离衣。穿隔离衣前，备齐所需物品，各种护理操作应有计划并集中操作。穿隔离衣后，只能在规定范围内活动，一切操作要严格遵守隔离规程。接触患者或污染物品后必须消毒双手。

3．消毒处理 病室及空气每日用紫外线照射消毒一次，或用消毒液喷雾。每日晨间护理后，用消毒液擦拭床、床旁桌椅。患者接触过的医疗器械如血压计、体温计等，按规定消毒。患者的用物、信件、票证等均须严格消毒后，才能带出病室。患者的呕吐物、分泌物、排泄物及各种引流液按规定消毒处理后方可排放。需送出病室处理的污染物品，污物袋外应有明显标志。

4．病区管理 严格执行探视和陪伴制度，做好患者及探视者的宣传教育及解释工作。了解患者的心理状况，尽量满足患者的心理需要，解除患者的恐惧感和因被隔离而产生的孤独、悲观等不良心理反应。患者的传染性分泌物三次培养结果均为阴性或确已渡过隔离期，经医生开出医嘱后，方可解除隔离。

（二）终末消毒

终末消毒（terminal disinfection）是对转科、出院或死亡患者及其所住病室、用物和医疗器械等进行的消毒处理。

1．患者的终末消毒处理 ①患者转科或出院前沐浴，更换清洁衣服方可离开，个人用物消毒后方能带出。②死亡的患者，需用消毒液擦拭尸体，并用消毒液浸湿的棉球填塞口、鼻、耳、阴道、肛门等孔道，伤口处更换敷料，并用一次性尸单包裹尸体，送传染科太平间。

2．患者单位的终末消毒处理 ①患者用过的物品需分类消毒处理（表 12-11）。②被服类放入污物袋，注明隔离用物，先消毒再清洗。③病室消毒时关闭门窗，打开床旁桌抽屉，摊开棉被，竖起床垫，用消毒液熏蒸或喷雾消毒，消毒完毕，开窗通风；家具及地面用消毒液擦拭。床垫、棉被和枕芯等也可用日光曝晒或送消毒室处理。

表 12-11 传染病患者污染物品消毒法

类别	物品	消毒方法
病室	房间、地面、墙壁、家具	2% 过氧乙酸熏蒸，0.2% ~ 0.5% 过氧乙酸、1 % ~ 3 % 漂白粉澄清液喷洒或擦拭
医疗用品	玻璃类、搪瓷类、橡胶类	0.5% 过氧乙酸溶液浸泡，高压蒸汽灭菌或煮沸消毒
	金属类	0.2% 碱性戊二醛溶液浸泡、高压蒸汽灭菌
	血压计、听诊器、手电筒	环氧乙烷或甲醛熏蒸，0.2% ~ 0.5% 过氧乙酸溶液擦拭
	体温计	1% 过氧乙酸溶液浸泡，75% 乙醇浸泡，碘伏（含 0.5% 有效碘）擦拭
日常用品	食具、茶杯、药杯	煮沸或微波消毒，0.5% 过氧乙酸溶液浸泡
	信件、书报、票证	环氧乙烷熏蒸
被服类	布类、衣物	环氧乙烷熏蒸，高压蒸汽灭菌，煮沸消毒
	枕芯、被褥、毛织品	烈日下晒 6h 以上或紫外线灯照射 60min，环氧乙烷熏蒸，甲醛熏蒸
其他	排泄物、分泌物	漂白粉或生石灰消毒，痰盛于蜡纸盒内焚烧
	便器、痰盂	3% 漂白粉澄清液或 0.5% 过氧乙酸溶液浸泡
	剩余食物	煮沸消毒 30min 后弃掉
	垃圾	焚烧

（三）隔离种类及措施

按传播途径不同，将隔离进行分类，并按要求实行相应的隔离措施（表 12-12）。

表 12-12 隔离种类及措施

隔离种类	适用范围	隔离措施
严密隔离	适用于经飞沫、分泌物、排泄物直接或间接传播的烈性传染病，如霍乱、鼠疫、传染性非典型肺炎（SARS）、人感染高致病性禽流感	①患者应住单间病室，通向走廊的门窗须关闭。室内物品力求简单、耐消毒，室外挂有醒目标志。禁止患者出病室，禁止探视与陪护患者 ②接触患者时，必须穿隔离衣、鞋，戴口罩、帽子、手套，消毒措施必须严格。必要时穿连体服（如接触 SARS 患者）、长筒胶靴、隔离衣 2 ~ 3 层，并戴防护帽及护目镜。接触患者后，按要求脱去隔离衣等，并做好自身清洁 ③室内空气及地面用消毒液喷洒或紫外线照射消毒，每天一次 ④患者的排泄物、分泌物须经严格消毒处理后方可排放 ⑤污染敷料装袋标记后送焚烧处理

续表

隔离种类	适用范围	隔离措施
呼吸道隔离	用于防止通过空气中的气溶胶（飞沫）短距离传播的感染性疾病，如流感、流脑、麻疹、肺结核等	①同病种患者可住一室，有条件时尽量使呼吸道隔离病室远离其他病室，防止病原体随空气向外传播 ②通向走廊的门窗关闭，患者离开病室时需戴口罩 ③接触患者时戴口罩，保持口罩干燥，必要时穿隔离衣 ④室内空气用消毒液喷洒或紫外线照射消毒，每天一次 ⑤患者的口鼻分泌物须经严格消毒处理后方可排放
消化道隔离	适用于由患者的粪便直接或间接污染了食物或水源而引起传播的疾病，如伤寒、细菌性痢疾、甲型肝炎、戊型肝炎等	①不同病种患者最好分室居住，如条件不允许时，也可同住一室，但必须做好床边隔离，床边应加隔离标志，患者之间禁止交换物品 ②接触不同病种的患者时，应更换隔离衣，消毒双手 ③病室应有防蝇设备，保持无蝇、无蟑螂 ④患者的食具、便器各自专用，严格消毒，吃剩的食物或排泄物均应消毒处理后再排放
接触隔离	适用于经体表或伤口直接或间接接触而感染的疾病，如破伤风、气性坏疽等	①患者应住单间病室，不接触他人 ②接触患者时，须穿隔离衣，必要时戴手套。工作人员如手或皮肤有破损，应避免接触患者 ③凡患者接触过的一切物品，如被单、衣物、换药器械等均应先行灭菌处理，然后再行清洁、消毒、灭菌 ④污染敷料装袋标记后送焚烧处理
血液、体液隔离	用于预防直接或间接接触传染性血液或体液传播的感染性疾病，如乙型肝炎、丙型肝炎、丁型肝炎、艾滋病、梅毒等	①同种病原体感染者可同室隔离，必要时单人隔离 ②为防止血溅，应戴口罩及护目镜 ③若血液或体液可能污染工作服时，需穿隔离衣 ④接触血液或体液时应戴手套 ⑤注意洗手，若手被血液、体液污染或可能被污染，应立即用消毒液洗手，接触另一个患者前也应洗手 ⑥被血液或体液污染的物品，应装袋标记后送消毒或焚烧，患者用过的针头应放入防水、防刺破并有标记的容器内，直接送焚烧处理 ⑦被血液或体液污染的室内表面物品表面，立即用5.25%氯酸钠溶液消毒（含有效氯5 000 ~ 10 000 ppm）
昆虫隔离	适用于由昆虫传播的疾病，如乙型脑炎、疟疾、流行性出血热、斑疹伤寒等	病室应有蚊帐及其他防蚊设施，斑疹伤寒患者入院时，应经灭虱处理后，才能住进同种病室
保护性隔离（反向隔离）	适用于抵抗力低或极易感染的患者，如严重烧伤、早产儿、白血病及脏器移植患者等	①患者住单间隔离病室 ②接触患者前，戴帽子、口罩，穿隔离衣（外面为清洁面，内面为污染面） ③病室内空气、地面、家具等均应严格消毒 ④患呼吸道疾病或咽部带病原菌者，避免接触患者。接触或护理患者前、后均应洗手。禁止探视患者

四、隔离技术基本操作

（一）口罩、帽子的使用

【目的】

1. 帽子可防止工作人员的头发、头屑散落或被污染。

2. 使用口罩可保护患者和工作人员，避免互相传染，防止飞沫污染无菌物品、伤口或清洁物品。

【评估】 患者病情、目前采取的隔离种类。

【计划】

1. 护士准备　着装整洁，剪指甲，洗手，熟悉操作方法。

2．用物准备　备好清洁纱布口罩（一般病房用 6 ~ 8 层，传染病房用 12 层纱布制成）或一次性外科口罩（用过氯乙烯纤维滤纸制成，宽 14 cm，长 16 ~ 18 cm，带长 30 cm）、帽子或一次性帽子、污物袋。

3．环境准备　整洁、宽敞。

【实施】

1．操作流程及行为要求　见表 12-13。

表 12-13　帽子、口罩的使用法

操作流程	步骤说明	行为要求
1．洗净双手	戴、脱帽子、口罩前均应洗净双手	遵守无菌与隔离原则
2．穿戴整齐	帽子应遮住全部头发，口罩应遮住口鼻（图 12-18）	
3．取放口罩	操作毕，洗手后再取下口罩，并将污染面向内折叠，放入小塑料袋内再放入衣服口袋内	口罩不用时，不可挂在胸前
4．用后处理	离开污染区前将口罩、帽子放入特定污物袋内，集中处理	手不可接触污染面

2．注意事项

（1）帽子、口罩应勤换洗，保持清洁。纱布口罩使用 4 ~ 8h 应更换；一次性口罩使用不超过 4h；接触严密隔离的传染病患者应每次更换。

（2）戴上口罩后，避免咳嗽或不必要的谈话；不可用污染的手触摸口罩；口罩污染或潮湿时，应立即更换。

（3）离开污染区前将口罩、帽子放入特定污物袋内，以便集中处理。

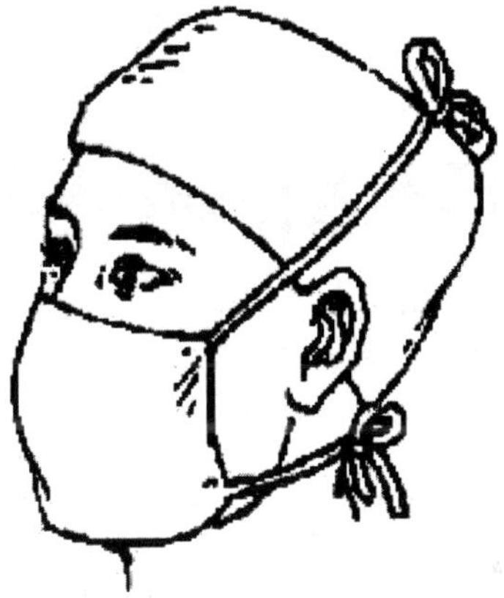

图 12-18　帽子、口罩使用法

【评价】

（1）帽子、口罩戴法正确。

（2）取下的口罩放置妥当。

（3）帽子、口罩保持清洁、干燥，无污染发生。

（二）手的消毒

手的消毒是切断传播途径、预防感染的最重要、最简便的方法。具体方法见本章第二节的相关内容。

（三）避污纸的使用

避污纸即清洁纸片。在病室内准备避污纸及污物桶，用避污纸垫着拿取物品或做简单操作，保持双手或物品不被污染以省略消毒程序。如用清洁的手拿取污染物品、开关病室的电灯等或污染的手拿取清洁物品，均可使用避污纸。取避污纸要从页面抓取，不可掀页撕取（图 12-19），以保持清洁。避污纸用后弃在污物桶内，定时焚烧。

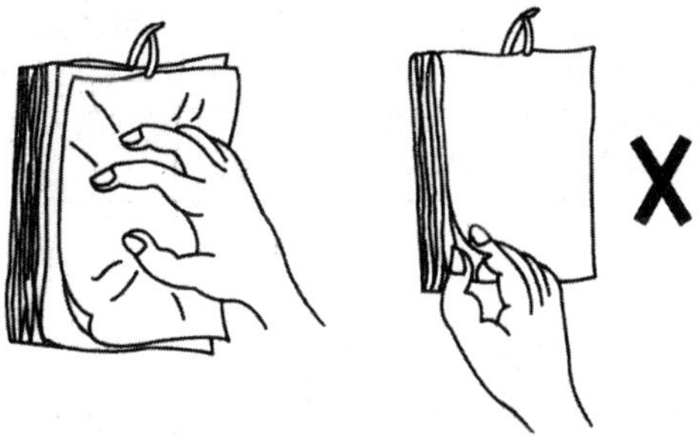

图 12-19　避污纸的使用

（四）穿、脱隔离衣

【目的】保护患者和工作人员，免受病原体的侵袭；防止病原体的传播，避免交叉传染。

【评估】

核对医嘱　操作前认真核对医嘱，明确目前采取的隔离种类及治疗、护理措施。

评估患者

（1）全身状况：患者目前的病情，生命体征、意识状态、自理能力等情况。

（2）心理状态：心理反应及合作程度。

（3）健康知识：患者对隔离的重要性和有关护理知识的认知情况。

【计划】

1．护士准备　穿好工作服，洗手，戴帽子、口罩，取下手表，卷袖过肘（冬季卷过前臂中部），熟悉操作方法及注意事项。

2．用物准备　隔离衣、挂衣架、刷手及洗手设备、污物袋。隔离衣大小合适，无破洞、潮湿、挂放得当，洗手液浓度合适，依据治疗护理项目备齐一切物品。

3．环境准备　环境整洁、宽敞、干燥、安全，用物摆放合理。

【实施】

1．操作流程及行为要求　见表 12-14。

表 12-14　穿、脱隔离衣法

操作流程	步骤说明	行为要求
穿隔离衣（图 12-20）		
1．取隔离衣	手持衣领，取下隔离衣（衣领及隔离衣内面为清洁面，其余处为污染面），清洁面朝向自己，将衣领两端向外折齐，对齐肩缝，露出肩袖内口	戴好口罩、帽子 手不可触及污染面
2．穿好衣袖	一手持衣领，另一手伸入袖内，举起手臂，将衣袖上抖，换手持衣领，同法穿好另一袖	污染的衣袖不可触及衣领、帽子、面部和颈部
3．系好领口	两手持衣领，由前向后理顺衣领，扣上领扣	
4．系好袖口	扣好袖口或系袖带（或扣肩扣），需要时套上橡皮圈，束紧袖口	手已被污染，不可触及隔离衣清洁面
5．系好腰带	自一侧衣缝腰带下 5 cm 处将隔离衣后身向前拉，触到衣边则捏住边缘，再依法捏住另一侧边缘。两手在背后将边缘对齐，向一侧折叠，一手按住折叠处，另一手将腰带拉至背后左右交换，拉回到前面打活结	隔离衣应遮盖里面的工作服，务使折叠处松散
脱隔离衣（图 12-21）		
1．解开腰带	解开腰带，在前面打活结	隔离衣外面不可塞入工作服袖内
2．解开袖口	解开袖口（和肩扣），在肘部将部分衣袖塞入工作衣袖内	
3．消毒双手	按手的消毒法刷洗双手，擦干	规范洗手 2min
4．解开领口	解开领口	保持衣领清洁
5．脱下衣袖	一手伸入另一侧袖口内，拉下衣袖过手（遮住手），再用衣袖遮住的手在外面拉下另一衣袖，两手在袖内使袖子对齐。双臂逐渐退出	
6．挂隔离衣	双手持衣领，将隔离衣两边对齐，挂在衣钩上；不再穿的隔离衣，脱下后清洁面向外，卷好投入污衣袋中	不污染清洁的手和工作服

2．注意事项

（1）穿隔离衣前，应备齐操作中所需的一切用物。

（2）检查隔离衣，以保证隔离衣无潮湿、无破损，长短要合适，须全部遮盖工作服，有破洞时则不可使用。

（3）分清隔离衣的清洁面与污染面，保持隔离衣的内面及领部不被污染。清洁的手不能触及隔离衣的污染面，系衣领时污染的袖口不可触及衣领、面部和帽子。

（4）穿好隔离衣后，双臂保持在腰部以上视线范围内。不得进入清洁区，只能在规定区域内活动。

（5）洗手时，隔离衣不得污染洗手设备。

（6）隔离衣每天更换一次，如有潮湿或污染，应立即更换。接触严密隔离患者，应每次更换。

（7）隔离衣挂于潜在污染区（半污染区）时，清洁面向外，不得露出污染面；挂在污染区时，则污染面向外，不得露出清洁面。

【评价】

1．隔离观念强，操作者、环境、物品无污染。

2．手的消毒方法正确，冲洗彻底，隔离衣未被溅湿。

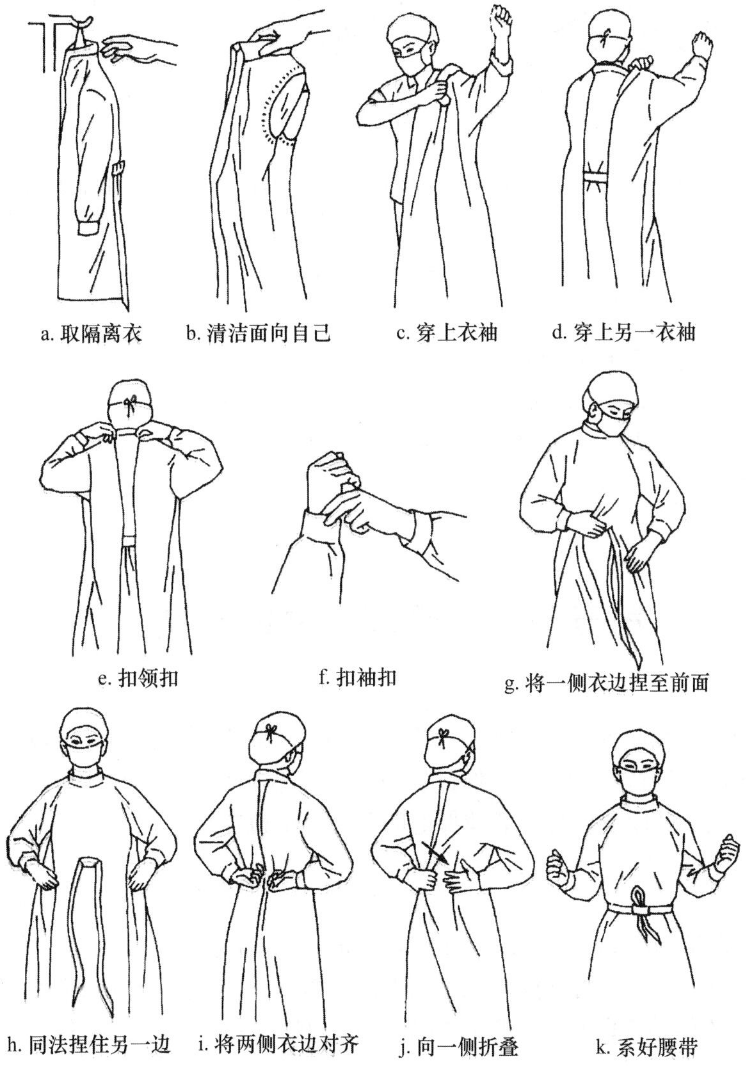

图 12-20　穿隔离衣法

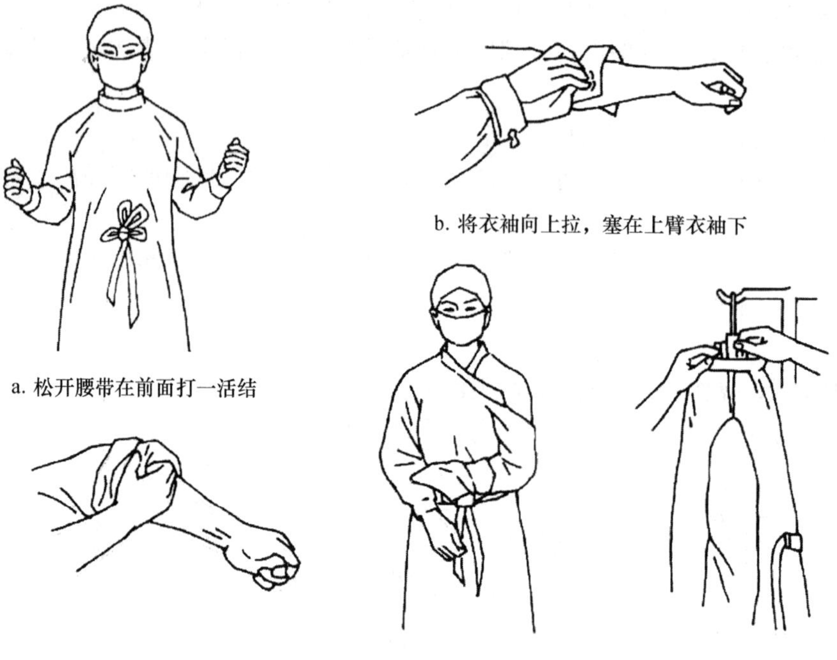

a. 松开腰带在前面打一活结

b. 将衣袖向上拉，塞在上臂衣袖下

c. 用清洁手拉袖口内的清洁面

d. 将一只手放在袖内，拉另一袖的污染面

e. 提起衣领，对齐衣边挂在衣钩上

图 12-21　脱隔离衣法

（五）护目镜、防护面罩的使用

适用于在进行诊疗、护理操作时可能发生患者血液、体液、分泌物等喷溅的情况；近距离接触经飞沫传播的传染病患者时。佩戴前应检查有无破损，佩戴装置有无松解。每次使用后放入回收容器内或医疗废物容器内。

第五节　护理职业暴露与防护

职业暴露是指由于职业关系而暴露在危险因素中，从而有可能损害健康或危及生命的一种情况。医务人员由于职业的特殊性，在工作过程中被其服务对象的感染性体液、血液、排泄物和飞沫等感染的概率很大，其职业风险与职业保健问题必须加以充分重视。

一、概念

1．护理职业暴露（nursing occupational exposure）　是指护理人员在医院特定的环境中，为患者提供护理服务过程中，经常暴露于感染患者的血液、体液及排泄物污染的环境之中，如污染的注射器、针头、各种导管以及各种理化损伤因子（光、热、电磁辐射等），有感染某种疾病的危险。

2．护理职业防护（nursing occupational protection）　是指在护理工作中采取多种有效措施，避免或减少职业暴露，保护护士免受职业损伤因素的侵袭，或将其所受伤害降到最低程度。

3．标准预防（standard precaution）　认定患者的血液、体液、分泌物、排泄物均具有传染性，必须进行隔离，不论是否有明显的血迹污染或是否接触不完整的皮肤与黏膜，接触上述物质者，必须采取防护措施。标准预防既强调防止疾病从医务人员传至患者，也强调疾病从患者传至医务人员或患者传至医务人员再传至患者。因此，标准预防既保护患者又保护医务人员，故又称为双向防护。

二、职业暴露的分类

1．生物性职业暴露

（1）细菌：可广泛存在于患者的呼吸道、血液、尿液、粪便、积液、脓液等各种分泌物和排泄物中，也可存在患者的衣物及用过的器具中。

（2）病毒：常见的有肝炎病毒、艾滋病病毒、冠状病毒，存在于患者的呼吸道、消化道及血液中。含病毒浓度较高的体液依次为：血液、伤口分泌物、精液、阴道分泌物、羊水等。

（3）其他：如真菌和寄生虫等

2．物理性职业暴露

（1）锐器刺伤：针头、手术缝针、刀、玻璃等。有 20 多钟血源性传播疾病可通过针刺伤传播。其中最常见、危害最大的是 HIV、HBV、HCV，针刺伤时只需 0.04ml 带有 HBV 的血液足以使受伤者感染。

（2）运动功能性职业暴露：护理工作中由于负重过度，搬运患者、用物时用力不当，不正确的弯腰，造成肌肉骨骼损伤；超时静立、走动，引起静脉曲张等。

（3）噪声、高温、紫外线、红外线、电离辐射、放射损伤等。

3．化学性职业暴露

（1）肿瘤化疗药物：配制和应用抗肿瘤药物及处理化疗患者排泄物、分泌物时，可通过皮肤、呼吸道、消化系统等途径受到危害，使白细胞计数减少、月经异常、畸胎、流产、慢性肝损害、脱发的发生率增多。

（2）化学性消毒剂：甲醛、过氧乙酸、碘等对人体皮肤、黏膜、呼吸道、神经系统均有影响，可致头痛、职业性皮炎、鼻炎、哮喘，胎儿畸形、流产。

（3）各种废气：麻醉废气、汞蒸气等。

4．社会心理因素

（1）患者对护理服务要求不断提高，医疗纠纷的增多，给护士造成心理、生理上的损害。

（2）病区普遍存在护士编制少、工作量大、超负荷的工作。

（3）护理工作面对患者呻吟、意外伤害、死亡等社会环境，影响护士情绪。

三、防护措施

（一）执行安全操作规范

1．洗手 凡接触患者或患者的血液、体液、分泌物、排泄物后，均应立即彻底清洗或消毒双手和受污染的皮肤。

2．戴手套 当手可能接触到患者的血液、体液、排泄物、分泌物，破损的皮肤、黏膜组织时；为特殊传染病患者检查、治疗、护理前；解除污染物品或在微生物实验室操作前均应戴一次性手套或无菌乳胶手套。接触两个患者之间要换手套，接触同一患者不同感染部位时应换手套或用蘸消毒剂的毛巾擦拭手套表面。做到一人一用一消毒（或灭菌）或废弃。不可为了保护自己戴着手套接触不同的患者和物品。脱手套后必须及时洗手。

3．戴口罩、眼罩 当患者体内物质可能溅到面部、口腔、鼻腔或眼结膜时应戴口罩和眼罩或防护眼镜。

4．穿隔离衣或塑料围裙 当工作服可能受到血液、体液污染时应穿隔离衣或塑料围裙。

5．废弃物分类收集处理 感染性废弃物置黄色塑料袋内密封运送，进行无害化处理。

6．标本的处理　任何标本都应视为有传染性，应以适当和安全的方法采集标本和运送标本，避免造成污染。

7．避免锐器损伤

（1）锐器（如针头、穿刺针、安瓿）用后应放入防渗漏、耐刺的锐器回收盒内，进行无害化处理。

（2）纠正锐器伤的危险行为：①禁止用双手分离污染的针头和注射器。②禁止用手直接接触使用后的针头、刀片等锐器。③禁止用手折弯或弄直针头。④禁止双手回套已使用过的针头帽。⑤禁止直接传递锐器（手术中锐器用弯盘或托盘传递）。⑥禁止徒手携带裸露针头等锐器物。⑦禁止消毒液浸泡针头。⑧禁止直接接触医疗垃圾。

（3）锐器伤的紧急处理方法：临床护理工作中一旦发生锐器伤，应迅速采取下列紧急处理措施：

1）立即用健侧手从近心端向远心端挤压，排出伤口部位的血液。避免在伤口部位来回挤压，以免产生虹吸现象，将污染血液回吸入血管，增加感染机会。

2）用肥皂水彻底清洗伤口并用流动净水冲洗伤口 5min。

3）用 0.5% 碘伏或 2% 碘酊、75% 乙醇消毒伤口。

4）向主管部门汇报并填写锐器伤登记表，进行血源性传播疾病的检查和随访。

5）请有关专家评估锐器伤并指导处理。根据患者血液中含病毒的多少和伤口的深度、暴露时间、范围进行评估，做相应的处理。如被刺伤者为 HBV 阴性者，皮下注射乙肝疫苗 10μg、5μg、5μg（按 0、1 个月、6 个月间隔）；若为 HBV 阳性，应在 4 ～ 24h 内注射乙肝免疫高价球蛋白，同时进行血液乙肝标志物检查。

（二）执行标准预防措施

长期以来，护士只是在发现有传染病和明显的体液和血液污染时才进行防护。因此，增强自我防护意识，切实做好标准预防，能有效地避免或减少血源性疾病感染的发生。

（三）环境防护

1．对护理单元注意通风及净化空气，保持护理单元恒定的温度与湿度，实行日、周、月记，即病房每日紫外线照射 1~2 次，每周乳酸熏蒸 1 次，每月监测空气 1 次，根据监测结果，做出相应处理。

2．对怀疑有传染病的患者进行相应等级隔离，尽量使用一次性器械物品，患者出院后彻底消毒。

（四）加强防护知识教育、提高自我防护意识

1．认识化疗药物的潜在危害性，掌握防护原则，尽量采取集中操作，减少反复接触机会。

2．配药前后要洗手、戴手套、戴目镜、戴口罩，有条件的戴面罩，掰安瓿时用无菌纱布包住颈部防止药物喷洒。

3．溶解药液时先将安瓿稍倾斜再将溶媒沿安瓿壁缓慢注入，待粉剂浸透后再轻轻摇动。

4．抽取小瓶装药液应在瓶内进行排气，再拔针，以免药液在空气中溢出。

5．药液如果溢到桌面或地上，用纱布吸附；若为药粉则用湿纱布轻轻擦抹；若药液溅到皮肤或者眼里，立即用大量清水或生理盐水彻底冲洗。

6．怀孕及哺乳期护士要避免直接接触抗肿瘤药物。

加强对医务人员职业安全的培训，普及职业防护相关知识，强化职业安全意识与防护措施，建立健全相关制度，做好标准预防，是避免医院内感染，规避医务人员感染风险的有效途径。

第六节 供应室

中心供应室是医院无菌器材的供应部门，在预防与控制医院内感染中起着极为重要的作用。因此，工作人员要运用现代科学的消毒灭菌方法，掌握消毒灭菌技术，严格执行供应室的各项规章制度，保证医疗器械的绝对无菌和各种治疗物品齐全完好，以利于全院急救、治疗、护理工作顺利进行。

一、供应室的布局

（一）建筑位置

供应室的位置应接近临床科室，最好有直通电梯与手术室相连。周围环境清洁，通风采光良好，无污染源，应避开垃圾站、废物存放处理场所、洗衣房、锅炉房、食堂、交通要道、厕所、产生粉尘的生产场所，周围无产生花粉和花絮的花草树木。形成一个相对独立的区域，便于组织内部的工作流水线，避免外界人员干扰。不宜设在地下室或半地下室。

（二）建筑面积

供应室的建筑面积应与医院规模相适应，医院床位与供应室建筑面积之比为 1 : 0.7 ～ 0.9，即 100 张床位以下的医院其供应室最小建筑面积不得小于 $70m^2$。有条件的医院，应结合医院的发展规模，在规定供应室建筑面积的基础上留出一定的扩展空间，一般扩展空间参考值为 50 ～ $100m^2$。

（三）平面布局

1．人、物流程　平面设计有利于消毒供应中心实现“由污到洁”的工作流程。不得出现洁污交叉或物品回流。做到物品流向从污→洁→无菌；空气流向从洁→污；人员流向有专用通道，采取强制性通过方式，不得交叉和逆行。同一流程工作间尽量减少小房间的设置。工作区域的温度为 20 ～ 25℃，检查包装灭菌区与无菌物品存放区的相对湿度不宜大于 60%。

2．分区布置　分为办公区域和工作区域。工作区域分为去污区、检查包装灭菌区、无菌物品存放区。三区划分清楚，区域间应有实际屏障，去污区、检查包装灭菌区和无菌物品存放区设立人员出入缓冲间和物品通道（图 12-22）。

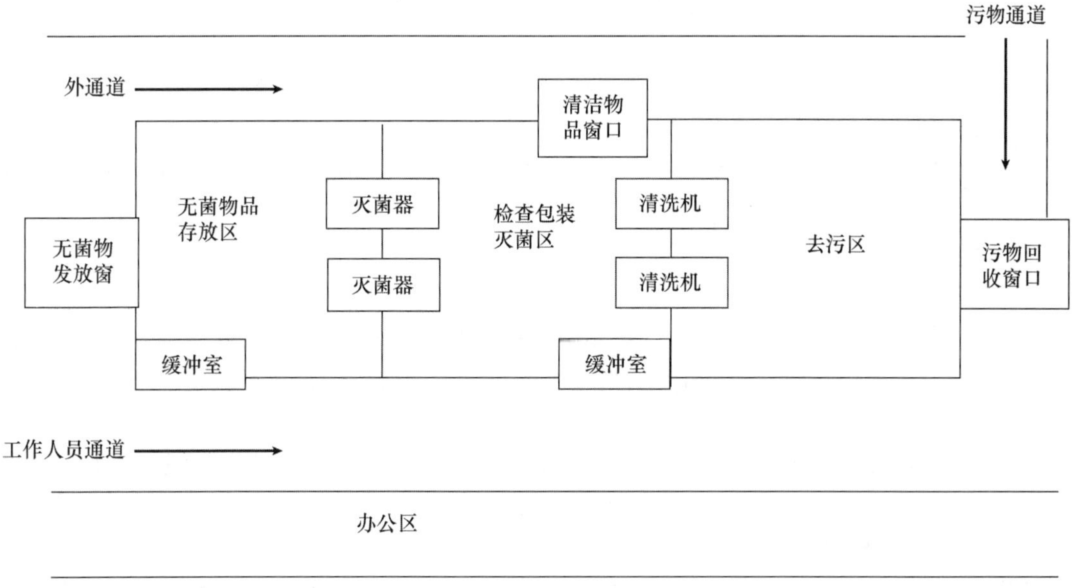

图 12-22　供应室布局平面图

二、供应室的工作内容

供应室的任务是对医疗器材进行清洁、包装、消毒、灭菌以及各种敷料的加工、物品保养。

1．去污区 包括污物回收、分类、器械清洗及消毒、布类清洗及消毒、污染物品存放、车辆清洗消毒处等。根据物品种类不同又可分为：

（1）回收、分类和清洗室：按工作流程划分回收物品处、特殊感染物品处理处、手工清洗处、机械清洗处，各处之间有一定的距离。

（2）手套清洗室：为防止粉尘污染扩散，手套清洗应与其他物品清洗分室。

清洗消毒后的物品采用通道式双门互锁传递窗进入检查包装区。配备自动清洗器的医院可利用双扉式清洗器将去污区和检查包装区分隔。污物回收有专用通道或电梯，如与手术室连接，应设专用入口。

2．检查包装灭菌区 按消毒灭菌物品种类不同分为以下几类工作间，即需灭菌的器械及诊疗用品的检查与包装间、敷料制作及包装间、需消毒的诊疗用具包装和发放间（或发放窗口）、压力蒸汽灭菌间、低温灭菌间（室内配抽气排风扇）、干热灭菌间、检测室、工艺用水制作间等。有条件的医院可利用双扉式灭菌器分隔检查包装区和灭菌物品存放区。敷料制作及包装间必须与器械及诊疗用品检查与包装间分开，门窗合理设置。手术室器械需和病区器械分台、分区制作包装。并设一清洁物品入口和接收需要灭菌物品的传递窗。一次性无菌医疗用品的拆包间与灭菌物品存放间之间可采用通道式双门互锁传递窗连接。

3．灭菌物品存放区 包括灭菌物品存放或已拆除外包装的一次性使用无菌医疗用品存放间。灭菌物品存放区必须与其他区域隔断，尽量靠近灭菌室。

4．缓冲间（带） 进入去污区、检查包装灭菌区和无菌物品发放处设缓冲间（带）。去污区的缓冲间（带）用于洗手及更换个人防护用品；检查包装灭菌区的缓冲间（带）用于洗手及按规定着装；无菌物品发放处的缓冲间（带）用于无菌物品发放和下送车辆的存放。各缓冲间面积不应少于 $3m^2$。

5．办公区 是工作人员生活、休息、学习等的区域。包括更换鞋处、男更衣室、女更衣室、办公室、值班室、示教室、清洁物品库房、卫生间等。换鞋处靠近入口，为工作人员专用出入口。

三、常用物品的保养

为延长物品的使用期限，节约资源，应做好物品的保养工作。

（一）搪瓷类

搪瓷类物品应避免碰撞，勿与强酸强碱接触，勿与粗糙物摩擦，以防脱瓷生锈。

（二）玻璃类

玻璃类物品应稳拿轻放；避免骤冷骤热导致突然收缩膨胀而炸裂；防止磕碰，可放置盒中或用纸包裹保存。

（三）橡胶类

橡胶类物品要防冷变硬，防热变软、变形；防止被锐利物品刺破；防止与挥发性液体或酸碱物质接触，以免侵蚀变质。橡胶单应晾干，撒上滑石粉后卷起保存。橡胶导管晾干后应竖直放于盒内，撒上滑石粉保存。橡胶袋类应倒挂晾干，装入少量空气后旋紧塞子保存，以防粘连。

（四）金属类

金属类物品应涂油保护，以防锈蚀。锐利器械应分别放置，刃面用棉花包裹，以防碰撞损伤锋刃。

（五）布类及毛织品

布类物品应防火、防霉、防钩破。毛织品应防蛀，要勤晒，并放入防虫蛀的制品保存。

（六）一次性使用医疗物品

一次性使用无菌医疗器材应存放于清洁、干燥、通风良好的地方，保证使用时符合无菌、无热原、无破损，在有效期内。供应室可根据各科室的需要，分类、分型号、定基数发放。各科室用后先进行初步的消毒处理，再由供应室按定数回收进行毁形和无害化处理，最后由当地疾病预防控制中心认可的部门将其再利用或集中送去焚烧处理。

本章小结

医院内感染是指患者、探视者和医院工作人员在医院内受到感染并出现症状。预防和控制医院内感染是医学界的重要研究课题之一。WHO 提出有效控制医院内感染的关键措施为：清洁、消毒、灭菌、无菌技术、隔离、合理使用抗生素、检测和通过监测进行效果评价等。为预防和控制医院内感染，护理人员要严格遵守无菌技术操作原则，掌握隔离技术和各种物品的清洁、消毒、灭菌法及消毒溶液的使用，做好标准预防，防止职业暴露。

本章的重点是：医院内感染、消毒、灭菌、无菌技术及隔离的概念；无菌技术操作原则及其基本操作；隔离原则、隔离种类及措施、穿脱隔离衣的方法。

思考题

1．下列物品适用于哪种消毒灭菌法？消毒过程中应注意什么？

手术刀和剪、橡胶手套、玻璃注射器、汞柱式体温计、破伤患者的敷料、胃镜、持物钳、硅胶管胃管、肝炎患者的粪便

2．以下情况是否符合无菌操作原则？为什么？

（1）使用已灭菌 3 周的腰穿包。

（2）无菌包潮湿后，立即烘干使用。

（3）用无菌棉签伸进无菌溶液瓶内蘸取溶液换药。

（4）取无菌持物钳时，钳尖碰容器边缘。

（5）已戴手套的手碰另一手套的外面。

（6）从无菌容器内取出的物品如果没用，应立即放回原处。

3．隔离种类与护理措施有哪些？以下疾病应采取哪种隔离？

乙型肝炎、乙型脑炎、伤寒、白血病、破伤风、艾滋病、甲肝、肺结核、严重烧伤、气性坏疽

4．供应室工作区域的三区如何划分？各区的工作内容是什么？

（刘美萍）

第十三章　患者的清洁护理

学习目标

通过本章内容的学习，学生应能：

识记：

1．说出口腔、头发、皮肤护理的内容。

2．简述压疮发生的原因、高危人群及好发部位。

3．简述晨晚间护理的目的和内容。

理解：

1．能用自己的语言正确解释下列概念：

压疮、剪切力。

2．依据口腔护理评估情况正确选择漱口溶液。

3．依据压疮的临床表现正确判断压疮的分期。

应用：

1．进行有效的沟通，按护理程序实施口腔、头发、皮肤的清洁护理。

2．采取有效措施和指导患者及其家人预防压疮的发生。

3．根据压疮的分期采取相应的治疗和护理措施。

清洁可清除微生物和其他污垢，促进血液循环，有利于人体代谢产物的排泄，能预防感染，减少并发症的发生，达到促进康复、提高生活质量的目的。护士应评估患者的卫生状况和自我清洁能力，鼓励并协助或指导患者自行清洁机体。对不能自理的患者应给予清洁护理，保证患者身体舒适，以促进其身心健康。患者的清洁卫生护理包括口腔护理、头发护理、皮肤护理等。

第一节　口腔护理

案例 13-1

患者，女，58 岁，因“慢性支气管炎”急性发作入院。入院后医嘱予氨苄青霉素、氧氟沙星等药物治疗 2 周。近日患者精神差，食欲缺乏，检查发现患者口唇干裂，口腔黏膜干燥，有一白色凝乳状斑块，用棉签难以擦去，伴有口臭。

案例 13-1

问题与思考：

1．患者口腔发生了什么问题？

2．针对患者情况应采取什么护理措施？

口腔由颊、硬腭、软腭及舌所组成，口腔内覆盖着由鳞状上皮细胞构成的黏膜，并有牙齿和唾液腺等组织。口腔具有咀嚼、消化、味觉、语言、辅助呼吸等重要功能。口腔内常存有大量的细菌，口腔的温度、湿度和食物残渣适宜微生物的生长繁殖。当身体功能状态良好时，由于机体抵抗力强、唾液中溶菌酶的杀菌作用，并经常进行饮水、进食、刷牙、漱口等活动，可对细菌起到一定的清除作用而不致引起口腔感染。患病时，由于机体抵抗力降低，饮水、进食减少，唾液分泌不足，导致口腔的自洁能力下降，为细菌在口腔内迅速繁殖创造了条件，常可引起口腔的局部炎症、溃疡，还可引起口臭，影响人与人之间的愉快交往，并影响食欲和消化功能，还可导致口腔感染、腮腺炎等并发症的发生。因此，保持口腔清洁十分重要，尤其对昏迷、高热、禁食、血液病患者以及口腔咽喉部疾患的患者，更应做好口腔护理。

一、一般口腔护理

（一）口腔卫生指导

护士应指导患者每日晨起、临睡前刷牙、餐后漱口，清除口腔内食物残渣，不吃对牙齿有刺激性或腐蚀性的食物，定期进行口腔健康检查。WHO 制订的口腔健康标准是：“牙齿清洁，无龋齿，无疼痛感，牙龈颜色正常，无出血现象”。

（二）刷牙用具的选择

刷牙用具要根据患者牙齿、牙龈的情况以及自理能力来选择。

1．牙刷选择　选择牙刷头形小、刷毛柔软、表面光滑的尼龙牙刷，每隔 3 个月更换一次，不使用已磨损或刷毛硬的牙刷。牙刷用后要彻底清洗，刷头朝上，存放于通风干燥处，防止细菌滋生。

2．牙膏选择　根据个人具体情况，选用不具腐蚀性、有防护性的牙膏。儿童可选择防蛀水果香型的牙膏；低氟地区的人选用含氟牙膏；牙本质过敏者选用脱敏牙膏；牙周炎、牙龈炎者选用药物牙膏。牙膏不宜常用一个品种，应轮换使用。

（三）正确的刷牙方法

刷牙是保持口腔清洁的主要方法。使用时将牙刷的尖端放于牙齿周围的龈沟上，刷毛与牙面呈 45° 角，以快速的环形来回刷动（图 13-1 a）。每次只刷 3 颗牙齿，每刷完一个部位后，再刷相邻部位。对于前排牙齿的内面，可用牙刷毛面的尖端以环形方式刷洗牙面（图 13-1 b），再刷洗牙齿的咬合面，最后刷舌面，由里向外刷干净，以减少微生物的数量并清除食物残渣。每次刷牙时间

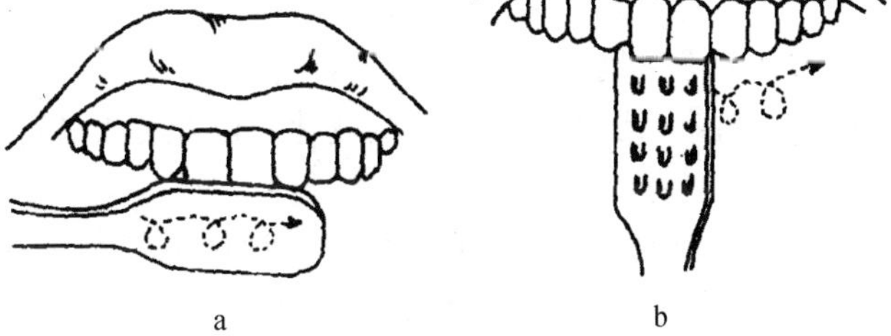

a　　　　b

a. 牙齿外表面的刷牙方法　　b．牙齿内表面的刷牙方法

图 13-1　刷牙方法

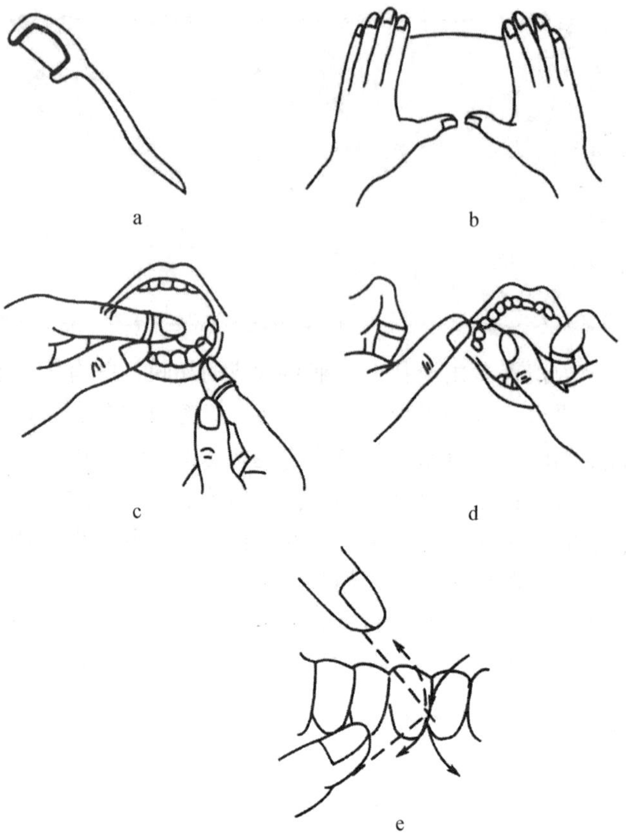

图 13-2 牙线使用

不少于 3min，每天早晚各 1 次。

（四）牙线剔牙法

牙线是一种十分理想的洁牙用具，多用尼龙、涤纶或丝线制成。其有助于对牙刷不能到达的邻面间隙或牙龈乳头处的清洁，特别对平的或凸的牙面最适合。正确的使用方法如图 13-2 所示。

1．抽出一段牙线（约长 30cm），将线两端分别缠在左右手中指上。

2．用示指与另一只手的拇指绷紧牙线，两指间的距离约 5cm。

3．用缓和的拉锯样的动作，将牙线拉入两牙之间，牙线轻轻通过两牙之间接触点，使牙线紧贴在牙面上，上下内外牵动牙线，嵌塞的食物即可随牙线的移动而被带出，把牙线紧贴牙面成“C”字形，缓和地从牙根向牙冠方向移动，即可清除附着在牙邻面上的牙垢和菌斑，每一个牙面要上下剔刮 4 ~ 6 次，直至牙面清洁为止。

4．拉锯样动作取出牙线后，漱口，以去除遗留下来的菌斑和食物残渣。

（五）义齿的清洁与护理

义齿又称假牙，其能增进咀嚼、说话功能并保持面部形象。义齿也会积聚食物碎屑，必须定时清洗。使用活动义齿者一般白天持续佩戴，晚间休息时卸下，以减少对牙床的压力。卸下的义齿应用牙刷刷洗各面，用冷水冲洗干净，漱口后再戴上或浸泡在清水中备用，不能自理者由护士协助。昏迷患者的义齿应浸泡在贴有标签的冷水杯中保存，每日换水一次。义齿禁止用乙醇或热水浸泡，以免变色、变形和老化。

二、特殊口腔护理

对于高热、昏迷、危重、禁食、鼻饲、口腔疾患及其术后、生活不能自理的患者，护士应给予特殊的口腔护理，一般每日 2 ~ 3 次。如病情需要，酌情增加次数。

【目的】

1．保持口腔清洁、湿润，促进患者舒适，预防口腔感染等并发症。

2．去除口臭、牙垢，增进食欲。

3．观察口腔黏膜、舌苔的变化，以及有无特殊口腔气味，提供病情观察的动态信息。

【评估】

1．口腔卫生习惯及自理能力　评估患者每日刷牙的次数、方法、口腔清洁的程度，口腔清洁用具的选用情况，能否自行完成清洁口腔的活动。

2．口腔情况　根据口腔护理评估表（表 13-1），评估口腔情况。分值为 12 ~ 36 分，分值越高，越需加强对口腔的护理。

3．用药情况　评估患者治疗及用药，是否进行化疗、放疗，是否长期使用抗生素和免疫抑制剂。

表 13-1　口腔护理评估表

部位	分值		
	1	2	3
黏膜	湿润、完整	干燥、完整	干燥、黏膜擦破或有溃疡面
牙龈	无出血及萎缩	轻微萎缩，出血	牙龈有萎缩，易出血，有肿胀
唾液	中量、透明	少量或过多量	半透明或黏稠
腭	湿润，有少量碎屑	干燥，有少量或中量碎屑	干燥，有大量碎屑
舌	湿润，少量舌苔	干燥，有中量舌苔	干燥，有大量舌苔覆盖或黄色舌苔
气味	无味或有味	有难闻气味	有刺鼻气味
牙 / 义齿	无龋齿，义齿合适	中量牙垢，无龋齿和义齿不合	有许多空洞，有裂缝，义齿不合适，齿间流脓液
牙垢 / 牙石	无牙垢或有少许牙石	有少量至中量的牙垢，或中量牙石	有大量牙垢或牙石
唇	滑润、质软、无裂口	干燥有少量痂皮，有裂口，有出血倾向	干燥，有裂口，有大量痂皮，有分泌物，易出血
损伤	无	唇有损伤	口腔内有损伤
自理能力	全部自理	需部分帮助后能自理	完全需帮助
患者教育评价	大部分知识是来自实践，刷牙有效，使用牙线清洁牙齿	有些错误观念，刷牙有效，未用牙线清洁牙齿	有许多错误观念，很少清洁口腔，刷牙无效，未用牙线清洁牙齿

【计划】

1．护士准备　着装整洁，洗手、戴口罩，熟悉口腔护理操作流程及注意事项。

2．用物准备

（1）口腔护理盘：盛换药碗 2 个（一个盛漱口溶液，一个盛浸湿的无菌棉球）、弯止血钳 1 把、镊子 1 把、压舌板 1 个，纱布 1 块，小茶壶或杯内盛温开水、吸水管，弯盘，手电筒，毛巾，液状石蜡，无菌棉签、一次性手套，漱口溶液，必要时备开口器等。

（2）按需要准备外用药：常用的有口腔溃疡膏、西瓜霜、冰硼散、金霉素甘油、制霉菌素甘油、维生素 B_2 粉末、锡类散等；中西药制成的含漱消炎散、口洁净等。

（3）漱口液：根据患者口腔 pH 和感染情况与药物的药理作用，正确选用漱口溶液（表 13-2）。

表 13-2　口腔护理常用溶液

溶液名称及浓度	作　用
0.9% 氯化钠溶液	清洁口腔，预防感染
多贝尔溶液（复方硼酸溶液）	有抑制细菌作用，消除口臭
1% ～ 3% 过氧化氢溶液	防腐、防臭，适用于口腔感染有溃烂、坏死组织者
1% ～ 4% 碳酸氢钠溶液	碱性溶液，适用于真菌感染
0.02% 氯己定溶液	清洁口腔，广谱抗菌
0.02% 呋喃西林溶液	清洁口腔，广谱抗菌
0.1% 醋酸溶液	适用于绿脓杆菌感染
2% ～ 3% 硼酸溶液	酸性防腐溶液，有抑制细菌作用
0.08% 甲硝唑溶液	适用于厌氧菌感染

3．环境准备　病室整洁，光线适宜。

4．患者准备　了解口腔护理的目的、方法、注意事项和配合要点，能自行取舒适的体位。

【实施】

1．操作流程及行为要求　见表 13-3。

表 13-3　口腔护理

操作流程	步骤说明	行为要求
1．核对解释	携用物至床旁，核对床号、姓名，解释操作目的及配合方法	尊重患者，严格查对 耐心解释，患者配合
2．安置体位	协助患者侧卧或仰卧，头偏向一侧，面向护士	关心体贴，患者满意
3．摆放用物	治疗巾围于颈下，置弯盘于患者口角旁	
4．吸水漱口	协助患者用吸水管吸水漱口，昏迷患者禁忌漱口以免引起误吸	
5．观察口腔	湿润口唇，嘱患者张口，护士一手持手电筒，一手持压舌板，观察检查口腔（见表 13-1），昏迷患者用开口器协助张口	认真观察，准确判断
6．清洗口腔	◆清醒患者： 用血管钳夹取浸有漱口液的棉球，拧干棉球。擦洗口唇，嘱患者咬合上、下齿，用压舌板轻轻撑开一侧颊部（图 13-3），由臼齿向门齿纵向擦洗，弧形擦洗颊部黏膜。同法擦洗另一侧。嘱患者张开上、下齿，依次擦洗一侧牙齿腭面、上咬合面、舌面、下咬合面。同法擦洗对侧。最后由内向外擦洗硬腭部、舌面及舌下 ◆昏迷患者 清点棉球数量并拧干，夹取拧干的棉球，擦洗口唇，用压舌板轻轻撑开一侧颊部，由臼齿向门齿纵向擦洗，以弧形擦洗颊部黏膜。同法擦洗另一侧。用大拇指轻压患者下颌，将压舌板从臼齿处轻轻置入，分开上下牙齿，将开口器从另一侧臼齿处放入，打开口腔并固定。依次擦洗牙齿的腭面、上下咬合面、舌面及硬腭部、舌面及舌下。同法擦洗另一侧。擦洗完毕，核对棉球数量	动作轻柔，防止损伤 擦洗前后，清点棉球 动作轻柔，防止损伤
7．协助漱口	协助患者用吸水管吸漱口水，吐入弯盘内。昏迷患者禁忌漱口	规范操作，保证安全
8．涂药观察	再次观察口腔，用纱布擦净口唇，口唇干裂可涂液状石蜡或唇膏；根据口腔情况，酌情使用外用药	认真细致，一丝不苟
9．清洁整理	撤去弯盘及治疗巾，整理用物及床单位	谢谢合作，健康教育
10．洗手记录	记录口腔情况于护理记录单	规范、及时、准确

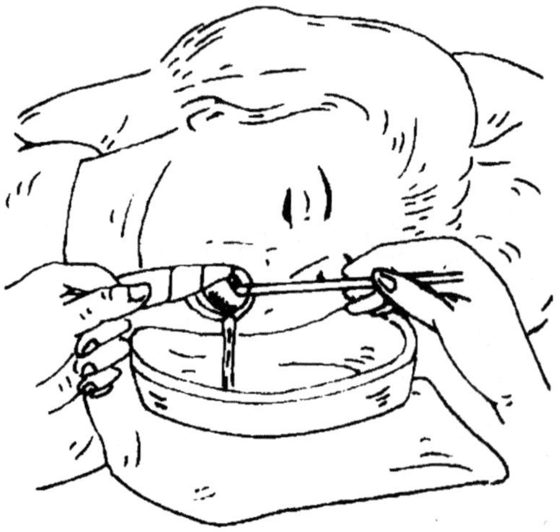

图 13-3　口腔护理

2．注意事项

（1）擦洗时须用血管钳夹紧棉球，棉球应包裹钳端，每次只夹一个；擦洗动作要轻柔，特别是对凝血功能不良的患者，要防止碰伤黏膜及牙龈。

（2）昏迷患者禁忌漱口；需用张口器时，应从臼齿处放入，牙关紧闭者不可使用暴力使其张口，以免造成损伤；操作前和操作后均应清点棉球数，防止棉球遗留在口腔内；棉球不可过湿，以防患者将溶液误吸入呼吸道。

（3）如有活动义齿，应取下清洗、浸泡在冷水中保存。

（4）传染病患者用过的物品按隔离消毒原则处理。

（5）气管插管患者应两人进行操作，及时吸引漱口液，防止误咽，确保气道通畅。注意不要损伤黏膜并观察皮肤有无改变（对胶布过敏等）。

3．健康教育 向患者及家属讲解口腔卫生的重要性，介绍口腔健康维护的有关知识，使患者及家属能自觉有效地维护口腔健康，预防口腔感染等并发症的发生。

【评价】

1．患者口唇湿润，感到清洁、舒适，无刺激。

2．口腔内无感染、溃疡，无牙龈出血。

3．患者及家属获得口腔卫生的知识。

第二节 头发护理

案例 13-2

患者，女，32 岁，因车祸致左股骨颈骨折入院 2 周，患者已行股骨内固定术，并行石膏外固定，一直卧床，今晨间护理发现患者头发打结、油腻，头皮屑多，伴有明显的汗味。

问题与思考：

1．应如何为患者进行头发护理？

2．头发护理时要注意观察哪些内容？

健康的头发有光泽、分布均匀、浓密适度、清洁无头屑。保持干净整齐的头发可以使人感到舒适、增强自信。当机体患病、长期卧床、全身营养不良时，头发也会变得干枯、易脱落。如不及时清洗，头发可散发难闻的气味，还可导致其他头皮疾患。因此，对于病情较重、生活自理能力下降的患者，护士应帮助或协助其进行头发护理，以保持患者头发的清洁和舒适。

一、床上梳发

【目的】

1．去除头皮屑，使头发整齐、清洁，减少感染机会。

2．按摩头皮，刺激头部血液循环，促进头发的生长和代谢。

3．维护患者的自尊和自信，建立良好的护患关系。

【评估】

1．患者评估

（1）全身状况：患者目前的病情，生命体征、意识状态、自理能力等。

（2）局部状况：患者头发的分布、浓密程度、长度、卫生情况，头皮有无瘙痒、抓痕、擦伤等。

（3）心理状态：心理反应及合作程度。

（4）健康知识：患者对保持头发清洁的重要性和有关护理知识的认知情况。

【计划】

1．护士准备 熟悉床上梳发的操作流程及注意事项。着装整洁，洗手，戴口罩。

2．用物准备 梳子、治疗巾、纸袋。必要时备发夹、橡皮圈（套）、30% 乙醇。

3．环境准备 宽敞、明亮。

4．患者准备 了解有关头发清洁护理的知识，根据病情取平卧、半坐卧位或坐位。

【实施】

1．操作流程及行为要求　见表 13-4。

表 13-4　床上梳发

操作流程	步骤说明	行为要求
1．核对解释	携用物至床旁，核对床号、姓名，解释操作目的及配合方法	尊重患者，严格查对 耐心解释，患者配合
2．安置体位	取坐位或半坐卧位，肩上铺治疗巾。如只能平卧的患者，可协助其抬起头，铺治疗巾于枕上，再将头转向一侧	动作轻柔，关心体贴
3．梳理头发	将头发从中间分为两股，操作者一手紧握一股头发，一手持梳子，由发根梳向发梢；如为长发则将头发绕在示指上从发梢逐段梳理至发根。如遇打结不易梳理时，可用 30% 乙醇湿润打结处，再慢慢梳理开，同法梳好对侧，长发可编成辫或扎成束	
4．整理用物	将脱落的头发置于纸袋中，撤下治疗巾。协助取舒适卧位，整理床单位，协助恢复体位，按消毒隔离原则处理用物	感谢合作，健康教育
5．洗手记录	洗手，记录执行时间及患者状况	规范、及时、准确

2．注意事项

(1) 用圆齿梳子梳理头发，动作轻柔，避免过度牵拉致患者感觉疼痛。

(2) 发辫不可扎得太紧，以免阻碍血液循环或产生疼痛，每天至少将发辫松开一次，经梳理后再编好。

(3) 操作中及时与患者沟通，注意观察患者反应。

3．健康教育

(1) 指导患者经常梳理头发，学会正确梳理头发的方法，保持头发整齐和清洁。

(2) 保持患者良好的个人外观，获得最佳的身心状态。

【评价】

1．操作轻柔，患者感觉舒适。

2．患者外观整洁，心情愉快。

二、床上洗发

长期卧床的患者，应每周洗发一次，遇有头虱的患者须经过灭虱处理后再将头发洗净。

【目的】

1．去除头皮屑及污物，使头发清洁，减少感染机会。

2．按摩头皮，刺激头部血液循环，促进头发的生长和代谢。

3．使患者舒适，促进身心健康，建立良好的护患关系。

4．预防和灭除虱、虮，防止疾病传播。

【评估】

患者评估

(1) 全身状况：患者目前的病情，生命体征、意识状态及自理能力等情况。

(2) 局部状况：患者头发卫生情况，观察有无虱、虮及头皮损伤情况。

(3) 心理状态：心理反应及合作程度。

(4) 健康知识：患者对保持头发清洁的重要性和有关护理知识的认知情况。

【计划】

1．护士准备　熟悉床上洗发操作流程及注意事项。着装整齐，根据情况戴手套、戴口罩。

2．用物准备　橡胶马蹄形垫（图 13-4）或自制马蹄形垫（图 13-5）、洗头器等，治疗盘内备大、小橡胶单、浴巾、毛巾、别针、纱布、棉球（以不吸水棉花为宜）、量杯、水壶（内盛 40 ～ 45℃热水或按患者习惯准备、面盆或污水桶、洗发液、梳子，需要时可备电吹风。

3．环境准备　调节室温在 24℃，根据季节关闭门窗，必要时使用屏风。

4．患者准备　了解洗发的目的、方法、注意事项及配合要点，按需要给予便盆，协助患者排便。

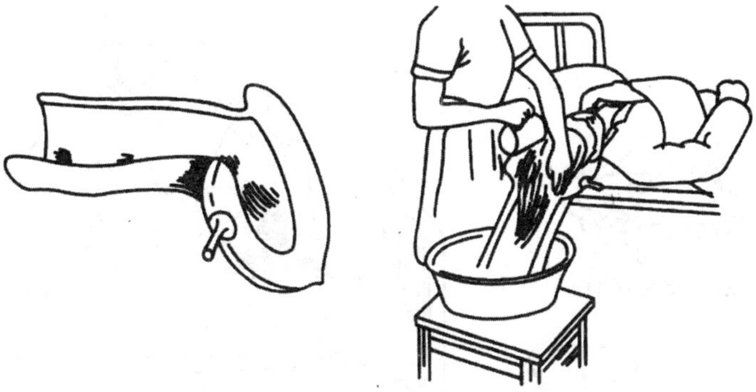

图 13-4　橡胶马蹄形垫洗发法

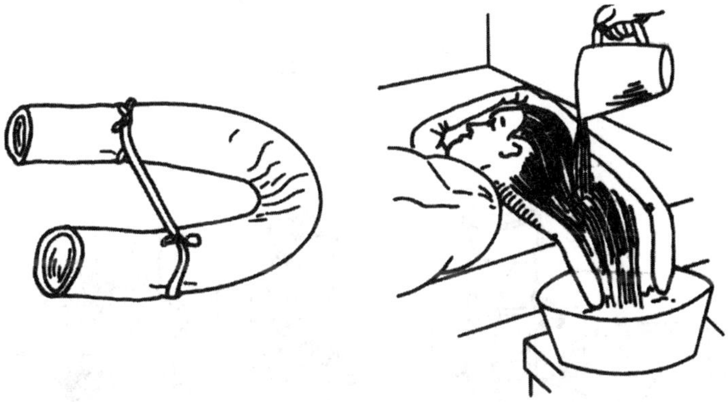

图 13-5　自制马蹄形垫洗发法

【实施】

1．操作流程及行为要求　见表 13-5。

表 13-5　床上洗发

操作流程	步骤说明	行为要求
1．核对解释	携用物至床旁，核对床号、姓名，解释洗头的目的、方法及注意事项	尊重患者，严格查对
2．安置体位	移开床头桌、椅，协助患者取仰卧位，上半身斜向床边，移枕于肩下	耐心解释，取得合作
3．铺巾固定	将衣领松开向内折，毛巾围于颈下，用别针别好，保护床单、枕头、衣服不被沾湿。用棉球塞住双外耳道，纱布遮盖双眼。将小橡胶单和浴巾铺于枕上，置马蹄形垫（图 13-4）于患者后颈下，帮助患者颈部枕于马蹄形垫的突起处，头部置于水槽中，马蹄形垫的下端置于污水桶中	动作轻柔，关心体贴
4．床上洗发	松开头发，先用温水淋湿头发，再均匀涂上洗发液。由发际至脑后部反复揉搓，同时用指腹轻轻地按摩头皮，然后用温水边冲边揉搓，直至冲净	观察病情，防止意外
5．擦干梳理	解下颈部毛巾，擦干面部，擦去头发上的水分。取下眼上的纱布和外耳道内的棉球，用毛巾包好头发，撤去马蹄形垫。将肩下枕头移至头部，协助患者仰卧位于床正中。解下包头的毛巾，再用浴巾擦干头发，用梳子梳理整齐。必要时用电吹风将头发吹干，梳理成型，协助患者取舒适卧位	细心体贴，注意保暖
6．整理记录	清理用物，整理床单位。洗手，记录执行时间及患者状况	感谢合作，健康教育

护理人员在实际工作中可根据医院现有条件为患者洗发，如采用扣杯法（图 13-6）或洗头车（图 13-7）等其他方法为患者洗发。对能下床活动的患者可协助患者采取坐位洗发。洗发应以患者安全、舒适、不影响病情为原则。

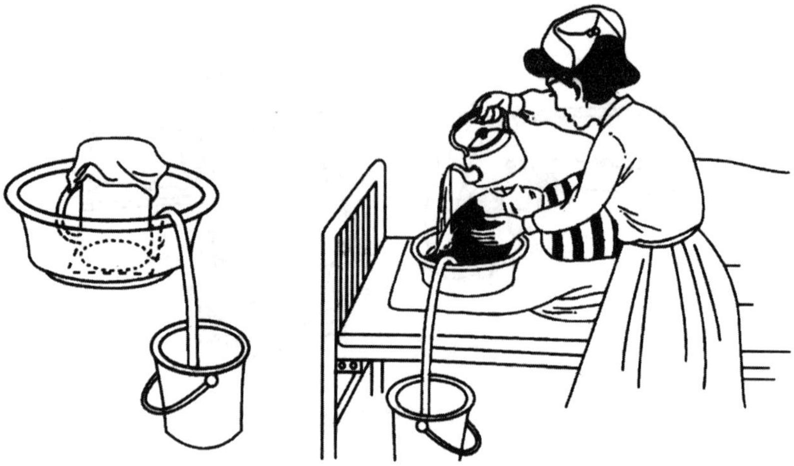

图 13-6 扣杯洗发法

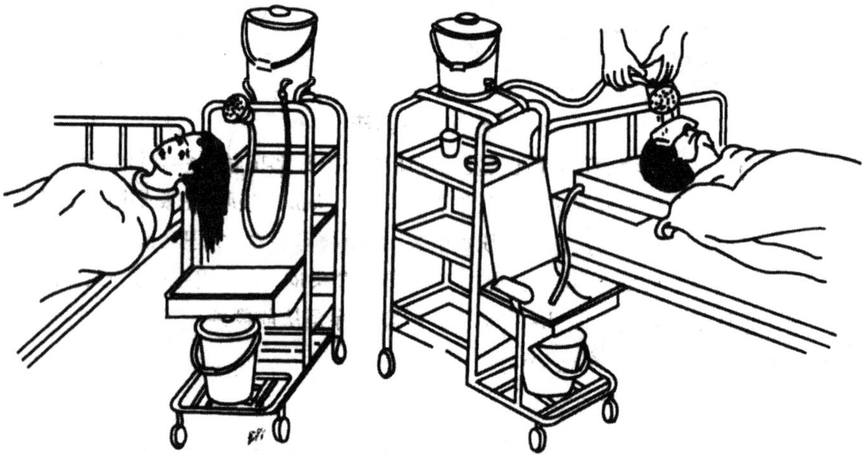

图 13-7 洗头车洗发

2．注意事项

（1）操作中动作轻柔，力度适中，不可用指甲抓洗

（2）随时观察患者的病情变化，如患者出现面色、脉搏、呼吸等异常的改变时，应停止操作。身体极度虚弱的患者不宜床上洗发。

（3）注意调节室温和水温，及时擦干头发，防止患者受凉。洗发过程中防止污水溅入眼及耳内，并避免沾湿衣服和床单。

（4）洗发时间不宜过长，以免引起头部充血、疲劳，造成患者不适。

（5）保持与患者的沟通，及时了解其感受，并酌情处理。

3．健康教育

（1）指导患者养成定期洗发的卫生习惯，一般每周洗发 1 ～ 2 次，并经常按摩头皮。

（2）指导患者根据个人发质选择洗发护发用品。

（3）注意全身养护，饮食营养均衡，适当增加粗粮、黑芝麻、核桃仁、黑米、红豆等有美发、护发功能的食物。

（4）指导家属掌握为卧床患者洗头的知识和技能。

【评价】

1．操作时动作轻稳，保证患者安全，正确运用节力原则。

2．洗发过程中，患者无不适，无病情改变。

3．洗发后，患者感到清洁、舒适。

三、灭头虱、虮法

虱由接触传染，寄生于人体的有体虱、头虱、阴虱。虱寄生于人体后，不仅使局部皮肤发痒，致使患者抓破皮肤而引起感染，还可传播流行性斑疹伤寒、回归热等疾病。因此，发现患者有头虱应立即进行灭杀，对有体虱、阴虱者，应剃去腋毛、阴毛，用纸包裹后焚烧，并换下衣服进行消毒处理。

【目的】消灭头虱和虮，预防相互间传染和疾病传播。

【评估】

患者评估

（1）全身状况：患者目前的病情，治疗，生命体征、意识状态及自理能力等情况。

（2）局部状况：患者头发清洁度，观察有无虱、虮、头皮损伤及虱、虮的分布情况。

（3）心理状态：心理反应及合作程度。

（4）健康知识：患者及家属对灭虱术、头发的清洁和知识的了解程度。

【计划】

1．护士准备 熟悉灭头虱、虮法操作流程及注意事项。穿隔离衣，戴手套和口罩。

2．用物准备

（1）治疗盘内备：洗头用物 1 套、治疗巾 2 ～ 3 块、篦子（齿间嵌少许棉花）1 把、治疗碗 1 个、塑料帽子 1 个、纱布数块、手套 1 副、纸袋 1 个。另备布口袋 1 个、隔离衣 1 件、清洁床上用物 1 套、清洁衣裤 1 套。

（2）常用药物

30% 含酸百部酊：百部 30g 加 50% 乙醇 100ml 或 65° 白酒 100ml，再加纯乙酸 1ml 盖严，48h 后即可使用。

30% 百部含酸煎剂：取百部 30g，加水 500ml 煎煮 30min，以双层纱布过滤，并挤出药渣中的药液；将药渣再加水 500ml 煮 30min，过滤，挤出药液；将两次药液合并煎至 100ml，冷却后加纯乙酸 1ml 或食醋 30ml，即可。

3．环境准备 同床上洗发。

4．患者准备 了解灭头虱的目的、方法、注意事项及配合要点，男性或儿童患者应动员剃除头发，女性患者动员剪短头发，剪下的头发用纸包裹焚烧。

【实施】

1．操作流程及行为要求 见表 13-6。

表 13-6 灭头虱、虮法

操作流程	步骤说明	行为要求
1. 核对解释	携用物至床旁，核对床号、姓名，解释灭头虱、虮的目的、方法及注意事项，安置合适体位	尊重患者，严格查对耐心解释，患者配合
2. 擦灭虱药	按洗发法做好准备，将头发分为若干小股，用纱布蘸灭虱药液，按顺序擦遍头发，反复揉搓 10min，使之湿透后，戴塑料帽包住头发 24h	动作轻柔，关爱患者
3. 梳洗头发	24h 后，取下帽子，用篦子篦去死虱和虮卵，并彻底清洗头发。如发现仍有活虱，须重复灭虱	认真细致，一丝不苟
4. 更换衣被	灭虱完毕，为患者更换衣裤和被服。将污衣裤、被服放入布口袋内，扎好袋口，送压力蒸汽灭菌消毒	感谢合作，健康教育
5. 处理用物	除去篦子上的棉花，用火焚烧。将梳子、篦子消毒后用刷子刷净，整理床单元	及时处理，避免传播
6. 洗手记录	洗手，记录灭虱和虮的情况	规范准确

2．注意事项

(1) 操作中应防止药液沾污面部及眼部，注意患者的心理变化，保护患者的自尊心。

(2) 用药后，应注意注意观察患者局部和全身有无反应。

(2) 严格执行消毒隔离制度，以防感染发生。

3．健康教育　指导患者及家属学会灭虱、虮的方法；注意保持头发清洁卫生，避免交叉感染，预防虱、虮的传播。

【评价】

1．患者头发清洁，感觉舒适，维持良好个人形象。

2．动作轻稳、省力，患者安全，操作者无传染。

3．护患沟通有效，维护患者自尊。

第三节　皮肤护理

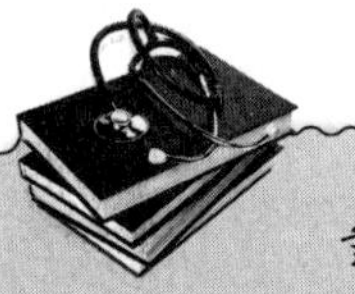

案例 13-3

患者，男，53 岁，因急性阑尾炎行阑尾切除术后第 1 天。因不习惯床上小便，使用尿壶时尿液污染大单、被套。

问题与思考：

1．患者存在怎样的生理、心理和社会问题？

2．作为护士应如何护理此患者？

3．给患者更换床单时要注意哪些问题？

皮肤包括表皮、真皮、皮下组织三层，具有保护机体、调节体温、吸收、分泌、排泄及感觉等功能。完整的皮肤具有天然的屏障作用，可避免微生物入侵。皮肤新陈代谢迅速，其代谢产物如皮脂、汗液、表皮碎屑等与外界细菌及尘埃结合成污物，黏附在皮肤表面，如不及时清除，可刺激皮肤，降低皮肤抵抗力，以致破坏其屏障作用，可造成各种感染的发生。因此，进行皮肤护理，保持皮肤清洁，是促进患者舒适与健康的一项重要措施。

一、淋浴和盆浴

适用于病情较轻、全身情况良好、有自理能力的患者。护士应指导和协助患者进行淋浴或盆浴。

【目的】

1．去除污垢，保持皮肤清洁、干燥，促进患者心理和生理的舒适。

2．促进皮肤血液循环，增强其排泄功能，预防皮肤感染等并发症的发生。

3．使肌肉放松，增加患者的活动机会，保持良好的精神状态。

4．观察患者皮肤有无异常及其活动能力，为临床诊治提供依据。

【评估】

1．患者评估

（1）全身状况：患者的机体状况及自行完成沐浴的能力。

（2）局部状况：皮肤的清洁状况及有无异常改变。

（3）心理状态：心理反应及合作程度。

（4）健康知识：患者的清洁习惯及对清洁卫生知识的了解程度。

【计划】

1．护士准备　着装整洁，态度真诚，熟悉操作流程及注意事项。

2．用物准备　脸盆、肥皂、浴巾，毛巾 2 条，拖鞋。

4．环境准备　调节室温到 24℃左右，水温维持在 40 ～ 45℃，也可按患者习惯调整。

3．患者准备　了解沐浴的目的，存放好贵重物品等，熟悉水温的调节和呼叫铃的使用等。沐浴须在进食 1h 后进行，以免影响消化。

【实施】

1．操作流程及行为要求 见表 13-7。

表 13-7　淋浴或盆浴操作流程及行为要求

操作流程	步骤说明	行为要求
1．核对准备	核对床号、姓名，解释沐浴的目的、方法及注意事项，检查浴盆或浴室是否清洁、安全，协助患者备齐沐浴用品	尊重患者，准备充分
2．交代事项	向患者解释有关事项，如信号铃的使用方法。告诉患者如沐浴中感到虚弱无力、眩晕时，应马上按铃呼叫。帮助携带用物，送患者入浴室。嘱患者小心勿滑倒，浴室勿闩门，勿用湿手接触电源开关。门上挂“正在使用”标牌	耐心解释，患者配合
3．观察扶助	患者沐浴时，护理人员应在旁守护或在可呼唤到的地方，询问患者在沐浴过程中的反应，注意患者入浴时间，确保患者安全。盆浴时，需扶持患者腋下进出浴盆，防止滑倒	注意观察，以防意外
4．浴后处理	协助患者穿衣，取舒适卧位。打扫浴室，拿走脏衣服，放好用具，取下门上“正在使用”的标牌。洗手	感谢合作，健康教育

2．注意事项

（1）女性月经期、阴道流血、妊娠 7 个月以上、产褥期（产后 6 ～ 8 周）禁用盆浴。创伤、体质衰弱和患心脏病需卧床的患者不宜进行盆浴和淋浴。

（2）防止患者受凉、滑倒，水温不宜太高，时间不宜过长，以免发生晕厥或烫伤等意外情况。

（3）传染患者进行沐浴，应根据病种、病情按隔离原则进行。

3．健康教育　指导患者养成良好的皮肤卫生习惯，经常洗澡沐浴，及时清洗汗液，去除异味，并涂抹适量护肤品。

二、床上擦浴

适用于病情较重、活动受限、身体过于衰弱、长期卧床等生活不能自理的患者。

【目的】

1．去除污垢，保持皮肤清洁、干燥，促进患者舒适，满足其需要。

2．促进皮肤血液循环，增强其排泄功能，预防皮肤感染及压疮等并发症的发生。

3．活动肢体，使肌肉放松，防止肌肉挛缩和关节僵硬，保持良好的精神状态。

4．观察患者皮肤有无异常，为临床诊治提供依据。

【评估】

1．患者评估

（1）全身状况：患者的病情、意识状态、肢体活动能力、自理能力等。

（2）局部状况：患者的皮肤卫生状况，有无破损及伤口等情况。

（3）心理状态：心理反应及合作程度。

（4）健康知识：患者的清洁习惯及对皮肤清洁卫生知识的了解程度。

【计划】

1．护士准备　熟悉床上擦浴操作流程及注意事项。着装整洁，洗手，戴口罩。

2．用物准备　用物同盆浴，另备热水桶（水温 50 ~ 52℃，可根据患者年龄、季节、生活习惯调节水温），污水桶，清洁被单，50% 乙醇，爽身粉，小剪刀。酌情备屏风、便盆。

3．环境准备　关好门窗或屏风遮挡，调节室温 24℃左右。

4．患者准备　了解床上擦浴的目的、注意事项及配合要点。

【实施】

1．操作流程及行为要求　见表 13-8。

表 13-8　床上擦浴

操作流程	步骤说明	行为要求
1．核对解释	携用物至床旁，核对床号、姓名，向患者解释擦浴目的、方法及注意事项	尊重患者，严格查对
2．安置体位	关好门窗，用屏风遮挡，按需要给予便盆。患者身体移向床缘，尽量靠近护士	耐心解释，患者配合
3．调床备水	根据病情放平床头及床尾支架，松开盖被，将面盆放于床旁桌上，倒入热水约 2/3 满。将小毛巾包裹于手上成手套状（图 13-8）	语言安慰，患者放松
4．擦洗面、颈部	洗脸及颈部。顺序为洗眼（由内眦向外眦）、额部、颊部、鼻翼、人中、耳后、下颌直到颈部。注意洗净耳郭及颈部皮肤皱褶部位，用较干毛巾依次再擦洗一遍	动作轻柔，认真仔细
5．擦洗上身	协助患者脱下上衣（先协助患者脱下近侧或健侧的衣袖，再脱另一侧衣袖）。用涂浴皂的湿毛巾擦洗，再用湿毛巾擦净皂液，搓洗、拧干毛巾后再擦干，最后用大浴巾拭干。按顺序擦洗双上肢、胸腹部。擦拭腹部应沿大肠走向进行，右下腹—右上腹—左上腹—左下腹。注意脐部污垢的清除	观察病情，注意保暖
6．擦背按摩	协助患者侧卧，背向护士，依次擦洗后颈、背、臀部，用 50% 的乙醇按摩背部和受压部位（表 13-11），扑爽身粉，换清洁上衣（先协助患者穿远侧或患侧的衣袖，再穿另一侧衣袖）	
7．擦洗下肢	协助患者平卧及脱下裤子，更换面盆和热水，擦洗两下肢，用温水泡脚并擦干	
8．清洁会阴	换水、换盆、换毛巾，清洁会阴部或行会阴冲洗	
9．换清洁裤	先套远侧或患侧的裤管，再套近侧或健侧的裤管，最后将两侧一齐拉近患者臀部，协助患者抬高臀部，将裤子拉至腰部；扣上扣子或拉上拉链	动作轻稳，保护隐私
10．安置患者	协助患者取舒适卧位，梳头，必要时剪指、趾甲	
11．清理用物	需要时更换床单（见卧床患者更换床单法），整理好床单位，取走换下的脏衣、裤或交还给家属	感谢合作，健康教育
12．洗手记录	洗手，记录执行时间及患者状况	及时、规范、准确

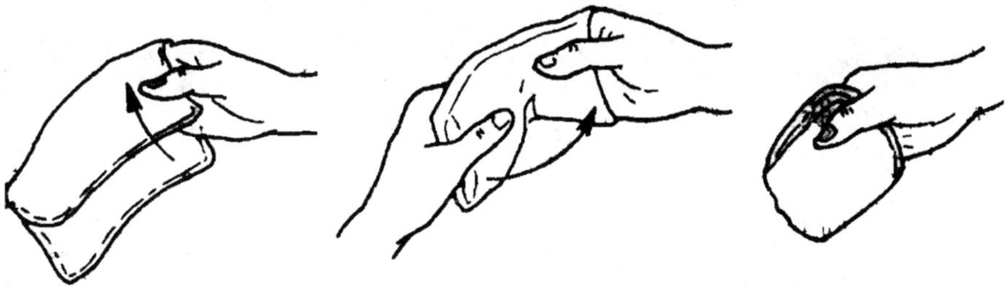

图 13-8　包小毛巾法

2．注意事项

（1）操作中护士应遵循省力原则，两脚稍分开，降低身体重心，端水盆时尽量靠近身体，以减少体力消耗。

（2）掌握擦洗的步骤，在擦洗过程中用力要适当，根据情况及时换水（水温要适宜），腋窝、腹股沟等皮肤皱褶处应擦洗干净。

（3）动作轻稳、敏捷，防止受凉，并注意遮挡，以保护患者隐私。一般擦洗在 15 ～ 30min 内完成。根据季节变化情况选择使用爽身粉和润肤剂。

（4）注意观察病情变化及全身皮肤情况，如出现寒战、面色苍白、脉速等征象时，应立即停止擦洗，并给予适当处理。

3．健康教育　告知患者及家属皮肤卫生保健的意义和知识，教会家属给患者穿脱衣服及擦浴等技能，选择合适的清洁用品和护肤品。

【评价】

1．患者皮肤清洁，未发生皮肤破损、受凉，感觉舒适和安全。

2．操作者动作敏捷、轻稳，护患沟通良好。

三、卧有患者床整理与换单法

适用于病情较重、长期卧床、活动受限等生活不能自理的患者。

【目的】保持病床平整，使患者舒适，预防压疮等并发症的发生；保持病室整洁美观。

【评估】

1．患者评估

（1）全身状况：患者目前病情、自理能力、卫生状况、意识状态等。

（2）局部状况：患者的床单位情况及皮肤有无破损、伤口、引流管等情况。

（3）心理状态：有无焦虑反应和怕麻烦他人的心理。

（4）健康知识：患者有无自我护理的基本知识及对疾病的认识。

【计划】

1．护士准备　着装整洁，洗手，戴口罩，熟悉操作流程和注意事项。

2．用物准备

（1）卧有患者床整理法：床刷、毛巾袋套或一次性扫床巾，必要时备便盆和清洁衣服。

（2）卧有患者床更换床单法：护理车上层放清洁大单、中单、被套、枕套、床刷（外套浸有消毒液的湿布套，以不滴水为宜，或套一次性扫床巾），需要时备清洁衣、裤；下层放便器 1 个、便器巾 1 块。

3．环境准备　病室内无其他患者进餐或治疗。按季节调节室内温度。

4．患者准备　了解整理床单元和更换床单的目的、方法及注意事项，能主动配合。

【实施】

1．卧有患者床整理法操作流程及行为要求 见表 13-9。

表 13-9　卧有患者床整理法

操作流程	步骤说明	行为要求
1. 核对解释	携用物至床旁，向患者解释，酌情关门窗，移开床旁桌椅，如病情许可，放平床头及床尾支架	尊重患者，严格查对 耐心解释，患者合作
2．湿扫床铺	协助患者侧卧对侧（先移枕，后移患者），松开近侧各层单，先扫净中单、橡胶单，并搭在患者身上，再从床头至床尾扫净大单上的渣屑，注意枕下及患者身下各层彻底扫净。需要时整理褥垫，最后将大单、橡胶中单、中单逐层拉平铺好，将患者移至近侧，同法清扫另一侧，取出枕头扫净、揉松后置于患者头下	动作轻稳，注意省力
3．整理盖被	患者平卧，整理盖被，把棉胎和被套拉平，叠成被筒，保暖	认真仔细，安慰患者
4．整理床铺	支起床上支架，移回床旁桌椅，整理床单元	细心体贴，关爱患者
5．清理用物	取下床刷上的毛巾袋套或一次性扫床巾，按常规处理，洗手	感谢合作，健康教育

2．卧有患者床更换床单法操作流程及行为要求　见表 13-10。

表 13-10　卧有患者床更换床单法

操作流程	步骤说明	行为要求
1．核对解释	携用物至床旁，核对床号、姓名，解释，酌情关好门窗，移开床旁桌椅，按需要协助患者排便，病情许可时，放平床上支架	尊重患者，严格查对 耐心解释，患者合作
2．更换大单	◆更换近侧：松开床尾盖被，协助患者侧卧于床的对侧（图 13-9），移枕于患者头下，嘱患者手握床架或拉起对侧床档。松开近侧各单，将污中单卷入患者身下，扫净橡胶中单搭于患者身上，再将污大单卷入患者身下，扫净褥垫。铺清洁大单，中缝与床中线对齐，一半塞于患者身下，近侧的半幅大单自床头、床尾、中间先后展平拉紧，折成斜角塞入床垫下。放平橡胶中单，铺清洁中单，将橡胶单、中单一起塞入床垫下 ◆更换对侧：协助患者卧于近侧清洁单上，保护好患者。转至对侧松开各层单，将污中单卷起置于床尾，扫净橡胶中单，搭于患者身上。将污大单、污中单卷至床尾撤出，投入污衣袋，扫净褥垫。依次将清洁大单、橡胶中单、中单逐层拉平铺好。协助患者平卧，移枕至患者头下	动作轻稳，注意省力 仔细观察，以防意外
3．更换被套	铺清洁被套于盖被上，打开污被套尾端开口，从污被套内取出棉胎，套于清洁被套内，撤除污被套，系被尾带子，叠成被筒，为患者盖好	
4．更换枕套	一手托起患者头部，另一手迅速取出枕头，取下污枕套，将枕芯套于清洁枕套内，置于患者头下	
5．整理病床	协助患者取舒适卧位，桌椅还原，酌情摇起支架	
6．清理用物	清理用物，按消毒隔离原则处理用物，洗手	感谢合作，健康教育

3．注意事项

（1）操作过程中保证患者安全，防止患者坠床；带有引流管时，要防止管扭曲受压或脱落；注意为患者保暖，防止受凉感冒。

（2）操作者动作敏捷、轻稳，注意省力。

（3）操作过程中注意观察患者病情变化，一旦出现异常，立即停止操作，及时处理。

4．健康教育　向患者及家属说明整理床单位和更换被服的意义，告知患者及家属在操作中如何配合防止坠床或受伤。

【评价】

1．患者感觉舒适、安全。

2．操作者动作轻稳、省力，床单位整洁、美观。

3．护患沟通有效，满足患者身心需要。

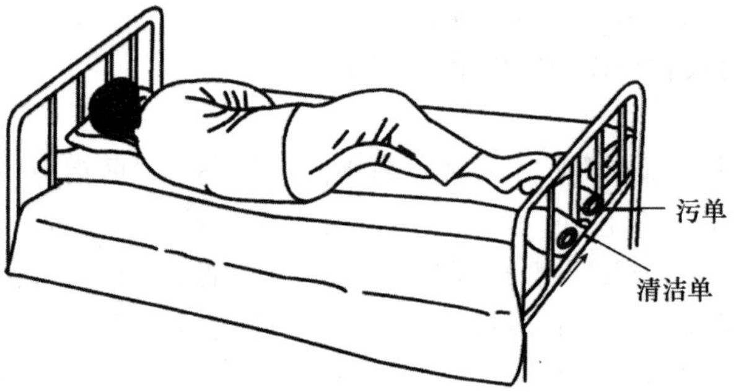

图 13-9　卧有患者更换床单法

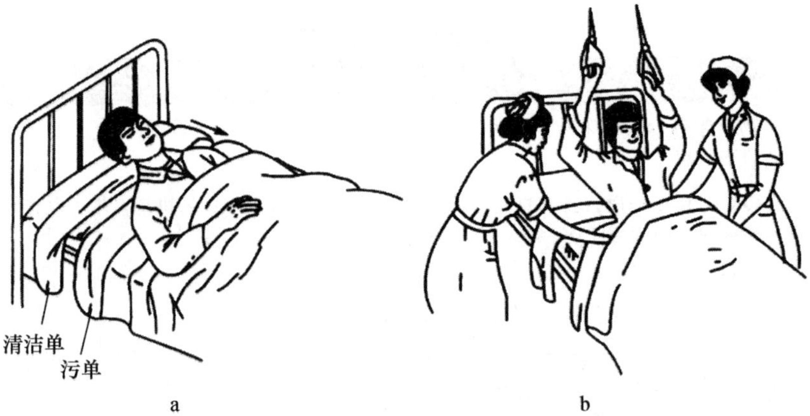

图 13-10　不能翻身侧卧患者更换床单法

附 13-1　不能翻身侧卧患者更换床单法（图 13-10）

1．备用物至床旁，向患者做好解释。酌情关好门窗，移开床旁椅，按需要协助患者排便。病情许可时，放平床上支架。

2．一手托起患者头部，另一手取出枕头，放于床尾椅上，松开大单、中单、橡胶中单，横卷成筒式，将污大单卷至肩下。

3．将清洁大单横卷成筒状铺床头，中线对齐，铺好床头大单，然后抬起患者上半身，将各层污单从床头卷至患者臀下，同时将清洁大单拉至臀部。

4．放平患者上半身，抬起臀部，迅速撤出各层污单，将清洁大单拉至床尾，拉平铺好。

5．更换被套、枕套等同上法。

四、背部护理

【目的】

1．清洁皮肤，预防皮肤感染。

2．促进背部皮肤血液循环，活动背部肌肉，减少背部酸痛和预防压疮等并发症。

3．观察患者一般情况，增进护患沟通，满足患者身心需要。

【评估】

1．患者评估

（1）全身状况：患者目前病情、意识状况、活动能力、卧床时间，有无伤口或各种导管等。

（2）局部状况：皮肤的完整性、颜色、温度、质地（柔软度、湿润度、弹性），有无破损、皮疹、水泡或结节，皮肤病灶的部位及分布，皮肤的感觉、皮肤的清洁度等。

（3）心理状态：有无焦虑等心理反应。

（4）健康知识：对疾病和预防压疮重要性的认识。

【计划】

1．护士准备　熟悉背部护理技术及注意事项。着装整洁，剪指甲、洗手。

2．用物准备　浴巾，小毛巾，50% 乙醇，爽身粉，另备热水桶（水温 50 ～ 52℃，可根据患者年龄、季节、生活习惯增减水温），需要时备屏风、清洁衣裤一套、便盆 1 个、便盆巾 1 块。

3．环境准备　病室内无患者进餐或治疗，按季节调节室内温度，拉上窗帘或使用屏风遮挡。

4．患者准备　了解背部护理的目的、方法及注意事项，能主动配合。

【实施】

1．操作流程及行为要求 见表 13-11。

表 13-11　背部护理

操作流程	步骤说明	行为要求
1．核对解释	携用物至床旁，核对床号、姓名，解释背部按摩目的、方法及注意事项。酌情给予便盆	尊重患者，严格查对 耐心解释，患者合作
2．安置卧位	拉上窗帘或使用屏风，将盛有温水的脸盆放于床旁桌或椅上，协助患者取俯卧或侧卧，背向操作者，露出背、臀部，将一半浴巾铺于患者身下，一半盖于患者上半身	动作轻稳，保护隐私
3．清洁背部	将小毛巾裹于手上成手套状，依次擦净患者的颈、肩、背及臀部	认真仔细，注意保暖
4．全背按摩	按摩者斜站于患者右侧，左腿弯曲在前，右腿伸直在后，双手蘸少许 50% 乙醇，从上往下均匀抹在患者背部；再从患者骶尾部开始，以手掌的大小鱼际肌作环形动作沿脊柱两侧边缘向上按摩，至肩部，转向下至腰部，按摩后，手再轻轻滑至臀部尾骨处。此时左腿伸直，右腿弯曲，如此有节奏按摩数次，再用两拇指指腹由骶尾部开始沿脊柱按摩至第七颈椎处（图 13-11）。压力均匀，由轻至重，由重至轻，时间 3 ～ 5min，扑上爽身粉	规范操作，注意省力
5．局部按摩	蘸少许 50% 乙醇，用手掌大小鱼际肌紧贴易受压部位皮肤（或用大拇指指腹），做压力均匀的向心方向按摩，由轻至重，由重至轻，每个部位按摩 3 ～ 5 min。按摩部位包括：枕部、耳廓、肩部、肘部、髂前上棘、膝部、踝部、足跟、趾尖等	
6．安置体位	撤去浴巾，协助患者穿好衣服，并取舒适卧位	感谢合作，健康教育
7．整理记录	整理床单位及用物。按消毒隔离原则处理用物。洗手后记录执行时间及患者状况	规范、及时、准确

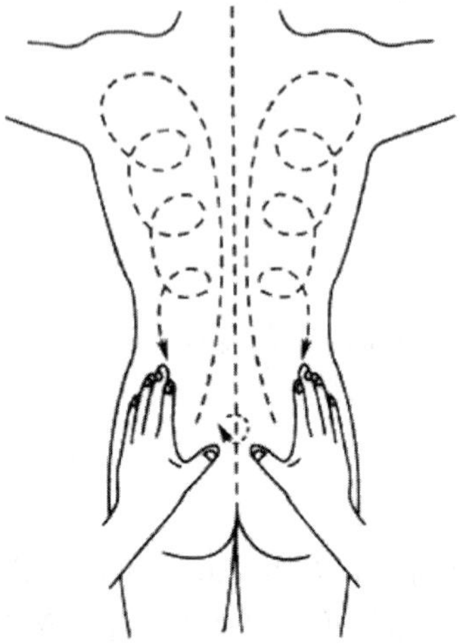

图 13-11　背部按摩

2．注意事项

（1）操作过程中，注意观察患者心率、血压及呼吸情况，如有异常立即停止操作；避免床单沾湿，防止患者受凉。

（2）按摩力度大小适中，要足够刺激肌肉组织，防止过重或过轻。

（3）皮肤有红肿、破损处禁止按摩。

（4）护士在操作中注意省时、省力原则。

3．健康教育　向患者及家属介绍压疮的形成原因、临床表现、预防措施等基本知识，指导他们学会预防压疮的方法。

【评价】

1．患者背部皮肤清洁，酸痛感减轻或消失，感觉舒适。

2．护士操作省力，床单位整洁、美观。

3．护患沟通有效，满足患者身心需要。

第四节 压疮的预防及护理

案例 13-4

患者，男，72岁，因脑溢血已昏迷一周。护士在晨间护理时发现患者尾骶部皮肤发红，除去压力无法恢复原来肤色。

问题与思考：

1．患者出现了什么健康问题？应如何处理？

2．患者为什么会出现此健康问题？应如何预防？

压疮（pressure sores）也称压力性溃疡，是由于局部组织长期受压，导致血液循环障碍，发生持续缺血、缺氧、营养不良而致的组织溃烂和坏死。压疮最早称为褥疮（bedsore），来源于拉丁文“decub”，意为“躺下”。它易使人们误解为“久卧引起的溃疡”。实际上，压疮不仅仅是久卧所致，也可发生于长期坐位，如长期坐轮椅生活的患者。因此，使用“压力性溃疡”一词更准确，它强调了“压力所致”疾病的真正和主要的原因。

压疮是临床上最常见的并发症之一，常见于瘫痪、昏迷、年老体弱、消瘦、大手术后等不能自行更换体位的患者，以及使用石膏绷布、夹板时，衬垫不当的患者。一旦发生压疮，伤口较难愈合，其周期可长达数月甚至数年。轻者给患者带来机体痛苦、心理压力、加重经济负担，重者可因感染导致败血症危及患者的生命。因此，做好皮肤护理，预防压疮发生，是保证护理质量的重要措施之一。

一、压疮发生的原因

（一）力学因素

引起压疮发生的物理力主要有压力、摩擦力、剪切力。一般来说，压疮的发生都是由以上2～3种力的共同作用而引起。

1．压力　是指受力面积所承受的垂直压力。垂直压力作用于皮肤，是导致压疮发生的最重要的原因。局部组织持续承受超过正常组织中毛细血管动脉端的压力（一般为30mmHg）2h以上即可引起组织缺血、缺氧，血管通透性增加、水肿等相继出现，最终导致细胞坏死，产生压疮。单位面积内所受的压力越大，组织发生坏死所需的时间越短。临床常见于瘫痪、昏迷、年老体弱等长期卧床或坐轮椅者，以及石膏绷带、夹板、牵引等矫形器械使用不当患者。

2．摩擦力　患者在床上活动或搬运患者时，皮肤受到床单和衣服表面的逆行阻力摩擦，易损害皮肤的角质层。当皮肤被擦伤后，再受到汗渍、尿液、粪便等浸渍时，增加患者对压疮的易感性。如床褥和坐垫皱褶不平、有渣屑、挪动时拖拉拽患者，使用便器方法不当、翻身方法不正确、半卧位姿势不正确均可产生较大摩擦力，造成皮肤角质层破损，破坏皮肤的完整性。

3．剪切力　剪切力是由两层组织相邻表面间的滑行而产生的进行性的相对移位所引起，是由摩擦力与压力综合而成，与体位有密切的关系。最易发生于半卧位患者的骶尾部。当床头抬高而使身体下滑时，可产生与身体皮肤平行的摩擦力以及和皮肤垂直方向的重力，导致剪切力的产生，是深度压疮形成的主要原因。因此，不能自行变换体位或长期维持半卧位的患者，要避免床头或床尾抬高的角度超过 30°（图 13-12）。

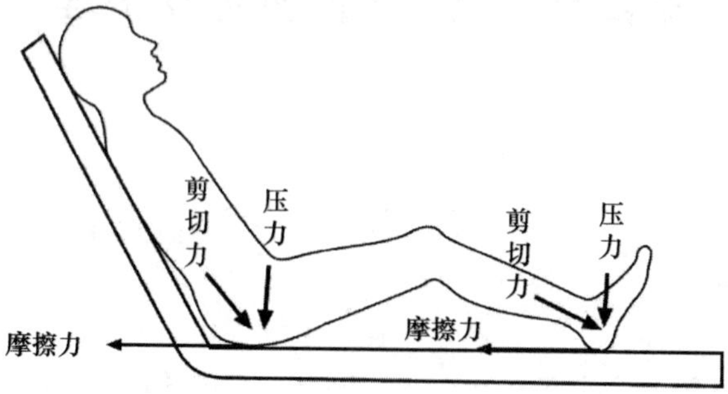

图 13-12 剪切力形成图

（二）理化因素刺激

皮肤经常受潮湿、排泄物或摩擦等理化因素的刺激，如大量出汗、伤口引流液外渗、大小便失禁或床单皱褶、床上碎屑等，使皮肤的表皮角质层酸碱度发生改变或摩擦受损，皮肤组织易破溃或发生继发感染。

（三）全身营养不良或水肿

营养不良是导致压疮的内因。因全身营养障碍，蛋白质合成减少，出现负氮平衡，皮下脂肪减少，肌肉萎缩。一旦受压，骨隆突处皮肤承受外界压力就大，更易引起血液循环障碍，出现压疮。常见于长期发热、年老体弱、水肿、瘫痪及恶病质的患者。

（四）活动受限制的患者

使用石膏绷带、夹板及牵引时，松紧不适，衬垫不当，均可至局部组织血液循环障碍，导致这组织种缺血坏死。

（五）其他因素

老年人皮肤松弛干燥，缺乏弹性，皮下脂肪萎缩、变薄，皮肤易损性增加；体温升高时，机体的代谢率增高，组织细胞对氧的需求增加，使受压局部组织缺氧加重，压疮的易发性提高；情绪异常改变时，患者有应激情绪，精神压抑、消沉、懒散、缺乏自我护理意识者，也易发生压疮。

二、压疮的好发部位

压疮多发生于无肌肉包裹或肌肉层较薄、缺乏脂肪组织保护又经常受压的骨隆突处。好发部位与体位有密切的关系，见图 13-13。

1．仰卧位　好发于枕骨粗隆、肩胛部、肘部、脊椎体隆突处、骶尾部、足跟部等，最常发生于骶尾部。

2．侧卧位　好发于耳郭、面颊、肩峰、肘部、髋部、膝关节的内外侧、内外踝。

3．俯卧位　好发于耳郭、面颊、肩部、女性乳房、肋缘突出部、男性生殖器、髂前上棘、膝部、足趾。

4．坐位　如坐轮椅者好发于坐骨结节、肩胛部、肘部。

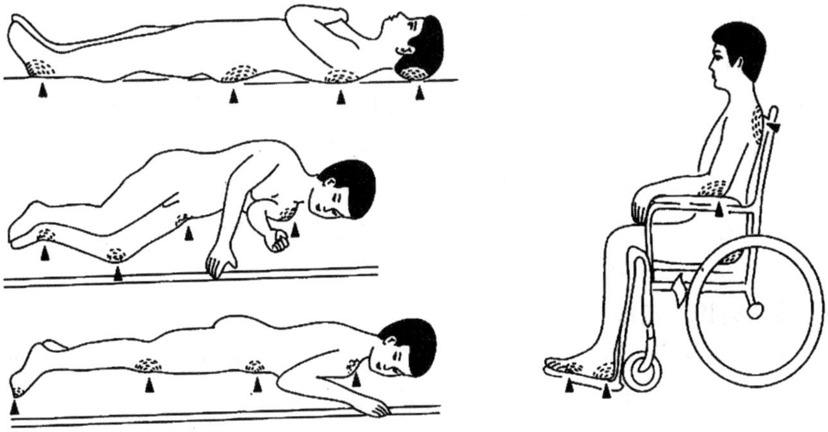

图 13-13　压疮好发部位

三、压疮的预防

（一）护理评估

1．压疮易发人群

（1）神经系统疾病患者：如昏迷、瘫痪者。自主活动能力丧失，长期卧床、大小便失禁等。

（2）老年、体弱患者：其骨隆突处的皮下组织薄，自发性的身体活动较少。

（3）肥胖者：因体重过重，造成骨隆突处较大的压力。

（4）服用镇静剂者：自发性的身体活动减少。

（5）水肿患者：因水肿降低皮肤抵抗力。

（6）营养不良者：消瘦，抵抗力下降。

（7）石膏固定、骨牵引患者：翻身、活动受限。

（8）疼痛患者：为避免疼痛常处于强迫体位，使局部受压过久。

（9）发热患者：体温升高增加了组织耗氧量，另外可致排汗增多，刺激皮肤。

2．危险因素评估　对压疮易发人群，护理人员通过评分的方式，对其发生压疮的危险性进行评估，评分≤ 16 分时，易发生压疮，分数越低，发生压疮的危险性越高，见表 13-12。

表 13-12　压疮危险因素评估表

项目 / 分值	4	3	2	1
精神状态	清醒	淡漠	模糊	昏迷
营养状况	好	一般	差	极差
运动情况	运动自如	轻度受限	重度受限	运动障碍
活动情况	活动自如	扶助行走	依赖轮椅	卧床不起
排泄控制	能控制	尿失禁	大便失禁	二便失禁
循　环	毛细血管再灌注迅速	毛细血管再灌注减慢	轻度水肿	中度至重度水肿
体　温	36.6 ～ 37.2℃	37.2 ～ 37.7℃	37.7 ～ 38.3℃	>38.3℃
使用药物	未使用镇静剂或类固醇	使用镇静剂	使用类固醇	使用镇静剂和类固醇

（二）预防压疮的三级监控制度

1．责任护士的监控　患者入院后，责任护士在 2h 内对患者进行全面的护理体检，根据压疮的评估标准对压疮易发者进行全身情况评估，并制定护理措施。

2．护士长的监控　护士长根据压疮的评估标准，核实责任护士的评估与患者的实际情况是否相符、检查护理措施是否合理、院前压疮的转归情况等，并根据实际情况修订护理措施，使护理措施更合理、有效。并将评估表上报护理部。

3．护理部的监控　护理部在收到压疮评估表24h内，到病区进行访视，核实上报情况是否与访视情况相符；检查护理措施是否合理，对潜在的问题提出有关注意事项，保证压疮护理措施落实到位。对有些因患者自身因素引起（如严重水肿、恶病质或医嘱禁翻身等），虽经精心护理但仍难免要发生的压疮，由责任护士对患者及时进行压疮危险性评估，对符合难免性压疮条件的患者，填报《难免压疮申报表》，经科室护士长审核签字后向护理部书面申请。护理部接到申请后，及时给予核实确认，提出指导性意见。

（三）预防压疮的护理措施

压疮的发生可加重患者病情，给患者带来痛苦。因此，护理人员应通过科学的护理方法，尽量将压疮的发生降到最低程度。对存在易发因素的高危人群，护士要做到七勤：勤观察、勤翻身、勤按摩、勤擦洗、勤更换、勤整理、勤交班。交接班时严格细致地交接局部皮肤情况及护理措施落实情况。

1．避免局部组织长期受压　解除压迫是预防压疮的关键措施，也是治疗压疮的先决条件。

（1）定时翻身：翻身可间歇性解除局部组织承受的压力，是卧床患者预防压疮最简单和有效的方法，应鼓励或协助患者经常更换卧位。翻身间隔时间视患者病情和局部皮肤情况而定，一般每隔2h翻身一次，必要时1h翻身一次。并建立床头翻身卡（表13-13），翻身后记录翻身时间、所取体位及局部皮肤情况。有条件时可使用翻身床。

表13-13　翻身卡

姓名________　床号________

日期/时间	卧位	皮肤情况及备注	执行护士签名

（2）保护骨隆突处和支持身体空隙处：对易发生压疮的患者，体位安置妥当后，可在身体空隙处、骨隆突处和易受压部位垫软垫、海绵垫等，使支撑体重的面积增大，减少单位面积所受压力；有条件时可使用喷气式气垫、交替充气式床垫、翻身床等器具，使患者身体各处受压均匀。对长期坐轮椅的患者，坐骨结节是最容易发生压疮的部位，应每20～30 min移动一次受压部位，协助患者在椅内前倾、后仰、侧斜，或使用电动轮椅自动调节体位。

（3）正确使用石膏绷带、夹板、牵引或其他矫正器械：对使用石膏绷带、夹板和牵引固定患者时，在骨突处应垫衬垫。衬垫应平整、柔软，固定应松紧适宜。注意观察局部和肢端皮肤的颜色、温度的变化情况，重视患者的主诉，如发现石膏绷带过紧或凹凸不平，应立即通知医生，及时调整。

（4）对吸氧管、胃管、尿管、气管切开等保留体内的导管和连接医疗仪器导线的患者受压部位进行观察和保护。

2．避免局部理化因素的刺激

（1）保持皮肤清洁和干燥：对大小便失禁者，每次便后应及时用温水清洗会阴部，并涂凡士林软膏保护皮肤；对排泄物污染的褥单，及时更换清洗，保持床铺清洁、干燥；易出汗部位每日用温水清洁，可用爽身粉保持干燥；伤口若有分泌物，要及时更换敷料；小儿应及时更换尿布；不可让患者直接卧于橡胶单上。

（2）减少摩擦力和剪切力：使用便器时，应选择无破损便器，抬起患者腰骶部，不要强塞硬拉，便器边缘应垫上纸或布垫，以防擦伤皮肤；更换体位或搬运患者时，应抬起患者再移动，避免拖拉推的动作；床铺应保持平整、无皱褶和渣屑；患者平卧需抬起床头时，一般不应高于30°角；取半坐卧位时，应摇高膝下支架，屈膝30°角，防止患者下滑。

3．促进局部皮肤血液循环　对长期卧床的患者，可每日进行全范围的关节运动，维持关节的活动度和肌肉的张力，促进肢体血液循环。定期进行温水擦浴和局部按摩或电动按摩器按摩，用50%乙醇按摩全背或受压处，使皮肤毛细血管扩张，血流加快，改善局部营养，提高皮肤及肌肉组织的韧性和弹性，增加皮肤的抵抗力。

4．增强全身营养　在病情允许的情况下，应给予高热量、高蛋白、高维生素饮食，保持机体正氮平衡，以增强抵抗力及组织修复能力。适当补充矿物质，如口服硫酸锌，促进慢性溃疡的愈合。不能由口进食者，应通过静脉补充营养。

5．健康教育　向患者及家属介绍压疮发生的原因、症状及预防知识，使患者和家属主动参与预防压疮的护理活动。

四、压疮的分期

根据压疮的发展过程和损伤程度的不同，可分为3期。

1．淤血红润期　为压疮初期。局部软组织受压，出现暂时性血液循环障碍。受压部位表现为红、肿、热、麻木或有触痛，解除压力30min后，症状仍存在，肤色无法恢复正常。此期皮肤的完整性尚未破坏，病理改变是可逆的，如及时去除致病原因，则可阻止压疮的发展。

2．炎性浸润期　红肿部位继续受压，血液循环仍旧得不到改善，静脉回流受阻、淤血。表现为局部红肿向外浸润、扩大、变硬，受压部位呈紫红色，皮下有硬结，可出现水泡；水泡表皮松解、破溃，露出潮湿红润的创面，患者有痛感。仅限于表皮和（或）真皮层破损。

3．溃疡期　静脉血液回流严重受阻，局部淤血导致血栓形成，组织缺血、缺氧。表现为：轻者浅层组织感染（称浅度溃疡期），真皮层疮面有黄色渗出液，表面有脓液流出或覆盖，溃疡形成，患者疼痛加重；重者坏死组织发黑（称坏死溃疡期），脓性分泌物增多，有臭味，感染向周边及深部扩展，侵入真皮下层和肌肉层，可深达骨骼，甚至引起败血症，危及患者生命。

知识拓展

NPUAP压疮分期

2007年，美国NPUAP讨论更新了更为详细的压疮分期标准，将压疮分为6期：

1. 可疑深部组织损伤　皮肤完整，深度未知，但由于压力和或剪切力造成皮下软组织受损，皮肤颜色改变，呈紫色或褐红色，或形成充血性水泡，可有疼痛、硬块。在肤色较深部位或深部组织损伤时难以检出，需在完成清创后方能准确分期。

2. Ⅰ期　皮肤完整、发红，与周围皮肤界限清晰，压之不褪色，伴疼痛，皮温较冷或较热，常局限骨隆突处。

3. Ⅱ期　部分真皮层缺损，皮肤表浅溃疡，基底红、无结痂；也可为完整或破溃充血性水泡。

4. Ⅲ期　全层皮肤缺损，但骨骼、肌腱、肌肉尚未暴露，可有潜行或窦道。

5. Ⅳ期　全层皮肤缺损，伴骨骼、肌腱、肌肉外露，局部可有坏死组织或焦痂，常有潜行和窦道。

6. 不明确分期　全层皮肤缺损，但溃疡基底部覆有坏死组织和（或）焦痂。需充分去除坏死组织和焦痂才能确定其深度和分期。

五、压疮的治疗和护理

（一）全身治疗及护理

积极治疗原发病，去除导致压疮的危险因素；增加全身营养，提高患者抵抗力和组织修复能力，在病情许可的情况下增加蛋白质、维生素等的摄入；局部感染明显者应遵医嘱抗感染治疗，预防败血症；加强心理护理和健康教育。

（二）局部治疗及护理

1．淤血红润期　原则是去除危险因素，积极采取各种措施，避免压疮继续发展。

（1）防止局部继续受压，增加翻身次数。

（2）避免摩擦、潮湿等因素的刺激。

（3）保持受压部位皮肤清洁、干燥。

（4）促进局部血液循环，局部可用红外线灯或烤灯照射，也可酌情采用湿热敷。

2．炎性浸润期　原则是保护皮肤，避免感染。继续加强上述措施，同时做好以下护理。

（1）对小水泡减少摩擦，防止破裂。可用无菌厚层敷料包扎，使其自行吸收。

（2）对大水泡，先用0.5% ~ 2%聚维酮碘消毒局部皮肤，再用无菌注射器从水泡的水平最低位穿刺，抽出水泡内液体（不可剪去表皮），并用0.5% ~ 2%聚维酮碘棉签从水泡的水平最高位向下滚动至穿刺处，使水泡内残余的液体顺针眼流出，保持水泡皮肤完整；疮面每日用0.5% ~ 2%聚维酮碘棉签按上述方法涂抹4 ~ 6次，也可用红外线照射每天1 ~ 2次，每次30min，保持疮面干燥，避免疮面再受压。

（3）水泡破裂尚未感染，应消毒创面及其周围皮肤，再用无菌敷料包扎，渗出多时，可配合红外线照射，有消炎、促进血液循环、增强细胞功能等作用，同时可使疮面干燥，减少渗出，有利于组织的再生和修复。

3．溃疡期　原则是解除压迫，清洁创面，祛腐生新，促进创面愈合。继续避免局部受压，保持局部清洁干燥。

（1）疮面处理：根据伤口情况，按外科换药法给予相应处理。疮面感染较轻者可用0.9%氯化钠溶液或1 ：5 000呋喃西林溶液清洗，采用保湿敷料（可选透气性好的透明膜、水胶体、水凝胶等）或用无菌凡士林纱布及敷料包扎，也可采用新鲜鸡蛋内膜、纤维蛋白膜、骨胶原膜等贴于创面，1 ~ 2天更换敷料一次，保持疮面湿润，便于新生的上皮细胞覆盖伤口，使疮口逐渐愈合；对于溃疡较深、引流不畅者，可用3%过氧化氢溶液冲洗，以抑制厌氧菌生长，再外敷抗生素（按细菌培养及药物敏感试验检查结果选用药物）等。

（2）药物治疗：采用敏感抗生素或具有清热解毒、活血化瘀、去腐生肌作用的中药膏剂、散剂进行治疗，如烧伤湿润膏、珍珠散、生肌玉红膏、提毒散、珠红膏、紫草油等，以促进伤口新生血管化，胶原纤维形成，加快蛋白质合成和上皮化，从而加速压疮愈合。对迁延不愈的难治性压疮可用胰岛素溶液进行封闭式外敷。

（3）物理疗法：采用鹅颈烤灯照射疮面，每日1 ~ 2次，每次10 ~ 15min，或用红外线照射每天1 ~ 2次，每次30min，照射后以外科无菌换药法处理疮面。

（4）局部氧疗：可采用局部隔绝空气后进行持续吹氧。其原理是利用纯氧抑制疮面厌氧菌的生长，提高疮面组织供氧，改善局部组织代谢并利用氧气流干燥疮面，形成薄痂，利于愈合。方法：用塑料袋罩住疮面并密封四周，通过一小孔向袋内吹氧，氧流量5 ~ 6L/min，每日2次，每次15 min。治疗完毕，疮面用无菌纱布覆盖或暴露均可。

（5）外科手术治疗：对长期治疗不愈，创面肉芽老化，创缘疤痕组织形成，合并有骨感染或深部窦道形成者，上述治疗不理想时，可采用外科手术治疗，如手术修刮引流、清除坏死组织、植皮修补缺损组织等，以加速压疮愈合，缩短病程，减轻痛苦，提高治愈率。

第五节 晨晚间护理

案例 13-5

患者，女，78岁，因"高血压、冠心病、糖尿病"入院，夜班护士早上6:30给患者测血压时发现，患者口唇干裂，有口臭，眼角有眼屎，头发凌乱油腻伴有异味，床单有皱褶。

问题与思考：

1. 应为患者采取哪些护理措施？
2. 针对患者情况应如何进行健康宣教？

晨晚间护理是根据人们的日常生活习惯为满足患者日常清洁和舒适需要而于晨起或就寝前执行的护理措施。护士应为危重、昏迷、瘫痪、高热、大手术后或年老体弱的患者于晨间及晚间进行相应的清洁卫生护理，轻患者可在护士指导或协助下进行相应的自我清洁卫生。

一、晨间护理

晨间护理一般于清晨诊疗工作前完成。经过一整夜的睡眠，患者需要通过清洁护理，使其身心舒适，预防压疮等并发症的发生。护士通过晨间护理可以观察和了解病情，为诊断、治疗和调整护理计划提供依据。

【目的】

1．使患者清洁、舒适，促进身体受压部位的血液循环，预防压疮、坠积性肺炎等并发症的发生。
2．保持病室及病床的整洁、舒适、美观。
3．观察、了解病情，为诊断、治疗和护理计划的制订提供依据。
4．进行心理护理及卫生宣传，满足患者的身心需要。

【内容】

1．对于能离床活动、病情较轻的患者，鼓励其自行排便，洗漱，包括刷牙、漱口、洗脸、梳头。通过离床活动使全身的肌肉、关节得到一定的锻炼，同时可增强患者康复的自信心。护士可用消毒毛巾进行湿式扫床，根据清洁程度更换床单，整理好床单。

2．对于病情较重、不能离床活动的患者，如危重、高热、昏迷、瘫痪、大手术后或年老体弱者，护士应协助完成晨间护理，其内容包括：

（1）问候患者，协助患者排便，帮助其刷牙、洗脸，病情严重者给予特殊口腔护理、洗脸、洗手、梳发，协助翻身并检查全身皮肤有无受压变红，用湿热毛巾擦洗背部，并用50%乙醇按摩骨隆突处皮肤。

（2）按需更换衣服、床单，整理好床铺。

（3）与患者交流，了解一夜睡眠情况及有无病情变化，给予必要的心理护理，鼓励患者早日康复。

（4）根据室温适当开窗通风，保持病室内空气清新。

二、晚间护理

晚间护理一般于患者就寝前进行，可促进患者清洁、舒适，利于睡眠。

【目的】

1．保持病室安静、病床整洁、空气流通，使患者清洁、舒适，易于入睡。

2．观察病情，了解患者心理需求，做好身心护理，预防并发症的发生。

【内容】

1．协助能离床活动病情较轻的患者排便、刷牙、漱口。病情较重患者给予特殊口腔护理，帮助其洗脸、洗手，擦洗背、臀，热水泡脚，女患者给予会阴冲洗；检查全身皮肤受压情况，按摩背部及骨隆突部位，根据情况更换衣服和床单，安置舒适卧位，做好护理记录。根据情况更换衣服和床单，整理好床铺，协助排便。

2．保持病室安静，保持空气流通，减少噪声，调节光亮及室温，根据情况增减盖被或毛毯，为患者创造良好的睡眠环境。

3．指导患者养成良好的睡眠习惯，如按时就寝，晚餐不宜过饱，睡前不宜多饮水、喝浓茶、咖啡等。

4．夜班护士在执行各种护理操作时，动作应轻柔；巡视病房时，开关门要轻。

5．了解患者睡眠情况，注意观察病情。对于睡眠不佳的患者应按失眠给予护理。

附 13-2　便器使用法

当患者不能去厕所排便，需在床上排便时，需使用便器。

（一）便盆

便盆有搪瓷、塑料和金属三种，使用方法如下：

1．便器必须清洁，气候寒冷时应先用热水冲洗（使之温热，盆内留少量水，使排便后易清洗，并可减少气味），将便盆外面擦干，盖上便盆巾携至床旁备用。禁止使用脱瓷便盆，以免损伤患者的皮肤。

2．协助患者脱裤，能配合的患者，嘱其抬起背部，屈膝，双脚向下蹬在床上，同时抬高臀部，护士一手抬起患者臀部，另一手将便盆置于臀下；如患者不能配合，应先将患者转向一侧，把便盆对着患者臀部，护士一手紧按便盆，另一手帮助患者回转身至便盆上（图 13-14）。病情允许时，可抬高床头，以减少患者背部疲劳。

3．女患者可用手纸折成长方形，放于耻骨联合上方，以防尿液溅出污染被褥。给男患者递便盆时，应同时递给尿壶。

4．将手纸及信号灯开关放在近旁易取处，护士可离开在门外等候片刻。

5．排便完毕，放平床头，嘱患者双脚蹬床，抬起臀部，擦净肛门、取出便盆。协助患者穿裤，整理病床。必要时需观察排泄物性状、颜色、量及异常情况，留取标本送验，做好记录

6．及时倒掉排泄物，用冷水洗净便器（热水清洗，可使蛋白质凝固，不易洗净便器），放回原处，协助患者洗手，开窗通风。

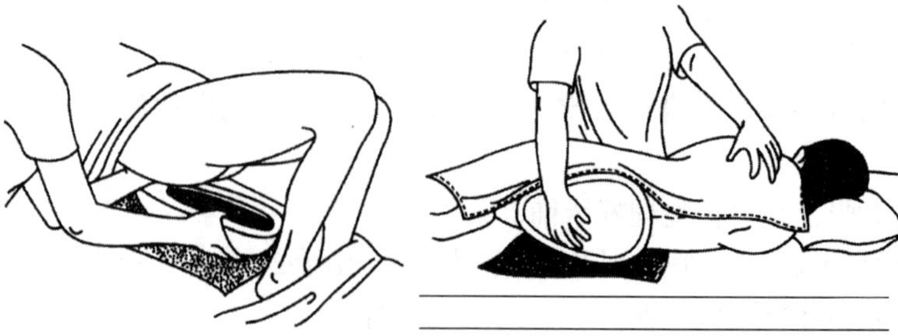

图 13-14　给便器法

（二）尿壶

尿壶有搪瓷和塑料两种，专为卧床男患者准备（女患者可用广口女式尿壶）（图 13-15、图 13-16），使用方法如下：

1．能自行排尿者，向其交代使用方法，取出尿壶时，将壶颈向上倾斜，以防尿液溅出污染床单。

2．排尿后根据需要观察尿液情况，测量尿量，并记录在记录单上。使用后的尿壶处理与便盆相同。

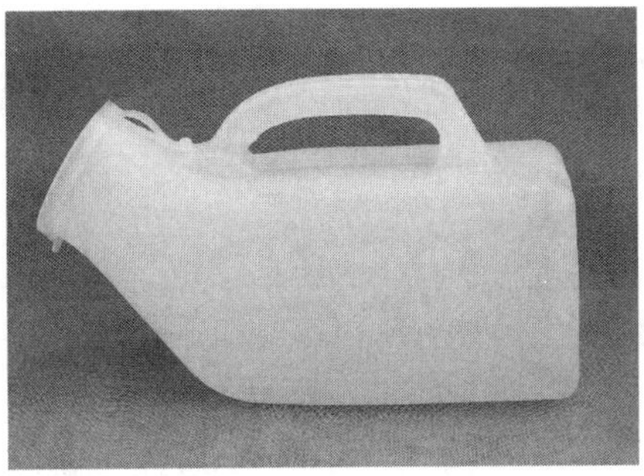

图 13-15　男式尿壶

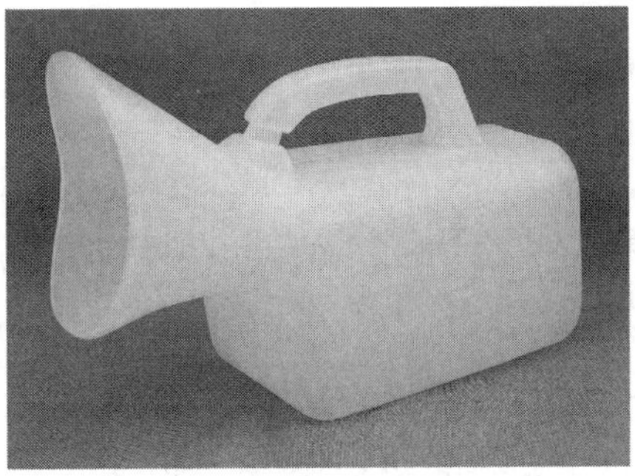

图 13-16　女式尿壶

本章小结

清洁卫生的目的是为了满足人体清洁的基本需要。护理人员应从各方面评估患者，了解患者对清洁卫生知识的掌握程度、清洁卫生的习惯及方法，并根据患者个人的自理能力来协助或指导患者及家属完成有关身体清洁卫生的活动。

本章的重点：口腔护理技术、压疮的概念、发生原因、分期、预防、治疗及护理；难点：压疮的治疗。

思考题

1．简述如何预防压疮的发生。

2．张老太太，因脑血管意外卧床 1 个月，近日骶尾部有破溃，请问属于压疮的哪一期？如何处理？

3．吴先生，65 岁，因股骨颈骨折卧床 2 周，护士在为其床上擦浴时，发现其面色苍白，出冷汗，呼吸急促，护士应怎么做？

4．为昏迷患者做口腔护理时，应注意什么？

（唐英姿）

第十四章　生命体征的观察与护理

学习目标

通过本章内容的学习，学生应能：

识记：

1．叙述体温、脉搏、呼吸、血压的正常值及其生理变化。

2．说出体温过高或过低及脉搏、呼吸、血压异常的护理。

3．描述缺氧的分类和缺氧程度的评估。

4．简述吸痰法和氧气吸入疗法的目的、适应证及种类。

理解：

1．能解释下列概念：

体温过高、体温过低、稽留热、弛张热、间歇热、速脉、缓脉、间歇脉、脉搏短绌、呼吸过速、呼吸过缓、潮式呼吸、间断呼吸、深度呼吸、吸痰法、氧气吸入法。

2．识别体温、脉搏、呼吸、血压的异常变化。

3．分析、判断吸痰、吸氧的效果，处理吸痰、吸氧中常见的问题。

应用：

1．以严谨、求实的态度按程序正确测量和记录体温、脉搏、呼吸、血压。

2．进行有效的沟通，按护理程序实施吸痰、吸氧的操作。

生命体征（vital sign）是机体内在活动的一种客观反映，是衡量机体身心状况的可靠指标，包括体温、脉搏、呼吸及血压。正常状态下，生命体征受大脑皮质的控制，在一定范围内维持相对稳定。生命体征能反映身心的微小变化，护理人员通过对生命体征的观察，可以了解机体重要脏器的功能活动情况，了解疾病的发生、发展及转归，为预防、诊断、治疗及护理提供依据。因此，掌握生命体征的观察与护理是护理工作中非常重要的内容之一。

第一节　体温的评估及护理

案例 14-1

患者，男，38 岁，持续高热 1 周，体温持续在 39.2 ~ 40.0℃，以发热待查于 9：15 分收入院。查体：T 40℃，P 114 次 / 分，R 28 次 / 分，BP 110/80mmHg，神志清楚，面色潮红，口唇干裂，食欲差。10：15 给予退热剂后，体温降至 38.2℃，14：20 体温又升至 39.5℃。

案例 14-1

问题与思考：

1. 体温的正常值范围是多少？
2. 患者入院时的发热程度及其发热热型是什么？
3. 针对患者情况应采取什么护理措施？又如何观察、测量体温？

一、正常体温及生理变化

体温（body temperature）也称体核温度（core temperature），是指身体内部（胸腔、腹腔及中枢神经）的温度，其特点是相对稳定且较皮肤温度高。皮肤温度也称体表温度（shell temperature），可随环境温度和衣着厚薄的变化而变化，且低于体核温度。生理学上的体温系指平均体核温度。但由于体核温度不易测量，临床上通常用腋窝温度、口腔温度、直肠温度来代表体温。体温以℃（摄氏度）或℉（华氏度）表示，两者换算公式为：

$$℃ = (℉ - 32) \times 5/9$$

$$℉ = ℃ \times 9/5 + 32$$

（一）体温的形成

体温是由营养物质糖、脂肪、蛋白质氧化分解而产生的。三大营养物质通过氧化释放能量，50% 以上转化为热能，以维持体温，并不断地散发到体外，其余的能量贮存于三磷腺苷（ATP）内，供机体利用，最终仍转化为热能散发到体外。

（二）机体的产热与散热

1．产热过程　机体的产热过程是细胞新陈代谢的过程。人体以化学方式产热，主要的产热器官是肝和骨骼肌。进食、寒战、运动、强烈的情绪反应等都能使产热增加。因此，要避免在此时测量体温。

2．散热过程　人体以物理方式散热，散热方式有辐射、传导、对流和蒸发四种。人体主要的散热器官是皮肤，占总散热量的 70%；呼吸散热占 29%；排泄也可以散发部分热量。

（1）辐射：指热由一个物体表面通过电磁波的形式传至另一个与它不接触物体表面的一种方式。它是人体安静状态下处于气温较低环境中的主要散热方式。辐射散热量的多少取决于皮肤与周围环境的温度差、机体的有效辐射面积以及衣着情况等。温差值越大或有效辐射面积越大、衣着越单薄，则散热量越多。

（2）传导：指通过直接接触使热由一物体传至另一温度较低的物体或在同一物体内由分子传递，使热由温度较高部位传至温度较低部位的一种散热方式。传导散热取决于物体的导热性能、接触面积、温差大小等。由于水的导热性能好，临床上常用的冰袋、冰帽为高热患者进行物理降温，就是利用传导散热的原理。

（3）对流：指通过气体或液体的流动来交换热量的一种散热方式，它是传导散热的一种特殊形式。对流散热取决于气体或液体的流动速度、温差的大小。

（4）蒸发：指物质由液态转变为气态，同时带走大量热量的一种散热方式。在高温环境中，蒸发是主要的散热方式。蒸发有不感蒸发（不显汗）、发汗两种形式。不感蒸发占一定比例，成年人 24h 的不感蒸发量一般为 1 000ml，其中通过皮肤蒸发为 600 ~ 800ml。临床上对高热患者采用乙醇擦浴方法，就是利用乙醇蒸发散热的原理。

机体以不同方式散热的比例，随环境的温、湿度和身体状况而改变。血管舒缩、呼吸、出汗、寒战等均与产热和散热有关。当外界温度低于人体皮肤温度时，机体大部分热量可通过辐射、传导、对流和部分蒸发的方式散热；当外界温度等于或高于人体皮肤温度时，蒸发就成为人体唯一的散热方式。

（三）体温的调节

体温的调节分为生理性（自主性）调节和行为性调节两类。

1．生理性体温调节　是在下丘脑体温调节中枢控制下，机体受内外环境温度刺激，通过一系列生理反应，调节机体产热和散热，使体温保持相对恒定状态。如血管的舒缩、骨骼肌运动及汗腺分泌等。

2．行为性体温调节　是人类有意识的行为活动，通过机体在不同环境中的姿势和行为的改变而达到调节体温的目的。如增减衣服、增减机体活动量、开关门窗或使用冷暖空气调节器等。

行为性体温调节是以生理性体温调节为基础，是对生理性体温调节的补充。通常意义上的体温调节是指生理性体温调节。

（四）正常体温及其生理变化

1．正常体温　由于体核温度不易测量，临床上常以口腔、直肠、腋窝处的温度来代替体温。直肠温度最接近体核温度，但日常工作中测量口腔、腋窝温度更为常见、方便。健康成人不同部位的正常体温的范围见表 14-1。

表 14-1　成人温度平均值及正常范围

部位	平均值	正常范围
肛温	37.5℃	36.5 ～ 37.7℃
口温	37.0℃	36.3 ～ 37.2℃
腋温	36.5℃	36.0 ～ 37.0℃

2．生理变化　体温可随年龄、性别、活动、昼夜和药物等因素的影响而出现生理性变化，波动范围一般不超过 0.5 ～ 1.0℃。

（1）年龄：婴幼儿、儿童、青少年因代谢率较高而体温略高于成年人；新生儿尤其是早产儿，由于体温调节功能尚未发育完善，调节功能差，容易受环境温度的影响而变化，故对新生儿、早产儿应做好防寒保暖措施；老年人体温略低于成年人，与其基础代谢率降低、活动减少有关。

（2）性别：成年女性比男性体温平均高 0.3℃。女性的基础体温随月经周期而出现规律性变化，在排卵前体温较低，排卵日最低，排卵后体温升高 0.2 ～ 0.3℃，这与体内的孕激素水平周期性分泌有关，孕激素具有升高体温的作用。

（3）活动：运动可使骨骼肌紧张收缩，产热增加，导致体温升高。因此，临床上测量体温应在患者安静的状态下测量。

（4）昼夜：正常人体温在 24h 内呈周期性波动，一般清晨 2 ～ 6 时最低，下午 13 ～ 18 时最高，这种昼夜周期性波动称为昼夜节律。

（5）药物：麻醉药物可抑制体温调节中枢或影响传入路径的活动，并能扩张血管增加散热，降低机体对寒冷环境的适应能力。因此，对麻醉手术患者在术中、术后应注意保暖。

此外，情绪激动、紧张、进食、环境温度的变化等都会对体温产生影响。

二、异常体温的观察与护理

（一）体温过高

1．定义　体温过高是指个体的体温升高至其正常范围以上的状态，又称病理性体温升高。

分为调节性体温升高和非调节性体温升高，前者称为发热，后者称为过热。

发热是指机体在致热原的作用下，使下丘脑体温调节中枢的调定点上移而引起调节性体温升高，机体产热增加而散热减少，导致体温升高超过正常范围。发热可根据致热原的性质和来源不同，分为感染性发热和非感染性发热。感染性发热较多见，主要由病原体引起；非感染性发热包括无菌性坏死性物质的吸收引起的吸收热、变态反应性发热等。

过热是指调定点并未发生上移，而是体温调节障碍（如体温调节中枢损伤），或散热障碍（如高温环境所致的中暑）及产热器官功能异常（如甲状腺功能亢进）等，体温调节不能将体温控制在与调定点相适应的水平上，为被动性体温升高。

2．发热程度　以口腔温度为例，发热程度可分为：

低热：37.5 ~ 37.9℃。

中等热：38.0 ~ 38.9℃。

高热：39.0 ~ 40.9℃。

超高热：41℃或以上。

3．发热过程及临床表现

（1）体温上升期：此期特点是产热大于散热，体温升高。主要表现为皮肤苍白、干燥无汗、畏寒甚至寒战。体温上升有两种形式，一种是体温在数小时内突然上升至 39 ~ 40℃称为骤升，临床上常见于肺炎链球菌肺炎、疟疾等；另一种是体温逐渐上升，在数日内达高峰称为渐升，临床上常见于伤寒等。

（2）高热持续期：此期特点是体温上升达高峰后保持一段时间，即产热和散热在较高水平上趋于平衡。主要表现为皮肤潮红、灼热、口唇干燥、头痛、头晕、全身不适、软弱无力、呼吸和脉搏加快，甚至出现谵妄、昏迷。

（3）体温下降期：此期特点是散热大于产热，体温逐渐恢复至正常。主要表现为大量出汗、皮肤潮湿。体温下降通常有两种方式：一种是体温在数小时内降至正常称为骤降，如疟疾；另一种是体温在数天内降至正常，如伤寒、风湿热。体温骤降者由于大量出汗，丢失体液过多，容易出现脉搏细速、四肢厥冷、血压下降等虚脱或休克现象，护理中应加强观察。

4．热型　将体温绘制在体温单上，互相连接，所构成的不同形状的体温曲线称为热型（fever type）。某些发热性疾病具有独特的热型，通过观察有助于疾病的诊断。临床上常见的热型见图 14-1。

（1）稽留热（continuous fever）：体温持续在 39 ~ 40℃，达数天或数周，24h 波动范围不超过 1℃。常见于肺炎链球菌肺炎、伤寒等。

（2）弛张热（remittent fever）：体温常在 39℃以上，波动幅度大，24h 内波动范围超过 1℃，但最低体温仍高于正常水平。常见于败血症、风湿热、化脓性感染等。

（3）间歇热（intermittent fever）：体温骤然升高至 39℃以上，持续数小时或更长时间，然后又迅速下降至正常或正常以下，间隔数小时或数日不发热，经过一个间歇，体温又升高，并反复发作，即高热期和无热期交替有规律出现。常见于疟疾等。

（4）不规则热（irregular fever）：是一种常见热型，体温变化无规律，且持续时间不定。常见于流行性感冒，肿瘤患者发热等。

5．体温过高患者的护理

（1）观察：加强病情观察，定时测体温。一般每日测体温 4 次，高热时应每 4h 测量一次，待体温恢复正常 3 天后，改为每日测量 2 次。同时观察患者面色、脉搏、血压、呼吸、发热类型、发热程度、临床表现、伴随症状及治疗效果等；小儿高热时易出现惊厥，应密切观察，如有异常应及时报告医生。

（2）降温：发热是机体的一种防御机制，对于原因不明的发热者，若体温不太高，可不急于解热，以免延误诊断。对于高热或持续发热患者，则应在治疗原发病的同时，采取适当降温措

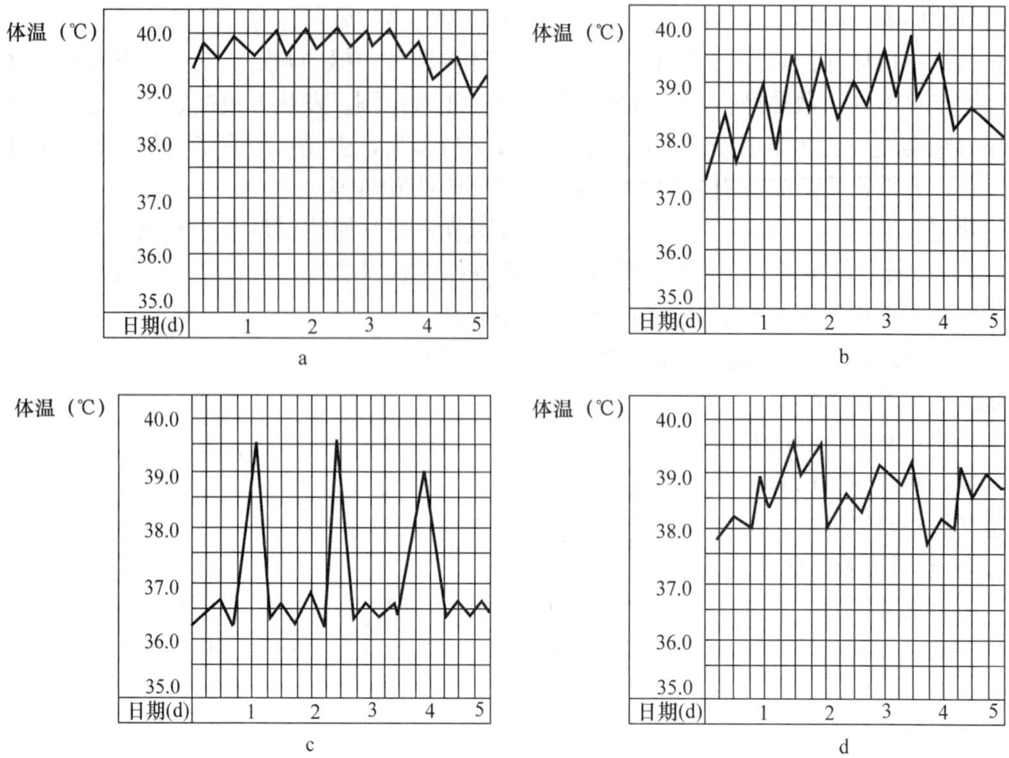

a. 稽留热；b. 弛张热；c. 间歇热；d. 不规则热

图 14-1　发热常见类型

施。一般体温在 39℃以下可通过提供适宜的环境如加强通风、调整盖被、限制活动等增加患者舒适感；体温在 39℃以上常采用物理或药物降温。药物降温是指按医嘱应用退热药，通过调节体温中枢，减少产热，加速散热而达到降温的目的。使用时应注意药物剂量，尤其对年老体弱及心血管疾病者应防止出现虚脱或休克现象；物理降温有局部和全身冷疗两种方法（具体方法和注意事项见第十五章冷热疗法）。实施降温措施 30min 后应注意监测体温并记录。

（3）补充营养和水分：给予高蛋白、高热量、高维生素、易消化的流质或半流质食物。注意食物的色、香、味，鼓励少量多餐，以补充高热的消耗，提高机体的抵抗力。鼓励患者多饮水，每日 2 500 ～ 3 000ml，以补充高热消耗的大量水分。必要时应按医嘱静脉输液或鼻饲补充营养和水分。

（4）加强基础护理，保持清洁与舒适：①做好口腔护理，发热时由于唾液分泌减少，口腔黏膜干燥，且抵抗力下降，病原体易于生长繁殖，出现口腔感染。因此，应在晨起、餐后、睡前协助患者漱口，保持口腔清洁。②加强皮肤护理，退热期患者大量出汗，应随时擦干汗液，及时更换衣服和床单，防止受凉，保持皮肤干燥清洁。对于长期持续高热卧床者，应协助其翻身，防止压疮的发生。③卧床休息，高热时，新陈代谢增快，进食量少，消耗增加，患者大多体质虚弱，因此应卧床休息，以减少能量的消耗，有利于机体的康复；低热者可酌情减少活动。

（5）注意安全：高热患者可出现躁动不安、谵妄，应防止坠床、舌咬伤，必要时加床档或用约束带。

（6）心理护理及健康教育：发热的不同时期，会出现不同临床症状，患者产生紧张、不安、恐惧等心理反应。应经常巡视患者，耐心解答各种问题，使患者对体温的变化和伴随症状有充分的了解，缓解其紧张情绪。

（二）体温过低

1．定义　体温在 35℃以下称为体温过低（hypothermia）。各种原因导致机体散热过多、产热减少、体温调节中枢受损或发育不完善而引起。常见于环境温度过低、重度营养不良、极度衰竭、颅脑外伤、脊髓受损、药物中毒、重症疾病、早产儿等。

2．体温过低的程度

轻度：32 ~ 35℃。

中度：30 ~ 32℃。

重度：< 30℃，可出现瞳孔散大，对光反射消失。

致死温度：23 ~ 25℃。

3．临床表现　皮肤发凉、苍白、口唇耳垂青紫、寒战、心跳呼吸减慢、血压降低、尿量减少、意识障碍，甚至昏迷。

4．体温过低患者的护理

（1）环境：提供合适的环境温度，维持室温在 24 ~ 26℃。

（2）保暖：给予棉被、电热毯、热水袋，增添衣物等，防止体热散失，给予热饮料，提高机体温度。新生儿置恒温箱内。

（3）观察：加强生命体征的监测，每小时测量 1 次肛温，直至体温恢复到正常且稳定，同时注意病情变化。

（4）去除病因：去除引起体温过低的原因，使体温恢复正常。

（5）健康教育：教会患者避免引起体温过低的因素，如营养不良、衣着过少、保暖设施不足等。

三、体温的测量

（一）体温计的种类

1．水银体温计（mercury thermometer）又称玻璃体温计，分口表、肛表、腋表三种（图 14-2）。它是一根外带有刻度的真空毛细玻璃管，口表和肛表的玻璃管呈三菱柱状，腋表玻璃管呈扁平状。玻璃管一端装有水银，口表和腋表的水银端较细长，有助于测温时扩大接触面；肛表的水银端较粗短，可防止插入肛门时折断或损伤黏膜。体温计毛细管和水银端之间有一凹槽，使水银遇热膨胀后不能自动回缩，从而保证体温测试值的准确性。

体温计有摄氏体温计和华氏体温计两种。摄氏体温计的刻度是 35 ~ 42℃，每 1℃之间分成 10 小格，每小格为 0.1℃，在 0.5℃和整数℃的刻度处用较粗的线标记。在 37℃刻度处则以红线表示。华氏体温计刻度为 94 ~ 108 ℉，每 2 ℉之间分成 10 格，每小格 0.2 ℉（图 14-3）。

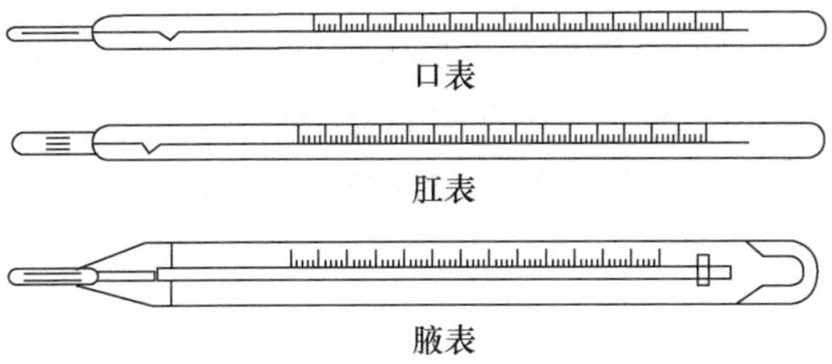

图 14-2　水银体温计

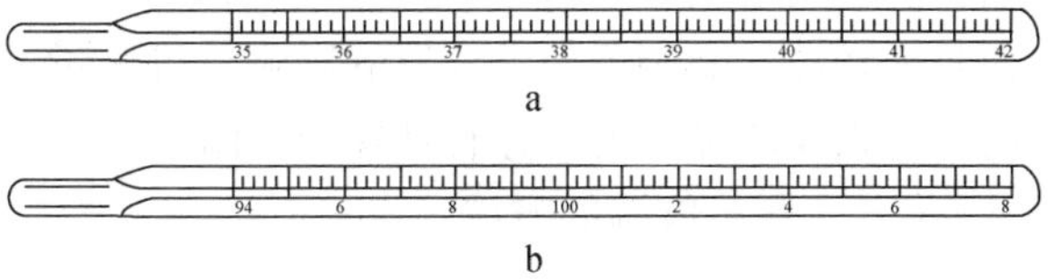

a. 摄氏体温计；b. 华氏体温计

图 14-3　摄氏和华氏体温计

2．电子体温计（electronic thermometer）采用电子感温探头测温，测温准确且灵敏度高，直接由数字显示测得的温度。分为集体用电子体温计和个人用电子体温计两种（图 14-4）。集体用电子体温计测量时，先开启电源键，等显示屏上出现“L℃”符号，再将探头插入一次性塑料护套中放于测温部位（外耳道），当电子蜂鸣器发出蜂鸣声并持续 3s 后，可读得所测体温值。外套使用后丢弃与医用垃圾桶内，防止交叉感染；个人用电子体温计，其形状如钢笔，操作简单，方

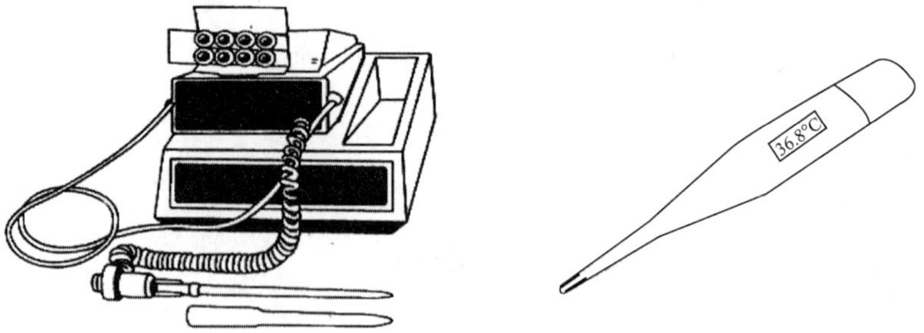

a　　　　　　　　　　b

a. 集体用电子体温计；b. 个人用电子体温计

图 14-4　电子体温计

便易携带。

3．可弃式体温计（disposable thermometer）是一含有对热敏感的化学指示点薄片，为一次性使用的体温计。测温时点薄片随机体的温度而变色，当颜色点从白色变成蓝色，最后的蓝点位置即为所测温度（图 14-5），可用于测量口温、腋温。

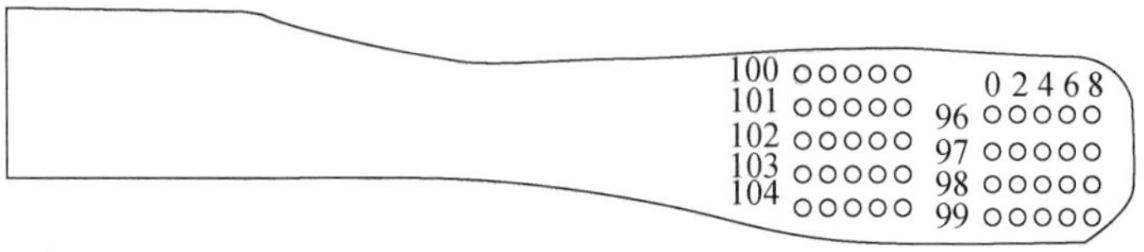

图 14-5　可弃式体温计

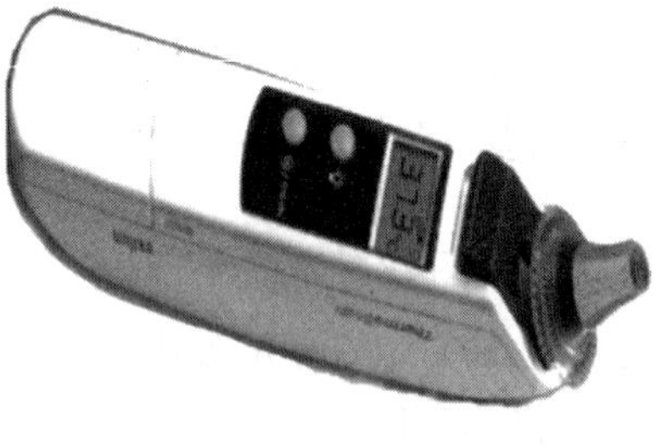

图 14-6　红外线耳温计

4．感温胶片（temperature sensitive tape）为对温度敏感的胶片，可贴在前额或腹部，根据胶片颜色改变，了解体温的变化，不能显示具体的温度数值，只能用于判断体温是否在正常范围，适用于新生儿和幼儿。

5．红外体温监测仪　采用红外测温原理及微处理器技术，通过专门设计的红外光学系统及高灵敏度的红外探测器，检测人体某一部位表面的热辐射，通过光电转换，取得相应的电信号；由微处理器对相应的电信号进行分析处理，即可测得人体的相应部位的表面温度。红外体温监测仪能完成上述功能，并直接显示出温度数值，从而达到非接触测量人体温度的目的。其特点是具有高精确性、快速性（一般不超过 1s）和非接触性，能避免外界环境的影响，可测量额部、手心、脸、耳等部位的温度，适合于各种环境下的人体体温检测。分有红外线耳温计（图 14-6）、红外线颞温枪、红外线额温枪等。

（二）测量体温的方法

【目的】

1．判断体温有无异常，动态监测体温变化，判断热型。

2．协助诊断，为预防、治疗、康复、护理提供依据。

【评估】

1．患者评估

（1）全身情况：患者年龄、目前病情、意识状态、治疗情况。

（2）局部情况：测量部位的皮肤、黏膜情况。

（3）心理状态：有无紧张、焦虑等情绪，患者合作程度。

（4）健康知识：对疾病及测量体温的认知程度。

【计划】

1．护士准备　洗手，熟悉测量体温的方法，向患者解释测量体温的目的及注意事项。

2．用物准备　治疗盘内备已消毒的体温计（检查是否完好、水银柱是否在 35℃以下）、消毒液浸湿的纱布、弯盘（内垫纱布）、秒表、记录本、笔。若测肛温，另备润滑油、棉签、卫生纸。

3．环境准备　整洁安静，温、湿度适宜，光线充足。

4．患者准备

（1）了解体温测量的目的、方法、注意事项及配合要点。

（2）体位舒适，情绪稳定。

（3）测体温前 30min 内，无运动、进食、饮冷热饮料、冷热敷、洗澡、坐浴、灌肠等活动。

【实施】

1．操作流程及行为要求　见表 14-2。

表 14-2　体温测量方法

操作流程	步骤说明	行为要求
1．核对解释	携用物至床边，核对患者床号、姓名，解释测量体温的目的及配合方法，取得患者合作	严格查对，尊重患者 耐心解释，患者配合
2．测量体温	根据患者情况选择适当的测温方法 ◆测口温（图 14-7a）：将口表水银端斜放于患者一侧舌下热窝（舌系带两侧，左右各一），嘱患者闭紧口唇、不说话，勿用牙咬体温计。测温 3min ◆测腋温（图 14-7b）：擦干腋窝汗液，将腋表紧贴皮肤，水银端放于腋窝深处，嘱患者屈臂过胸夹紧体温计，测温 10min。适用于不能测口温者 ◆测肛温（图 14-7c）：患者取侧卧位、俯卧位或仰卧屈膝位，露出臀部，润滑肛表水银端，将水银端插入肛门 3 ～ 4cm，测温 3min。为婴幼儿测温时，操作者应固定体温表，防止掉落或插入过深	操作规范，安全有效
3．取表检视	取出体温计用纱布擦净，检视读数，若与病情不符应重测	结果准确，记录及时
4．记录整理	将体温值记录在记录本上，协助患者穿衣或裤，取舒适体位，向患者解释结果	健康教育，感谢合作
5．消毒备用	将体温计消毒后备用	严格消毒
6．及时绘制	将体温值按要求绘制到体温单上	规范绘制

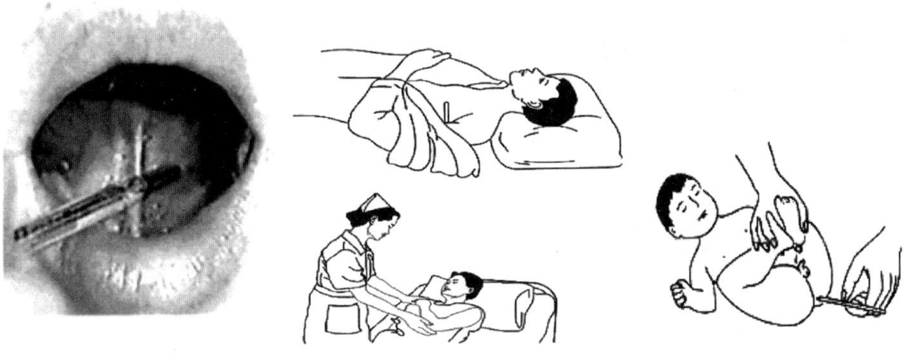

a　　b　　c

a. 口温测量法；b. 腋温测量法；c. 肛温测量法

图 14-7　体温测量方法

2．注意事项

（1）测量体温前，应清点体温计的数量，并检查体温计是否完好、水银柱是否在 35℃以下；甩动体温计时要用腕部力量，勿触及他物，以防撞碎；切忌将体温计放入热水中清洗或放在沸水中煮，以防爆裂。

（2）根据病情选择合适的测温方法：婴幼儿，昏迷、精神异常、口腔疾患、口鼻手术、张口呼吸者禁忌测口温；直肠或肛门疾患及手术、腹泻、心肌梗死患者不宜测肛温；腋下有创伤、手术、炎症，腋下出汗较多，肩关节受伤或消瘦夹不紧体温计者不宜测腋温。

（3）运动、进食、冷热饮或面颊部冷热敷、坐浴或灌肠后，应间隔 30min 再测量。

（4）为婴幼儿、危重病患者、躁动者测温时，应有专人守护，以防发生意外。

（5）测口温时，嘱患者勿用牙咬体温计，若不慎咬破应立即清除玻璃碎屑，以免损伤唇、舌、口腔、食管、胃肠道黏膜；宜口服蛋清或牛奶，以延缓汞的吸收；若病情允许，可服粗纤维食物，以加速汞的排出。

（6）如发现体温与病情不相符合，应守在患者身旁重新测量，必要时可同时测口温和肛温作对照。

3．健康教育

（1）向患者及家属解释体温测量的重要性。

（2）指导正确测量体温，介绍体温的正常值及测量过程中的注意事项。

（3）教会患者及家属对体温的动态观察，进行体温过高、过低的护理指导，增强自我护理能力。

【评价】

1．患者理解测量体温的目的，愿意配合。

2．患者了解体温的相关知识。

3．测量结果准确。

4．测量过程中患者安全、舒适。

（三）体温计的清洁、消毒和检查法

1．体温计的清洁、消毒　为防止交叉感染，使用过的体温计应进行消毒处理。

（1）水银体温计消毒：将使用过的体温计放入盛有消毒液的容器中浸泡 5min 后取出清水冲洗，用离心机或腕力将体温计的水银甩至 35℃以下，再放入另一消毒液容器中浸泡 30min，取出后用冷开水冲洗，擦干，放入清洁容器中备用。消毒液每日更换，容器、离心机每周消毒两次，口表、腋表、肛表应分别消毒存放。可选用的消毒液有 75% 乙醇溶液、1% 过氧乙酸溶液、0.5% 聚维酮碘溶液等。

（2）电子体温计消毒法：消毒电子感温探头部分，消毒方法应根据制作材料的性质选用不同的消毒方法，如浸泡、熏蒸等。

2．水银体温计的检查　在新体温计使用前或体温计使用中，应定期检查以保持其准确性。将全部体温计的水银甩至 35℃以下，于同一时间放入已测好温度的 36 ~ 40℃水中，3 min 后取出检视，凡误差在 0.2℃以上、玻璃管有裂痕、水银自行下降者则不能使用。将合格的体温计用纱布擦干，放入清洁容器中备用。

第二节　脉搏的评估及护理

案例 14-2

患者，女，31 岁。因“活动后心悸、气促 6 年余，加重伴咳嗽一周”而收住入院。查体：二尖瓣面容，颈静脉稍充盈，心前区浊音界向左扩大。心率 124 次 / 分，心律绝对不齐，心尖区可闻 3/6 级收缩期吹风样杂音及舒张中晚期隆隆样杂音，P_2 亢进。其他瓣膜听诊区未闻及杂音。心脏 B 超提示：风湿性心脏病，二尖瓣重度狭窄伴中度返流，三尖瓣少量返流，左房血流淤滞，二尖瓣口面积 0.9cm^2。心电图：快速房颤，右室增大。

问题与思考：

1. 脉搏、心率的正常值范围是多少？
2. 房颤患者的脉搏具有什么特征？
3. 如何测量、记录房颤患者的脉搏？

在每个心动周期中，随着心脏的节律性收缩和舒张，动脉内的压力和容积发生周期性的变化，引起动脉管壁产生有节律的搏动，称为动脉脉搏（arterial pulse），简称脉搏（pulse）。

一、正常脉搏及生理变化

（一）脉搏的产生

心脏窦房结的自律细胞发出冲动，传至心脏各部，致使心脏收缩。当心脏收缩时，左心室将血液射入主动脉，主动脉压力骤然升高，动脉管壁随之扩张；当心脏舒张时，动脉管壁弹性回缩。随着心脏的舒缩动脉管壁出现周期性的起伏搏动，形成动脉脉搏。

（二）脉搏的生理变化

1．脉率　指每分钟脉搏搏动的次数（频率）。正常成人在安静状态下脉率为 60 ～ 100 次 / 分。正常情况下，脉率和心率是一致的，脉率是心率的指示，当脉率微弱难以测量时应测心率。脉率可受多种因素的影响，在一定范围内波动。

（1）年龄：一般儿童脉率较快，平均 90 次 / 分，婴幼儿可达 130 次 / 分，随年龄的增长脉率逐渐减低。老年人较慢，一般 55 ～ 60 次 / 分，到高龄时又轻度增加。

（2）性别：同龄女性比男性脉率稍快，平均脉率相差 5 次 / 分。

（3）体型：体表面积越大，脉搏越慢。因此，身材细高者比矮胖者的脉率慢。

（4）活动和情绪：运动、兴奋、恐惧、愤怒、焦虑使脉率增快；休息、睡眠则使脉搏减慢。

（5）饮食和药物：进食、使用兴奋药、饮浓茶或咖啡能使脉率增快；禁食等可使脉率减慢。

2．脉律　指脉搏的节律性，是心搏节律的反应。正常脉律跳动均匀规则、间隔时间相等。部分正常小儿、青年和成年人中，可发生吸气时增快，呼气时减慢，称为窦性心律不齐，一般无临床意义。

3．脉搏强弱　是指触诊时血液流经血管的一种感觉。正常脉搏每搏强弱相同。脉搏的强弱与动脉充盈度、周围血管阻力大小有关，即取决于心搏量和脉压大小。

4．动脉壁的情况　触诊时可感觉到的动脉壁性质。正常动脉管壁柔软、光滑、富有弹性。

二、异常脉搏的观察与护理

（一）异常脉搏的观察

1．脉率异常

（1）速脉：指成人安静状态下脉率超过100次/分，又称为心动过速。常见于发热、甲状腺功能亢进、心力衰竭、血容量不足等。一般体温每升高1℃，成人脉率约增加10次/分，儿童则增加15次/分。

（2）缓脉：指成人安静状态下脉率少于60次/分，又称为心动过缓。常见于颅内压增高、房室传导阻滞、甲状腺功能减退等。

2．节律异常

（1）间歇脉：指在一系列正常规则的脉搏中，出现一次提前而较弱的脉搏，其后有一较正常延长的间歇（代偿间歇）。如每隔一个正常搏动后出现一次期前收缩，称为二联律；二个正常搏动后出现一次期前收缩，称为三联律。常见于各种器质性心脏病，是心脏异位起搏点过早发生冲动而引起的期前收缩。

（2）脉搏短绌：指在单位时间内脉率少于心率，脉律完全不规则，是由于心肌收缩力强弱不等。有些心排出量少的搏动可发生心音，但不能引起周围血管的搏动，造成脉率低于心率，其特点是心律完全不规则，心率快慢不一，心音强弱不等，常见于心房纤颤的患者。

3．强弱异常

（1）洪脉：当心输出量增加，周围动脉阻力较小，动脉充盈度和脉压较大时，则脉搏强大而有力，称为洪脉。常见于高热、甲状腺功能亢进、主动脉瓣关闭不全等患者。

（2）细脉：当心输出量减少，周围动脉阻力较大，动脉充盈度降低时，脉搏细弱无力，扪之如细丝，称为细脉或丝脉。常见于心功能不全、大出血、休克、主动脉瓣狭窄等。

（3）交替脉：指节律正常而强弱交替出现的脉搏。主要由于心室收缩强、弱交替出现而引起，为心肌受损的一种表现。常见于高血压心脏病、冠状动脉粥样硬化性心脏病等。

（4）水冲脉：脉搏骤起骤降，急促有力。触诊时，如将患者手臂抬高过头并紧握其手腕掌面，就可感到急促有力的冲击。主要由于收缩压偏高，舒张压偏低，使脉压增大所致。常见于主动脉关闭不全、甲状腺功能亢进等。

（5）奇脉：指吸气时脉搏明显减弱或消失。与吸气时心室舒张受限，引起左心室搏出量减少有关。常见于心包积液和缩窄性心包炎等，是心包填塞的重要体征之一。

4．动脉壁异常　常见于动脉硬化患者，动脉管壁变硬、失去弹性，呈条索状，严重呈迂曲状，触诊时有紧张条索感，如按在琴弦上。

（二）异常脉搏的护理

1．观察病情　监测患者脉搏情况，观察患者的伴随症状及药物的治疗效果与不良反应。

2．休息与活动　指导患者减少活动、增加卧床休息时间，以减少心肌耗氧量。

3．氧疗　根据病情适当给予氧疗。

4．心理护理　稳定患者情绪，消除紧张、恐惧因素。

5．健康教育　指导患者用药，告知患者异常脉搏的相关知识及简单的急救技巧；教育患者戒烟限酒，饮食清淡易消化，勿用力排便，保持情绪稳定。

6．根据病情备好急救药物及急救仪器设备。

三、脉搏的测量

（一）测量脉搏的部位

凡浅表、靠近骨骼的大动脉均可作为测量脉搏的部位。常见测量部位见图14-8。临床上最常用的诊脉部位是桡动脉。

（二）测量脉搏的方法

【目的】

1．判断脉搏有无异常，动态监测脉搏变化，间接了解心脏功能状况。

2．为诊断、治疗、预防、护理提供依据。

【评估】

1．患者评估

（1）全身情况：患者年龄、目前病情、意识状态、治疗情况。

（2）局部情况：测量肢体活动度及测量部位的皮肤情况。

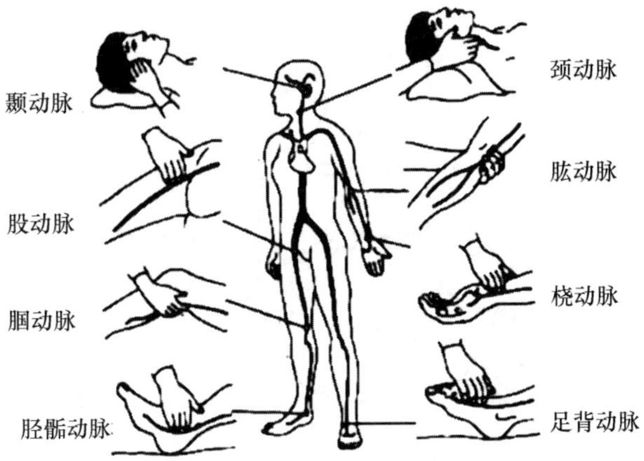

图 14-8 常用诊脉部位

（3）心理状态：有无紧张、焦虑等情绪，合作程度。

（4）健康知识：对疾病及测量脉搏的认知程度。

【计划】

1．护士准备 洗手，熟悉测量脉搏的方法，向患者解释监测脉搏的目的及注意事项。

2．用物准备 治疗盘内备秒表、记录本、笔，必要时备听诊器。

3．环境准备 整洁安静、温湿度适宜，光线充足。

4．患者准备

（1）了解脉搏测量的目的、方法、注意事项及配合要点。

（2）体位舒适，测脉搏前 30min 内无紧张、恐惧、哭闹及剧烈运动和进食等。

【实施】

1．操作流程及行为要求 见表 14-3。

表 14-3 脉搏测量方法

操作流程	步骤说明	行为要求
1．核对解释	备齐用物携至患者床边，核对患者床号、姓名，解释测量目的，解除紧张	尊重患者，严格查对 耐心解释，患者配合
2．选择体位	根据患者情况可选卧位或坐位，手臂放舒适位置，手腕伸展，掌心朝下	关心体贴，患者满意
3．触摸动脉	护士以示指、中指和环指指端按在桡动脉上（图 14-9），按压力量以能清楚触得脉搏搏动为宜	规范操作
4．测量计数	◆正常脉搏测量 30s，结果乘 2 为每分钟脉搏数 ◆脉搏异常应测 1min，同时观察脉搏的节律、强弱、动脉壁弹性 ◆脉搏短绌测量（图 14-10），由 2 名护士同时测量，一人听心率，	规范操作，结果准确
5．正确记录	一人测脉率，由听心率者发出“起”“停”命令，计时 1 min 脉率记录为：次 / 分，脉搏短绌记录为：心率 / 脉率次 / 分，如 100/70 次 / 分	记录及时
6．整理绘制	洗手后，把测得数值绘制在体温单上。	规范绘制

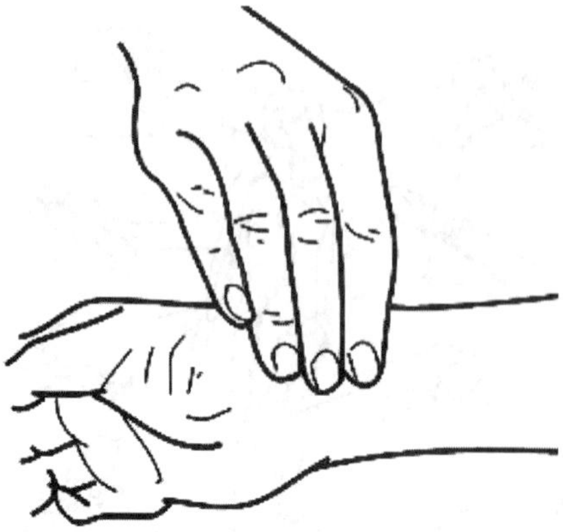

图 14-9 桡动脉测量法

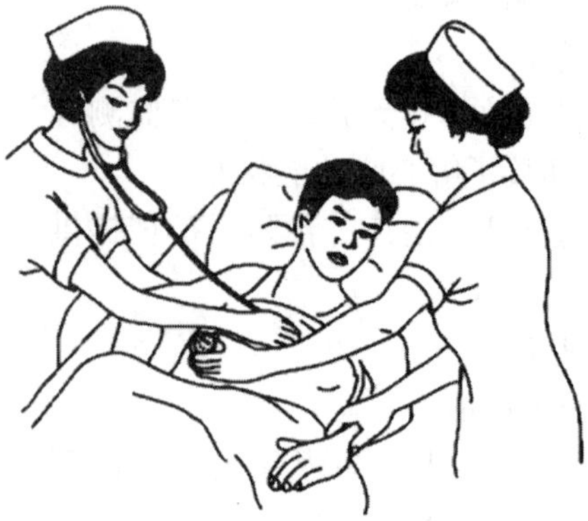

图 14-10 脉搏短绌测量法

2．注意事项

（1）勿用拇指诊脉，因拇指小动脉的搏动较强，易与患者的脉搏相混淆。

（2）为偏瘫患者测脉搏时，应选择健侧肢体。

（3）异常脉搏应测 1 min，脉搏细弱难以触到时，应测心尖冲动 1 min。

3．健康教育

（1）向患者及家属解释脉搏监测的重要性。

（2）指导患者及家属正确进行测量脉搏。

（3）教会患者自我护理的技巧，提高对异常脉搏的判断能力。

【评价】

1．患者理解测量脉搏的目的，愿意配合。

2．患者了解脉率的正常值及测量过程中的注意事项。

3．测量结果准确。

第三节 血压的评估及护理

案例 14-3

患者，男，68 岁，有 15 年高血压病史。因突发性头晕，头痛，左侧肢体活动不灵 6h 而急诊来院。体查：BP 180/100mmHg，神志清楚，颈软，双肺呼吸音粗，无杂音。心音有力，HR 80 次 / 分，律整，未闻及杂音。腹软，肝脾未触及。左侧肢体肌力Ⅲ级，脑 CT 提示脑梗死而收住入院。经治疗后血压稍有下降，但仍波动在 180 ~ 140/130 ~ 90mmHg，患者较烦闷。

问题与思考：

1. 血压的正常值范围是多少？
2. 患者出现异常血压时应采取哪些护理措施？
3. 如何准确地观察、测量患者的血压？
4. 针对患者情绪应给予怎样的心理护理？

血压（blood pressure）是指血管内流动着的血液对单位面积血管壁的侧压力。根据血管的不同，分为动脉血压、静脉血压和毛细血管血压，一般所说的血压指动脉血压。

在一个心动周期中，动脉血压随着心室的收缩和舒张而发生规律性的变化。心室收缩时，血液射入主动脉，血压上升达到的最高值称为收缩压（systolic pressure）；心室舒张末期，动脉弹性回缩，动脉血压下降达到的最低值称为舒张压（diastolic pressure）；收缩压与舒张压的差值称为脉压（pulse pressure）；动脉血压的平均值称为平均动脉压（mean arterial pressure），约等于舒张压 +1/3 脉压或 1/3 收缩压 +2/3 舒张压。

一、正常血压及生理变化

（一）血压的形成

在血液循环系统中，足够的血液充盈是形成血压的前提条件，心脏收缩射血与外周阻力则是形成血压的两个基本因素。此外，大动脉的弹性对血压的形成也起到重要的作用。

在心动周期中，心室收缩所释放的能量分为动能和势能两部分：动能用于推动血液在血管中流动，势能形成对血管壁的侧压，并使血管壁扩张。在外周阻力的作用下，左心室射出的血量 1/3 流向外周，其余 2/3 暂时贮存于主动脉和大动脉内，形成较高的收缩压；心室舒张，主动脉和大动脉管壁弹性回缩，将贮存的势能转化为动能，推动血液继续流动，维持一定的舒张压高度。大动脉的弹性对动脉血压的变化有缓冲作用。

（二）影响血压的因素

1．心脏每搏输出量　在心率和外周阻力不变时，当每搏输出量增加时，心室收缩期射入主动脉的血量增加，对管壁的侧压力增大，收缩压会明显增高，而舒张压升高的程度较小，脉压增大。反之，当每搏输出量减少时，则主要使收缩压降低，脉压减小。因此，在一般情况下，收缩压的高低主要反映每搏心输出量的多少。

2．心率　在每搏心输出量和外周阻力不变时，心率增快，心室舒张期缩短，流向外周血量减少，心室舒张末期主动脉内存留血量增多，使舒张压明显升高。在心室收缩期，由于动脉压升高，使血流速度加快，因此心室收缩期内仍有较多的血液从主动脉流向外周，但收缩压升高不如舒张压升高明显，因而脉压减小。心率主要影响舒张压。

3．外周阻力　在心输出量不变而外周阻力增大时，心室舒张期中血液向外流动的速度减慢，心室舒张末期存留在主动脉中的血量增多，舒张压明显升高。在心室收缩期，由于动脉血压升高不如舒张压明显，脉压减小。舒张压的高低主要反映外周阻力的大小。

外周阻力的大小受阻力血管（小动脉和微动脉）口径和血液黏稠度的影响，当阻力血管口径变小，血液黏稠度增加时，外周阻力则增大。

4．主动脉和大动脉管壁的弹性　大动脉管壁的弹性对血压起缓冲作用。随着年龄的增长，血管的胶原纤维增生，血管壁的弹性降低，使血管的可扩张性减小，收缩压升高，脉压增大。

5．循环血量与血管容积　正常循环血量和血管容积相适应，以保持一定水平的体循环充盈度。如果循环血量减少或血管容积扩大，血压下降。

（三）正常血压及其生理变化

1．正常血压　一般以肱动脉测得的血压为标准，正常成人安静状态下的血压范围为：收缩压 90 ～ 139mmHg，舒张压 60 ～ 89mmHg，脉压 30 ～ 40mmHg。

血压的单位通常用毫米汞柱（mmHg）。毫米汞柱（mmHg）和千帕（kPa）的换算公式为：1mmHg=0.133kPa，1kPa=7.5mmHg

2．生理变化　正常人的血压在小范围波动，但保持相对恒定，可因各种因素的影响而变化，以收缩压改变为主。

（1）年龄：新生儿血压最低，儿童血压比成人低。随着年龄的增长，收缩压和舒张压均有逐渐增高的趋势，但收缩压的升高比舒张压的升高更为显著。

（2）性别：青春期前的男女血压差别不大。女性在更年期前，血压比男性约低 5 mmHg，更年期后，差别减小。

（3）昼夜和睡眠：一般清晨血压最低，然后逐渐升高，傍晚血压最高。睡眠不佳或过度疲劳时血压可稍升高。

（4）环境：寒冷环境，由于末梢血管收缩，血压可略有升高；高温环境下皮肤血管扩张，血压可略有下降。

（5）体型：高大、肥胖者血压较高。

（6）体位：立位血压高于坐位，坐位血压高于卧位，这与重力引起的代偿机制有关。对于长期卧床或使用某些降压药物的患者，若由卧位改为立位时，可出现头晕、心慌、站立不稳甚至晕厥等体位性低血压的表现。

（7）身体不同部位：一般右上肢高于左上肢 5 ~ 10mmHg，其原因是右侧肱动脉来自主动脉弓的第一大分支无名动脉，而左侧肱动脉来自主动脉的第三大分支左锁骨下动脉，出现能量耗损；下肢血压高于上肢 20 ~ 40mmHg（上肢袖带测量），与股动脉的管径较肱动脉粗，血流量大有关。

此外情绪激动、紧张、恐惧、剧烈运动等可使血压升高。饮酒、吸烟、摄盐过多、药物等对血压也有影响。

知识拓展

科罗特科夫氏音

1905 年，俄国医师科罗特科夫发明了袖带加压法来测量血压——将袖带绑在受试者的上臂，然后打气到阻断肱动脉血流为止，缓缓放出袖带内的空气，利用放在肱动脉上的听诊器可以听到当袖带压刚小于肱动脉血压、血流冲过被压扁动脉时产生的湍流引起的震动声（即科罗特科夫氏音，简称科氏音）来测定心脏收缩期的最高压力，称收缩压；继续放气，科氏声加大，当此声变得低沉而长之后突然消失时所测得的血压读数，相当于心脏舒张时的最低血压，称舒张压；当放气到袖带内压低于舒张压时，血液平稳地流过无阻碍的血管，科氏声消失。

二、异常血压的观察与护理

（一）异常血压的观察

1．高血压（hypertension）是指 18 岁以上成年人，在未服抗高血压药的情况下，收缩压 ≥ 140mmHg 和（或）舒张压 ≥ 90mmHg。

目前，我国采用 1999 年 WHO/ISH（世界卫生组织和国际高血压联盟）制定的高血压标准，见表 14-4。

表 14-4　高血压的分级

分级	收缩压（mmHg）	舒张压（mmHg）
理想血压	< 120	< 80
正常血压	< 130	< 85
正常高值	130 ~ 139	85 ~ 89
Ⅰ级高血压（轻度）	140 ~ 159	90 ~ 99
亚组：临界高血压	140 ~ 149	90 ~ 94
Ⅱ级高血压（中度）	160 ~ 179	100 ~ 109
Ⅲ级高血压（重度）	≥ 180	≥ 110
单纯收缩期高血压	≥ 140	< 90
亚组：临界收缩期高血压	140 ~ 149	< 90

若患者收缩压和舒张压属于不同级别时，应按两者中较高的级别分类；既往有高血压史的，目前正服抗高血压药，血压虽已控制正常，但仍诊断为高血压。

2．低血压（hypotension）血压低于 90/60mmHg 称为低血压。当血压低于正常范围时，有明显的血容量不足的表现，如脉搏细速、心悸、头晕等。常见于大量失血、休克、心力衰竭等患者。

3．脉压异常

（1）脉压增大：常见于主动脉硬化、主动脉瓣关闭不全、动静脉瘘、甲状腺功能亢进患者。

（2）脉压减小：常见于末梢循环衰竭、心包积液、缩窄性心包炎患者。

（二）异常血压的护理

1．加强观测　密切监测血压的变化，观察药物的疗效及不良反应，注意有无并发症发生。

2．环境舒适　保持环境安静、舒适、温湿度适宜，通风良好。

3．合理膳食　选择易消化、低脂、低胆固醇、高维生素、富含纤维素的食物，根据血压的高低适当限制盐的摄入，避免辛辣等刺激性食物。

4．休息与活动　注意休息，适当运动，保证充足的睡眠时间。对血压过低者，应迅速安置患者平卧位，做好应急处理。

5．健康教育　嘱咐患者养成良好的生活习惯，戒烟戒酒，保持大便通畅，保持情绪稳定，让患者和家属学会测量血压方法，掌握判断异常血压的标准。

三、血压的测量

血压测量可分为直接测量和间接测量两种方法。直接测量法是将装有抗凝药的导管经皮插入动脉内（常为肱动脉），导管与压力传感器连接，监测动脉血压的动态变化，数值精确、可靠，但为一种创伤性检查，临床仅限于危急重、特大手术及严重休克患者的血压监测。间接测量法是在动脉外用血压计测量血压。血压计是根据血液通过狭窄的血管形成涡流时发出响声而设计的，用动脉血管压和大气压作比较，高于大气压的数值来表示血压的高度，是目前临床常用的方法。

（一）血压计的种类与构造

1．血压计的种类　主要有水银血压计（立式和台式）、电子血压计、无液血压计三种（图 14-11）。

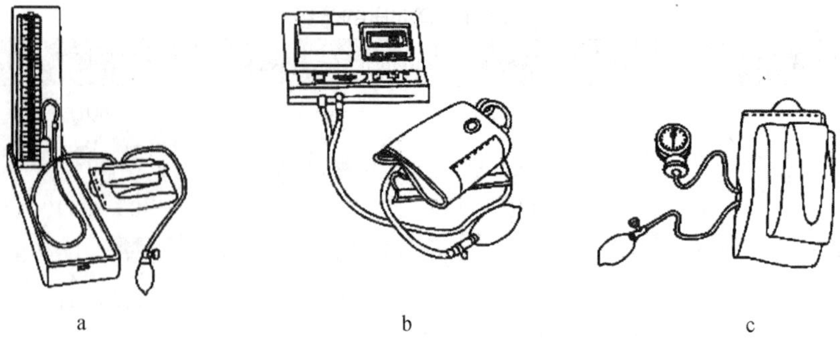

a. 台式水银血压计；b. 电子血压计；c. 无液血压计

图 14-11 血压计种类

2．血压计的构造　由三部分组成。

（1）加压气球和压力阀门：加压气球可向袖带气囊充气，压力阀门可调节压力大小。

（2）袖带：由内层长方形扁平的橡胶气囊和外层布套组成。橡胶气囊的宽度为上臂周径的40%，长度为缠绕上臂一周为宜。1999 年 WHO 专家委员会推荐成人袖带的宽度为 13 ~ 15cm，长度为 30 ~ 35cm，上臂粗大和肥胖者袖带宽度应大于 20cm。袖带上接有两根橡皮胶管，一根与加压气球相连，另一根与压力表相通。

（3）血压计

1）水银血压计（mercury manometer）：又称汞柱血压计。由玻璃管、标尺、水银槽三部分组成。在血压计盒盖内面固定一根玻璃管，管面上标有 0 ~ 300mmHg 和 0~40kPa 两种刻度，每小格为 2mmHg 或 0.5kPa。玻璃管上端与大气相通，下端和水银槽相连。水银血压计的优点是测得的数值准确可靠，但较笨重且玻璃管易破裂。

2）无液血压计（aneroid manometer）：又称弹簧式或压力表式血压计。外形呈圆盘状，正面盘上标有刻度，盘中央有一指针提示血压数值。其优点是便于携带，但准确性较差。

3）电子血压计（electronic manometer）：袖带内有一换能器，由自动采样、电脑控制数字运算、自动放气程序组成。数秒钟内可显示收缩压、舒张压、脉搏数值。其优点是操作方便，不需用听诊器，省略放气系统，排除听觉不灵敏、噪声干扰等造成的误差，但准确性较差。

（二）血压测量的方法

【目的】

1．判断血压有无异常，动态监测血压变化，间接了解循环系统的功能状况。

2．为诊断、治疗、康复、护理提供依据。

【评估】

1．患者评估

（1）全身情况：患者年龄、性别、目前病情、意识状态、治疗用药情况。

（2）局部情况：测量肢体活动及测量部位的皮肤情况。

（3）心理状态：有无紧张、焦虑等情绪，合作程度。

（4）健康知识：对疾病及测量血压的认知程度。

【计划】

1．护士准备　洗手，熟悉测量血压的方法，能向患者解释监测血压的目的及注意事项。

2．用物准备　治疗盘内备血压计、听诊器、记录本（体温单）、笔。

3．环境准备　整洁安静、温湿度适宜、光线充足。

4．患者准备

（1）了解血压测量的目的、方法、注意事项及配合要点。

（2）体位舒适，测血压前 30min 内无吸烟、运动、情绪波动、膀胱充盈等。

【实施】

1．操作流程及行为要求　见表 14-5。

表 14-5　血压测量方法

操作流程	步骤说明	行为要求
1．核对解释	备齐用物，核对患者床号、姓名，解释目的，取得患者配合	尊重患者，严格查对耐心解释，患者配合
2．选择体位	所测动脉、心脏和血压计＂0＂点应在同一水平。上肢：坐位时肱动脉平第 4 肋；卧位时肱动脉平腋中线。下肢：可取平卧位、仰卧位或俯卧位	操作规范
3．缠妥袖带	上肢：卷袖露臂，袖口勿过紧，手掌向上，伸直肘部，放平血压计，驱尽袖带内空气，平整缠于上臂中部，下缘距肘窝 2 ～ 3cm，松紧以插入一指为宜，听诊器置于动脉搏动最明显处（图 14-12）； 下肢：袖带缠于大腿下部，下缘距腘窝 3 ～ 5cm，听诊器放于腘动脉搏动最明显处	动作轻稳，患者满意
4．平稳充气	打开水银槽开关，关上加压气球阀门，一手固定听诊器，另一手打气至肱动脉搏动消失后再升高 20 ～ 30mmHg	充气勿过快、过猛、过高
5．缓慢放气	控制放气速度，以每秒下降 4 mmHg 为宜，放气太快，水银下降过快，听音不准；放气太慢，静脉充血，舒张压值偏高	
6．听音判断	放气的同时，注意听音和观察水银柱刻度，视线应与刻度同一水平 收缩压：当听到第一声搏动音时，水银柱所指刻度为收缩压。舒张压：当搏动音突然变弱或消失时，水银柱所指刻度为舒张压（WHO 规定成人以动脉搏动音的消失为舒张压）	排除干扰，集中注意
7．收血压计	取下袖带，排尽余气，关闭气门，卷好袖带放入盒内。将血压计盒盖右倾 45° 使水银全部流入槽内，关上水银槽开关，关好盒盖	动作轻稳，规范操作
8．安置患者	协助患者穿衣或裤，取舒适体位。酌情向患者解释测量结果。	解释耐心，感谢合作
9．正确记录	记录：收缩压 / 舒张压 mmHg（如 110/80mmHg）。当变音和消失音之间有明显差异时，其读数均应记录：收缩压 / 变音 / 消失音 mmHg（如 110/80/60 mmHg）	规范、及时、准确

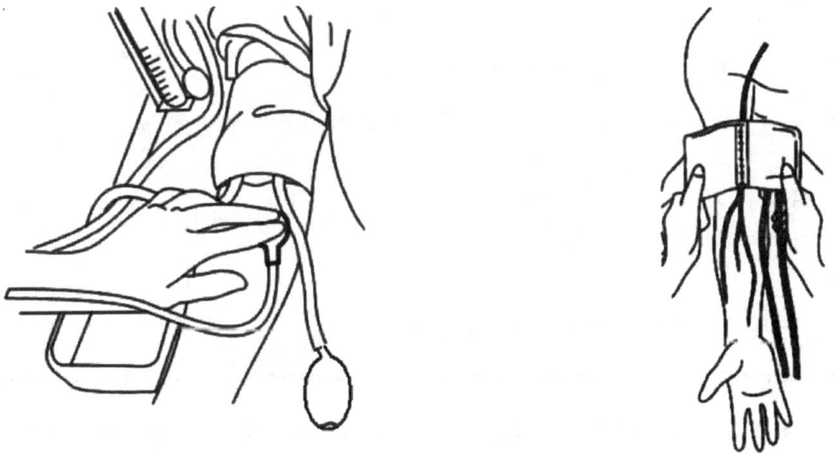

图 14-12　上肢血压测量法

2．注意事项

（1）定期检测和校正血压计：测量前应检查血压计，水银是否充足，玻璃管有无裂缝、玻璃管上端是否堵塞，橡胶管和加压气球有无老化、漏气，听诊器是否完好等。

（2）密切监测血压者应做到四定：即定时间、定部位、定血压计、定体位。

（3）正确选择测量肢体：有偏瘫者应选健侧肢体，一侧肢体正在输液或实行过手术，应选择对侧测量。

（4）血压听不清或有异常时应重新测量：使水银柱降至“0”点，排空袖带内气体，休息片刻后再测量。

（5）排除引起血压误差的因素：①测量装置：袖带太窄，需加大压力才能阻断动脉血流，测得数值偏高；袖带太宽，大段血管受阻，测得数值偏低；水银不足、橡胶管过长等也可使测得数值偏低。②测量者：袖带过紧，血管在未充气前已受压，使测得血压偏低；袖带过松，使充气后的橡胶袋呈球状，致有效加压面积变窄，导致测得血压值偏高；放气太慢，使静脉充血，舒张压值偏高；放气太快，未注意听诊间隔，易猜测血压值。③受检者：肱动脉高于心脏水平，测得血压值偏低；肱动脉低于心脏水平，测得血压值偏高。④其他：当患者吸烟、进食、运动及膀胱充盈时立即测量，测得数值偏高。

3．健康教育

（1）教会患者及家属正确使用血压计测量血压，以便动态监测血压变化。

（2）指导患者及家属正确判断血压测量结果。

（3）指导患者采用良好的生活方式，提高自我保健能力。

【评价】

1．患者理解测量血压的目的，愿意配合。患者能正确判断血压的正常和异常。

2．测量过程中患者无不适、有安全感。

3．操作正确，测量结果准确。

第四节　呼吸的评估及护理

案例 14-4

患儿，男，3 岁。清晨上幼儿园途中因冷空气刺激出现鼻痒、打喷嚏、干咳，继而出现胸闷、喘息、呼吸困难而来院求治。查体：双肺布满哮鸣音，取端坐位，两肩耸起，头向前俯，用力喘息，全身出汗。

问题与思考：

1．正常的呼吸频率、节律是怎样的？

2．如何观察、测量患者的呼吸？

3．患者出现异常呼吸时应采取哪些护理措施？

呼吸是指机体新陈代谢过程中，不断地从外界环境中摄取氧气，将自身产生的二氧化碳排出体外的过程，即机体与环境之间进行气体交换的过程。呼吸是维持机体新陈代谢和其他生命活动所必需的基本生理过程之一。

一、正常呼吸及生理变化

（一）呼吸过程

呼吸过程由外呼吸、气体运输和内呼吸三个环节组成。

1．外呼吸　指外界环境与血液之间在肺部进行的气体交换。包括肺通气和肺换气。肺通气是指肺与外界环境之间进行的气体交换，氧气进入肺泡，二氧化碳排出体外；肺换气是指肺泡与肺毛细血管之间的气体交换，肺泡内氧气通过扩散进入肺毛细血管，肺毛细血管血液内的二氧化碳通过扩散进入肺泡经肺通气排出体外，使静脉血变成动脉血。

2．气体运输　通过血液循环将氧气由肺部运送到组织细胞，同时将二氧化碳由组织细胞运送至肺部的过程。

3．内呼吸　指血液与组织细胞之间进行的气体交换。体循环毛细血管的血液不断地从组织中获得二氧化碳，释放出氧气，动脉血变成静脉血。

（二）呼吸运动的调节

呼吸运动是一种节律性的活动，由呼吸器官和辅助呼吸肌共同完成。呼吸运动具有随意性和自主性，受呼吸中枢和外周反射的调节。

1．呼吸中枢　呼吸中枢是指中枢神经系统内产生呼吸节律和调节呼吸运动的神经细胞群，分布于脊髓、延髓、脑桥、间脑、大脑皮质等部位。延髓和脑桥是产生基本呼吸节律性的部位，大脑皮质可随意控制呼吸运动。各级中枢发挥各自不同的作用，相互协调和制约。

2．呼吸的反射性调节

（1）肺牵张反射：由肺的扩张或缩小所引起的吸气抑制或兴奋的反射，又称黑 - 伯反射。当肺扩张时可引起吸气动作的抑制而产生呼气；当肺缩小时可引起呼气动作的终止而产生吸气。它是一种负反馈调节机制，使吸气不致过长、过深，促使吸气转为呼气。

（2）呼吸肌本体感受性反射：呼吸肌本体感受器传入冲动参与维持正常呼吸。尤其当呼吸道阻力增加时，可增强呼吸肌的收缩力量以克服气道阻力，维持肺通气。

（3）防御性呼吸反射：包括咳嗽反射、喷嚏反射和屏气反射，均对机体有保护作用。喉、气管和支气管黏膜上皮的感受器受到机械或化学刺激时，可引起咳嗽反射，将呼吸道分泌物或异物咳出；鼻黏膜受到刺激时，可引起喷嚏反射，能排出有害刺激和异物；当理化刺激侵入呼吸器官时，如突然吸入冷空气或有害气体常发生屏气反射而引起呼吸暂停，防止刺激物吸入呼吸道。因此称为防御性呼吸反射。

3．呼吸的化学性调节　动脉血氧分压（PaO_2）、二氧化碳分压（$PaCO_2$）和氢离子浓度（$[H^+]$）的改变对呼吸运动的影响，称化学性调节。$PaCO_2$ 对呼吸的调节是通过中枢和外周化学感受器实现的，是调节呼吸中最重要的生理性化学因素。$PaCO_2$ 降低，出现呼吸运动减弱或暂停；$PaCO_2$ 升高，使呼吸加深加快；$PaCO_2$ 过高则抑制中枢神经系统，出现呼吸困难、头痛、头晕，甚至昏迷，即二氧化碳麻醉。$[H^+]$ 对呼吸的影响同二氧化碳类似，作用没有二氧化碳明显。PaO_2 通过外周化学感受器对呼吸运动进行调节，PaO_2 降低时，引起呼吸加深加快。

（三）呼吸的生理变化

1．正常呼吸　正常成人安静状态下呼吸频率为 16 ～ 20 次 / 分，节律规则，呼吸运动均匀无声且不费力。正常呼吸与脉搏的比例为 1 ∶ 4。男性及儿童以腹式呼吸为主，女性以胸式呼吸为主。

2．生理变化　呼吸运动受多种生理因素的影响，在一定范围内波动。

（1）年龄：年龄越小，呼吸频率越快。如新生儿呼吸约为 44 次 / 分。

（2）性别：同年龄女性的呼吸比男性稍快。

（3）活动：剧烈运动可使呼吸加深加快，休息和睡眠时呼吸减慢。

（4）情绪：强烈的情绪变化，如紧张、恐惧、愤怒、悲伤等可刺激呼吸中枢，引起呼吸加快或屏气。

（5）血压：血压大幅度变动时，可以反射性地影响呼吸，血压升高时呼吸减慢减弱；血压降低时呼吸加快加深。

（6）其他：如环境温度升高或海拔增加，均会使呼吸加深加快。

二、异常呼吸的观察与护理

（一）异常呼吸的观察

1．频率异常

（1）呼吸过速：呼吸频率超过 24 次 / 分，称为呼吸过速，也称气促（图 14-13），见于发热、疼痛、甲状腺功能亢进等。一般体温每升高 1℃，呼吸频率增加 3 ～ 4 次 / 分。

（2）呼吸过缓：呼吸频率低于 12 次 / 分，称为呼吸过缓（图 14-13），见于颅内压增高、麻醉药过量和巴比妥类药物中毒等。

2．深度异常

（1）深度呼吸：又称库斯莫呼吸（Kussmaul respiration），是一种深长而规则的大呼吸（图 14-13）。常见于糖尿病酮症酸中毒和尿毒症酸中毒等患者。

（2）浅快呼吸：是一种浅表而不规则的呼吸，有时呈叹息样。可见于呼吸肌麻痹、某些肺与胸膜疾病，也可见于濒死的患者。

3．节律异常

（1）潮式呼吸：又称陈 - 施呼吸（Cheyne-Stokes respiration），是一种呼吸由浅慢逐渐变为深快，然后再由深快转为浅慢，随之出现一段呼吸暂停（5 ～ 30s），又开始重复以上过程的周期性变化，其形态如潮水涨退（图 14-13）。潮式呼吸的周期为 0.5 ～ 2min，多见于中枢神经系统疾病，如脑炎、脑膜炎、颅内压增高及巴比妥类药物中毒等。产生机理是由于呼吸中枢的兴奋性降低，只有当缺氧严重，二氧化碳积聚到一定程度，才能刺激呼吸中枢，使呼吸恢复或加强，当积聚的二氧化碳呼出后，呼吸中枢又失去有效的兴奋，呼吸又再次减弱继而暂停，如此周而复始，从而形成了周期性变化。

（2）间断呼吸：又称比奥呼吸（Biot respiration）。表现为有规律的呼吸几次后，突然停止呼吸，间隔短时间后又开始呼吸，如此反复交替（图 14-13），即呼吸和呼吸暂停交替出现。其发生机制同潮式呼吸，但比潮式呼吸更为严重，预后更为不良，常在临终前发生。

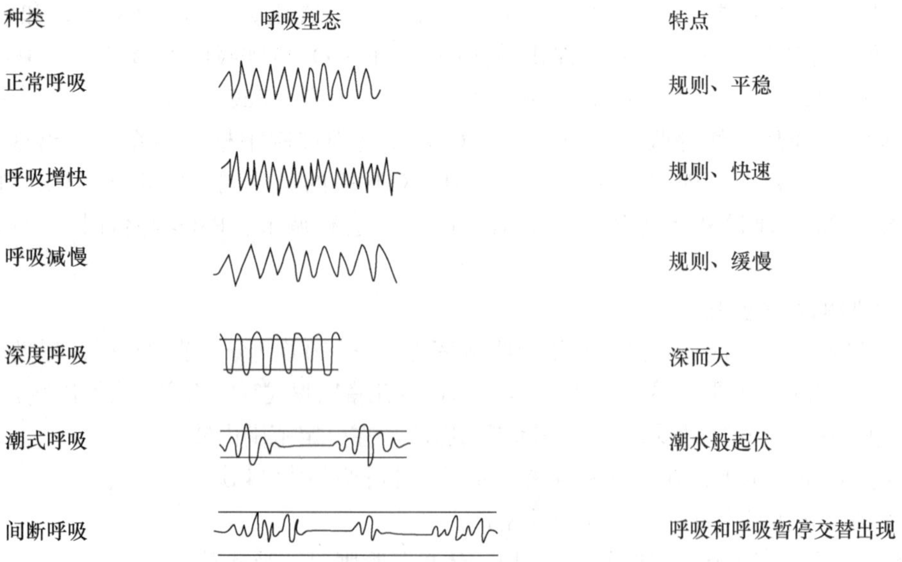

图 14-13　正常和异常呼吸

4．声音异常

（1）蝉鸣样呼吸（strident respiration）：即吸气时产生一种极高的似蝉鸣样音响，是由声带附近阻塞，使空气吸入发生困难所至。常见于喉头水肿、喉头异物等。

（2）鼾声呼吸（stertorous respiration）：呼吸时发出一种粗大的鼾声，是由于气管或支气管内有较多的分泌物积聚所致。多见于昏迷患者。

5．形态异常

（1）胸式呼吸减弱，腹式呼吸增强：正常女性以胸式呼吸为主。由于肺、胸膜或胸壁的疾病，如肺炎、肋骨骨折、肋间神经痛等产生剧烈的疼痛，使胸式呼吸减弱，腹式呼吸增强。

（2）腹式呼吸减弱，胸式呼吸增强：正常男性及儿童以腹式呼吸为主。如腹膜炎、大量腹水、肝脾极度肿大、腹腔内巨大肿瘤等，使膈肌下降受限，引起腹式呼吸减弱，胸式呼吸增强。

6．呼吸困难　呼吸困难（dyspnea）是临床常见症状及体征。患者主观上感到空气不足，客观上表现为呼吸费力，可出现发绀、鼻翼扇动、端坐呼吸、辅助呼吸肌参与呼吸活动，造成呼吸频率、节律、深度的异常。临床上可分为：

（1）吸气性呼吸困难：其特点是患者表现为吸气显著困难，吸气时间延长，有明显的三凹征（即吸气时胸骨上窝、锁骨上窝、肋间隙出现凹陷）。由于上呼吸道部分梗阻，使气流不能顺利进入肺部，吸气时呼吸肌收缩加强，肺内负压增高所致。常见于气管异物、喉头水肿等气管阻塞等患者。

（2）呼气性呼吸困难：其特点是患者表现为呼气费力，呼气时间延长，是由下呼吸道部分梗阻，气流呼出不畅所致。常见于支气管哮喘、阻塞性肺气肿等患者。

（3）混合性呼吸困难：其特点是患者表现为吸气、呼气均感费力，呼吸频率增加。是因广泛性肺部疾病使呼吸面积减少，影响换气功能所致。常见于重症肺炎、广泛性肺纤维化、大面积肺不张、大量胸腔积液等。

（二）异常呼吸的护理

1．监察呼吸　观察呼吸的频率、深度、节律、声音、形态有无异常；有无咳嗽、咳痰、咯血、发绀、呼吸困难及胸痛表现。

2．保持呼吸道通畅　指导患者进行有效咳嗽，必要时湿化气道、吸痰，及时清除呼吸道分泌物。

3．吸入氧气　根据病情需要给予不同浓度的氧气吸入。

4．环境舒适　环境整洁、安静、舒适，温湿度适宜、空气清新。

5．补充饮食和水分　选择营养丰富、易于咀嚼和吞咽的食物，注意水分的供给，避免过饱及食用产气食物，以免膈肌上升影响呼吸。

6．休息与活动　减少活动，根据病情采取半坐卧位或端坐位。

7．心理护理　消除患者紧张、恐惧心理，主动配合治疗护理。

8．健康教育　戒烟限酒养成良好的生活方式，教会患者呼吸训练方法，如缩唇呼吸（闭嘴，经鼻较慢较深的吸气，然后缩唇缓慢呼气。吸气时间和呼气时间之比为 1∶2）、腹式呼吸等。

三、呼吸的测量

【目的】

1．判断呼吸有无异常，动态监测呼吸变化，了解患者呼吸功能情况。

2．为诊断、治疗、康复、护理提供依据。

【评估】

1．患者评估

（1）全身情况：患者年龄、性别、目前病情、意识状态、治疗用药情况。

（2）局部情况：患者呼吸道是否通畅，有无支气管痉挛、水肿等及面部情况。
（3）心理状态：有无紧张、焦虑等情绪，合作程度。
（4）健康知识：对疾病及测量呼吸的认知程度。

【计划】

1．护士准备　洗手，熟悉测量呼吸的方法，能解释监测呼吸的目的及注意事项。
2．用物准备　治疗盘内备秒表、记录本、笔、必要时备少许棉花。
3．环境准备　整洁、安静、安全、舒适。
4．患者准备
（1）了解呼吸测量的目的、方法、注意事项及配合要点。
（2）体位舒适，情绪稳定，保持自然呼吸状态。
（3）测呼吸前 30min 内无吸烟、运动、情绪变化等。

【实施】

1．操作流程及行为要求　见表 14-6。

表 14-6　呼吸测量方法

操作流程	步骤说明	行为要求
1. 核对解释	护士洗手，核对患者床号、姓名	尊重患者，严格查对
2. 取好体位	患者取舒适体位，精神放松，保持自然呼吸状	耐心解释，患者配合
3. 观察计数	护士将手放在患者桡动脉部位似测脉状，观察患者胸或腹部的起伏，一起一伏为 1 次呼吸（图 14-14 a） ◆正常呼吸计数 30s，乘以 2 得每分钟呼吸数 ◆呼吸异常或婴儿应测量 1min，同时观察呼吸的深浅度、节律和声音	动作轻稳，规范操作
4. 及时记录	呼吸数值记录在体温单上	感谢合作，规范记录

2．注意事项
（1）测呼吸前如有剧烈运动，情绪激动等，应休息 30 min 后再测量。
（2）由于呼吸可受意识控制，因此，测量呼吸时应不使患者察觉。
（3）呼吸异常及婴儿应测量 1 min，危重患者呼吸微弱，可用少许棉花置于患者鼻孔前，观察棉花被吹动的次数（图 14-14 b），计数 1 min。

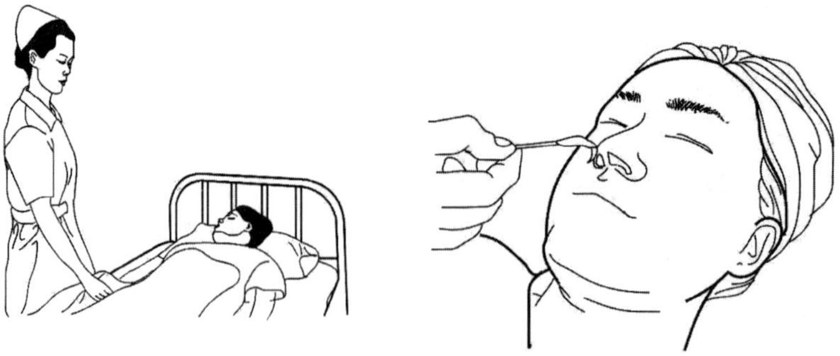
a　　b

图 14-14　呼吸的测量

3．健康教育
（1）向患者及家属解释呼吸监测的重要性，教会患者家属正确测量呼吸的方法。
（2）指导患者精神放松，并使患者及家属具有识别异常呼吸的能力。

(3) 教会患者及家属异常呼吸时自我护理的有关知识。

【评价】

1．患者及家属理解测量呼吸的目的，愿意配合。

2．患者知道呼吸的正常值及测量过程中的注意事项。

3．测量结果准确。

四、清理呼吸道分泌物的护理技术

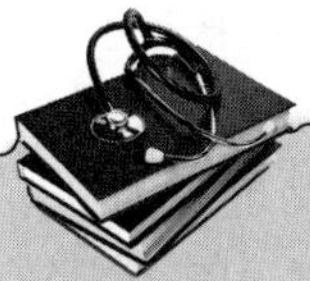

案例 14-5

患者，男，72 岁，诊断“慢性支气管炎、肺源性心脏病”。3 天前因受凉出现咳嗽、咳痰，痰呈白色黏液状，黏稠不易咳出，伴心悸、气急收住入院。查体：T 38.8℃，P 112 次 / 分，R 24 次 / 分，口唇发绀，两下肢水肿。患者情绪不稳定，对疾病缺乏正确认识。

问题与思考：

1. 应如何协助患者排痰？患者自我排痰无效时可采取何种方法保持呼吸道通畅？

2. 该患者有无缺氧症状存在？吸氧的目的是什么？应给予何种吸氧浓度？

3. 吸氧过程中如何观察其疗效？如何预防氧疗的副作用发生？

4. 针对患者状况如何进行有效的心理护理和健康教育？

1．有效咳嗽　咳嗽是一种防御性呼吸反射，通过咳嗽可排出呼吸道内的异物、分泌物，具有清洁、保护和维持呼吸道通畅的作用。有效咳嗽方法为：协助患者取坐位或半卧位，上身前倾，双手抱膝，或屈膝在胸部和膝上置一枕用两肋夹紧，深吸气后屏气 3s（有伤口者，应将双手压在切口的两侧，以减轻伤口张力），嘱患者两手抓紧支持物（脚和枕），用力做爆破性咳嗽，将痰咳出。

2．叩击　用手叩打胸背部，借助振动，使分泌物松脱而排出体外。叩击方法为：患者取坐位或侧卧位，操作者将手固定成背隆掌空状态，即手背隆起，手掌中空，手指并拢弯曲，有节奏地自下而上、由外向内叩打胸背部，叩击力度适中，以不使患者感到疼痛为宜。边叩边指导患者咳嗽。避开乳房和心脏，勿在裸露的皮肤、肋骨以下及骨突起部位进行叩击，如胸骨、肩胛骨及脊柱。

3．体位引流　指安置患者于特殊体位，借助重力作用，将肺与深部支气管的痰液引流至大支气管并咳出体外的方法。主要适应于支气管扩张、肺脓肿等有大量脓痰者。对严重高血压、心力衰竭、高龄、极度衰弱、意识不清等患者禁忌使用。实施要点如下：

(1) 体位：据病变部位取相应的体位，使患者患肺处于高位，引流的支气管开口朝下，指导患者间歇深呼吸并用力咳嗽，同时护理人员轻叩相应部位，以提高引流效果。

(2) 时间及次数：每日 2 ～ 4 次，每次 15 ～ 30 min。宜空腹时进行。

(3) 监测患者的反应：如患者出现头晕、面色苍白、出冷汗、血压下降等，应停止引流；观察并记录引流液的颜色、性质、量。如引流液大量涌出，应防止窒息；引流液每日小于 30ml，可停止引流。

(4) 痰液黏稠引流不畅时，可给予蒸汽吸入、超声雾化吸入、祛痰药，以利痰液排出。

4．吸痰法　吸痰法（suction method）是指利用机械吸引的方法，经口、鼻腔、人工气道将呼吸道分泌物吸出，以保持呼吸道通畅，预防吸入性肺炎、肺不张、窒息等并发症的一种治疗方

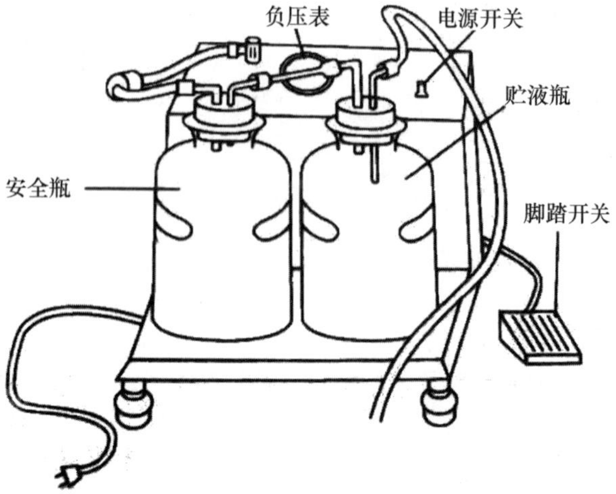

图 14-15 电动吸引器

法。主要用于年老体弱、危重、昏迷、全麻未清醒和气管切开等不能有效咳嗽排痰患者。临床上常用的有中心负压吸引装置吸痰和电动吸引器吸痰两种。

中心负压吸引装置：是将负压吸引管道连接到各病房床单位，使用时接上负压表、贮液瓶和吸痰导管，打开开关、调节负压，即可吸取痰液，使用方便快捷。

电动吸引器：由马达、偏心轮、气体过滤器、压力表、安全瓶、贮液瓶（贮液1000ml）、脚踏开关等组成（图 14-15）。接通电源后，可抽出瓶内气体使瓶内呈负压，将痰液吸出。

在紧急状态下，如无中心负压吸引装置和电动吸引器，可使用注射器吸痰或口对口吸痰。注射器吸痰是用 50 ~ 100ml 注射器连接导管进行抽吸；口对口吸痰时，操作者托起患者下颌使其头后仰，捏住患者鼻孔，用口包住患者嘴吸出其呼吸道分泌物。

【目的】

1．清理呼吸道分泌物，保持呼吸道通畅，促进呼吸功能，改善肺通气。

2．预防吸入性肺炎、肺不张、窒息等并发症发生。

【评估】

1．核对医嘱　操作前核对医嘱、床号、姓名，明确吸痰目的。

2．患者评估

（1）全身情况：患者目前病情、意识状态、呼吸状况、治疗用药情况。

（2）局部情况：患者呼吸有无鼾声、有无痰鸣音，双肺呼吸音情况、口腔、鼻腔黏膜情况。

（3）心理状态：有无紧张、恐惧、焦虑感及合作程度。

（4）健康知识：对疾病与吸痰作用的认知情况。

【计划】

1．护士准备　洗手、戴口罩，熟悉吸痰的操作方法，能解释吸痰的目的及注意事项。

2．用物准备

（1）吸痰装置：中心负压吸引装置或电动吸引器。

（2）治疗盘内置有盖无菌罐（内盛无菌生理盐水）、无菌治疗碗（内盛无菌纱布、无菌血管钳或镊子、压舌板）、弯盘、一次性吸痰管数根、一次性无菌手套 1 副、无菌引流管 2 根、玻璃瓶（内盛消毒液）。必要时备开口器、舌钳等。

3．环境准备　整洁安静、温湿度适宜、光线充足。

4．患者准备

（1）了解吸痰的目的、方法、注意事项及配合要点。

（2）体位舒适、情绪稳定。

【实施】

1．操作流程及行为要求　见表 14-7。

表 14-7 中心负压吸引装置吸痰方法

操作流程	步骤说明	行为要求
1．核对解释	携物至床旁，核对患者床号、姓名，解释目的取得患者合作	尊重患者，严格查对
2．检查患者	检查患者口、鼻腔，如有活动义齿应取下，听诊呼吸音，必要时进行背部叩击，以利痰液吸出	耐心解释，患者配合
3．准备体位	患者平卧，头转向操作者	严格无菌
4．挂贮液瓶	挂贮液瓶和内盛消毒液的玻璃瓶于床边，剪开一次性吸痰管袋备用	
5．装表检查	装负压表并打开开关检查，关闭开关	
6．接管调压	一管连接负压表和贮液瓶，另一管连接贮液瓶和吸痰管，调节负压，一般成人 40.0 ~ 53.3kPa（300 ~ 400 mmHg）；儿童 < 40.0kPa（300mmHg），戴无菌手套	负压适宜
7．试吸通畅	试吸少量生理盐水，检查吸痰管是否通畅	
8．插管吸痰	嘱患者张口，不能合作者用压舌板或开口器帮助张口（压舌板从臼齿处放入）操作者一手持吸痰管远端，一手持无菌止血钳夹住吸痰管前端，按口腔→咽喉→气管顺序吸痰。插入时：打开吸痰管侧孔（或反折吸痰管）将吸痰管插入所吸部位；吸痰时：拇指按压侧孔（或放开反折），由深部左右旋转、向上提拉吸尽痰液。气管切开者先吸气管切开处，再吸口鼻、咽处	插入时无负压。轻稳上提，每次吸痰不超过 15s，一根吸痰管只用一次
10．冲洗管道	分离吸痰管，冲洗引流管，关负压开关，将引流管接头放消毒液内保存	保持无菌
11．检查观察	用无菌纱布擦净患者脸部，脱去手套，检查其口鼻腔有无损伤，气道是否通畅，观察呼吸、面色、心率和吸出液的色、量、性质	动作轻稳，细心检查
12．安置患者	取舒适体位，整理床单元	
13．用物处置	一次性用物放入医用垃圾桶，非一次性用物按消毒—清洗—灭菌程序处理	关爱患者，感谢合作
14．洗手记录	洗手，记录	规范及时

2．注意事项

（1）吸痰前，检查床头中心负压装置或电动吸引器性能是否良好；各导管连接是否正确；根据患者年龄、痰液黏稠度等调节负压，负压不宜过大，以减轻吸痰导致的低氧血症，保护患者呼吸道黏膜。

（2）选择粗细适宜的吸痰管，吸痰动作轻稳、准确、敏捷，防止损伤黏膜。

（3）严格执行无菌操作原则，防止医院内感染。吸痰用物每天更换 1 次，无菌生理盐水每次更换，吸痰管每吸一个部位更换 1 根；贮液瓶内放入 100ml 消毒液，瓶内吸出液不能超过 2/3 满，应及时倾倒；贮液瓶及连接导管每天清洁消毒。

（4）每次吸痰时间 < 15s，如痰液较多需要再次吸引，应间隔 3 ~ 5min，吸痰前后可提高氧气吸入的浓度，以减轻缺氧。

（5）吸痰过程中观察患者的呼吸、心率、血压、血氧饱和度、吸出痰液的性状。痰液黏稠时，可先进行蒸汽吸入或雾化吸入以稀化痰液，提高吸痰效果。

3．健康教育

（1）指导清醒患者吸痰时正确配合，教会患者及时、有效的清除呼吸道的分泌物，确保气道通畅。

（2）向患者和家属讲解呼吸道疾病的预防保健知识。

【评价】

1．患者感觉舒适，无呼吸道黏膜损伤。

2．患者呼吸道分泌物及时吸出、气道通畅、呼吸功能改善。

3．患者及家属满意。

五、氧气吸入疗法

氧气是生命活动所必需的物质，当机体得不到足够的氧或不能充分利用氧，组织的代谢、功能、甚至形态结构都可能发生异常改变。氧气吸入疗法是指通过供给患者氧气，以提高动脉血氧分压（PaO_2）和动脉血氧饱和度（SaO_2），增加动脉血氧含量（CaO_2），纠正各种原因造成的缺氧，促进组织的新陈代谢，维持机体生命活动的一种治疗和抢救方法。

（一）缺氧的分类

1．低张性缺氧　是由于吸入气体中氧分压过低、肺通气障碍、静脉血分流入动脉引起。血气分析为动脉血氧分压（PaO_2）降低、血氧含量（CaO_2）减少，组织供氧不足。常见于高山病、慢性阻塞性肺疾病、先天性心脏病等。氧疗对低张性缺氧疗效最好。

2．血液性缺氧　由于血红蛋白数量减少或性质改变，造成血氧含量降低。血气分析可见 CaO_2 降低，PaO_2 一般正常。常见于贫血、一氧化碳中毒、高铁血红蛋白症等。

3．循环性缺氧　是由于动脉血灌注不足和静脉回流障碍，组织血流量减少引起的缺氧。血气分析 PaO_2、SaO_2、CaO_2 一般正常，动－静脉血氧含量差增加。常见于休克、心力衰竭、大动脉栓塞。

4．组织性缺氧　是由于组织细胞利用氧异常所致。动脉血气分析 PaO_2、SaO_2、CaO_2 正常，而静脉血气分析 PaO_2、SaO_2、CaO_2 高于正常，常见于氰化物中毒等。

（二）缺氧程度

对缺氧程度的判断，除临床表现外，主要根据患者 PaO_2 和 SaO_2 确定。

1．轻度低氧血症　PaO_2 在 50 ~ 70 mmHg，$PaCO_2 > 50$ mmHg，$80\% < SaO_2 < 95\%$，无明显发绀，一般不需要氧气吸入。如有呼吸困难，可给予低流量、低浓度（氧流量 1 ~ 2 升 / 分）吸氧。

2．中度低氧血症　PaO_2 在 35 ~ 50mmHg，$PaCO_2 > 70$ mmHg，$SaO_2$60% ~ 80%，有发绀、呼吸困难，需氧疗。

3．重度低氧血症　$PaO_2 < 35$mmHg，$PaCO_2 > 90$ mmHg，$SaO_2 < 60\%$，有显著发绀、呼吸极度困难、出现三凹征，是氧气吸入的绝对适应证。

（三）给氧标准与适应证

1．给氧标准　血气分析是给氧的最可靠指标。动脉血氧分压（PaO_2）正常值为 80 ~ 100 mmHg，当 $PaO_2 < 50$mmHg 时，应给予吸氧。根据缺氧程度决定给氧浓度，一般分为三种：①低浓度给氧，吸入氧浓度低于 35 %；②中等浓度给氧，吸入氧浓度为 35 ~ 60%；③高浓度给氧，吸入氧浓度高于 60 %。流量表上可直接显示每分钟氧气流出量，操作时可将氧浓度换算成氧流量，公式为：

吸氧浓度（%）= 21+4 × 氧流量（L/min）

氧气筒内氧气可供应时间计算公式：

$$\text{氧气筒内氧气可供应时间（h）} = \frac{[\text{压力表压力} - 5\ (\text{kg/cm}^2)] \times \text{氧气筒容积（L）}}{1\text{kg/cm}^2 \times \text{氧气流量（L/min）} \times 60\text{min}}$$

1 $kg/cm^2 \approx 0.1$MPa，1 kg/cm^2 相当于 1 个大气压。

2．氧疗适应证

（1）肺活量减少者：如哮喘、气胸、支气管肺炎等呼吸系统疾患的患者。

（2）因心肺功能不全使肺部充血致呼吸困难者：如心力衰竭患者。

（3）各种中毒所致的呼吸困难：如 CO 中毒、麻醉剂中毒、巴比妥类药物中毒等患者。

（4）昏迷患者：如颅脑损伤患者。

（5）其他：某些患者手术前后、出血性休克、产妇分娩产程过长或胎儿窘迫者。

（四）供氧装置

1．氧气筒及氧气表装置（图 14-16）

（1）氧气筒：是体积为 40L 的圆柱形无缝钢筒，筒内可耐高压达 15MPa（150kg/ cm^2），容纳氧气 6 000L。氧气筒的顶部有一总开关，可控制氧气的进出。使用时将总开关向逆时针方向旋转 1/4 周，即可放出足够的氧气；不用时，向顺时针方向将总开关旋紧。氧气筒颈部侧面，有一气门是氧气进入和输出的途径。

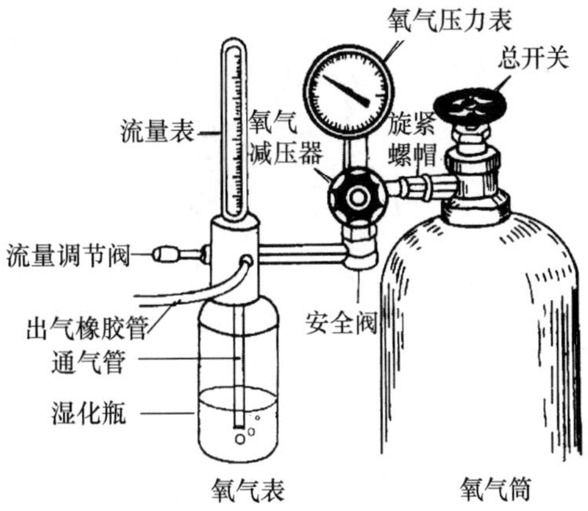

图 14-16　氧气筒及氧气表

（2）氧气表：由以下几部分组成：

1）压力表：打开氧气筒上开关，从压力表的指针可测知氧气筒内的压力，以 MPa 或 kg/cm^2 表示。

2）减压器：是一种弹簧自动减压装置，将来自氧气筒内氧气的压力减至 2 ~ 3kg/cm^2（0.2 ~ 0.3MPa），使流量平稳。

3）安全阀：当氧气流量过大、压力过高时，安全阀的内部活塞即自行上推，使过多氧气由四周小孔流出，保证用氧安全。

4）流量表：用以测量每分钟氧气的流出量。流量表内有浮标，浮标上端平面所指的刻度为每分钟氧气的流出量。

5）湿化瓶：用于湿润吸入的氧气，减少呼吸道黏膜受干燥气体的刺激。湿化瓶内装 1/3 ~ 1/2 蒸馏水或灭菌注射用水，通气管插入水中，湿化瓶出口通过橡胶管和鼻导管相连。急性肺水肿者用 20% ~ 30% 乙醇湿化氧气，乙醇有降低肺泡内泡沫的表面张力作用，使泡沫破裂、消散，有利于改善肺通气。

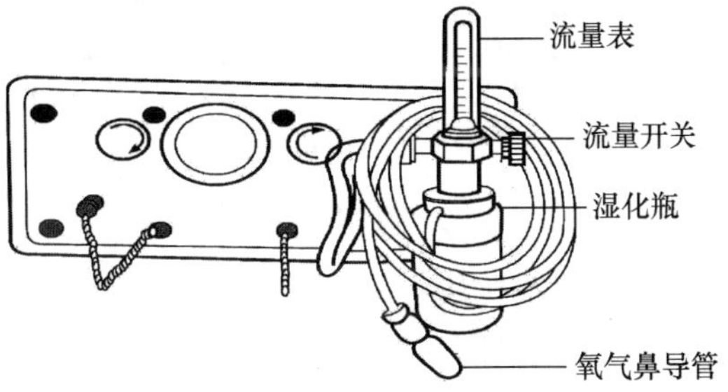

图 14-17　中心给氧

2．管道氧气装置（中心供氧装置）　医院氧气集中由供应站负责供给，设管道通至各病区床单位、门诊、急诊等用氧区。供应站有总开关控制，各用氧单位配备氧气流量表，使用氧气时将流量表插入插座与中心供氧系统相连接即可使用（图 14-17）。此法快速、方便。广泛应用于大、中型医院。

（五）常用氧疗方法

1．鼻导管给氧法　有单侧和双侧鼻导管给氧两种方法（图 14-18）。单侧鼻导管给氧法：将鼻导管从患者一侧鼻腔插入鼻咽部（鼻尖至耳垂的 2/3）吸入氧气的方法。此法节省氧气，但长时间吸氧，可刺激鼻腔黏膜，患者感觉不适。双侧鼻导管给氧法：将鼻导管插入两侧鼻腔约 1cm 吸入氧气的方法。此法患者无不适，是目前临床常用的给氧方法之一。

2．鼻塞法　鼻塞是一种塑料制成的球状物，使用时将鼻塞塞入鼻前庭内给氧，两侧鼻孔可交替使用（图 14-19）。此法刺激性小，适应于需要长时间给氧的患者，是目前临床常用的给氧方法之一。

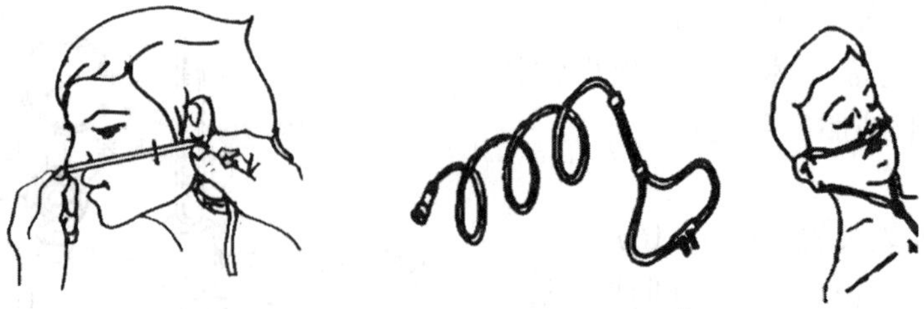

a　　b

a. 单侧鼻导管插管长度；b. 双侧鼻导管给氧

图 14-18　鼻导管给氧

3．面罩法　将面罩置于患者的口鼻部，用松紧带固定在后脑上，将氧气导管连接在氧气进口处，氧气自下端输入，呼出的气体从面罩两侧孔排出（图 14-20）。氧流量为 6 ~ 8L/min。可用于病情较重、氧分压明显下降，且口鼻腔均能吸入氧气者。

4．头罩法　将患者头部置于头罩里，罩面上有多个小孔，将氧气导管接于头罩的进气孔上，根据病情调节流量，保持罩内一定的氧浓度、湿度和温度（图 14-21）。头罩与颈部之间要保持适当的空隙，防止二氧化碳重复吸入。此法主要用于婴幼儿。

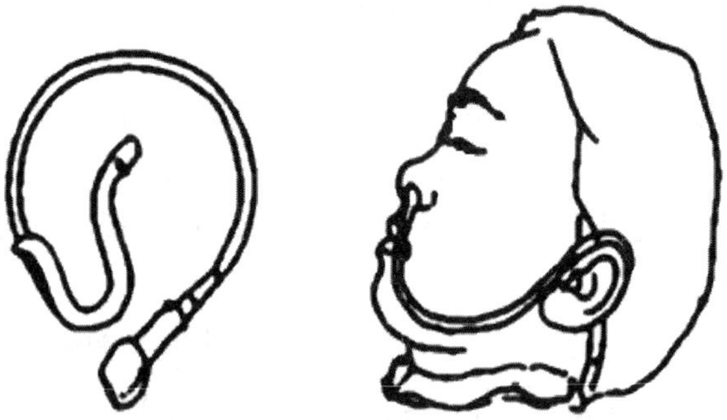

图 14-19　鼻塞给氧

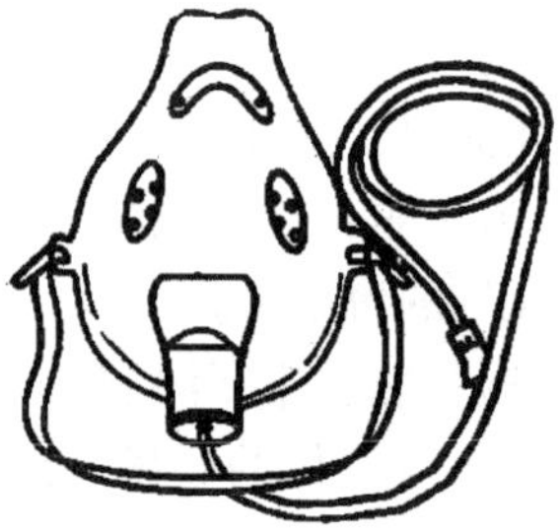

图 14-20　给氧面罩

5．氧气枕法　氧气枕是一长方形橡胶枕，枕的一角有一橡胶管与湿化瓶相连，有调节器可调节氧流量（图 14-22）。使用时将充满氧气的氧气枕枕于患者头下。此法可用于家庭氧疗、危重患者的转运途中。

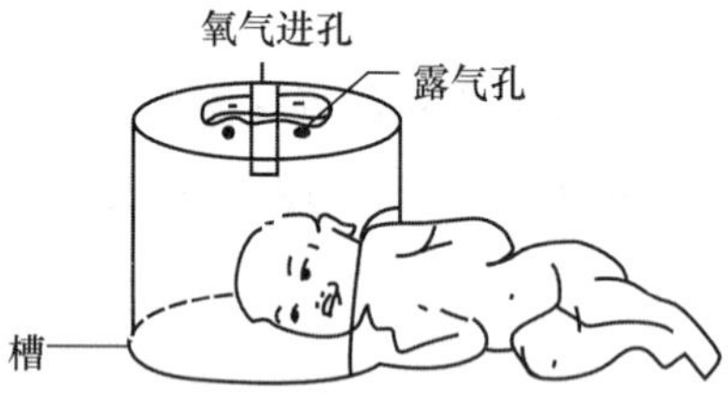

图 14-21　头罩给氧

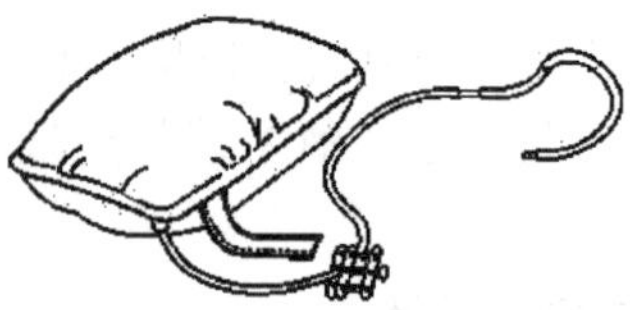

图 14-22　氧气枕给氧

6．家庭供氧方法　家庭氧疗一般采用制氧器、小型氧气瓶及氧气枕等方法。一些慢性呼吸系统疾病和持续低氧血症的患者可以在家中进行氧疗，提高他们活动耐力、改善生活质量。

（1）小型氧气瓶：小型瓶装医用氧。具有安全、小巧、经济、实用、方便等特点。有 2 ~ 15L 各种不同容量的氧气瓶。适用于冠心病、肺心病、哮喘、支气管炎、肺气肿等慢性疾病患者的家庭氧疗。

（2）氧立得：是一种便携式制氧器，由制氧剂 A 和催化剂 B 在反应舱中与水产生化学反应制造出氧气。优点：制氧纯度高，完全符合医用标准，纯度 > 99.0%；制氧器结构简单易操作，使用方便；小巧轻灵（加水后仅 500g）、便于携带。缺点：维持时间短（一次反应制出氧气仅维持 20min）。因此患者如需反复用氧，需不断更换制剂。

（六）氧气吸入疗法举例：氧气筒 - 鼻塞给氧

【目的】纠正各种原因造成的缺氧状态，促进组织的新陈代谢，维持机体生命活动。

【评估】

1．核对医嘱　操作前认真核对医嘱、床号、姓名，明确吸氧目的。

2．患者评估

（1）全身情况　患者目前病情、意识与精神状态，生命体征、缺氧的原因、表现和程度。

（2）局部情况　鼻腔是否通畅、有无分泌物，黏膜有无红肿、鼻中隔有无偏曲等情况。

（3）心理状态　有无紧张、恐惧、焦虑情绪及合作程度。

（4）健康知识　对疾病与吸氧作用的认知情况。

【计划】

1．护士准备　洗手、戴口罩，熟悉氧气吸入的操作方法，能解释氧气吸入的目的及注意事项。

2．用物准备

（1）吸氧用物：供氧装置（氧气筒、氧气表），治疗盘内盛：湿化瓶（内盛 1/2 ~ 1/3 无菌蒸馏水）、治疗碗（内盛通气管、无菌纱布）、小药杯（内盛冷开水）、一次性鼻塞输氧管、弯盘、棉签、手电筒、用氧记录单、笔、扳手。

（2）停氧用物：治疗盘内盛：棉签、50% 乙醇、弯盘内盛无菌纱布、笔、扳手。

3．环境准备　室内温、湿度适宜、安静整洁，氧气筒离暖气 1m 以上，无火源。

4．患者准备

（1）了解吸氧的目的、方法、注意事项及配合要点。

（2）体位舒适、情绪稳定。

【实施】

1．单侧鼻塞给氧操作流程及行为要求　见表 14-8。

表 14-8　氧气筒给氧方法

操作流程	步骤说明	行为要求
装氧气表	开总开关冲气门→上氧气表→连接通气管、湿化瓶→关流量开关→开总开关→开流量开关→检查全套装置是否通畅漏气→关流量开关→备用	规范操作，动作敏捷
给　氧		
1．核对解释	核对医嘱，备齐用物至床旁，核对床号、姓名，解释用氧目的	尊重患者，严格查对
2．安置体位	根据病情可取半坐卧位、端坐位、平卧位等	耐心解释，患者配合
3．清洁鼻腔	检查鼻腔有无异常及分泌物，选择并清洁一侧鼻孔	
4．连接调节湿润检查	将一次性输氧管与氧气表连接→开流量开关→调节氧流量→湿润、检查鼻塞是否通畅	依病情调节氧流量
5．插入固定	将鼻塞插入鼻前庭，固定	动作轻稳
6．记录指导	记录上氧时间及流量，挂输氧卡于氧气筒上。向患者及家属交代注意事项	态度和蔼，关心体贴
7．巡视观察	经常巡视病房，检查氧气装置是否通畅有效；观察缺氧改善情况；观察有无氧疗副作用的发生	仔细观察，及时处理
停　氧	缺氧症状改善，根据医嘱停氧	
1．核对解释	带用物至床旁，查对床号、姓名，解释停氧原因	耐心解释，患者配合
2．拔管关氧	拔出鼻塞，擦净鼻部，关总开关，分离导管	先拔管后关氧
3．放余氧记录	放尽余氧，关流量开关，记录停氧时间	
4．整理指导	整理用物，垃圾分类处理，洗手，健康教育	感谢合作，健康教育
5．卸氧气表	取下湿化瓶与流量表，卸表，湿化瓶及通气管消毒备用	规范操作

2．注意事项

（1）严格遵守操作规程，注意用氧安全：切实做好“四防”，即防火、防热、防油、防震（中心管道供氧还须防堵塞）。氧气筒应存放在阴凉通风处，周围严禁烟火及易燃品，离暖气 1m 以上，离明火 5m 以上；氧气筒上有“严禁烟火”标志；搬运氧气筒时，勿撞击；氧气表及螺旋口上勿涂油，也不用带油的手装卸氧气表，以免燃烧。

（2）用氧时，应先调节流量后插管；停氧时先拔管再关闭氧气开关；中途调节氧流量时，应先将氧气管与流量表分离，调节流量后再接上，以免因流量开关使用错误，大量氧气进入呼吸道，损伤肺组织。

（3）用氧过程中密切观察缺氧症状有无改善、呼吸是否通畅、有无氧疗副作用，观察 PaO_2、$PaCO_2$、SaO_2 等指标的变化。根据缺氧程度调节流量（一般轻度缺氧氧流量为 1 ～ 2L/ min，中度缺氧氧流量为 2 ～ 4L/ min，重度缺氧氧流量为 4 ～ 6L/ min）。

（4）持续用氧者，单侧鼻导管每日更换 2 次以上，及时清除鼻腔分泌物，防止导管阻塞；双侧鼻塞每日更换 1 次；面罩给氧应 4 ～ 8h 更换一次面罩；湿化液应每日更换 1 次；湿化瓶和通气管应定期消毒。

（5）氧气筒内氧气勿用尽，压力表指针降至 0.5MPa（$5kg/cm^2$）时即不可再使用，以防灰尘进入筒内，再次充气时引起爆炸；对未用或已用空的氧气筒，应分别挂“满”或“空”的标志，并分开放置，以免使用时搬错。

3．健康教育

（1）向患者及家属解释吸入氧气的目的、用氧方法、注意事项，使患者及家属能理解“四防”的重要性。

（2）向患者及家属宣传相关疾病保健知识和有关改善呼吸的知识。

【评价】

1．患者配合，无呼吸道损伤及其他意外发生，有安全感。

2．患者缺氧症状改善、呼吸平稳。

3．患者及家属了解氧气吸入的相关知识。

（七）用氧监测

1．缺氧症状　患者由烦躁不安变为安静、心率变慢、血压上升、呼吸平稳、皮肤红润温暖，说明缺氧症状改善。

2．实验室检查　主要观察氧疗后 PaO_2（正常值 80 ～ 100mmHg）、$PaCO_2$（正常值 35 ～ 45mmHg）、SaO_2（正常值 95% 以上）等血气分析指标。

3．氧疗的副作用　当给氧浓度高于 60%，持续时间超过 24h，可能出现氧疗副作用。常见的副作用有：

（1）氧中毒：高浓度长时间给氧引起肺实质发生改变，主要表现为胸骨下不适、疼痛、灼热感，继而出现呼吸增快、干咳、恶心呕吐、烦躁不安。预防措施是避免长时间、高浓度氧疗，经常做血气分析以观察氧疗的治疗效果。

（2）肺不张：吸入高浓度氧气后，肺泡内氮气被大量置换，如支气管有阻塞时，其所属区域的肺泡内氧气被肺循环血液迅速吸收，引起吸入性肺不张。主要表现为烦躁，呼吸、心跳增快，血压上升，继而出现呼吸困难、发绀、昏迷。预防措施是鼓励患者多做深呼吸，经常改变体位、进行有效咳嗽排痰，防止分泌物阻塞。

（3）呼吸道分泌物干燥：氧气为干燥气体，如持续吸入未经湿化且浓度较高的氧气，可致呼吸道黏膜干燥，分泌物黏稠，不易咳出，且有损纤毛运动。预防措施是吸入湿化的氧气，定期做雾化吸入。

（4）晶状体后纤维组织增生：仅见于新生儿，以早产儿多见。因长时间高浓度吸氧，引起视网膜血管收缩、阻塞，视网膜纤维化，出现不可逆的失明。预防措施是维持吸氧浓度在40%以下，注意监测PaO_2。

（5）呼吸抑制：见于Ⅱ型呼吸衰竭患者（PaO_2降低、$PaCO_2$增高）。由于$PaCO_2$长期处于高水平，呼吸中枢失去了对二氧化碳的敏感性，呼吸的调节主要依靠缺氧对外周化学感受器的刺激来维持，吸入高浓度氧，解除了缺氧对呼吸的刺激作用，使呼吸中枢抑制加重，甚至出现呼吸停止。因此，对Ⅱ型呼吸衰竭患者应给予低浓度、低流量（1 ~ 2L/min）持续吸氧，并注意监测PaO_2。

本章小结

生命体征包括体温、脉搏、呼吸、血压，是衡量机体身心状况的可靠指标，是临床上观察病情动态变化的常用监测项目。护理人员应掌握生命体征的测量方法，并对其结果进行分析、判断，以及时发现患者的病情变化，给予针对性的处理措施。

本章的重点是：体温、脉搏、呼吸、血压的观察及护理；测量体温、脉搏、呼吸、血压方法；改善呼吸功能的护理技术、氧疗方法和用氧监测。难点是缺氧的分类、缺氧程度的评估。

思考题

1．测量体温应注意哪些事项？若测口温时不慎咬破体温计应怎样处理？

2．临床常见哪些异常呼吸？对异常呼吸患者应采取怎样的护理措施？

3．何谓绌脉？其基本特点是什么？如何测量？

4．简述测量血压时产生误差的原因及预防措施。

5．患者，56岁，支气管哮喘发作，呼吸困难，不能平卧，口唇、指甲发绀。医嘱给予氧气吸入，氧流量5L/min，氧气筒容积为40L，压力表所指压强125kg/cm^2。问：

（1）该患者吸氧的浓度是多少？

（2）氧气筒内氧气可供应时间为多少小时？

（3）用氧过程中应注意观察哪些事项？

（唐布敏）

第十五章　冷、热疗法

学习目标

通过本章内容的学习，学生应能：

识记：

1. 说出影响冷、热疗法效果的影响因素。
2. 简述冷、热疗法的禁忌证。
3. 描述冷、热疗法的使用方法。

理解：

1. 用自己的语言正确解释下列概念：

冷疗法、热疗法、继发效应

2. 比较分析冷疗法与热疗法的作用异同点。

应用：

与患者进行有效沟通，按护理程序实施冷疗法或热疗法。

冷热疗法是利用低于或高于人体温度的物质作用于人体的全身或局部，以达到止血、止痛、消炎、消肿、降温和促进舒适的物理治疗方法。护士作为冷热疗法的直接实施者应该掌握冷热疗法正确的操作方法，熟悉冷热疗法的禁忌证，了解冷热疗法的影响因素，防止不良反应的发生，以达到良好的治疗效果。

第一节　冷 疗 法

案例 15-1

患儿，男，5 岁，急性扁桃体炎急诊入院。体查：T 39.5℃，P 120 次 / 分，R 32 次 / 分，精神萎靡不振，面色潮红，灼热。医嘱给予物理降温。

问题与思考：

1. 可用哪些方法为患者进行物理降温？
2. 患者身体的哪些部位不能应用冷疗法？

一、冷疗的作用

1．控制炎症扩散　冷可使局部毛细血管收缩，血流量减少，抑制细菌的活力和降低细胞代谢。在炎症早期用冷，可限制炎症扩散和抑制化脓。

2．减轻局部组织充血或出血　冷可促进局部血管的收缩，降低毛细血管的通透性，减轻组织充血；同时冷可以减慢血流速度，增加血液黏稠度，有利于血液凝固而减少局部组织的出血。适用于软组织扭伤或挫伤早期（48h 内）、鼻出血、扁桃体摘除术后患者。

3．减轻疼痛　冷可抑制细胞的活力，降低神经末梢的敏感性而使疼痛减轻；冷可使局部血管收缩，通透性降低，渗出减少，从而可减轻局部组织因充血、肿胀而引起的疼痛。适用于牙痛及软组织扭伤或挫伤早期患者。

4．降温　局部或全身冷疗，通过传导与蒸发作用使散热增加而使体温降低，适用于高热或中暑患者。

5．保护脑细胞　头部用冷可降低脑细胞的代谢，减少其耗氧量，提高脑细胞对缺氧的耐受性，从而减少脑细胞的损害，起到保护脑组织的作用。适用于脑损伤、脑缺氧、脑水肿等患者。

二、冷疗的影响因素

1．方式　冷疗分为湿冷和干冷两种。湿冷是以水为媒介物，而干冷是以空气及其他物体作为媒介物。冷疗的应用方式不同效果也不一样。同样的温度，湿冷的效果要优于干冷。因为水是冷的良好导体，传导能力及渗透能力都比空气强。

2．面积　冷疗效果与用冷面积成正比。用冷面积越大，冷疗效果越强。反之，则冷疗效果较弱。但须注意在大面积用冷时，因血管收缩，会导致血压上升。

3．时间　冷疗的时间一般为 20 ～ 30min。在一定时间内冷疗的效果是随着时间的延长而逐渐增强的。如果持续用冷时间过长，会发生继发效应，收缩的血管扩张，机体对冷的耐受性增强，从而抵消其治疗作用，甚至还可引起不良反应，如冻伤、疼痛等。

4．温度　用冷的温度与体表的温度相差越大，机体对冷刺激的反应越强烈；反之，则较弱。另外，环境温度也可影响冷疗效果。如环境温度低于身体温度时用冷，冷效应增强；环境温度高于身体温度时用冷，冷效应减弱。

5．部位　用冷部位的皮肤厚薄不同，产生的冷效应也不同。手和脚的皮肤较厚，对冷刺激的耐受性较强，用冷效果较差。而躯干、前臂内侧、颈部皮肤较薄，对冷刺激的敏感性较强增强，用冷效果好。冷觉感受器数量不同对冷的反应也不一样。皮肤浅层的冷觉感受器数量较多，故浅层皮肤对冷敏感。

6．个体差异　个体的年龄、性别、机体状况、肤色等影响冷疗的效果。婴幼儿因神经系统尚未发育成熟，对冷的适应能力有限；老年人因器官、系统的功能衰退，对冷刺激的敏感性降低。女性对冷刺激的敏感性较男性强；昏迷、感觉迟钝、血液循环不良、麻痹的患者因对冷的刺激不敏感，用冷时应注意个体差异，防止冻伤的发生。

三、冷疗的禁忌证

1．血液循环不良　对于休克、周围血管病变、动脉硬化、糖尿病等血液循环不良的患者，用冷会加重血液循环障碍，导致局部组织缺血缺氧而变性坏死。

2．慢性炎症或深部化脓病灶　用冷可使局部毛细血管收缩，血流减慢，血流量减少，从而妨碍炎症的吸收和消散。

3．组织损伤破裂　用冷会使血液循环减慢，组织供血减少，影响伤口的愈合。

4．对冷过敏　对冷过敏的患者用冷后局部会出现红斑、荨麻疹、关节疼痛、肌肉痉挛等过敏症状。

5．禁忌冷疗的部位

（1）枕后、耳郭、阴囊处：用冷易引起冻伤。

（2）心前区：用冷会引起反射性心率减慢、心律不齐、心房纤颤、心室纤颤及房室传导阻滞。

（3）腹部：用冷易引起腹痛、腹泻。

（4）足底：用冷易引起反射性末梢血管收缩而影响散热或反射性地引起一过性冠状动脉收缩。

四、冷疗的方法

冷疗法分局部冷疗法和全身冷疗法两类。局部冷疗法有冰袋、冰囊、冰帽、冰槽和冷湿敷法等，全身冷疗法有乙醇拭浴和温水拭浴等。

（一）局部冷疗法

1．冰袋的使用

【目的】降温、止血、镇痛、控制炎症的扩散。

【评估】

（1）核对医嘱：操作前认真核对医嘱、床号、姓名以及冰袋使用的部位。

（2）患者评估

①全身情况：目前的病情、诊断、治疗情况、意识状态、循环状况、对冷的耐受情况、有无感觉障碍等。

②局部情况：冰袋使用局部的皮肤情况。

③心理状态：患者心理状态及合作情况。

④健康知识：患者对疾病的认识情况，对冰袋使用的目的及注意事项是否了解。

【计划】

（1）护士准备：着装整齐，修剪指甲、洗手，戴口罩，熟悉冰袋的使用方法。

（2）用物准备：冰袋或冰囊（图 15-1）及布套、帆布袋、木槌、冰块、盆及冷水、勺、毛巾。

（3）环境准备：病室整洁，温度适宜，无对流风直吹患者或酌情关门窗，需要时用床帘或屏风遮挡患者。

（4）患者准备：患者明确冰袋使用的目的、方法及注意事项，能主动配合。

【实施】

（1）操作流程及行为要求　见表 15-1。

表 15-1　冰袋的使用

操作流程	步骤说明	行为要求
1．准备冰袋	将冰块装入帆布袋，用木槌砸成核桃大小的冰块，放入盆内用冷水冲去棱角。用勺将小冰块装入冰袋 1/2 ～ 2/3 满，排出袋内空气，夹紧袋口。用毛巾擦干冰袋，倒提抖动检查无漏水后套上布套	勿损坏冰袋，冰袋呈平形，布套无浸湿
2．核对解释	携用物至床旁，核对床号、姓名，向患者讲解冰袋使用的目的和方法，取得合作	尊重患者，严格查对耐心解释，患者配合
3．放置冰袋	将冰袋置于冷敷部位：①高热降温时冰袋置于前额（图 15-2）或头顶（冰囊可置于体表大血管分布处）；②鼻出血者将冰囊置于鼻部；③扁桃体摘除术后将冰囊置于颈前颌下（图 15-3）	操作规范
4．观察效果	注意观察全身及局部皮肤反应、冰袋有无异常	观察仔细，主动询问
5．撤除冰袋	30min 后撤除冰袋，协助患者取舒适卧位，整理病床单位	关爱患者，感谢合作
6．处理用物	按消毒隔离原则处理用物。倒空冰袋，倒挂晾干，吹入少量空气后夹紧袋口（防止冰袋内面相互粘连），置阴凉处备用；布套清洁后晾干备用	规范处理，爱惜物品
7．洗手记录	洗手，记录用冷部位、时间、效果、全身及局部反应	规范、及时、准确

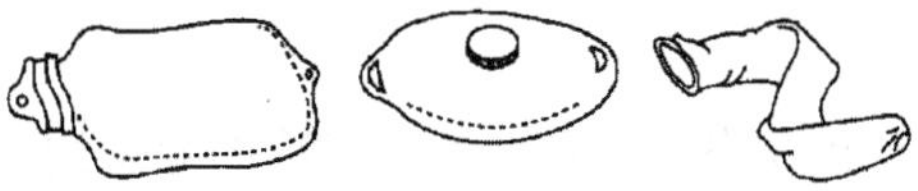

图 15-1 冰袋和冰囊

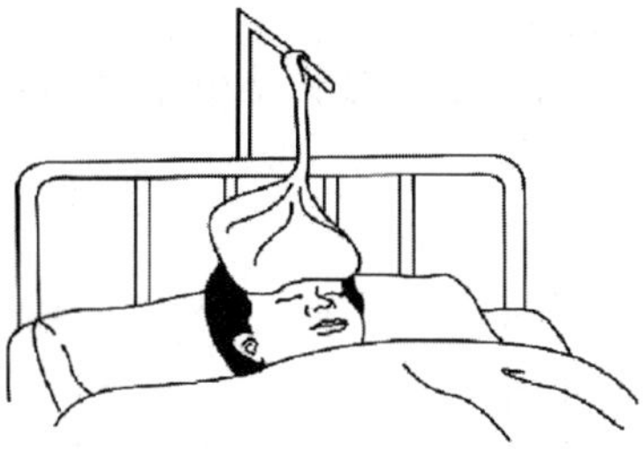

图 15-2 冰袋使用法

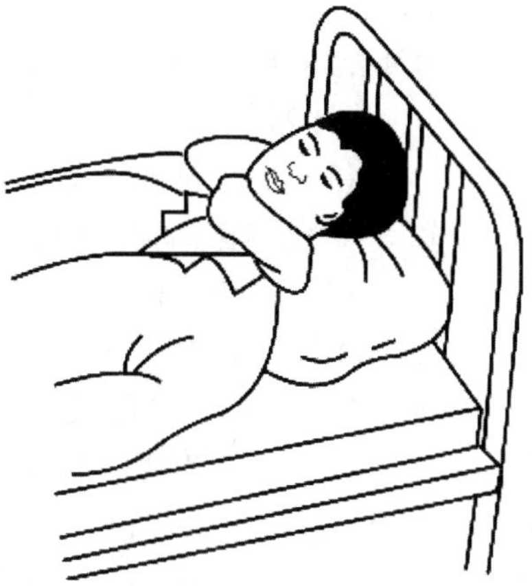

图 15-3 颈部冷敷

（2）注意事项

①注意观察用冷部位的皮肤颜色，如出现苍白、青紫等情况应立即停止用冷并给予相应处理。

②高热患者降温时，在冰袋使用 30min 后应测量体温并记录，当体温降至 39℃以下时，应撤去冰袋。

③需长时间用冷者应间隔 1h 后再重复使用，以防继发反应的发生。

④随时观察、检查冰袋有无漏水，是否夹紧。冰块融化后应及时更换。

（3）健康教育：向患者及家属介绍冰袋使用的目的、作用、正确的使用方法，说明使用冰袋的注意事项，教会患者及家属观察用冷的不良反应。

【评价】

（1）患者无冻伤、不适感，无不良反应，达到预期效果。

（2）冰袋完整、无漏水，布套干燥。

（3）护士能与患者或家属有效沟通，得到理解与配合。

知识拓展

化学冰袋

化学冰袋是一种无毒、无味的冰袋，内装凝胶或其他冰冻化学介质，使用时将化学冰袋放入冰箱中吸冷，由凝胶状态变为固态，取出后置于所需部位。在常温下吸热，再由固态变为凝胶状态，可反复使用。

2．冰帽的使用

【目的】降低头部温度，降低脑细胞代谢，提高脑细胞对缺氧的耐受性，减轻脑细胞损害，防治脑水肿。

【评估】

（1）核对医嘱：操作前认真核对医嘱、床号、姓名。

（2）患者评估

①全身情况：目前的病情、诊断、治疗情况、意识状态、循环状况、对冷的耐受情况，有无感觉障碍等。

②局部情况：头部状况。

③心理状态：患者心理状态及合作情况。

④健康知识：对疾病的认识情况，对冰帽或冰槽使用的目的及注意事项能否了解。

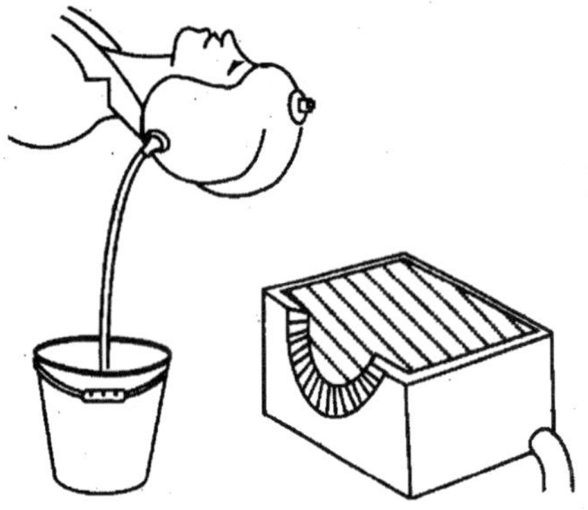

图 15-4 冰帽和冰槽

【计划】

（1）护士准备：着装整齐，修剪指甲、洗手，戴口罩，熟悉冰帽或冰槽的使用方法。

（2）用物准备：冰帽或冰槽（图 15-4）、帆布袋、木槌、冰块、盆及冷水、勺、海绵 3 块、不脱脂棉球、凡士林纱布、水桶、肛表。

（3）环境准备：病室整洁，温度适宜，无对流风直吹患者或酌情关门窗。

（4）患者准备：患者明确冰帽或冰槽使用的目的、方法及注意事项，能主动配合。

【实施】

（1）操作流程及行为要求 见表 15-2。

表 15-2 冰帽的使用

操作流程	步骤说明	行为要求
1. 准备冰帽	将冰块砸成小块、冲去棱角（方法同冰袋），装入冰帽约 2/3 满，排出帽内空气，旋紧冰帽口，用毛巾擦干冰帽，检查无漏水	防止冰块棱角损坏冰帽
2. 核对解释	携用物至床旁，核对床号、姓名，讲解冰帽使用的目的和方法，取得合作	尊重患者，严格查对 耐心解释，患者配合
3. 放置冰帽	将患者头部置于冰帽中，在后颈部、双耳外侧与冰帽接触的部位垫海绵，防止冻伤（使用冰槽者需在耳内塞不脱脂棉球，防冰水流入耳内；双眼盖凡士林纱布，保护角膜）。冰帽的引水管置水桶中，注意水流情况	认真仔细，保护患者
4. 观察效果	观察皮肤颜色、心率及冰帽有无异常等。每 30min 测一次生命体征并记录，肛温维持在 33℃左右（肛温低于 30℃，易发生心房、心室纤维颤动或房室传导阻滞等并发症）	观察仔细，主动询问 规范测量，及时记录
5. 撤除冰帽	30min 后撤除冰帽，协助患者取舒适卧位，整理床单位	关爱患者，感谢合作
6. 处理用物	按消毒隔离原则处理用物。倒空冰帽，倒挂晾干，置阴凉处备用	规范处理，爱惜物品
7. 洗手记录	洗手，记录用冷部位、时间、效果、全身及局部反应。	及时准确

（2）注意事项

①注意观察头部皮肤变化，防止耳郭发生青紫及冻伤。

②密切观察心率及体温变化，肛温不低于 30℃，防止发生心房、心室纤维颤动或房室传导阻滞等并发症。

③用冷时间不得超过 30min，如需再次使用，应休息 1h，防止发生继发效应。

（3）健康教育：向患者及家属介绍冰帽使用的目的、作用、正确的使用方法，说明使用冰帽注意事项和不良反应，教会患者及家属观察用冷的不良反应。

【评价】

（1）患者无冻伤、不适感，无不良反应，达到预期效果。

（2）冰帽完整、无漏水，布套干燥。

（3）护士能与患者或家属有效沟通，得到理解与配合。

3．冷湿敷法

【目的】降温、止血，组织扭伤早期消肿、止痛。

【评估】

（1）核对医嘱：操作前认真核对医嘱、床号、姓名以及冷湿敷的部位。

（2）患者评估

①全身情况：目前的病情、诊断、治疗情况、活动能力、对冷的耐受情况、有无感觉障碍等。

②局部情况：局部皮肤状况、有无伤口。

③心理状态：了解患者心理状态及合作情况。

④健康知识：对疾病的认识情况，对冷湿敷的目的及注意事项能否了解。

【计划】

（1）护士准备：着装整齐，修剪指甲、洗手，戴口罩，熟悉冷湿敷的使用方法。

（2）用物准备：小盆（内置冰水）、敷布 2 块、敷钳 2 把、凡士林、纱布、棉签、弯盘、塑料薄膜、棉垫或毛巾、橡胶单、治疗巾，必要时备换药用物。

（3）环境准备：病室内整洁，温度适宜，无对流风直吹患者或酌情关门窗，必要时屏风遮挡。

（4）患者准备：患者明确冷湿敷的目的、方法及注意事项，能主动配合。

【实施】

（1）操作流程及行为要求　见表 15-3。

表 15-3　冷湿敷法

操作流程	步骤说明	行为要求
1．准备用物	根据患者局部情况备齐所需用物	认真仔细，一丝不苟
2．核对解释	携用物至床旁，核对床号、姓名，向患者讲解冷湿敷的目的和方法，取得合作	尊重患者，严格查对 耐心解释，患者配合
3．准备患处	协助患者取舒适卧位，暴露治疗部位。在治疗部位下垫橡胶单及治疗巾，将凡士林涂于患处（凡士林可减缓冷传导，既可防止冻伤又可保持冷效），并在其上盖一单层纱布	保证安全，保护隐私
4．冷敷患处	将敷布浸入冰水中，用敷钳将敷布拧至不滴水（图 15-5）。抖开敷布，折叠敷布敷于患处，上盖塑料薄膜及棉垫或毛巾，高热降温时敷于前额。每 3 ～ 5min 更换一次敷布，及时更换盆内冰水，治疗时间以 15 ～ 20min 为宜	规范操作，认真仔细
5．观察效果	注意观察局部皮肤及患者反应	观察仔细，主动询问
6．安置患者	治疗完毕，撤去用物，用纱布擦去凡士林，协助患者卧于舒适卧位，整理病床单位	关爱患者，感谢合作
7．处理用物	按消毒隔离原则处理用物，消毒后备用	规范处理，爱惜物品
8．洗手记录	洗手，记录冷湿敷的部位、时间、效果、全身及局部反应。降温后体温应记录在体温单上	规范、及时、准确

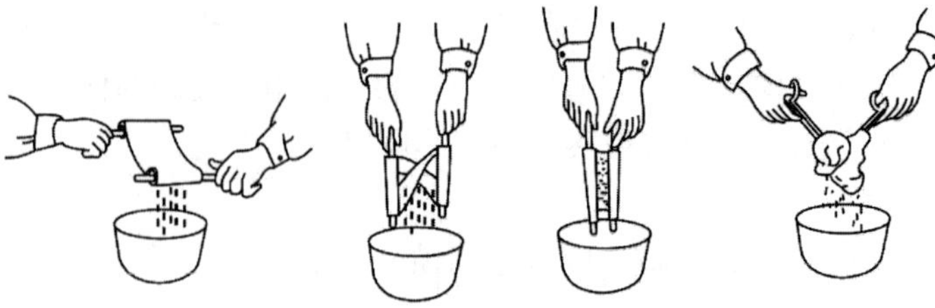

图 15-5　冷湿敷拧敷布法

（2）注意事项

①为高热患者降温时，冷敷后 30min 测量一次体温并记录在体温单上。

②在伤口部位冷敷需执行无菌技术操作，冷敷后按外科换药法处理伤口。

（3）健康教育：向患者及家属介绍冷湿敷的目的、作用、正确的使用方法，说明冷湿敷的注意事项和不良反应。教会患者及家属正确使用冷湿敷的方法。

【评价】

（1）患者无不适感，无不良反应，达到预期效果。

（2）护士能与患者或家属有效沟通，得到理解与配合。

（二）全身冷疗法

全身冷疗法是利用温水或乙醇接触身体皮肤，通过温水或乙醇的蒸发、传导作用增加机体散热，达到降温目的。乙醇是一种挥发性液体，拭浴时可在皮肤上迅速蒸发，吸收并带走大量的体热。此外，乙醇可刺激皮肤血管扩张，增强散热效果。但因其刺激性较强，不宜用于血液病患者及新生儿。温水拭浴无刺激、不过敏，患者感觉舒适，适合用于新生儿、婴幼儿降温。

1．温水拭浴或乙醇拭浴

【目的】为高热患者降温。

【评估】

（1）核对医嘱：操作前认真核对医嘱、床号、姓名。

（2）患者评估

①全身情况：目前的病情、诊断、体温、意识状态、治疗情况、有无乙醇过敏史、对冷的耐受情况等。

②局部情况：皮肤状况、有无影响拭浴的因素。

③心理状态：了解患者心理状态及合作情况。

④健康知识：对疾病的认识情况，对温水拭浴或乙醇拭浴的目的及注意事项能否了解。

【计划】

（1）护士准备：着装整齐、修剪指甲、洗手，戴口罩，熟悉温水拭浴或乙醇拭浴的使用方法。

（2）用物准备：小盆内盛 25% ~ 35% 乙醇 200 ~ 300ml 或温水 2/3 满（水温 32 ~ 34℃）、浴巾、小毛巾 2 块、热水袋及套、冰袋及套、酌情备衣裤、大单、被套、便盆及便盆巾等。

（3）环境准备：病室内温度适宜，关闭门窗，需要时用床帘或屏风遮挡患者。

（4）患者准备：患者明确温水拭浴或乙醇拭浴的目的、方法及注意事项，能主动配合。必要时排尿。

【实施】

（1）操作流程及行为要求　见表 15-4。

续表

表 15-4 温水拭浴

操作流程	步骤说明	行为要求
1. 准备用物	备齐用物。按热水袋、冰袋使用方法备好热水袋及冰袋	认真仔细，一丝不苟
2. 核对解释	携用物至床旁，核对床号、姓名，解释温水拭浴或乙醇拭浴的目的和方法，取得合作	尊重患者，严格查对 耐心解释，患者配合
3. 安置体位	协助患者取舒适卧位。用床帘或屏风遮挡，松开床尾盖被，协助患者脱去上衣，松解裤带。置冰袋于头部，有助降温并可防止头部充血；置热水袋于足底，可促进足底血管扩张，减轻头部充血并使患者感觉舒适	保护隐私，保证安全
4. 垫巾拭浴	将浴巾铺于拭浴部位下，小毛巾浸入小盆、拧至半干，缠于手上成手套状（图 15-6），以离心方向拍拭。每拍拭一个部位更换一次小毛巾，以维持拭浴温度。拍拭后用大毛巾擦干皮肤。每侧肢体或背部拍拭 3min，拭浴全过程以不超过 20 min 为宜，防止发生继发反应。拍拭顺序如下： ◆双上肢：颈外侧→肩→上臂外侧→前臂外侧→手背；侧胸→腋窝→上臂内侧→肘窝→前臂内侧→掌心，先近侧后对侧 ◆背部：协助患者侧卧，拍拭背部→腰部→臀部。协助患者仰卧，穿衣、脱裤 ◆下肢：髋部→下肢外侧→外踝→足背；腹股沟→下肢内侧→内踝；股下→下肢后侧→腘窝→足跟。先近侧后对侧。协助患者穿裤	认真仔细，关爱患者 主动询问，耐心倾听
5. 撤热水袋	拍拭完毕，撤去热水袋。协助患者取舒适卧位。整理床单位	关爱患者，感谢合作
6. 处理用物	按消毒隔离原则处理用物，消毒后备用	规范处理，爱惜物品
7. 撤去冰袋	30 min 后测体温，若体温降至 39℃以下，撤去头部冰袋。	及时测量
8. 洗手记录	洗手，记录拭浴时间、效果、全身及局部反应	准确记录

（2）注意事项

①拭浴时在大血管处，如腋窝、肘窝、腹股沟、腘窝处可稍用力拍拭并适当延长拍拭时间，以促进散热。

②禁忌拍拭胸前区、腹部、后颈、足心等部位，以免引起不良反应。

③拭浴过程中应随时观察患者情况，如出现寒战、面色苍白、脉搏及呼吸异常等应立即停止操作，及时处理。

④拭浴应以拍拭方式进行，避免摩擦方式，因摩擦易生热。

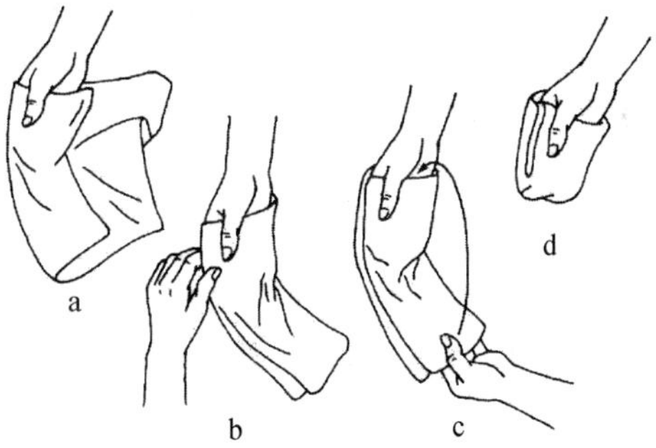

图 15-6 小毛巾折成手套状

⑤新生儿及血液病患者禁用乙醇拭浴。

（3）健康教育：向患者及家属介绍温水拭浴或乙醇拭浴的目的、作用、正确的使用方法，并说明注意事项和不良反应。教会患者及家属正确的拭浴方法。

【评价】

（1）患者无畏冷、寒战等不良反应。半小时后体温有所下降，达到预期效果。

（2）护士能与患者或家属进行有效沟通，得到理解与配合。

第二节 热疗法

案例 15-2

患者，男，17 岁，2 天前在课间活动打篮球时，不慎将脚踝扭伤，现肿胀、疼痛。

问题与思考：

1．应选择哪些方法帮助患者减轻疼痛及肿胀？

2．操作时应注意什么？

一、热疗的作用

1．促进炎症消散或局限　热可扩张局部血管，促进血液循环，增强细胞的代谢和白细胞的吞噬功能。在炎症早期用热，可促进炎性渗出物的吸收而使炎症消散；在炎症后期用热，可促使白细胞释放蛋白溶解酶，溶解坏死组织，有利于组织细胞的修复和坏死组织的清除，使炎症局限。

2．减轻深部组织充血　热可扩张体表血管，增加血流量，使平时呈闭锁状态的动静脉吻合支开放，从而减轻深部组织的充血。

3．减轻疼痛　热可降低感觉神经的兴奋性，提高疼痛阈值；热可改善血液循环，加速组胺等致痛物质的排出，以减轻致痛物质对周围神经的刺激，达到减轻疼痛的目的。另外，热可使肌肉、肌腱和韧带等组织松弛，从而减轻因肌肉等痉挛、僵硬而引起的疼痛。

4．保暖　热可促进全身血液循环，将热带至全身，提高体温，使患者感到温暖、舒适。常用于早产儿及危重、年老体弱、末梢循环不良等患者的保暖。

二、热疗的影响因素

1．方式　热疗分为湿热法和干热法两种。湿热是以水导热，干热是以空气及其他物体作为媒介物。湿热的效果要优于干热。因此，使用湿热时，温度应比干热低一些，以防止烫伤的发生。

2．面积　热疗效果与用热面积成正比。用热面积越大，对身体血流量、温度等影响越大，热疗效果越强。用热面积越小，热疗效果越弱。在大面积用热时应密切观察患者的局部及全身反应。

3．时间　热疗的时间一般为 20 ～ 30min。在一定时间内热疗的效果是随着时间的延长而逐渐增强的。如果持续用热时间过长，会导致继发效应的发生，引起局部小动脉收缩。

4．温度　用热的温度与体表的温度相差越大，机体对热刺激的反应越强烈；反之，则较弱。另外，环境温度也可影响热疗效果，如环境温度越高，散热越慢，热效应越强；环境温度越低，散热越快，热效应越弱。

5．部位　用热部位不同，产生的热效应也不同。如四肢对热的耐受力强，用热效果较差；躯体对热的敏感性强，用热效果较好。此外，血液循环情况也能影响热疗的效果，血液循环良好的部位，热效应增强。血管较粗大、血流较丰富的体表部位，热疗的效果较好。

6．个体差异　同一温度的刺激，因个体不同会产生不同的效应。老年人对热的反应较迟钝，而婴幼儿对热刺激的适用能力有限，女性较男性对热敏感。身体虚弱、意识不清、昏迷、感觉迟钝、麻痹及血液循环障碍等患者对热的敏感性降低，应注意防止烫伤的发生。

三、热疗的禁忌证

1．未明确诊断的急性腹痛　对原因不明的急性腹痛使用热疗时，可因疼痛被缓解而掩盖病情真相，贻误诊断和治疗。

2．面部“危险三角区”感染　因面部“危险三角区”血管丰富并与颅内海绵窦相通，且静脉无静脉瓣。该处感染时使用热疗，细菌及其毒素易扩散至颅内，造成严重的颅内感染和败血症。

3．各种脏器出血　热疗可增加脏器的血流量和血管的通透性，从而加重脏器出血。

4．软组织扭伤或挫伤早期　在软组织扭伤或挫伤早期（48h 内）使用热疗，可因局部血管扩张，血液循环加快而加重软组织出血、肿胀及疼痛。

5．其他

（1）心、肝、肾功能不全者：大面积热疗使皮肤血管扩张，减少对内脏器官的血液供应，加重病情。

（2）皮肤湿疹：热疗可加重皮肤湿疹，增加痒感。

（3）急性炎症：如牙龈炎、中耳炎、结膜炎。热疗可使局部温度升高，有利于细菌繁殖，使病情加重。

（4）孕妇：热疗可影响胎儿的生长。

（5）金属移植部位：金属是热的良好导体，用热易造成烫伤。

（6）恶性病变部位：热疗可使正常及异常细胞加速新陈代谢而加重病情，同时又促进血液循环而使肿瘤扩散、转移。

（7）麻痹及感觉异常者慎用热，防止烫伤。

四、热疗的方法

热疗方法分干热疗法和湿热疗法两种。常用的干热疗法有热水袋、烤灯。常用的湿热疗法有热湿敷、热水坐浴、局部温水浸泡。

（一）干热疗法

1．热水袋的使用

【目的】保暖、解痉、镇痛、促进舒适。

【评估】

（1）核对医嘱：操作前认真核对医嘱、床号、姓名及热水袋使用的部位。

（2）患者评估

①全身情况：年龄、病情、诊断、体温、意识状态、循环状况、活动能力、对热的耐受情况，有无感觉障碍等。

②局部情况：热水袋使用局部的皮肤情况。

③心理状态：了解患者心理状态及合作情况。

④健康知识：对疾病的认识情况，对热水袋使用的目的及注意事项能否了解。

【计划】

（1）护士准备：着装整齐，修剪指甲、洗手，戴口罩，熟悉热水袋的使用方法。

（2）用物准备：热水袋及布套、水温计、毛巾、量杯或水壶内盛热水（水温 60 ~ 70℃）。

（3）环境准备：病室整洁，温度适宜，无对流风直吹患者或酌情关门窗，需要时用床帘或屏风遮挡患者。

（4）患者准备：患者明确热水袋使用的目的、方法、部位及注意事项，能主动配合。

【实施】

（1）操作流程及行为要求　见表 15-5。

表 15-5 热水袋的使用

操作流程	步骤说明	行为要求
1. 备热水袋	检查热水袋有无破损、漏气，热水袋及塞子是否合适。测量水温（温度 60 ～ 70℃）。婴幼儿、老年人、末梢循环不良、感觉迟钝、麻醉未清醒、昏迷等患者水温在 50℃以内	依据病情，调节水温
2. 灌热水袋	放平热水袋，一手持热水袋袋口边缘，另一手持量杯或水壶向袋内灌入热水 1/2 ～ 2/3 满。将热水袋口逐渐放平，驱出袋内空气（图 15-7），旋紧塞子。擦干热水袋，倒提抖动，检查无漏水后装入布套内	认真仔细，袋内无空气、无漏水
3. 核对解释	携用物至床旁，核对床号、姓名，解释热水袋使用的目的和方法，取得合作	尊重患者，严格查对耐心解释，患者配合
4. 置热水袋	将热水袋放置于所需部位，袋口朝身体外侧。用热时间一般不超过 30min。用于保暖可持续使用	保证安全
5. 观察效果	询问患者的感觉，注意观察患者全身、局部皮肤情况、热水袋情况。热水袋内水温降低后应及时更换	仔细观察，主动询问关爱患者，体贴细心
6. 撤热水袋	使用完毕，撤除热水袋，协助患者卧于舒适卧位，整理床单位	健康教育，感谢合作
7. 处理用物	按消毒隔离原则处理用物。倒空热水袋，倒挂晾干，吹入少量空气后夹紧袋口（防止热水袋内面相互粘连），置阴凉处备用。布套清洁后晾干备用	规范处理，爱惜物品
8. 洗手记录	洗手，记录用热部位、时间、效果、全身及局部反应	规范、及时、准确

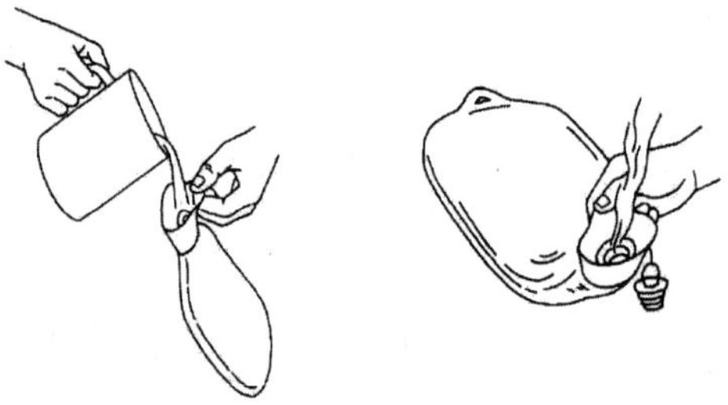

图 15-7 灌热水袋法

（2）注意事项

①使用热水袋的过程中应加强巡视，检查热水袋有无破损、漏水。密切观察患者全身、局部皮肤情况。若局部皮肤出现潮红、疼痛，应立即停止使用热水袋，并在局部涂凡士林，以保护皮肤。

②婴幼儿、老年人、末梢循环不良、感觉迟钝、麻醉未清醒、昏迷等患者使用热水袋时，水温应调节在 50℃以内，热水袋布套外需加毛巾包裹，以防烫伤。

③炎症部位热敷时热水袋灌水不宜过满（约 1/3 满），以免压迫局部引起疼痛。

④严格执行交接班制度。

（3）健康教育：向患者及家属介绍热水袋使用的目的、作用、正确的使用方法，说明使用热水袋的注意事项和不良反应。教会患者及家属正确使用热水袋。

【评价】

（1）患者感觉温暖、舒适，局部皮肤情况良好，无烫伤等不良反应，达到预期效果。

（2）护士能与患者或家属有效沟通，得到理解与配合。

（3）患者或家属能正确使用热水袋。

知识拓展

化学加热袋

化学加热袋是大小不等的密封的塑料袋，内装两种化学物质（如铁粉、活性炭、食盐等物质），使用时通过揉搓，使袋内的两种化学物质充分混合，发生化学反应而产热。具有保暖、解痉、镇痛作用。化学加热袋的最高温度可达 76℃，平均温度为 56℃，可持续使用 2h 左右。因化学加热袋内两种化学物质反应初期温度不足，以后逐渐加热并达到高峰期，温度可达 70℃以上，使用时要特别注意防止烫伤，袋外一定要加布套或包裹，必要时可加双层布套或包裹，老年人、小儿、昏迷、感觉麻痹的患者不宜使用化学加热袋。

2．烤灯的使用

【目的】消炎、消肿、解痉、镇痛、促进创面干燥结痂和肉芽组织生长。

【评估】

（1）核对医嘱：操作前认真核对医嘱、床号、姓名及烤灯使用的部位。

（2）患者评估

①全身情况：年龄、病情、诊断、意识状态、循环状况、活动能力、对热的耐受情况，有无感觉障碍等。

②局部情况：烤灯使用局部的皮肤情况，有无伤口。

③心理状态：了解患者心理状态及合作情况。

④健康知识：对疾病的认识情况，对烤灯使用的目的及注意事项能否了解。

【计划】

（1）护士准备：着装整齐，修剪指甲、洗手，戴口罩，熟悉烤灯的使用方法。

（2）用物准备：红外线灯或鹅颈灯，必要时备有色眼镜或湿纱布。

（3）环境准备：病室整洁，温度适宜，无对流风直吹患者或酌情关门窗，需要时用床帘或屏风遮挡患者。

（4）患者准备：患者明确烤灯使用的目的、方法、部位及注意事项，能主动配合。

【实施】

（1）操作流程及行为要求　见表 15-6。

表 15-6　烤灯的使用

操作流程	步骤说明	行为要求
1. 准备烤灯	检查红外线灯或鹅颈灯性能，根据病情需要选择合适功率的灯泡，将红外线灯或鹅颈灯携至床旁	认真仔细，功率合适
2. 核对解释	认真核对床号、姓名，解释操作目的、方法，取得合作，协助取舒适卧位，暴露患处	尊重患者，严格查对 耐心解释，患者配合
3. 照射患处	将烤灯移至患处斜上方或侧方，灯距 30 ～ 50cm，用手试温，以患者感觉温热为宜（图 15-8）。照射时间 20 ～ 30min。照射面部、颈部、前胸部时，给患者戴有色眼镜或用湿纱布遮盖双眼	保证安全，患者舒适
4. 效果观察	注意观察患者全身及局部皮肤反应，倾听患者主诉。局部皮肤出现红斑或桃红色为合适	观察仔细，主动询问 耐心倾听，体贴细心
5. 撤除烤灯	照射完毕，关闭并移开烤灯。协助患者卧于舒适卧位，整理床单位	关爱患者，感谢合作
6. 处理用物	用物放回原处	规范处理，爱惜物品
7. 洗手记录	洗手，记录用热部位、时间、效果、全身及局部反应	规范、及时、准确

（2）注意事项

①治疗过程中应注意观察患者有无过热、心悸、头晕等不适及局部皮肤有无异常，若有不适或照射部位皮肤出现紫红色应立即停止照射，并在发红处涂凡士林保护皮肤。

②治疗完毕，嘱患者在室内休息 15min 后方可外出，防止感冒。

③意识不清、局部感觉障碍、血液循环障碍等患者，治疗时应加大灯距，防止烫伤。

④由于眼内含有较多的液体，对红外线吸收较强，一定强度的红外线直接照射可引发白内障。因此照射面部、颈部、前胸部时，应给患者戴有色眼镜或用湿纱布遮盖双眼。

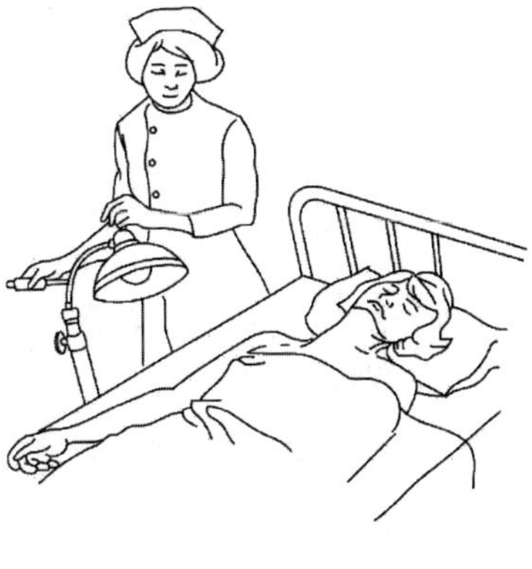

图 15-8　烤灯使用法

⑤根据治疗部位的不同选择不同功率的灯泡：手、足等小部位以 250W 为宜，胸、腹、腰背等部位用功率为 500 ~ 1 000W 的大灯泡。

（3）健康教育：向患者及家属介绍烤灯使用的目的、作用、正确的使用方法，说明使用烤灯的注意事项和不良反应。教会患者及家属正确使用烤灯的方法，学会观察不良反应。

【评价】

（1）患者感觉温暖、舒适，局部皮肤情况良好，无烫伤等不良反应，达到预期效果。

（2）护士能与患者或家属有效沟通，得到理解与配合。

（3）患者及家属能正确使用烤灯。

3．热湿敷法

【目的】解痉、消炎、消肿、止痛。

【评估】

（1）核对医嘱：操作前认真核对医嘱、床号、姓名以及热湿敷的部位。

（2）患者评估

①全身情况：目前的病情、诊断、治疗情况、活动能力、对热的耐受情况，有无感觉障碍等。

②局部情况：局部皮肤状况、有无伤口。

③心理状态：了解患者心理状态及合作情况。

④健康知识：对疾病的认识情况，对热湿敷的目的及注意事项能否了解。

【计划】

（1）护士准备：着装整齐，修剪指甲、洗手，戴口罩，熟悉热湿敷的使用方法。

（2）用物准备：小盆（内盛 50 ~ 60℃热水）、热水瓶或电炉、水温计、敷布 2 块、敷钳 2 把、凡士林、纱布、棉签、弯盘、塑料薄膜、棉垫或毛巾、橡胶单、治疗巾，必要时备热水袋、大毛巾，有伤口者备换药用物。

（3）环境准备：病室内整洁，温度适宜，无对流风直吹患者或酌情关门窗，必要时屏风遮挡。

（4）患者准备：患者明确热湿敷的目的、方法及注意事项，能主动配合。

【实施】

（1）操作流程及行为要求　见表 15-7。

表 15-7　热湿敷法

操作流程	步骤说明	行为要求
1．准备用物	根据患者局部情况备齐所需用物	认真仔细，一丝不苟
2．核对解释	携用物至床旁，核对床号、姓名，解释热湿敷的目的、方法，取得合作	尊重患者，严格查对 耐心解释，患者配合
3．准备患处	协助取舒适卧位，暴露治疗部位。在治疗部位下垫橡胶单及治疗巾，将凡士林涂于患处（凡士林可减缓热传导，既可防止烫伤又可保持热效），并在其上盖一单层纱布	保证安全，患者舒适
4．热敷患处	将敷布浸入热水中，用敷钳将敷布拧至不滴水。抖开敷布，操作者用手腕掌侧皮肤试温，无烫感。折叠敷布敷于患处，上盖塑料薄膜及棉垫或毛巾。若患者感觉过热，可掀起敷布一角散热。每 3 ~ 5min 更换一次敷布，及时更换盆内热水或用电炉维持水温，治疗时间以 15 ~ 20min 为宜	规范操作，认真仔细
5．观察效果	注意观察局部皮肤及患者反应，倾听患者主诉	仔细观察，耐心倾听
6．安置患者	治疗毕，撤去用物，用纱布擦去凡士林，协助患者卧于舒适卧位	关爱患者，感谢合作
7．处理用物	整理床单位，按消毒隔离原则处理用物，消毒后备用	规范处理，爱惜物品
8．洗手记录	洗手，记录热湿敷的部位、时间、效果、全身及局部反应	规范、及时、准确

（2）注意事项

①在伤口部位热湿敷需执行无菌技术操作，热湿敷后按外科换药法处理伤口。

②注意水温的调节，水温过高容易烫伤，水温过低则达不到治疗效果。

③面部热湿敷应嘱患者在室内休息 30min 后方可外出，防止感冒。

（3）健康教育：向患者及家属介绍热湿敷的目的、作用、正确的使用方法，说明热湿敷的注意事项和不良反应。教会患者及家属正确使用热湿敷。

【评价】

（1）患者无不适感，无不良反应，达到预期效果。

（2）护士能与患者或家属有效沟通，得到理解与配合。

（3）患者及家属能正确使用热湿敷。

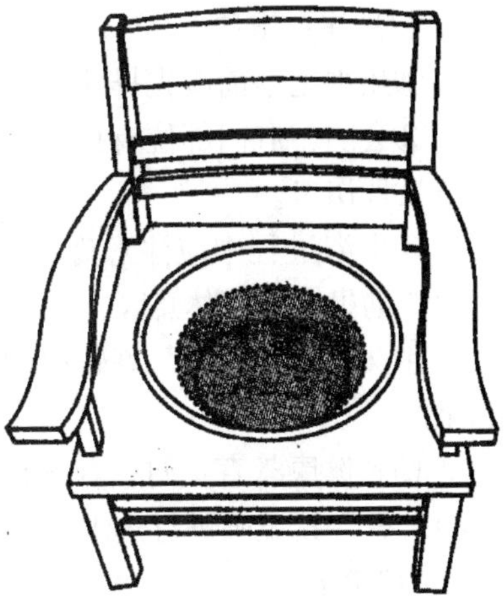

图 15-9　坐浴椅

4．热水坐浴

【目的】消炎、消肿、止痛，用于会阴、肛门、外生殖器疾病及手术后。

【评估】

（1）核对医嘱：操作前认真核对医嘱、床号、姓名。

（2）患者评估

①全身情况：目前的病情、诊断、治疗情况、活动能力、对热的耐受情况，有无感觉障碍等。

②局部情况：局部皮肤和伤口情况。

③心理状态：了解患者心理状态及合作情况。

④健康知识：对疾病的认识情况，对热水坐浴的目的及注意事项能否了解。

【计划】

（1）护士准备：着装整齐，修剪指甲、洗手，戴口罩，熟悉热水坐浴的使用方法。

（2）用物准备：坐浴椅（图 15-9）、消毒坐浴盆、热水（水温 40 ～ 45℃）、热水瓶，药物（遵医嘱）、水温计、无菌纱布、弯盘、浴巾，必要时备换药用物。

（3）环境准备：病室内整洁，温度适宜，无对流风直吹患者或酌情关门窗，必要时屏风遮挡。

（4）患者准备：患者明确热水坐浴的目的、方法及注意事项，能主动配合。排空大小便并清洗坐浴部位。

【实施】

（1）操作流程及行为要求　见表 15-8。

表 15-8　热水坐浴

操作流程	步骤说明	行为要求
1．核对解释	携用物至床旁，核对床号、姓名，解释热水坐浴的目的、方法，取得合作。用床帘或屏风遮挡患者	尊重患者，严格查对耐心解释，保护隐私
2．调温配药	将热水倒入坐浴盆内 1/2 满，水温调节在 40 ～ 45℃，配制药液	认真仔细，一丝不苟
3．协助坐浴	协助脱裤至膝部，指导患者先用纱布蘸坐浴液擦拭臀部皮肤试温，待臀部皮肤适应水温后再坐入盆中，必要时腿部用浴巾遮盖。注意保暖，及时添加热水及药物，添加时应嘱患者臀部离开坐浴盆。坐浴时间以 15 ～ 20min 为宜	关爱患者，体贴细心
4．观察效果	注意观察面色、脉搏、呼吸有无异常，倾听患者主诉，必要时在旁守护	仔细观察，耐心倾听
5．安置患者	坐浴毕，用纱布擦干臀部，协助穿裤子	感谢合作，健康教育
6．处理用物	按消毒隔离原则处理用物，消毒后备用	规范处理，爱惜物品
7．洗手记录	洗手，记录热水坐浴的时间、效果、所用药液、患者反应	规范、及时、准确

（2）注意事项

①热水坐浴前应先排便、排尿，因热水可刺激肛门、会阴部易引起排便、排尿反射。

②会阴、肛门部位有伤口，坐浴时应执行无菌操作，应用无菌坐浴盆，坐浴结束后按外科换药法处理伤口。

③坐浴过程中应注意观察患者的反应，如患者出现头晕、乏力、心悸等症状应立即停止坐浴，协助患者上床休息。

④女性患者经期、妊娠后期、产后2周内、阴道出血、盆腔急性炎症等不宜坐浴，以免引起感染。

（3）健康教育：向患者解释热水坐浴的目的、作用、正确的使用方法，说明热水坐浴的注意事项。教会其正确进行热水坐浴。

【评价】

（1）患者无不适感，无不良反应，达到预期效果。

（2）护士能与患者或家属有效沟通，得到理解与配合。

（3）患者能正确进行热水坐浴。

5．温水浸泡

【目的】 消炎、止痛，用于手、足、前臂和小腿部感染。

【评估】

（1）核对医嘱：操作前认真核对医嘱、床号、姓名以及温水浸泡的部位。

（2）患者评估

①全身情况：目前的病情、诊断、治疗情况、活动能力、对热的耐受情况，有无感觉障碍等。

②局部情况：局部皮肤状况、伤口状况。

③心理状态：了解患者心理状态及合作情况。

④健康知识：对疾病的认识情况，对温水浸泡的目的及注意事项能否了解。

【计划】

（1）护士准备：着装整齐、修剪指甲、洗手，戴口罩，熟悉温水浸泡的使用方法。

（2）用物准备：浸泡盆、热水（水温40～45℃）、热水瓶、药物（遵医嘱）、水温计、毛巾，必要时备换药用物。

（3）环境准备：病室内整洁，温度适宜，无对流风直吹患者或酌情关门窗，必要时屏风遮挡。

（4）患者准备：患者明确温水浸泡的目的、方法及注意事项，能主动配合。

【实施】

（1）操作流程及行为要求 见表15-9。

表15-9 温水浸泡

操作流程	步骤说明	行为要求
1．核对解释	携用物至床旁，核对床号、姓名，解释温水浸泡的目的、方法，取得合作	尊重患者，严格查对耐心解释，患者配合
2．调温配药	将热水倒入浸泡盆内1/2满，水温调节在40～45℃，配制药液	操作规范，认真仔细
3．协助浸泡	暴露治疗部位，协助将患肢慢慢放入浸泡盆中。有伤口者可用无菌长镊夹持无菌纱布轻轻擦拭创面（图15-10），及时添加热水及药物，添加热水时应将肢体移出浸泡盆。治疗时间以30min为宜	关爱患者，体贴细心
4．观察效果	注意观察患者有无异常反应，局部皮肤有无发红、疼痛，倾听患者主诉	仔细观察，耐心倾听
5．安置患者	治疗毕，用毛巾擦干浸泡部位，协助取舒适体位	感谢合作，健康教育
6．处理用物	撤除用物，按消毒隔离原则处理用物，消毒后备用	规范处理，爱惜物品
7．洗手记录	洗手，记录温水浸泡的时间、效果、所用药液、患者反应	规范、及时、准确

（2）注意事项

①浸泡部位若有伤口者，应执行无菌操作，并按外科换药法处理伤口。

②擦洗时镊子尖端勿触及创面。

③浸泡过程中，注意观察局部皮肤有无发红、疼痛，倾听患者主诉，随时调节水温。

（3）健康教育：向患者及家属解释温水浸泡的目的、作用、正确的使用方法，说明温水浸泡的注意事项。教会患者正确进行温水浸泡。

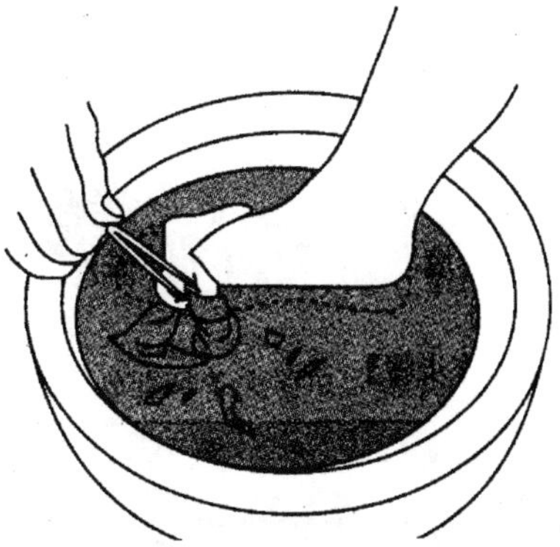

图 15-10 温水浸泡

【评价】

（1）患者无不适感，无不良反应，达到预期效果。

（2）护士能与患者或家属有效沟通，得到理解与配合。

（3）患者能正确进行温水浸泡。

本章小结

冷、热疗法是利用低于或高于人体温度的物质作用于人体的全身或局部，以达到止血、止痛、消炎、消肿、降温和促进舒适的物理治疗方法。护理人员应掌握冷、热疗法的操作方法，防止不良反应的发生，以达到良好的治疗效果。

本章的重点是：各种冷、热疗的使用方法和冷、热疗法的禁忌证。

思考题

1．阿华，男，16岁，踢球时不慎右足踝部扭伤，疼痛难忍。回到家中其母嘱咐其用热水泡脚。此方法对吗？为什么？

（陈莉霞）

第十六章　饮食与营养

学习目标

通过本章内容的学习，学生应能：

识记：

1. 陈述各营养素的生理功能及主要食物来源。
2. 说出医院饮食的种类和鼻饲法、要素饮食及胃肠外营养的适应证。
3. 阐述常见的治疗饮食和试验饮食的适用范围、饮食原则及用法。

理解：

1. 用自己的语言正确解释下列概念：

鼻饲法　要素饮食　胃肠外营养

2. 分析各种营养素缺乏症的主要病因。

应用：

1. 根据患者病情给予正确的饮食护理。
2. 进行有效沟通，按护理程序进行鼻饲法操作。

从外界摄取食物是人的基本需要之一，是人类赖以生存和发展的基础。平衡膳食、合理营养能维持机体的各种生理活动，促进生长发育、组织更新，提高机体抵抗力和免疫力，并能防治疾病。护士应具备一定的饮食与营养学知识，才能对患者进行全面、准确的饮食和营养评估，制定并实施有针对性的饮食和营养的护理措施，正确处理遇到的各种营养问题，满足患者的饮食和营养需要，促进其康复。

第一节　概　述

一、饮食、营养与健康

“饮食者，人之命脉也”，为了维持生命与健康，人体必须每天摄取一定量的食物，从中获得各种营养素以保证新陈代谢、生长发育和活动所需。营养素按结构和功能主要分为六大类，即蛋白质、脂类、碳水化合物、矿物质、维生素和水，其中蛋白质、脂类、碳水化合物被称为三大产热营养素。近年来，膳食纤维的生理作用也广受医学界和营养学界的关注，越来越多的研究证实膳食纤维在预防人体的某些疾病方面起着重要的作用。

（一）热能

人体为维持血液循环、心脏搏动、呼吸等各种重要生命活动及从事体力活动需要消耗一定的能量，而能量的主要来源为食物中的三大产热营养素，其进入机体后通过生物氧化释放热能以满足机体需要。人体对热能的需要量因年龄、性别、身高、劳动强度、环境等因素的不同而有差异。如处在快速生长发育阶段的儿童、青少年，需额外增加生长发育所需的能量；孕妇和乳母每日所需热能比同龄女性多；老年人因代谢减慢、活动量减少，所需热能也相应减少。

国际上热能以焦耳（J）为单位，常以千焦（kJ）或兆焦（MJ）表示，营养学上和日常生活中也常以卡（cal）或千卡（kcal）表示。1cal=4.184J。三大产热营养素在体内氧化后提供的热能约为：碳水化合物 16.7kJ/g（4kcal/g），蛋白质 16.7kJ/g（4kcal/g），脂肪 37.7kJ/g（9kcal/g）。

（二）营养素

1．蛋白质（protein） 蛋白质是由氨基酸组成的高分子含氮化合物，其平均含氮量为 16%。蛋白质是维持生命的重要物质基础，正常成人机体蛋白质占 16% ~ 19%，其主要生理功能是构成机体组织和重要生理活性物质；提供机体氮源和必需氨基酸；提供能量；维持胶体渗透压。近年来，研究发现直接从肠道吸收进入血液的活性肽和部分氨基酸还具有特殊的生理功能，如参与机体免疫调节、促进中枢神经系统发育、促进矿物质吸收、降血压、保护小肠、清除氧自由基等。组成人体蛋白质的氨基酸有 20 种，其中有 9 种必须从食物中获取，称为必需氨基酸（essential amino acid），它们是缬氨酸、苏氨酸、色氨酸、亮氨酸、异亮氨酸、赖氨酸、苯丙氨酸、蛋氨酸、组氨酸。我国居民蛋白质的推荐摄入量一般占膳食总能量的 10% ~ 14%，其主要来源为肉类、乳类、蛋类和豆类等。

2．脂类（lipids） 脂类是脂肪（fat）和类脂（lipoids）的总称。脂肪是指甘油和脂肪酸组成的三酰甘油（甘油三酯）；类脂包括磷脂、糖脂、固醇类、脂蛋白等。脂类主要的生理功能是提供和贮存能量；构成机体组织和重要物质；供给必需脂肪酸；促进脂溶性维生素的吸收和利用；改善食物的感官性状，促进食欲及增加饱腹感；帮助机体更有效地利用碳水化合物和节约蛋白质；维持正常体温；对内部器官起支撑、衬垫作用，保护内部脏器免受外力伤害；分泌瘦素等众多因子，参与机体代谢、免疫、生长发育等生理过程等。脂肪摄入量不宜过高，其所提供能量占总热能的 20% ~ 25% 为宜。脂肪主要来源于食用油、动物脂肪、肥肉、动物内脏、蛋类、芝麻、花生和坚果类食物等。

3．碳水化合物（carbohydrate） 碳水化合物是由碳、氢、氧三种元素组成的一类化合物，可分为糖、低聚糖和多糖三类。其主要生理功能是提供能量、构成机体组织成分、调节脂肪代谢、节约蛋白质、改善食品感官品质、增加饱腹感、保肝解毒、增强肠道功能等。碳水化合物是世界上大部分国家居民获得热能最主要、最经济的来源，根据中国居民膳食碳水化合物的实际摄入量和世界粮农组织（Food and Agriculture Organization，FAO）/WHO 的建议，除 2 岁以下的婴幼儿外，一般居民膳食中碳水化合物供能应占总能量的 55% ~ 65% 为宜。碳水化合物主要来源于谷类、根茎类和豆类，蔬菜、水果、含淀粉量较多的坚果类和食糖也是碳水化合物的重要来源，但纯能量食物如食糖的摄入量不应超过膳食总能量的 10%。

4．维生素（vitamins） 维生素是维持机体正常生理功能及细胞内特异代谢反应所必需的一类低分子化合物。大部分维生素在体内不能合成或合成量不足，必须从食物中摄取。根据其溶解性，维生素可分为脂溶性维生素（如维生素 A、D、E、K）和水溶性维生素（如维生素 C、B 族维生素、叶酸）等。虽然机体对维生素的需要量很小，但维生素对于维持机体的基本功能，如生长、代谢和维持细胞完整性等必不可少。缺乏其中一种或几种均会影响整个机体代谢，严重时可导致维生素缺乏症。见表 16-1、表 16-2。

表 16-1 脂溶性维生素的生理功能、缺乏症、来源和成人推荐摄入量 / 天

名称	生理功能	缺乏症	来源	摄入量 / 天
维生素 A	参与正常视觉活动和上皮生长与分化，促进骨骼发育，维持生殖功能，增强免疫和抗癌作用；过量摄入可中毒	夜盲症、皮肤干燥、毛囊角化、生长发育受阻	动物性食物如动物肝、鱼肝油、蛋、乳制品；植物性食物如绿叶蔬菜、黄色蔬菜和水果，如西兰花、菠菜、胡萝卜、韭菜等	男性：800μgRE 女性：700μgRE （视黄醇当量）
维生素 D	调节钙、磷代谢，促进钙、磷吸收；过量摄入可中毒	佝偻病、骨软化症、骨质疏松症	鱼肝油、海鱼、动物肝、蛋黄等；日光照射体内转化	5μg
维生素 E	抗氧化作用，保持红细胞完整性，改善微循环，防止动脉硬化等心血管疾病；参与 DNA、血红蛋白的合成；参与精子生成，与繁殖能力有关	生育受损等，缺乏症较少见	植物油、坚果类、豆类、海产品等	14mg α -TE （α - 生育酚当量）
维生素 K	参与凝血因子的合成，促进凝血	出血、凝血障碍性疾病	菠菜、白菜等；肠道菌群可合成	20 ～ 100μg

表 16-2 水溶性维生素的生理功能、缺乏症、来源和成人推荐摄入量 / 天

名称	生理功能	缺乏症	来源	摄入量 / 天
维生素 B_1	构成辅酶 TPP，参与体内物质能量代谢，调节神经生理活动，维持心脏、神经及肌肉的正常功能	脚气病	动物内脏、肉类、豆类及未精加工的谷类等	男性：1.4mg 女性：1.3mg
维生素 B_2	参与体内生物氧化和能量生成；具有较强的抗氧化活性；参与铁的利用和烟酸的形成	口角炎、唇炎、舌炎、脂溢性皮炎、缺铁性贫血	动物内脏、乳类、蛋类、豆类、蔬菜等	男性：1.4mg 女性：1.2mg
维生素 B_6	参与糖原、氨基酸、脂肪酸、一碳单位的代谢；参与神经递质合成和细胞免疫功能	脂溢性皮炎、口腔炎症等	白色肉（鸡肉、鱼肉等）、肝、蛋黄、豆类和坚果，水果、蔬菜中含量也较高	1.2mg
维生素 B_{12} 叶酸	参与细胞核酸、核蛋白合成代谢，促进红细胞的发育和成熟，促进 DNA、RNA、蛋白质合成	巨幼红细胞性贫血、舌炎、腹泻；胎儿神经管畸形	富含 VB_{12} 的食物有动物内脏、肉类、海产类等；富含叶酸的食物有豆类、坚果、绿叶蔬菜、水果、胚芽等	VB_{12}：2.4μg 叶酸：400μgDFE （膳食叶酸当量）
烟酸	参与糖、脂类和氨基酸代谢	癞皮病	广泛存在于动植物性食物中，含量较丰富的有畜禽、内脏、鱼类、豆类、花生、全谷类、乳类和绿叶蔬菜	男性 :14mgNE 女性 :13mgNE （烟酸当量）
VitC	促进胶原、神经递质和抗体合成；参与胆固醇、肾上腺皮质激素代谢；促进铁的吸收和伤口愈合；阻止体内的氧化损伤过程	坏血病	新鲜蔬菜和水果，如绿色和红、黄色的菠菜、辣椒、西红柿、西瓜、红枣、山楂、草莓、柑橘、柚子、猕猴桃等	100mg

5．矿物质（minerals） 矿物质又称无机盐，是指人体内除碳、氢、氧、氮（这四种元素主要以有机化合物形式存在）外的其他各种元素。其中含量较多的常量元素主要有钠、钾、钙、镁、磷、硫、氯等；含量较少的微量元素主要有铁、碘、铜、锌、锰、钴、钼、硒、铬、镍、锡、硅、氟、钒等。矿物质是人体的重要组成部分，其主要生理功能有维持水、电解质及酸碱平衡；构成人体组织的重要成分；调节细胞膜的通透性和细胞内外液的渗透压；维持神经肌肉的正常兴奋性；构成酶的辅基、激素、维生素、蛋白质和核酸的成分，或参与酶系的激活等（表

16-3）。矿物质广泛存在于食物中，一般都能满足机体需要。我国居民饮食中比较容易缺乏的矿物质有钙、铁、锌、碘、硒等。

表 16-3 主要矿物质的生理功能、缺乏症、来源和成人推荐摄入量 / 天

名称	生理功能	缺乏症	来源	摄入量 / 天
钙	构成骨骼和牙齿；维持神经与肌肉活动；参与多种酶活性的调节；维持细胞膜的完整性和通透性；参与凝血、激素分泌、降低毛细血管和细胞膜通透性	佝偻病、骨软化症、骨质疏松症等	乳类、豆类、虾皮、海产品、骨粉、蛋壳粉	800mg 孕妇、乳母 1000～1200mg
磷	构成骨骼、牙齿、软组织、细胞膜、核酸的重要成分；参与物质代谢产能反应；参与多种酶、辅酶的合成，调节酸碱平衡	缺乏症较少见	广泛存在于动植性物食物中	700mg
铁	构成血红蛋白、肌红蛋白、含铁酶和细胞色素酶等的重要成分；与红细胞的形成和成熟有关；参与生物氧化过程和免疫功能	缺铁性贫血	肉类、动物肝、动物血、蛋黄、豆类、绿色蔬菜等	男性：15mg 女性：20mg
碘	参与甲状腺素合成	地方性甲状腺肿、克汀病（呆小病）	海产品如海带、紫菜、淡菜、海参等	150μg
锌	酶的组成成分或酶的激活剂；促进生长发育和组织再生；促进食欲、促进 VitA 代谢；参与免疫功能	生长发育迟缓、性成熟延迟、食欲减退、异食癖、易感染	红色肉类、牡蛎等贝壳类、蛋类、豆类等	男性：15mg 女性：11.5mg

6．水（water） 水是人体构成的重要成分，是维持生命活动必需的物质。水占体重的 50% ～ 70%，其主要生理功能是构成人体组织；直接参与体内一切代谢活动，维持消化、吸收功能，参与调节体温，作为机体的润滑剂等。成人每日需水量约为 2 500ml，因季节、气候、劳动强度和饮食习惯而有差异。机体水的来源主要有饮用水及饮料、固体食物中的水和蛋白质、脂肪、碳水化合物分解代谢产生的代谢水，其中饮用水和各种饮料是机体内水的最主要来源。

7．膳食纤维（dietary fiber） 膳食纤维是不能被人体消化道分泌的消化酶消化，且不能被人体吸收利用的多糖和木质素。食物中含量较多的膳食纤维有纤维素、半纤维素、果胶、树胶、木质素、抗性淀粉等，根据其水溶性分为可溶性膳食纤维和不可溶性膳食纤维。膳食纤维有增加饱腹感、降低对其他营养素或食物成分的吸收、改变肠道菌群、促进排便以及胀气、致泻等生理功能。因此，对于胃肠道疾病、癌症、肥胖、糖尿病、心血管疾病和胆石症等有一定的防治作用。我国成人膳食纤维的推荐摄入量为 25 ～ 35g/d，主要来源于粗粮、豆类、玉米、蔬菜、水果、食用菌等。

（三）中国居民膳食指南

《中国居民膳食指南》是指导中国广大居民实践平衡膳食、合理营养的科学文件。其目的是帮助中国居民合理选择食物，优化膳食模式，改善民众的营养和健康状况，以减少或预防与生活方式密切相关的慢性病的发生，提高国民健康素质。

2016 年修编的《中国居民膳食指南（2016）》由一般人群膳食指南、特定人群膳食指南和中国居民平衡膳食实践三个部分组成。针对 2 岁以上的所有健康人群提出 6 条核心推荐，分别为：食物多样，谷类为主；吃动平衡，健康体重；多吃蔬果、奶类、大豆；适量吃鱼、禽、蛋、瘦肉；少盐少油，控糖限酒；杜绝浪费，兴新食尚。

针对孕妇、乳母、2 岁以下婴幼儿、2 ～ 6 岁学龄前儿童、7 ～ 17 岁儿童少年、老年和素食者等特定人群的生理特点及营养需要，在一般人群膳食指南的基础上对膳食选择提出特殊指导。

中国居民平衡膳食宝塔（图 16-1）、中国居民平衡膳食餐盘和儿童平衡膳食餐盘等三个可视化图形，指导民众在日常生活中进行具体实践。

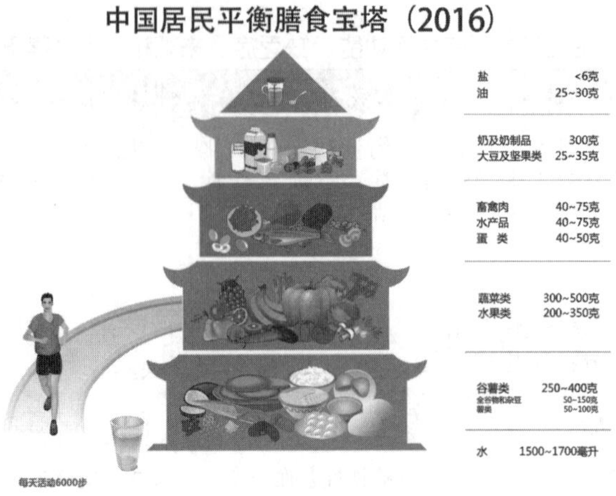

图 16-1 中国居民平衡膳食宝塔（2016）

二、饮食、营养与疾病

饮食结构不合理引起的疾病主要分为两大类：一类是营养缺乏疾病（如表 16-1、16-2、16-3 所述），另一类是营养过剩疾病，如以高脂肪、高蛋白质、高热能、低膳食纤维的膳食模式为主要诱因的肥胖症、高血压、高血脂、冠心病、糖尿病等。中国幅员辽阔，各地区经济、文化发展很不平衡，食物消费也存在巨大差异。因此，当前中国营养不良与营养过剩同时存在，贫困病与富裕文明病并存。但随着生活水平的提高，与营养过剩密切相关的慢性病已成为严重威胁中国人民健康的重大公共卫生课题。

饮食可以致病也可以治病，合理的饮食与营养是治疗疾病、促进康复的重要措施。中华民族素有“寓医于食，药食兼用”的传统，注重药食同源的食疗养生文化历史悠久。现代营养学同样强调饮食、营养与健康的关系，特别是当患者机体处于疾病应激状态或康复休养期时，应及时合理地调整营养素摄入。如充血性心力衰竭患者应控制水、钠摄入，选择低盐饮食；痛风患者应选择低嘌呤饮食以控制疾病的发生发展。目前，饮食治疗已被公认为是某些疾病如糖尿病、肥胖症等的重要防控基础措施。而且，当患者由于疾病不能经口正常进食时，可以通过管饲饮食或通过静脉途径供给营养，以维持患者的营养需要。

第二节 医院饮食

案例 16-1

患者，男，56 岁。因头晕 1 月余来院就诊。查体：T 36.7℃，P 100 次 / 分，R 24 次 / 分，BP 168/100mmHg，神志清楚。既往无病史。医疗诊断为单纯性高血压。

问题与思考：

1. 为更好地配合治疗，应为该患者选择何种饮食？
2. 选择该饮食种类的依据是什么？
3. 护士应如何对患者进行饮食和营养指导？

为适应不同病情需要，医院饮食（hospital diets）一般分为基本饮食、治疗饮食和试验饮食。

一、基本饮食

基本饮食又称常规饮食，适用于一般患者的需要，对营养素的种类、摄入量没有严格限定。基本饮食包括普通饮食、软质饮食、半流质饮食和流质饮食四种（表 16-4）。

表 16-4　基本饮食

饮食种类	适用范围	饮食原则	用法
普通饮食（general diet）	病情较轻或处于恢复期、无饮食限制、消化吸收功能正常、体温正常者	合理营养、平衡膳食。选择易消化、无刺激性食物	每日 3 餐，总热能 9.20 ~ 10.88MJ（2200 ~ 2600kcal），蛋白质 70 ~ 90g
软质饮食（soft diet）	老人和幼儿、低热、口腔疾患、咀嚼困难、消化吸收功能不良和术后恢复期患者	营养均衡。选择易于咀嚼、吞咽、消化的食物，如软饭、面条、切碎煮烂的菜、肉等；少进食油炸、油腻、含膳食纤维丰富及刺激性强的食物	每日 3 ~ 4 餐，总热能 9.20 ~ 10.04MJ（2200 ~ 2400kcal），蛋白质 60 ~ 80g
半流质饮食（semi-liquid diet）	中等热、咀嚼和吞咽不便、消化道和口腔疾患及术后恢复期患者	少食多餐，易于吞咽、消化的营养丰富的半流质食物。如蒸鸡蛋、豆腐、肉末、菜末、面条、馄饨等	每日 5 ~ 6 餐；总热能 6.28 ~ 8.37MJ（1500 ~ 2000kcal），蛋白质 50 ~ 70g
流质饮食（liquid diet）	高热、急性消化道疾患、口腔疾患、吞咽困难、大手术后、重症患者	易于吞咽、消化的液体状食物，如牛奶、豆浆、米汤、菜汁、肉汁、果汁、稀藕粉等。只能短期使用	每日 6 ~ 7 餐，总热能 3.5 ~ 5.0MJ（836 ~ 1195 kcal，蛋白质 40 ~ 50g

二、治疗饮食

治疗饮食又称成分调整饮食（modified diet），是指根据疾病治疗需要，在基本饮食的基础上适当调整热能或营养素摄入，从而达到辅助治疗、促进健康的目的（表 16-5）。

表 16-5　治疗饮食

饮食种类	适用范围	饮食原则及用法
高热能饮食（high energy diet）	用于分解代谢增强或合成代谢不足的患者，如甲状腺功能亢进症、结核、恶性肿瘤、严重创伤、大面积烧伤、产妇和消瘦、营养不良患者	在基本饮食的基础上可加餐 2 ~ 3 次，可适当增加鸡蛋、牛奶、豆浆、蛋糕、巧克力、水果等的摄入。每日供给热量约 12.5MJ（3000kcal）
低热能饮食（low energy diet）	用于需要减轻体重、减轻机体代谢负荷者，如肥胖症、糖尿病、高脂血症、冠心病、高血压等	限制能量摄入，但不宜低于 1000kcal/d 左右，蛋白质供给不少于 1g/（kg· d）；限制脂肪摄入，尤其是动物性脂肪和胆固醇；增加富含膳食纤维的蔬菜、水果，如芹菜、竹笋、玉米、苹果等；适当减少食盐摄入
高蛋白质饮食（high protein diet）	用于高代谢性或慢性消耗性疾病，如结核、恶性肿瘤、烧伤；蛋白质不足的患者如营养不良、贫血、低蛋白血症、肾病综合征等	可在基本饮食的基础上添加富含蛋白质的食物，如肉类、鱼类、乳类、蛋类、豆类等。蛋白质摄入每日可达 1.5 ~ 2g/（kg· d），但一般不超过 120g/d，总热能为 10.46 ~ 12.55MJ（2500 ~ 3000kcal/d）
低蛋白质饮食（low protein diet）	用于需限制蛋白质摄入者，如急性肾炎、急 / 慢性肾功能不全、尿毒症、肝性脑病等患者	成人蛋白质摄入应 <40g/d，视病情可减少至 20 ~ 30g/d；肾病患者应尽量选用动物蛋白质，忌用豆制品；肝性脑病患者应以植物蛋白为主

续表

饮食种类	适用范围	饮食原则及用法
低脂肪饮食（low fat diet）	用于肝、胆、胰疾病，高脂血症，动脉粥样硬化，高血压，冠心病，肥胖症及腹泻患者等	限制食用油、肥肉、奶油、蛋黄、动物脑、煎炸食物的摄入；一般成人脂肪摄入 < 50g/d，肝、胆、胰疾病患者可低于 40g/d
低胆固醇饮食（low cholesterol diet）	用于高脂血症、动脉粥样硬化、高血压、冠心病、肥胖症患者等	胆固醇摄入量 < 300mg/d；禁用或少用含胆固醇高的食物，如动物内脏和脑、肥肉、动物油、鱼子、蛋黄等
低盐饮食（low salt diet）	用于心功能不全、急 / 慢性肾炎、肝硬化腹水、高血压、先兆子痫及各种原因所致水肿较轻者	食盐限制在< 2g/d（或酱油 10ml/d）；禁用咸菜、咸蛋、咸肉、火腿、腊肠等腌制食品
无盐低钠饮食（salt free and low sodium diet）	同低盐饮食适用范围，但水肿或病情较重患者	烹调时不加食盐或酱油，控制摄入食物中的自然含钠量在 0.5g/d 以下，忌用腌制食品及含钠高的食物和药物，如含碱油条和挂面、汽水、苏打、碳酸饮料和碳酸氢钠药物等；烹调时可加糖、醋等调味
高膳食纤维饮食（high fiber diet）	用于便秘、肥胖症、高脂血症、糖尿病患者等	宜选择富含膳食纤维的食物，如魔芋、韭菜、芹菜、玉米、粗粮、豆类、笋、苹果、香蕉等食物，成人摄入膳食纤维 >40g/d
少渣或无渣饮食（low residue or residue free diet）	用于伤寒、肠炎、腹泻、食管或胃底静脉曲张及消化道狭窄或手术的患者	食物应细软、少渣；不宜选用富含膳食纤维的食物；不宜选用含结缔组织多的动物跟腱及老的肌肉；不宜选用刺激性强的调味品及坚硬带碎骨、鱼刺的食物，瓜类应去皮；可食用豆腐、蒸蛋和嫩的瘦肉、蔬菜等
低嘌呤饮食（low purine diet）	用于痛风患者及高尿酸血症者	限制外源性嘌呤摄入，少用富含嘌呤的食物，如瘦肉、动物内脏、鱼类、禽类、豆类，宜选用谷类、蔬菜水果类等低嘌呤食物；蛋白质供给以鸡蛋、牛奶为主；多饮水，忌饮酒

三、试验饮食

试验饮食又称诊断饮食，是指在特定时间内，通过调整饮食内容，提高实验检查结果准确性以协助疾病的诊断的一类饮食（表 16-6）。

表 16-6　试验饮食

饮食种类	适用范围	饮食原则及用法
隐血试验饮食	用于协助诊断有无消化道出血	试验前 3 日内禁食肉类、动物血、肝、绿色蔬菜等含铁丰富食物和药物；宜食用牛奶、豆制品、土豆、白菜、米饭、面条、馒头、梨、苹果等含铁低的食物，第 4 天留取粪便作隐血试验
胆囊造影饮食	用于检查胆囊、胆管形态和功能	造影前 1 日中午进食高脂肪餐，刺激胆囊收缩排空；晚餐进食无脂肪、低蛋白质、高碳水化合物饮食；晚 8 时口服造影剂至次日第一次摄片时禁食、禁水、禁烟，如第一次摄片胆囊显影良好，可进食高脂肪餐，30min 后再摄片检查
肌酐试验饮食	用于评估肾小球滤过功能；测定肌酐系数	试验期 3 日内进食低蛋白质饮食，摄入量 <40g/d，禁食肉类、鱼类、禽类等；主食不超过 300g/d，忌饮茶和咖啡。可用马铃薯、藕粉、甜点心等含蛋白质低的食物充饥，蔬菜、水果不限
甲状腺 ^{131}I 试验饮食	用于协助检查甲状腺功能	检查前 2 周，禁食海带、海蜇、紫菜、海鱼、虾等富含碘的食物及影响甲状腺功能的药物；禁用碘伏、碘酊消毒皮肤
尿浓缩功能试验饮食	用于协助检查肾小管浓缩功能	试验期 1 日内控制食物中的水分总量在 500 ～ 600ml，蛋白质供给量约为 1g/（kg· d）；禁饮水及含水量高的食物；忌食过甜、过咸的食物。可进 1g/（kg· d）；食含水少的食物，如米饭、馒头、炒鸡蛋、土豆等
葡萄糖耐量试验饮食	用于协助诊断糖尿病	试验前 3 日正常饮食（进食碳水化合物 250 ～ 300g/d）。试验前禁食 10 ～ 12h。空腹采血后让患者食用 100g 的馒头 1 个，或取葡萄糖 100g（或 1.75g/kg）溶于 300 ～ 400ml 水中口服，分别于服后 0.5h、1h、2h 和 3h 取血标本测定血糖

第三节 饮食护理

护士应正确评估患者的饮食、营养状况，确定患者现存或潜在的营养问题，找出影响患者饮食、营养的因素，给予健康教育和干预措施，指导患者合理营养、促进康复。

一、饮食、营养评估

（一）营养评估

营养评估主要包括身体状况、饮食情况评估和临床生化检测。

1．身体状况评估

（1）身高、体重、腰围：是人体测量资料中最基础的数据，可较确切地反映人体营养状况。身高在成年后稳定，体重、腰围则可以反映一段时期内营养状况的变化。

1）年龄比体重与年龄比身高：即体重与身高可分别与该区域范围内同一人群（以年龄为组别）的均值进行比较。

2）参考体重：国内多采用 Broca 改良公式和平田公式。

Broca 改良公式：参考体重（kg）＝身高（cm）－ 105

平田公式：参考体重（kg）＝［身高（cm）－ 100］×0.9

（实测体重－参考体重）/ 参考体重 ×100%，如百分数在 ±10% 之内为正常，±10% ～ 20% 为超重或消瘦，±20% 以上为肥胖或严重消瘦。

3）体质指数（body mass index，BMI）：BMI= 体重（kg）/［身高（m）］^{2}。

BMI 可用于判断肥胖、正常及消瘦。WHO 规定 18.5 ～ 24.9 为正常，25 ～ 29.9 为超重，≥ 30 为肥胖。中国肥胖问题工作组在汇总分析国内人群调查数据的基础上，提出了相对符合我国居民体型的标准，即 18.5 ～ 23.9 为正常，24 ～ 27.9 为超重，≥ 28 为肥胖。由于 BMI 是按体重与身高的关系计算，骨骼粗大、肌肉发达者不宜参考这一标准进行判断。

4）腰围：腰围是衡量腹部肥胖的重要指标。测量方法为：受试者直立，两脚分开 30 ～ 40cm，用一根没有弹性、最小刻度为 1mm 的软尺，放在右腋中线髋骨上缘与第 12 肋下缘连线的中点（通常是腰部的天然最窄部位），沿水平方向环绕腹部一周，紧贴而不压迫皮肤，在正常呼吸末测量腰围长度，读数准确至 1mm。我国男性腰围 80 ～ 85cm、女性腰围 75 ～ 80cm 为超重，男性腰围≥ 85cm、女性腰围≥ 80cm 为腹部肥胖。

（2）皮褶厚度：皮褶厚度即皮下脂肪厚度，反映身体脂肪含量，作为评价能量摄入是否合适的指标。WHO 推荐的测量部位有肱三头肌、肩胛下部和腹部。最常测量部位为肱三头肌，其标准值为男性 12.5mm，女性 16.5mm。

（3）身体征象：评估毛发、皮肤、指甲、舌、面、齿、唇等情况。如毛发浓密、有光泽；皮肤富有弹性、有光泽；指甲粉色、坚实则表示营养良好。若毛发干燥、稀疏、无光泽；皮肤干燥、弹性差；指甲粗糙、无光泽、易断裂则表示营养不良。

2．饮食情况评估 主要包括：①饮食习惯，如平时常摄入的食物种类和数量、用餐次数和分配比例、有无偏食挑食及特殊食物嗜好；②有无进食困难，如咀嚼或吞咽功能减弱或其他影响因素；③有无饮食变化或食欲缺乏、恶心、呕吐、腹泻等胃肠道症状；④有无食物过敏；⑤有无影响饮食的文化差异与宗教信仰。

3．临床生化检测 生化检测是营养评价的客观指标，如血、尿中营养素或其代谢产物的含量。临床常检测体内血清蛋白、血清转铁蛋白、总蛋白、血脂、钙、铁等的含量，或进行营养素耐量试验、负荷试验推测营养素水平。

（二）饮食、营养的影响因素评估

1．生理因素

（1）年龄：不同年龄段的患者喜好的食物、食物量及对特定营养素的需求均有差异。如婴幼儿、青少年处于生长发育期，需摄入足够的热能、蛋白质、各种维生素和微量元素；老年人新陈代谢减慢，机体所需热能也相应减少，但对钙的需求有所增加。年龄也可影响人们对食物质地的选择，如婴幼儿和老年人均应给予质地柔软易于消化吸收的食物。

（2）活动量：不同体力活动和运动方式消耗的能量也不同，活动量大的个体其每日所需的热能也相应增加。

（3）身高和体重：一般情况下，体格健壮、高大的个体对热能、营养素的需求量相对较高。

（4）特殊生理状况：女性在妊娠期、哺乳期对营养的需求增加，并可能伴随有饮食习惯的改变，如喜食酸、辣等食物。

2．心理因素　一般情况下，轻松、愉悦的心理状态会促进食欲；不良情绪如焦虑、忧郁、恐惧、悲哀等会使食欲下降；进餐环境、餐具和食物的洁净度及食物的色香味等皆可影响人的心理，从而影响个体对食物的选择和摄入。

3．病理因素　疾病可影响患者的食欲、食物摄取和食物的消化、吸收。如疾病治疗期间服用的某些药物可促进或抑制食欲；对特定食物过敏，如进食海产品后可引起腹泻、哮喘，进食乳制品可因空肠乳糖酶缺乏导致机体对乳类食品不能耐受，引起腹泻等症状。

4．社会文化因素　不同的经济水平、文化背景、宗教信仰、地理位置、生活方式等均会影响个人的饮食、营养状况。如某些地区喜食辣味，沿海地区进食海鲜较多，少数地区水、土壤中碘、硒等微量元素缺乏或不足等都会对机体有一定影响。护士在尊重患者个人饮食习惯和文化差异的同时，可对患者进行营养方面的健康教育，促进患者改变不良的饮食方式。

二、一般饮食护理

护士对患者的饮食及营养状况进行评估后，应与医师、营养师共同协商，根据患者的疾病特点、身体耐受力和经济承受能力制订营养计划。

（一）患者入院后的饮食管理

患者入院后，主管医生根据其病情确定饮食种类，并开出饮食医嘱，护士填写饮食通知单，送交营养室，必要时电话通知订餐人员，同时在患者床尾卡上做相应标记，作为分发食物的依据。因病情需要更改饮食种类，如术前需禁食，或检查、试验前需行特殊饮食等，应由医生开具医嘱，护士据此填写饮食更改通知单并送营养室，同时告知患者和家属。

（二）患者进食前的护理

1．做好饮食指导　护士应根据由患者病情所决定的饮食种类，对患者进行健康教育，说明此类饮食的意义、可选用的食物以及不宜选用的食物、每天进餐的量和次数及时间，使患者理解并遵循其饮食计划。

2．安排进餐环境　患者进餐环境应尽可能清洁、整齐、美观，空气清新，进餐气氛轻松愉快。进餐前医护人员暂停非紧急的治疗护理工作；整理病室和床单位，去除不良气味及不良视觉印象；鼓励同室患者同时进餐，促进食欲；有病危或呻吟的患者可用屏风遮挡。

3．保证患者感觉舒适　进餐前协助患者排便、洗手、取舒适体位。如病情许可，可协助患者下床进餐，不便下床者可取坐位或半坐卧位，床上放跨床小桌，必要时将治疗巾或餐巾置于胸前，保持衣服、被单的整洁；减少或去除患者不适，如疼痛患者可给予镇痛剂，高热者予以降温；焦虑、忧郁者进行心理疏导等。

（三）患者进食中的护理

1．协助配餐员分发食物　护士衣帽整洁，洗净双手，根据饮食单将饭菜分发给患者。对禁食或特殊饮食者应告知原因和时间，并在床尾卡上做相应标记。

2．巡视观察进餐情况　患者进餐期间，护士应加强病房巡视，观察患者进食情况；对实施治疗饮食、试验饮食的患者应督促并检查落实情况；家属带来的食物须经护士检查，符合饮食要求方可食用，必要时提供微波炉加热；询问患者对医院饮食的意见和要求，及时反馈给营养室、食堂。

3．协助患者进食　协助患者取合适体位，并将食物、餐具等放到易取处，鼓励患者自行进食。对不能自行进食的患者，护士应给予喂食，或指导家属喂食。喂食应耐心，注意喂食速度和食物的温度及每次的量；对双目失明或双眼被遮盖的患者，在喂食前应告知食物名称，以增加其进食兴趣和食欲，对要求自行进食者，可妥善放置食物和餐具，并告知食物的名称和方位，如图 16-2 按时钟平面图摆放食物（6 点钟处放饭，12 点钟处放汤，3 点钟、9 点钟处放菜）。另外，护士可指导患者使用吸管进流质食物；对不能经口进食的患者，需予以管饲饮食或胃肠外营养补充机体能量和所需营养素。

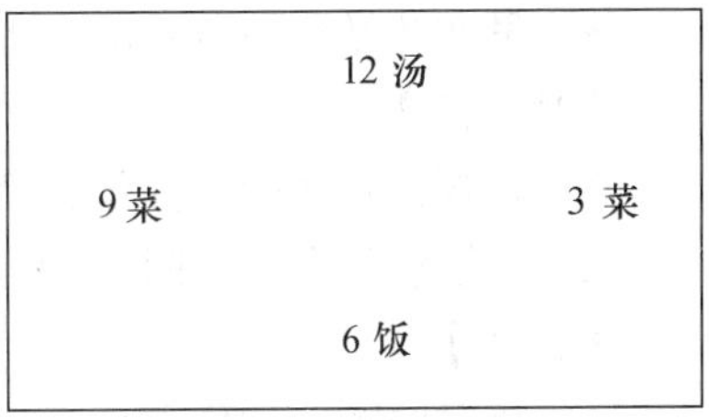

图 16-2　食物放置平面图

（四）患者进食后的护理

1．及时撤去餐具，清理餐桌，整理床单位；协助患者洗手、漱口，必要时做口腔护理，取舒适卧位。

2．特殊患者需记录进食的时间、食物种类及数量、进食后的反应，以评价患者的饮食是否满足营养需要；对需禁食、延时、特殊饮食的患者做好交接班工作。

知识拓展

采用替代食物保证营养均衡

由于宗教信仰、食物不耐受或个人进食习惯等原因，部分患者因拒食某类食物而导致特定营养素的缺乏。此时，可以采用替代食物的方法，保证营养素的补充。如水果、蔬菜、谷类可以互相替代，补充纤维素、维生素 A、维生素 D、维生素 C；肉、鱼、家禽、乳制品、谷类、豆荚类可以互相替代，补充蛋白质、B 族维生素、矿物质等。

三、特殊饮食护理

对于不能正常进食的患者，营养素的供给成为临床治疗的手段，称之为临床营养支持，一般分为胃肠内营养支持和胃肠外营养支持。

（一）管饲饮食

管饲饮食（tube feeding）是胃肠内营养支持的重要方式，即指对于不能耐受正常饮食的患者，通过管道（如鼻胃管或胃造瘘管等）将流质食物、营养液或水直接注入胃肠道以提供营养素的方法。根据导管插入的途径可分为：鼻胃管（导管经鼻腔插入胃内）、口胃管（导管经口腔插入胃内）、鼻肠管（导管由鼻腔插入小肠）、造瘘（导管经食管、胃、空肠造瘘口插入肠内）。该方法相对副作用小、更接近正常生理状态，是一种安全、经济的营养支持方法，本章节重点介绍临床常用的经鼻胃管饮食即鼻饲法。

鼻饲法（nasogastric gavage）是指将胃管经鼻腔插入胃内，向胃管内输注流质食物、营养液、水和药物，以达到维持患者营养和治疗目的的方法。

【目的】

经胃管输注食物、药物以维持患者的营养和治疗。

【适应证】

1．不能经口进食者　如昏迷、口腔疾患、口腔术后的患者，不能张口的患者如破伤风患者，拒绝进食的患者。

2．早产儿及病情危重的患者。

【禁忌证】

1．食管、胃底静脉曲张患者。

2．食管癌和食管梗阻患者。

【评估】

1．核对医嘱　操作前认真核对医嘱、患者床号、姓名、饮食种类、量。

2．患者评估

（1）全身状况：目前的病情，有无咀嚼、吞咽困难；食欲和进食方式，意识状态，活动能力，营养状态，鼻饲的原因。

（2）局部状况：鼻腔黏膜有无肿胀、炎症、出血，有无鼻中隔偏曲、鼻息肉、活动义齿，有无食管疾患等。

（3）心理状态：有无焦虑、悲伤或忧郁反应，对鼻饲的认识与合作程度。

（4）健康知识：患者对自身疾病、营养知识的认知情况；对插胃管的目的及注意事项是否了解。

【计划】

1．护士准备　着装整洁，洗手，戴口罩。熟悉鼻饲法及相关知识。

2．用物准备

（1）插管用物：普通橡胶胃管（图 16-3）或一次性硅胶胃管（图 16-4）、治疗碗或弯盘 2 个（内置镊子或血管钳 1 把、纱布 2 ~ 3 块）、压舌板、治疗巾（或患者毛巾）、一次性 10ml 注射器、一次性手套、听诊器、胶布、夹子或橡皮圈、液状石蜡棉球、棉签、别针、温开水、吸管。

（2）灌注用物：一次性 50ml 注射器、鼻饲流质饮食（38 ~ 40℃）、温开水、餐巾纸。

（3）拔管用物：无菌弯盘 1 个（内置镊子或止血钳 1 把、纱布 2 块）、治疗巾（或患者毛巾）、棉签、松节油、一次性手套。

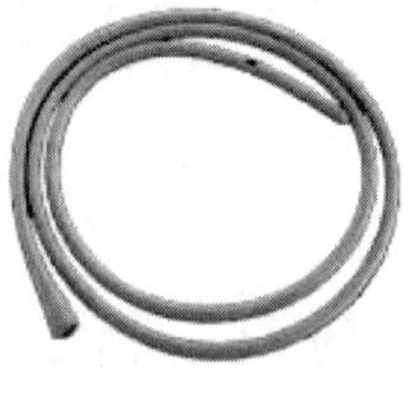

图 16-3　橡胶胃管

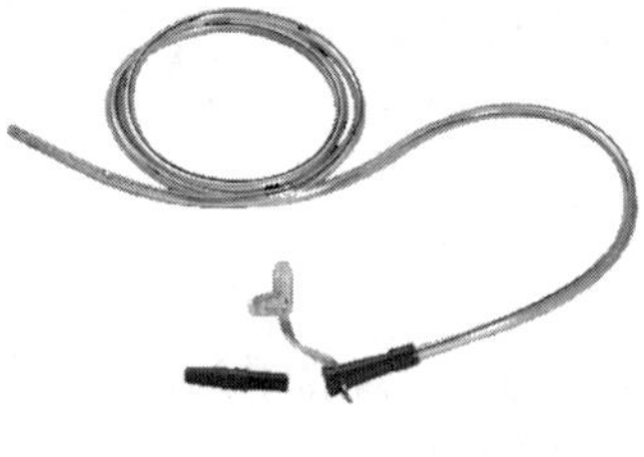

图 16-4　硅胶胃管

3．环境准备　整洁、安静、明亮。

4．患者准备　了解鼻饲操作的目的及配合方法。

【实施】

1．操作流程及行为要求　见表 16-7。

表 16-7　鼻饲法

操作流程	步骤说明	行为要求
插管		
1．核对解释	携用物至床旁，核对床号、姓名，向患者或家属解释操作的目的及配合方法	尊重患者，严格查对 耐心解释，取得合作
2．安置体位	协助患者取坐位或半坐卧位，不能坐起者取平卧或右侧卧位。如戴有眼镜或活动义齿，应取下妥善放置	关心体贴，患者满意
3．铺巾置盘	铺治疗巾于颌下，放置弯盘	
4．清洁鼻腔	检查鼻腔，选择通畅一侧，用棉签清洁鼻腔	动作规范，准确测量
5．测量润滑	戴手套，测量胃管插入的长度，并作标记 ◆成人：①前额发际至剑突；②鼻尖经耳垂至剑突（图 16-5），插入长度为 45 ~ 55cm，润滑胃管前段 ◆小儿：眉间至剑突与脐中点，插入长度为 14 ~ 18cm，润滑胃管前段	
6．插入胃管	◆清醒患者：左手持纱布托住胃管，右手持镊子或止血钳夹住胃管前端，沿选定侧鼻腔插入 14 ~ 16cm（咽喉部）时嘱患者做吞咽动作，顺势将胃管送入 ◆昏迷患者：插管前去枕，头向后仰（图 16-6），插入约 15cm（会厌部）时，将头部托起，使下颌尽量靠近胸骨柄以增大咽喉部通道的弧度，便于胃管沿后壁滑行插入至预定长度	动作轻稳，及时指导
7．观察处理	插管过程中可能遇到的情况处理：①若出现恶心、呕吐，暂停片刻，嘱患者深呼吸或做吞咽动作，随后迅速将管插入，减轻不适；②若出现呛咳、呼吸困难、发绀等，应立即拔管，休息缓解后重新插；③若插入不畅，应检查胃管是否盘在口中，将胃管抽回一小段，再缓缓插入	动作轻稳，防止损伤 密切观察，及时处理
8．确定胃管	①抽：用注射器抽到胃内容物；②听：置听诊器于患者胃部，同时用注射器快速向胃内注入 10ml 空气，听到气过水声；③看：将胃管末端置于水中无气泡逸出，如有大量气体逸出，表示误入气管	仔细判断，确保无误
9．固定胃管	用胶布固定胃管于鼻翼及面颊部	妥善固定，松紧适宜
喂食		
1．灌注流质	先注入少量温开水，再缓慢灌注鼻饲液或药物，喂食毕，再注入少量温开水清洁管腔	密切观察，询问感受
2．末端处理	将胃管末端反折并用纱布包好，用橡皮圈或夹子夹紧；或盖紧一次性胃管末端胶塞。将胃管用别针固定于患者衣领处或大单、枕旁	
3．整理归位	脱手套，协助患者取舒适卧位，尽量保持原位 20 ~ 30min，整理床单位，清理用物	健康指导，感谢合作
4．洗手记录	洗手，记录鼻饲液的时间、种类、量以及患者的反应	及时、准确、规范
拔管		
1．核对解释	携用物至床旁，核对床号、姓名，告知拔管原因	严格查对，耐心解释
2．铺巾置盘	铺治疗巾、戴手套，置弯盘于颌下，最后一次喂食毕，夹紧胃管末端置弯盘内，揭去固定的胶布	
3．呼气拔管	用纱布包裹近鼻孔处的胃管，嘱患者深呼吸，在其呼气时拔管，边拔边用纱布擦胃管，至咽喉处快速拔出，以免液体滴入气管	动作轻稳，关心体贴，
4．清洁整理	置胃管于弯盘中，移出患者视线外；清洁口、鼻、面部，擦去胶布痕迹，协助漱口，取舒适卧位；整理床单位和用物	健康指导，感谢合作
5．洗手记录	洗手，记录拔管的时间和患者的反应	规范、及时、准确

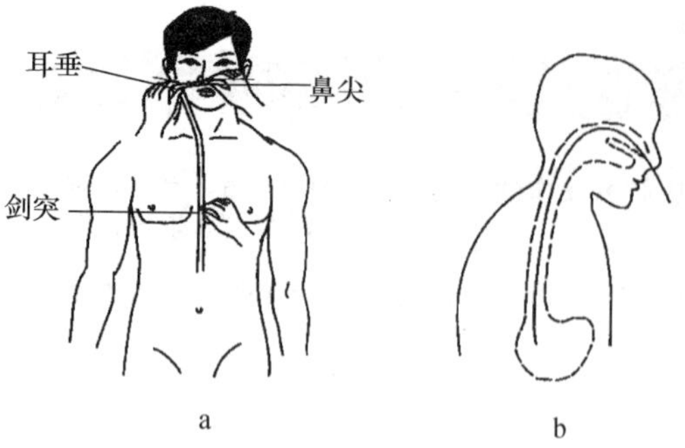

图 16-5　胃管插入的长度

a．正面测量；b．侧面插入位置

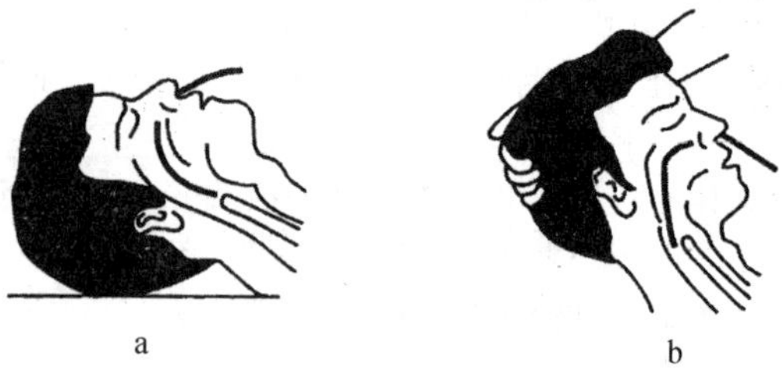

图 16-6　昏迷患者插管

a．插管前头向后仰；b．抬高头部增大咽喉部通道的弧度

2．注意事项

（1）操作前评估患者的病情、意识状态、活动能力及鼻腔的局部情况，如有无黏膜肿胀、炎症、鼻息肉、鼻甲肥大、鼻中隔偏曲。如有鼻腔疾患，应选择健侧。插管前与患者沟通，取得患者的配合。插管时动作轻柔，注意插管的方向以及解剖位置，以免损伤鼻腔和食管黏膜。

（2）每次灌食前应确定胃管在胃内方可喂食，了解胃管是否通畅及有无胃潴留；每次鼻饲液量不超过 200ml，间隔时间不少于 2h；鼻饲液的温度应保持在 38 ～ 40℃ ；药物应先研碎溶解后再注入；避免注入速度过快，避免鼻饲液过冷或过热，避免注入过多空气；新鲜果汁应与乳液分别注入，防止产生凝块。

（3）置管期间，应加强局部护理，如给予口腔护理 2 次 / 日，鼻饲用物每日更换消毒等。

（4）橡胶胃管一般每周更换一次，硅胶胃管每月更换一次，聚氨酯胃管放置时间可长达两个月。

（5）更换胃管时应于当晚最后一次喂食后拔管，次晨再从另一侧鼻腔插入。预计需置管 4 周以上者，宜选择胃造瘘或空肠造瘘。

（6）已配制好的流质食物应放置在 4℃以下的冰箱内保存，24h 内有效。

3．健康教育

（1）患者坐位或半坐卧位可减少胃管通过鼻咽部时的呕吐反射，使胃管易于插入，如果患者呕吐，可防止窒息；右侧卧位可借体位使胃管易于进入胃内。

（2）每次灌食前后特别是灌食后应注入少量温开水冲净管腔，防止食物、营养液或药物等存积在管腔中干结变质，引起胃肠炎或管腔堵塞。

【评价】

1．患者理解插管意义并能主动配合。

2．护士操作方法正确，动作轻、稳，无黏膜损伤出血及其他并发症。

3．管饲饮食清洁，灌注的量、速度和温度适宜，能保证患者的营养和治疗需要。

4．拔管后患者无不适反应。

（二）要素饮食

要素饮食（elemental diet）又称元素饮食，是一种由人工配制的无渣小分子物质组成的营养素齐全且无需消化即可被肠道直接吸收的水溶性营养合成制剂，含人体所需的氨基酸、单糖、脂肪酸、维生素和矿物质等营养素。主要用于临床营养治疗，提高危重症患者的能量及各种营养素摄入，以改善患者营养状况，达到促进治疗和康复的目的。要素饮食可通过口服、鼻饲、胃或空肠造瘘等方式摄入。

1．适应证和禁忌证

（1）适应证：主要适用于危重、超高代谢状态、严重营养不良和消化吸收不良的患者，如严重烧伤、严重创伤、严重感染、低蛋白血症、大手术后胃肠功能紊乱、消化道瘘、急性胰腺炎、短肠综合征、癌症、免疫功能低下等患者。

（2）禁忌证：3 个月内的婴儿、消化道出血、顽固性呕吐、肠梗阻、腹膜炎等患者禁用；糖尿病和胃切除术后患者慎用。

2．应用方法 护士应根据患者病情需要，提供适宜浓度和剂量的要素饮食。常见的要素饮食应用方法分为口服、分次注入、间歇滴注、连续滴注四种。

（1）口服法：口服剂量为每次 50ml，渐增至每次 100ml，依病情每日 6 ～ 8 次。因要素饮食口味欠佳，患者不易耐受，临床应用时可添加果汁、菜汁、肉汤等调味。

（2）分次注入：将配制好的要素饮食用注射器通过鼻胃管注入，每日 4 ～ 6 次，每次 250 ～ 400ml。此方法操作方便，费用低廉，但易引起恶心、呕吐、腹胀、腹泻等消化道症状。

（3）间歇滴注：将配制好的要素饮食放入输液瓶内，经输液管缓慢注入鼻胃管或造瘘管，每日 4 ～ 6 次，每次 400 ～ 500ml，每次输注持续时间为 30 ～ 60min。此方法多数患者能接受。

（4）连续滴注：装置与间歇滴注相同，在 12 ～ 24h 内持续滴入或用输液泵恒定滴速，速度可由 40 ～ 60ml/h 逐渐递增稳定至 120 ～ 150ml/h。多用于经空肠造瘘管喂食的患者。

3．注意事项

（1）配制、保存：配制要素饮食时应严格无菌操作，配制用具均需消毒灭菌。配制好的溶液应放在 4℃的冰箱中保存，并在 24h 内用完，以防止放置时间过长而被细菌污染变质。

（2）温度：口服温度为 38℃左右，鼻饲及经造瘘口注入的温度宜为 41 ～ 42℃，温度过低可引起腹泻。

（3）注入量、速度和次数的调节：一般滴注原则为开始低浓度、小剂量、速度慢，逐渐增加，待患者耐受后，再稳定配餐标准、用量和速度。停用要素饮食时，应逐渐减量，防止低血糖反应。

（4）管道的维护：检查导管有无折叠或漏液，每次滴注前后用温开水或 0.9% 氯化钠溶液冲净管腔，防止食物堵塞管腔并滞留腔内腐败变质。

（5）加强巡视：滴注过程中应注意观察患者有无胃肠道反应（如恶心、呕吐、腹痛、腹泻等）及代谢方面的并发症（如高渗性脱水、高渗性非酮症昏迷、渗透性利尿等）。

（6）定期检查评估：定期检查血糖、电解质、血尿素氮、肝功能等指标，观察并记录尿量、体重，做好营养评估。

（三）胃肠外营养

胃肠外营养（parenteral nutrition）是指对胃肠道功能障碍的患者，通过静脉途径输注各种营养素，以维持机体新陈代谢、促进康复的一种营养治疗方法，可分为中心静脉营养和周围静脉营养。中心静脉营养也称完全胃肠外营养（total parenteral nutrition，TPN），即碳水化合物、氨基酸、脂肪、维生素、矿物质和水等所有营养物质均经静脉输入；周围静脉营养是部分营养物质经静脉输入，是对患者胃肠内营养摄入不足的补充。

胃肠外营养不受患者食欲和消化功能的影响，在患者不能进食、没有消化酶参与的情况下，仍能获得所需的全部营养，并使消化道处于休息状态。完全胃肠外营养现广泛应用于临床，成为危重患者营养支持、疾病治疗的重要手段。

1．适应证和禁忌证

（1）适应证：①消化系统疾病：不能或不宜经消化道进食的患者、消化道需要休息或消化吸收功能不良的患者。如消化道瘘、炎性肠道疾病、短肠综合征、急性重症胰腺炎、胃肠道梗阻（贲门癌、幽门梗阻、高位肠梗阻、新生儿胃肠道闭锁等）、长期顽固性的恶心、呕吐、严重腹泻、食管贲门失弛缓症等。②非消化系统疾病：处于应激状态、代谢旺盛、需补充营养治疗或危重症的患者。如大面积烧伤、严重复合伤、破伤风、严重感染、围术期、急性肾衰竭、妊娠剧吐、神经性厌食、神志不清、腹膜炎，肿瘤化疗或放疗引起的胃肠道反应等均可采用胃肠外营养支持。

（2）禁忌证：严重呼吸、循环衰竭患者与严重水、电解质代谢和酸碱平衡失常患者慎用。

2．应用方法

（1）营养液输入方法：可采用经周围静脉或中心静脉插管进入上腔静脉输入营养液的方式。若输入高渗营养液，宜选用中心静脉，以免高渗液体刺激静脉内膜导致静脉炎和血栓形成。目前临床上常采用PICC或经颈内静脉、锁骨下静脉、颈外静脉等将导管送入上腔静脉的方法。

（2）营养液配制：胃肠外营养制剂的成分包括蛋白质（氨基酸）、脂肪、碳水化合物、维生素、微量元素和水等，均系中小分子营养素。原则上，一般不主张在胃肠外营养液中加入其他药物，但有时因病情需要或其他静脉途径难以维持，可将各种药物加入胃肠外营养制剂中一并输入。营养制剂应在洁净的环境中配制，并注意严格无菌操作，配制后应立即使用，若不能立即使用，需储存于4℃冰箱内，24h内用完。

3．注意事项

（1）导管护理：导管进皮处保持干燥、清洁，每日消毒后更换敷料，每周做一次细菌培养；输液导管及输液袋每12 ~ 24h更换一次；导管进入静脉处的敷料每24h更换一次。严格无菌操作，密切观察皮肤情况；静脉导管与输液器接头应牢固连接，并用无菌敷料包裹，以防导管脱落、污染；加强巡视观察患者液体滴入情况，防止管道扭曲、导管堵塞；防止输液瓶内气体进入输液管；输液瓶进气管的前端应装有无菌过滤装置，使进入输液瓶内的空气经过过滤；禁止经中心静脉营养导管输血、抽血、监测中心静脉压等；留置导管期间，为防止导管内残余血液凝固堵塞管腔，每次输液结束时应在静脉导管内推注肝素液封管；拔管时应严格无菌操作，并剪下导管尖端做细菌培养。

（2）定期评估营养状况：使用前及使用过程中定期对患者进行实验室监测，观察血常规、肝功能、电解质、血糖、尿糖、酮体及尿生化等情况；观察患者肝肾功能、血气分析、氮平衡和血浆白蛋白等营养评价指标；记录24h液体出入量，观察体重变化。根据患者体内代谢的动态变化及时调整营养液配方。

（3）加强病情监测：监测生命体征，特别是体温，观察有无感染征象等。

4．常见并发症的预防及护理

（1）置管并发症：常见有气胸、血胸、血肿，损伤胸导管、动脉、神经以及空气栓塞等。护理不当也可造成导管脱出、折断等并发症。熟练掌握操作技术、滴注过程中加强巡视可以减少并发症的发生。

（2）感染并发症：在导管置入、局部伤口护理、营养液配制及输入过程中均容易发生感染，导管性败血症是胃肠外营养常见的严重并发症。如患者突然寒战高热，排除其他病因后应立即更换输液器和营养液，同时分别抽血和取营养液做细菌培养，若仍无缓解，应拔除导管并剪一小段作细菌培养和真菌培养，同时更换穿刺部位。其预防包括：①置管过程严格无菌操作；②在超净工作台配制营养液；③采用全封闭式输液系统；④定期消毒穿刺点皮肤并更换敷料等。

（3）代谢并发症：常见的有液体超负荷、代谢紊乱（如低血糖、高血糖、高渗性非酮症昏迷等）、肝损害、酸碱平衡失常、电解质紊乱、代谢性骨病等。加强病情动态监测、及时调整治疗方案可以减少这类并发症的发生。如病情允许，可少量多次给患者进食，刺激胃肠道功能尽早恢复，逐步由胃肠外营养转向胃肠内营养。

本章小结

平衡膳食、合理营养不但有助于防病保健，还能够治疗疾病、促进康复。营养素包括蛋白质、脂类、碳水化合物、维生素、矿物质和水等六大类，均有其特殊的生理作用，个体如摄入不足可引起相应的缺乏症。护士应根据患者情况给予一般饮食护理或特殊饮食护理包括管饲饮食、要素饮食和胃肠外营养等。

本章节的重点是：医院常见的治疗饮食和试验饮食以及鼻饲法的操作方法和注意事项。

思考题

1．护士在患者的饮食营养中能起到什么作用?

2．医院常用的试验饮食有哪些？请分别说明其适用范围及用法。

3．鼻饲法的适应证有哪些？禁忌证是什么？

4．护士在给昏迷患者插胃管时，如何提高插管的成功率?

5．护士在给患者插胃管时可能会遇到哪些问题？应如何处理?

6．什么是完全胃肠外营养?

7．患者女，35岁。因与朋友聚餐后出现腹痛、腹泻6次，来院就诊。患者诉自己平时也经常出现腹泻，但次数不超过3次，自己吃点药就好了，未曾就诊。

问：(1) 何种饮食适合此患者?

(2) 护士对其进行饮食指导的重点是什么?

（张功劢）

第十七章　排泄护理

学习目标

通过本章内容的学习，学生应能：

识记：

1．描述与排尿、排便有关的解剖生理。

2．简述影响排尿、排便的因素。

3．说出排尿异常及排便异常的基本护理内容。

理解：

1．用自己的语言正确解释下列概念：

多尿、少尿、无尿、膀胱刺激征、尿失禁、尿潴留、便秘、腹泻、大便失禁。

2．分析、判断异常尿液与异常粪便及其对患者生理、心理的影响。

运用：

进行有效的沟通，按护理程序为患者实施导尿术、留置导尿术、灌肠、肛管排气及简易通便。

排泄是机体将新陈代谢所产生的废物排出体外的生理活动过程，是人体的基本生理需要之一。完成这种需要的主要活动方式是排尿和排便。正常的排尿、排便活动在维持机体内环境相对稳定、保证机体正常生命活动、提高生命质量有着很大作用。但许多健康问题会直接或间接地影响人体的排尿、排便功能，尿液和粪便的质和量也会发生异常变化。因此，在护理工作中，护士应仔细观察患者排尿、排便情况，为诊断、治疗和护理提供依据，并指导和帮助患者维持正常的排尿、排便功能，并能熟练地应用有关护理技术，满足患者排泄的需要。

第一节　排尿的护理

案例 17-1

患者，男，65 岁，因前列腺肥大，排尿困难、下腹胀痛 10h 入院。查体：生命体征正常，腹部检查耻骨联合上触及膨胀的膀胱，患者神清合作，表情痛苦。

案例 17-1

问题与思考：

1．如何评估患者的排尿情况？

2．如何帮助患者解除排尿困难？

3．与排尿有关的护理技术有哪些？

一、与排尿有关的解剖及生理

肾的主要生理功能是生成尿液，清除机体代谢产物，调节水、电解质及酸碱平衡，维持机体内环境的相对稳定。肾以每分钟 1 ～ 2ml 的速度持续生成尿液，通过输尿管平滑肌的蠕动和尿液本身的重力作用，将尿液由肾输送到膀胱。

膀胱的主要生理功能是贮存尿液。当膀胱内尿液充盈达到 300 ～ 500ml 时，膀胱被动扩张，刺激膀胱壁内的牵张感受器，冲动沿盆神经传入，引起脊髓骶段的初级排尿反射中枢兴奋；同时，冲动也到达脑干和大脑皮层的高级排尿中枢而产生尿意。如环境允许或个体愿意排尿，排尿反射产生，尿液经尿道排出体外。

尿道的功能是协助将尿液从膀胱排出体外。尿道是一条始于膀胱底部，向身体表面延伸的管道，尿道起自膀胱的开口为尿道内口，在体表的开口为尿道外口。尿道内口周围有尿道内括约肌，尿道穿过生殖膈处有尿道外括约肌。男性尿道长 18 ～ 20cm，有三个狭窄（分别位于尿道内口、膜部和尿道外口）和两个弯曲（耻骨下弯和耻骨前弯），将阴茎向上提起与腹壁呈 60°角，耻骨前弯即可消失，而耻骨下弯固定无变化；女性尿道相对比较短、直、粗，长 4 ～ 5cm，开口于阴道前庭，与阴道口、肛门相邻，易发生尿路逆行感染。

二、排尿的评估

（一）影响排尿的因素

1．生理因素

（1）年龄：婴儿因大脑发育不完善，大脑皮质对初级排尿中枢的控制力较弱，因此排尿次数较多，且易发生夜间遗尿；老年人因膀胱肌肉张力减弱，容易出现尿频、压力性尿失禁。

（2）饮食：饮食是影响排尿的重要因素。如果其他因素不变，排尿的量、次数与液体的摄入量成正相关；咖啡、茶和含酒精的饮料有利尿作用；含盐较高的食物、饮料可造成水、钠潴留，使尿量减少。

（3）生理变化：月经前期，由于激素水平的变化大多数妇女有体液潴留，故尿量减少。月经开始，尿量增加；妇女在妊娠期，可因增大的子宫压迫膀胱使排尿次数增多。

2．疾病相关因素

（1）疾病：①泌尿系统的疾病，如泌尿系统的肿瘤、结石或狭窄可导致排尿障碍，出现尿潴留；肾的病变会使尿液生成发生障碍，出现少尿或无尿。②前列腺疾病，如前列腺肥大或肿瘤压迫尿道，可引起排尿困难。③神经系统的疾病与损伤，则会使排尿反射的神经传导和排尿的意识控制发生障碍，出现尿失禁或尿潴留。

（2）药物：某些药物会直接影响排尿，如利尿剂可阻碍肾小管的重吸收作用而使尿量增加；止痛剂、镇痛剂则影响神经传导，干扰排尿活动。

(3) 手术和检查：手术损伤致失血、失液，机体脱水使尿量减少；泌尿系统的手术会直接影响尿液的生成或排出；手术中使用的麻醉剂可抑制排尿反射等；部分检查可能造成尿道损伤、水肿导致排尿形态的改变，如膀胱镜检查。

3．其他

(1) 心理因素：过度的焦虑和紧张，有时会促使排尿而出现尿频、尿急，有时也会抑制排尿而出现尿潴留；排尿还受暗示的影响，任何听觉或其他身体感觉的刺激均可诱发排尿，如有人听见流水声就想排尿。

(2) 环境因素：排尿应在一种隐蔽的场所进行，如排尿的环境缺乏隐蔽，个体就会产生压力，而影响正常排尿。

(3) 气候因素：夏季气温高时人体大量出汗，使尿量减少；冬季寒冷，血管收缩，循环血量增加，体内水分相对增多，反射性地抑制抗利尿激素的分泌，而使尿量增加。

(4) 个人习惯：儿童期的排尿训练对成年后的排尿形态、习惯也有影响。多数人习惯起床后或睡前排尿，排尿的姿势也会影响排尿。

(二) 尿液的评估

1．正常尿液　正常情况下，排尿受意识支配，无痛苦，无障碍，可自主随意进行。成人每昼夜尿量为 1 000 ~ 2 000ml，平均为 1 500ml。白天排尿 4 ~ 6 次，夜间 0 ~ 1 次，每次尿量为 200 ~ 400ml。尿量和排尿的次数与饮水量和其他途径所排出的液体量有关。

正常尿液呈淡黄色，澄清、透明，呈弱酸性，pH 为 4.5 ~ 7.5，平均为 6。比重为 1.015 ~ 1.025。生理情况下，尿液的颜色、酸碱度受尿量的多少和饮食种类的影响，如进食大量蔬菜水果时，尿呈碱性；进食大量肉类时，尿呈酸性。正常尿液的气味来自尿内挥发性酸，尿液静置后，因尿素分解产生氨而有氨臭味。

2．异常尿液

(1) 尿量与次数：尿量是反应肾功能的重要指标之一。肾的病变使尿液生成障碍，可出现少尿或无尿；泌尿系统的结石或肿瘤可导致排尿障碍，出现尿潴留；而膀胱炎症或机械性刺激可引起尿频。

(2) 颜色：①血尿：肉眼血尿呈红色或棕色，见于急性肾小球肾炎、输尿管结石和泌尿系统的肿瘤、结核等。②血红蛋白尿：大量红细胞在血管内被破坏，形成血红蛋白尿，呈酱油色或浓茶色，见于恶性疟疾和输入异型血引起的急性溶血反应。③胆红素尿：呈深黄色或黄褐色，见于阻塞性和肝细胞性黄疸。④乳糜尿：因尿液中含淋巴液而呈乳白色，见于丝虫病。

(3) 透明度：尿中有脓细胞、红细胞以及大量的上皮细胞、黏液、管型等可见尿液呈白色絮状、混浊状，常见于泌尿系感染。

(4) 气味：①新鲜尿液有氨臭味，提示泌尿道感染。②烂苹果味，见于糖尿病酮症酸中毒，因尿内含有丙酮所致。③尿液有粪臭味，考虑膀胱直肠瘘。

(5) pH：①尿液 pH 低于正常值，见于酸中毒。②尿液 pH 高于正常值，见于碱中毒或服用碱性药物。

(三) 排尿活动异常的评估

1．多尿（polyuria）：是指 24h 尿量经常超过 2 500ml。多因内分泌代谢障碍或肾小管浓缩功能不全引起。见于糖尿病、尿崩症、肾衰竭（多尿期）等患者。

2．少尿（oliguria）：是指 24h 尿量少于 400ml 或每小时尿量少于 17ml。多见于发热、液体摄入过少以及心、肾、肝衰竭和休克的患者。

3．无尿（anuria）或尿闭（urodialysis）：是指 24h 尿量少于 100ml 或 12h 内无尿者。多见于严重休克、急性肾衰竭（无尿期）等患者。

4．膀胱刺激征：尿频、尿急、尿痛且每次尿量减少称为膀胱刺激征。单位时间内排尿次数增多为尿频；患者突然有强烈尿意，不能控制需立即排尿为尿急；排尿时膀胱区及尿道疼痛为尿痛。常见于膀胱及尿道感染、机械性刺激等。

5．尿潴留（retention of urine）：是指尿液大量存留在膀胱内而不能自主排出。膀胱高度膨胀，容积达 3 000 ～ 4 000ml 时膀胱可至脐部。患者有下腹胀痛、排尿困难的症状。体检可见耻骨上膨隆，扪及囊性包块，叩诊呈实音，有压痛。

尿潴留的原因有：①机械性梗阻：如前列腺肥大或肿瘤压迫尿道使排尿受阻。②动力性梗阻：如外伤、疾病或使用麻醉剂所致脊髓初级排尿中枢活动障碍或抑制，不能形成排尿反射，导致排尿受阻。③其他：各种原因（如术后害怕伤口疼痛）不能用力排尿或不习惯卧床排尿，过度紧张、焦虑等均可引起排尿困难，形成尿潴留。

6．尿失禁（incontinence of urine）：是指排尿不受意识控制，尿液不自主地流出。可分为三类。①真性尿失禁：膀胱完全不能贮存尿液，处于持续滴尿状态。多见于昏迷、截瘫的患者。②假性尿失禁（充溢性尿失禁）：膀胱内贮存尿液，当充盈到一定压力时即不自主地溢出少量尿液，当膀胱内压力降低时，排尿停止。多由于创伤、感染、肿瘤引起的神经性排尿功能障碍，以及膀胱以下的尿路梗阻所致，如前列腺增生、尿道狭窄等。③压力性尿失禁：当咳嗽、喷嚏或运动使腹压升高时，尿液不由自主地溢出。多见于中老年女性，因膀胱括约肌张力减退，骨盆底肌肉及韧带松弛所致。

三、排尿异常的护理

（一）尿潴留患者的护理

1．心理护理　安慰患者，消除其紧张、焦虑情绪。

2．提供隐蔽的排尿环境　关门窗，屏风遮挡，请无关人员回避。适当调整治疗与护理时间，使患者安心排尿。

3．取适宜的体位和姿势　尽可能让患者以习惯姿势排尿，对需绝对卧床休息或某些手术患者，应事先训练床上排尿，以免因不适应排尿姿势的改变而发生尿潴留。

4．利用条件反射诱导排尿　①让患者听流水声或用吸水管在水中吹气泡。②用温水冲洗会阴或温水坐浴。③双手浸泡在热水中或热敷膀胱区。

5．按摩、针灸　按摩可放松肌肉，促进排尿。如病情允许，可用手自膀胱向尿道方向推移按压膀胱协助排尿，但不可强行按压，以防膀胱破裂。针刺或艾灸中极、曲骨、三阴交等穴，刺激排尿。

6．药物治疗　遵医嘱肌内注射注射卡巴胆碱等。

7．经上述处理无效时，可采用导尿术。

8．健康教育　向患者讲解影响排尿的因素、养成定时排尿的习惯等。

（二）尿失禁患者的护理

1．心理护理　尿失禁患者因丧失自尊，心理压力大，期望得到他人的理解和帮助。护士应尊重理解患者，给予安慰和鼓励，使之树立信心，积极配合治疗和护理。

2．皮肤护理　保持局部皮肤清洁、干燥。床上铺橡胶单和中单（或一次性尿垫），经常用温水清洗会阴部皮肤，及时更换浸湿的尿垫、衣裤、床单，根据局部皮肤情况定时按摩受压部位，防止发生压疮。

3．引流尿液　女性患者可定时用女式尿壶紧贴外阴接取尿液；男性患者可用尿壶接尿，也可用阴茎套连接引流袋接取尿液，但此法不宜长时间使用，需每天定时取下阴茎套，并清洗阴茎、会阴部。

4．留置导尿管　对长期尿失禁的患者，为避免尿液刺激皮肤发生破溃，可采用留置导尿。留置导尿管期间应定时放尿以锻炼膀胱肌肉张力。

5．健康教育

(1) 向患者及家属介绍尿失禁的原因及配合护理的方法，使之树立康复的信心。

(2) 帮助重建正常排尿功能　①摄入足量的水分：每天摄水量为 2 000 ~ 3 000ml，促进排尿反射，预防泌尿系感染。②膀胱功能训练：定时使用便器，嘱患者作排尿动作，开始白天每隔 1 ~ 2h 使用便盆一次，夜间 4h 一次，以后酌情延长间隔时间，以促进膀胱功能的恢复。③盆底肌锻炼：患者取立、坐或卧位，试做排尿动作，先慢慢收缩盆底肌肉，再缓慢放松，每次 10s 左右，连续 10 遍，每日进行数次，以不疲劳为宜。病情许可时可做抬腿运动或下床活动，增强腹部肌肉力量。

四、与排尿有关的护理技术

（一）导尿术

导尿术（catheterization）是指在无菌操作下，将无菌导尿管经尿道插入膀胱引流尿液的方法。

【目的】

1．引流尿液　为尿潴留患者引流出尿液，以减轻痛苦。

2．协助临床诊断　如留取未受污染的尿标本作细菌培养；测量膀胱容量、压力及检查残余尿量；进行尿道或膀胱造影等。

3．进行治疗　如为膀胱肿瘤患者进行膀胱化疗。

【评估】

1．核对医嘱　操作前认真核对医嘱、床号、姓名，明确患者及其导尿目的。

2．患者评估

(1) 全身情况：患者目前病情、治疗，意识状态等。

(2) 局部情况：排尿情况，膀胱充盈度及会阴部皮肤黏膜情况。

(3) 心理状态：有无恐惧、焦虑等，合作程度。

(4) 健康知识：对疾病与导尿术的认知程度，操作中是否能配合。

【计划】

1．护士准备　着装整洁、洗手、戴口罩，熟悉导尿术的方法和注意事项。

2．用物准备

(1) 无菌导尿包（或一次性无菌导尿包）：治疗碗及弯盘各 1 个、小药杯内盛棉球、血管钳 2 把，润滑油棉球瓶 1 个，洞巾 1 块、导尿管（女性成人 14 ~ 16 号，男性成人 18 ~ 20 号，儿童 8 ~ 12 号）或另备一次性气囊导尿管、标本瓶 1 个、男患者另增纱布 2 块。

(2) 外阴消毒用物：治疗碗（内盛棉球、血管钳或镊子 1 把）、弯盘、一次性手套。

(3) 其他用物：无菌手套 1 双、无菌持物钳和容器、消毒溶液（0.5% 碘伏）、一次性尿垫（或小橡胶单和治疗巾）、浴巾、便盆及便盆巾、屏风。

3．环境准备　环境安静整洁、光线充足。酌情关门窗，屏风或床帘遮挡患者，室温适宜。

4．患者准备

(1) 患者及家属了解导尿的目的及操作中的配合要点。

(2) 根据患者情况清洁会阴，取适当体位。

【实施】

1．女患者导尿术操作流程及行为要求　见表 17-1。

表 17-1 女患者导尿术

操作流程	步骤说明	行为要求
1. 核对解释	携用物至床旁，核对床号、姓名并解释导尿目的和配合方法	尊重患者，严格查对
2. 清洁外阴	能自理者嘱自行清洁外阴。不能自理者，协助其清洗	耐心解释，患者配合
3. 安置体位	松开床尾盖被，协助患者脱去对侧裤腿，盖于近侧腿上，必要时加盖浴巾；盖被盖于对侧腿上。取屈膝仰卧位，两腿略外展，暴露外阴	保护隐私，防止受凉
4. 垫巾置盘	垫一次性尿垫于患者臀下，倒 0.5% 碘伏于治疗碗内浸湿棉球，弯盘置于会阴下	保护床单，避免污染
5. 初次消毒	戴手套，右手持血管钳夹取消毒液棉球依次擦洗阴阜→大阴唇、小阴唇（先对侧后近侧）→尿道口、阴道→会阴联合→肛门，将弯盘、治疗碗一并移至床尾或治疗车下层，脱手套，置医用垃圾桶	每个棉球限用一次 自上而下，由外向内
6. 开包倒液	导尿包置患者两腿间，打开外层包布，用无菌持物钳打开内包布，取出小药杯置弯盘内，倒 0.5% 碘伏于小药杯中浸湿棉球，戴无菌手套	规范操作，严格无菌
7. 铺巾润管	铺无菌洞巾，使洞巾和内层包布接成一无菌区。选择适宜导尿管并检查，用润滑油棉球润滑导尿管前端，置于治疗碗内，按顺序排列用物	
8. 再次消毒	弯盘置会阴下，左手拇指、示指分开固定小阴唇，右手持血管钳夹取消毒液棉球，自上而下依次消毒：尿道口→两侧小阴唇内侧→尿道口。消毒毕，将盛污棉球的弯盘、小药杯及消毒用的血管钳移至包布内层右下侧	由上而下，由内向外 每个棉球限用一次 在尿道口停留片刻 防污染，左手勿松开
9. 固定插管	左手持续固定小阴唇，右手将无菌治疗碗或弯盘移至会阴下，嘱患者张口呼吸，持血管钳夹持导尿管自尿道口轻轻插入尿道 4 ～ 6cm（图 17-1），见尿液流出再插入 1 ～ 2cm（气囊导尿管见尿液流出再插入 7 ～ 10cm）	观察反应，指导配合 尿管末端低于耻骨联合，勿过分牵拉
10. 放尿倒尿	松开左手，固定导尿管将尿液引入治疗碗或弯盘内（图 17-1），如治疗碗或弯盘内盛满尿液，夹闭导尿管末端，倒尿液于便盆内，再继续放尿	
11. 留取标本	若需作尿培养，用无菌试管接取中段尿液 5ml，盖好，放置妥当	标本勿遗忘，防污染
12. 拔管整理	夹闭导尿管末端，轻轻拔出，撤下洞巾，擦净外阴，撤用物，置治疗车下层，脱手套，洗手。协助患者穿裤，取舒适卧位，整理床单位	用物分类处理 健康教育，感谢合作
13. 记录送检	记录，尿标本送检	准确记录，及时送检

2．男患者导尿术操作流程及行为要求　见表 17-2。

表 17-2 男患者导尿术

操作流程	步骤说明	行为要求
1. 核对解释	同女患者导尿术	
2. 清洁外阴	同女患者导尿术	
3. 安置体位	同女患者导尿术	
4. 垫巾置盘	同女患者导尿术	
5. 初次消毒	消毒液棉球依次消毒阴阜→阴茎背侧－阴茎腹侧－阴囊。用无菌纱布裹住阴茎将包皮向后推，暴露尿道外口，自尿道口向外向后旋转擦洗尿道口、龟头及冠状沟数次，弯盘、治疗碗一并移至床尾或治疗车下层，脱手套置医用垃圾桶	每个棉球限用一次 由上而下，由内向外
6. 开包倒液	同女患者导尿术	
7. 铺巾润管	同女患者导尿术	
8. 再次消毒	左手用无菌纱布裹住阴茎将包皮向后推，暴露尿道口，右手用消毒液棉球如前法消毒尿道口、龟头及冠状沟数次	严格无菌，由内向外
9. 固定插管	左手用无菌纱布固定阴茎并提起，使其与腹壁呈 60° 角（图 17-2），右手将无菌治疗碗或弯盘置洞巾口旁，嘱患者张口呼吸，用血管钳夹持导尿管前端，对准尿道口轻轻插入 20 ～ 22cm，见尿液流出后，再插入 1 ～ 2cm（气囊导尿管见尿液流出再插入 7 ～ 10cm），将尿液引流入治疗碗或弯盘内	每个棉球限用一次，在尿道口停留片刻
10. 放尿倒尿	同女患者导尿术	
11. 留取标本	同女患者导尿术	
12. 拔管整理	同女患者导尿术	
13. 记录送检	同女患者导尿术	

3．注意事项

（1）严格无菌操作，预防泌尿系感染。

（2）选择光滑和粗细适宜的导尿管。插管时动作要轻，以免损伤尿道黏膜。

（3）为女患者导尿时，如误入阴道应立即拔出，并更换另一根无菌导尿管重插。

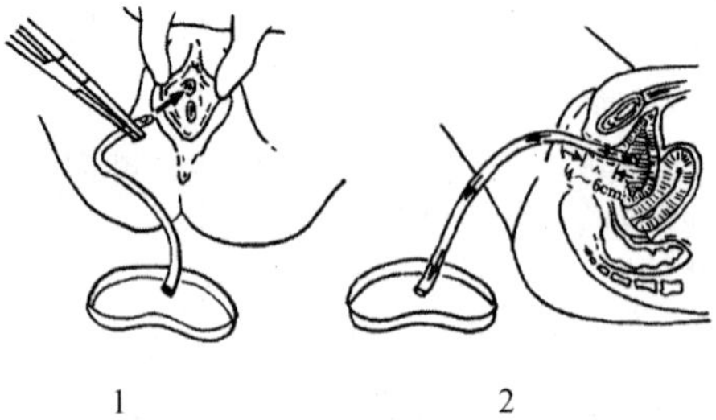

图 17-1　女患者导尿术

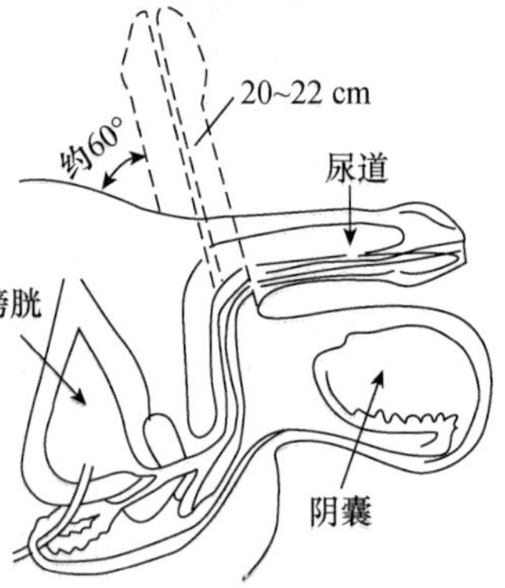

图 17-2　男患者导尿术

（4）为膀胱高度充盈并极度衰弱的患者导尿时，放尿的速度不可太快，首次放尿不应超过 1 000ml。因大量放尿，可导致腹腔内压力突然降低，大量血液滞留于腹腔血管内，引起脑部供血不足，产生虚脱；还可使膀胱内压突然降低而引起膀胱黏膜急剧充血，发生血尿。

4．健康教育　向患者讲解导尿的目的和意义；教会患者如何配合操作，减少污染；介绍相关疾病的知识。

【评价】

1．患者无不适感，无不良反应，达到预期效果。

2．操作者有较强的无菌观念，操作过程无污染。

3．护士能与患者或家属有效沟通，得到理解与配合。

（二）留置导尿术

留置导尿管术（retention catheterization）是指在导尿后，将导尿管保留在膀胱内，持续引流尿液的方法。

【目的】

1．观察病情　正确记录每小时尿量，测量尿比重，为抢救危重或休克患者及时做好病情判断。

2．持续引流尿液　为盆腔手术患者排空膀胱，使膀胱持续保持空虚，避免术中误伤；为尿失禁、昏迷、会阴或肛门附近有伤口不宜自行排尿者，以保持局部清洁干燥；某些泌尿系统疾病手术后留置导尿管，便于引流和冲洗，并减轻手术切口的张力，利于切口的愈合。

3．进行膀胱功能训练　为尿失禁患者行膀胱功能训练。

【评估】

1．核对医嘱　操作前认真核对医嘱、床号、姓名，明确患者及其留置导尿的目的。

2．患者评估

（1）全身情况：患者目前病情、治疗，意识状态等。

（2）局部情况：排尿情况、膀胱充盈度及会阴部皮肤黏膜情况。

（3）心理状态：有无恐惧、焦虑等，合作程度。

（4）健康知识：对疾病与留置导尿的认知程度，操作中是否配合。

【计划】

1．护士准备　着装整洁，洗手，戴口罩，熟悉留置导尿管术操作流程及注意事项。

2．用物准备　备无菌双腔气囊导尿管 1 根、10ml 注射器 1 副、0.9% 氯化钠溶液 10 ～ 20ml，无菌集尿袋 1 只，安全别针 1 个，普通导尿管需备蝶形胶布，余同导尿术用物。

3．环境准备　酌情关闭门窗，屏风遮挡。调节适宜的室温，清洁、干燥，光线明亮。

4．患者准备　患者和家属了解留置导尿的目的、注意事项，并能配合操作。如患者不能配合时，请他人协助维持适当的姿势。

【实施】

1．操作流程及行为要求　见表 17-3。

表 17-3　留置导尿术

操作流程	步骤说明	行为要求
1. 核对解释→ 固定插管	同导尿术	
2．尿管固定	◆气囊导尿管固定 向气囊注入适量 0.9% 氯化钠溶液（以说明书为准），往外轻拉导尿管卡住膀胱口后，再将导尿管向内推入 1 ～ 2cm（图 17-3） ◆橡胶导尿管固定 女患者用宽胶布固定于会阴（图 17-4）；男患者用蝶形胶布固定于阴茎上（图 17-5）	气囊勿卡在尿道内口，以防压迫，造成黏膜损伤 女性患者剃净阴毛；男性患者禁止作环形固定
3．接集尿袋	导尿管末端与集尿袋引流管连接，连接处用胶布缠绕加固	
4．固定引流管	女患者引流管用胶布固定于大腿内侧；男患者固定于下腹部或大腿前	避免因压力导致尿道、皮肤瘘管或压疮
5．挂放集尿袋	集尿袋用别针或橡皮圈固定于床缘下，开放管道（图 17-6）	集尿袋应低于膀胱高度
6．安置体位	协助患者穿裤，取舒适卧位	询问患者感觉及需要
7．整理归位	整理床单位，清理用物，洗手记录	健康教育，感谢合作

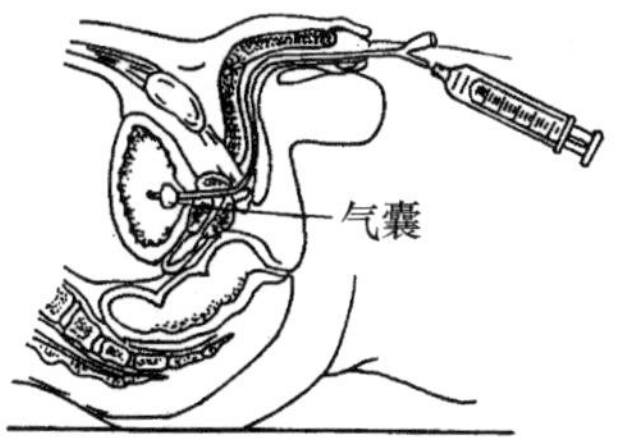

图 17-3　带气囊导尿管的固定法

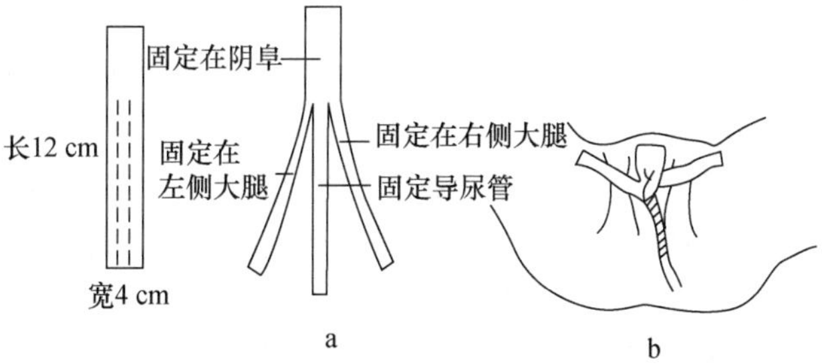

图 17-4　女患者胶布固定法

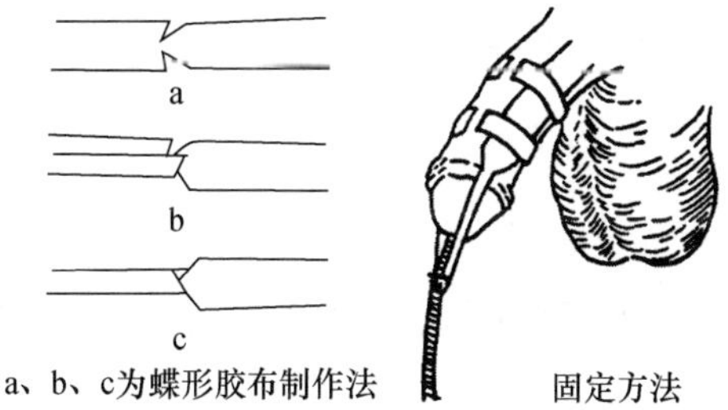

图 17-5　男患者胶布固定法

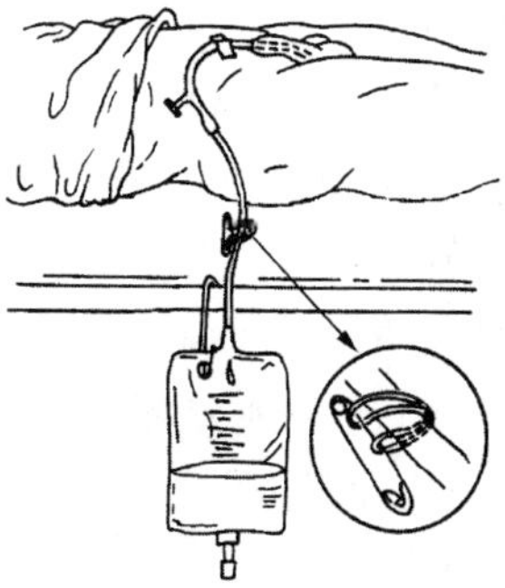

图 17-6　集尿袋固定法

2．注意事项

（1）保持引流通畅：引流管应放置妥当，避免导尿管受压、扭曲、堵塞。

（2）防止逆行感染：①保持尿道口清洁，女患者用消毒液棉球擦拭外阴及尿道口，男患者用消毒液棉球擦拭尿道口、龟头及包皮，每天 1 ～ 2 次。②每天定时更换集尿袋 1 次，及时排空，并记录尿量。③每周更换导尿管 1 次，硅胶导尿管可酌情延长更换周期。④在病情允许的情况下，鼓励患者多饮水以利排尿，达到自然冲洗尿路的目的。发现尿液有混浊、沉淀和结晶时，应行膀胱冲洗。每周做尿常规检查 1 次。⑤患者离床活动时，妥善固定引流袋及导尿管，引流袋不能高于膀胱高度，以防逆行感染。⑥训练膀胱功能，拔管前采用间歇夹管方式夹闭导尿管，每 3 ～ 4h 开放一次，使膀胱定时充盈和排空，促进膀胱功能的恢复。

3．健康教育　向患者及其家属解释留置导尿的目的和护理方法，使其认识到预防泌尿道感染的重要性。

【评价】

1．患者无不适感，无不良反应，达到预期效果。

2．操作者有较强的无菌观念，操作过程无污染。

3．护士能与患者或家属有效沟通，得到理解与配合。

4．患者、家属知道有关护理知识，能进行相应的自我护理。

5．留置导尿管后，护理措施及时、有效，无并发症的发生。

（三）膀胱冲洗术

膀胱冲洗术（bladder irrigation）是利用三通导尿管，将溶液灌入到膀胱内，再借用虹吸原理将灌入的液体引流出来的方法。

【目的】

1．保持留置导尿患者的尿液引流通畅。

2．清除膀胱内的血凝块、黏液、细菌等异物，预防感染。

3．治疗某些膀胱疾病如膀胱炎，膀胱肿瘤。

【评估】

1．核对医嘱　操作前认真核对医嘱、床号、姓名，明确患者及其行膀胱冲洗的目的。

2．患者评估

（1）全身情况：患者目前病情、临床诊断、治疗，意识状态等。

（2）局部情况：排尿情况、膀胱充盈度及会阴部皮肤黏膜情况。

（3）心理状态：有无恐惧、焦虑等，合作程度。

（4）健康知识：对疾病与膀胱冲洗的认知程度，操作中是否配合。

【计划】

1．护士准备　着装整洁、洗手、戴口罩，熟悉膀胱冲洗术操作流程及注意事项。

2．用物准备

（1）开放式膀胱冲洗术

1）无菌治疗盘内置：治疗碗两个、镊子 1 把、0.5% 的碘伏棉球数个、纱布 2 块、无菌膀胱冲洗器、无菌集尿袋。

2）弯盘、便盆及便盆巾。

（2）密闭式膀胱冲洗术

1）无菌治疗盘内置：治疗碗 1 个、镊子 1 把、0.5% 的碘伏棉球数个、无菌膀胱冲洗装置 1 套、血管钳 1 把。

2）输液器 1 副、输液瓶套、开瓶器、输液架、便盆及便盆巾。

（3）常用冲洗溶液：0.9% 氯化钠溶液、0.02% 呋喃西林液、3% 硼酸液、0.1% 氯已定溶液、

0.1% 新霉素溶液。溶液的温度为 38 ～ 40℃，若为前列腺肥大摘除术后患者，用 4℃ 0.9% 氯化钠溶液灌洗。

3．环境准备　酌情屏风遮挡或拉好床帘，调节适宜的室温，清洁、干燥，光线明亮。

4．患者准备　患者及家属了解膀胱冲洗的目的、过程和注意事项，并能配合操作。

【实施】

1．操作流程及行为要求　见表 17-4。

表 17-4　膀胱冲洗术

操作流程	步骤说明	行为要求
1．行导尿术	同导尿术插入导尿管（见导尿术操作流程）	
2．固定尿管	同留置导尿管术固定导尿管（见留置导尿管术操作流程）	集尿袋低于膀胱高度
3．接集尿袋	同留置导尿管术接集尿袋（见留置导尿管术操作流程）	
4．排空膀胱	开放引流管→排空膀胱→夹闭引流管	
5．冲洗膀胱	◆开放式膀胱冲洗术 ①消毒：分开导尿管与集尿袋引流管连接处→用 0.5% 碘伏棉球消毒导尿管口和引流管接头→用无菌纱布包裹引流管接头放妥 ②冲洗：用膀胱冲洗器每次自导尿管口向膀胱内缓缓注入 200 ～ 300ml 冲洗液→取下冲洗器使冲洗液自行流出或缓慢吸出。如此反复冲洗，直至流出液澄清为止 ◆密闭式膀胱冲洗术 ①准备：按输液法开启冲洗溶液→常规消毒瓶塞→将输液器针头插入→挂于输液架上→排气后夹闭 ②消毒连接：用 0.5% 碘伏棉球消毒导尿管口和引流管接头并分别与“Y”形管（用三腔导尿管时，可免用“Y”形管）的两端相连接，“Y”形管的主管连接输液管（图 17-7） ③排空冲洗：开放引流管→排空膀胱→夹闭引流管，开放输液管，调节滴速，使溶液滴入膀胱。待患者有尿意或滴入溶液 200 ～ 300ml 后，夹闭输液管，开放引流管，将冲洗液全部引流出来后，再夹闭引流管。如此反复冲洗，直至流出液澄清为止	询问患者，观察反应 吸出液不再注入膀胱 “Y”形管低于耻骨联合 询问患者，观察反应 控制滴速
6．注药整理	冲洗完毕，消毒导尿管口及引流管接头并连接，如需注入药物，根据医嘱注药后连接。清洁外阴部，固定导尿管和集尿袋。协助患者取舒适卧位，整理床单位，清理物品	关爱患者，健康教育 感谢合作
7．洗手记录	洗手，记录冲洗液名称及量、引流液量及性状、患者反应等	规范、及时、准确

2．注意事项

（1）严格无菌操作，防止泌尿系感染，吸出的液体不得再注入膀胱内。

（2）滴入药物治疗时，药物应在膀胱内保留 30min 后再引流出体外，以保证药物的疗效。

（3）每天冲洗 2 ～ 4 次，每次冲洗量 500 ～ 1 000ml。滴速一般为 60 ～ 80 滴 / 分，不宜过快，以防患者尿意强烈，膀胱收缩，迫使冲洗液从导尿管侧溢出尿道外。

（4）保持引流通畅，“Y”形管须低于耻骨联合，以便引流彻底。若流出量少于灌入的液体量，应考虑是否有血块或脓液阻塞，可增加冲洗次数或更换导尿管。

（5）密切观察患者反应及冲洗液性状，冲洗时若患者感觉不适，出现腹痛、膀胱剧烈收缩、流出血性液体时，应停止冲洗，通知医生给予处理。

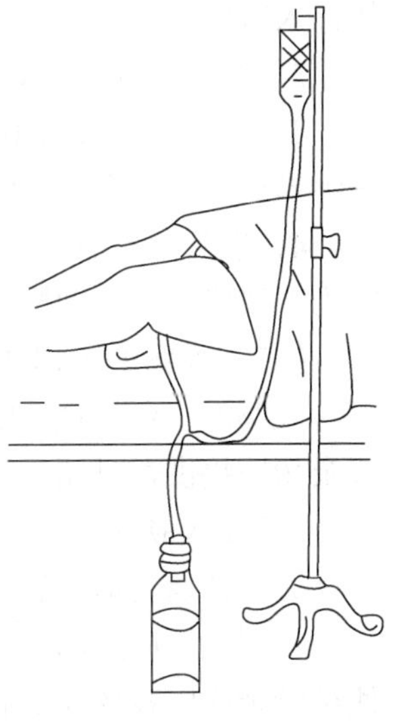

图 17-7　膀胱冲洗

3．健康教育　向患者及家属解释膀胱冲洗的护理方法，并鼓励患者主动配合。向患者说明摄取足够水分的重要性，每天饮水量应维持在 2 000ml 左右，以产生足够的尿量起到自我冲洗作用，预防泌尿道感染的发生。

【评价】

1．患者无不适感，无不良反应，达到预期效果。

2．操作者有较强的无菌观念，操作过程无污染。

3．护士能与患者或家属有效沟通，得到理解与配合。

4．患者、家属知道有关护理知识，能进行相应的自我护理。

第二节　排便的护理

案例 17-2

患者，男，51 岁，右股骨骨折，卧床 1 个月，近 1 周来食欲较差，腹胀腹痛，夜间不能入睡，腹部膨隆，主诉已有 6 天未解大便。

问题与思考：

1. 如何评估患者的排便异常？

2. 如何帮助患者解除便秘的痛苦？

3. 与排便有关的护理技术有哪些？

一、与排便有关的解剖与生理

（一）大肠的解剖

大肠全长 1.5m，起自回肠末端止于肛门，分盲肠、结肠、直肠和肛管四个部分。

1．盲肠　为大肠与小肠的衔接部分，其内有回盲瓣，起括约肌的作用，既可控制回肠内容物进入盲肠的速度，又可防止大肠内容物逆流。

2．结肠　分升结肠、横结肠、降结肠和乙状结肠，围绕小肠周围。

3．直肠　全长约 16cm，从矢状面上看，有两个弯曲：骶曲和会阴曲。会阴曲是直肠绕过尾骨尖形成凸向前方的弯曲，骶曲是直肠在骶尾骨前面下降形成凸向后方的弯曲。

4．肛管　肛管上续直肠下止于肛门，长约 4cm，为肛门内、外括约肌所包绕。肛门内括约肌为平滑肌，有协助排便作用；肛门外括约肌为骨骼肌，是控制排便的重要肌束。

（二）大肠的生理功能

大肠的主要生理功能有吸收水分、电解质和维生素；利用肠内细菌制造维生素；为消化后的残余物质提供暂时储存，以形成粪便排出体外。

（三）大肠的运动

大肠的运动形式有以下几种：

1．袋状往返运动　是空腹时最常见的一种运动形式，主要是由环行肌无规律的收缩引起。使结肠袋中内容物向前后两个方向作短距离移动，并不向前推进。

2．分节或多袋推进运动　是进食后较多的一种运动形式，由一个结肠袋或一段结肠收缩推移肠内容物至下一结肠段。

3．蠕动　是一种推进运动，由一些稳定的收缩波组成，波前面的肌肉舒张，波后面的肌肉则保持收缩状态，使肠管闭合排空。蠕动对肠道排泄起重要作用。

4．集团蠕动　是一种进行很快且前进很远的蠕动，起源于横结肠，强烈的蠕动波可将肠内容物推至乙状结肠和直肠。此蠕动每天发生 3 ～ 4 次，最常发生在早餐后的 60min 内。对肠道排泄有重要意义。

（四）排便过程

粪便从大肠排出的过程称为排便。排便是一种神经反射活动，排便反射弧包括感受器、传入神经、神经中枢、传出神经和效应器。直肠在正常情况下是空虚的，但当集团运动推进粪便进入直肠，如容积达 150 ～ 200ml 时，可刺激直肠壁内感受器及其附近感受器产生神经冲动，经盆神经、腹下神经到达脊髓腰骶段的初级排便中枢，同时上传到大脑皮质，引起便意和排便反射，冲动沿盆神经传出，引起降结肠、乙状结肠和直肠收缩，肛门内括约肌舒张。同时阴部神经冲动减少，肛门外括约肌舒张，肛提肌收缩，使粪便排出体外。

二、排便的评估

（一）影响排便的因素

1．生理因素

(1) 年龄：2 ～ 3 岁的婴幼儿，由于神经肌肉系统发育不全，不能控制排便；老年人由于腹部肌张力降低，肠蠕动减弱，肛门括约肌松弛等导致肠道控制能力下降而出现排便功能的异常。

(2) 饮食：是影响排便的主要因素，摄入富含纤维的饮食可提供必要的粪容积，有助于增加排便反射。如果食物中缺少纤维素或摄入的液体不足等，均会引起排便困难或便秘。

(3) 活动：适度的活动有助于维持肌肉张力，刺激肠蠕动，维持正常的排便功能。长期卧床或缺乏活动使腹肌和盆腔肌张力降低、肠蠕动减慢，易发生排便困难。

2．疾病相关因素

(1) 疾病：如肠道感染时，肠蠕动增加可导致腹泻；肠道肿瘤等可引起阻塞，导致便秘和粪便形态的改变；脊髓损伤、脑卒中等可引起排便失禁。

(2) 药物：缓泻药可刺激肠蠕动，减少肠道水分吸收，促进排便；麻醉剂或止痛药可使肠运动能力减弱而导致便秘。

(3) 治疗与检查：某些治疗和检查会影响个体的排便活动。例如腹部、肛门部位手术，会因为肠壁肌肉的暂时麻痹或伤口疼痛而造成排便困难；胃肠 X 线检查常需灌肠或服用钡剂，也可影响排便。

3．心理因素　精神抑郁时，身体活动减少，肠蠕动减慢而导致便秘；情绪紧张焦虑时，迷走神经兴奋性增强，肠蠕动增加而致腹泻。

4．社会文化因素

(1) 排便环境：社会文化教育影响个人的排便观念。在现代社会，排便被认为是一项个人隐私行为。排便环境缺乏隐私可能引起排便困难。如个体因疾病或治疗的限制需要求助于他人时，个体就可能抑制或减少排便的次数，从而影响正常排便，易引起便秘。

(2) 排便习惯：日常生活中，许多人有定时排便的习惯。一旦个体日常生活的规律性受到影响，如作息时间的改变，排便姿势以及环境的改变等都会影响正常排便。

（二）粪便的评估

食物通过消化吸收后，存留在大肠内的食物残渣经细菌的发酵和腐败作用而形成了粪便。粪便的性质与性状可以反映消化系统的功能状况。故护士通过对患者排便活动及粪便性状的观察，可以帮助了解机体消化系统的功能活动情况，为确定诊断和制定治疗、护理措施提供依据。

1．排便次数与量　正常成年人每天排便 1 ～ 3 次，每次平均量为 150 ～ 300g；婴幼儿每天排便 3 ～ 5 次。成人每天排便超过 3 次或每周少于 3 次均为排便异常。粪便量的多少与饮食有关，进食肉类及蛋白质者量较少，素食者量较多。当消化器官功能紊乱时可出现排便量的改变。

2．形状与软硬度　粪便形状可分为成形、不成形。软硬度可分为硬便、软便、稀便、水样便。正常成人的粪便是成形软便。消化不良或急性肠炎者，粪便稀薄或水样便且排便次数增多；便秘时，粪便坚硬、呈栗子样；肠道部分梗阻或直肠狭窄，粪便呈扁条形或带状。

3．颜色　正常成人粪便呈黄褐色或棕黄色；婴幼儿粪便为黄色或金黄色。粪便颜色与饮食有关。如排除饮食的影响因素，粪便颜色发生改变则提示消化系统存在病理变化，如柏油样便提示上消化道出血；白色陶土样便提示胆道梗阻；暗红色便提示下消化道出血；果酱样便见于肠套叠、阿米巴痢疾；粪便表面粘有鲜血或便后滴血，见于肛裂或痔疮出血；白色米泔水样便见于霍乱、副霍乱。

4．气味　气味是由食物残渣与结肠中细菌发酵而产生，并与食物种类及肠道疾病有关。肉食者味重，素食者味轻。严重腹泻患者因未消化的蛋白质与腐败菌的作用，粪便气味恶臭；下消化道溃疡、恶性肿瘤患者的粪便呈腐臭味；上消化道出血的柏油样便呈腥臭味；消化不良者的粪便呈酸臭味。

5．内容物　粪便的内容物主要为食物的残渣、细菌、大量脱落的肠上皮细胞及机体代谢后的废物。若粪便中混入或表面附有血液、脓液或肉眼可见的黏液，提示消化道感染或出血。肠道寄生虫感染者粪便中可查见蛔虫、蛲虫、绦虫节片。

（三）排便活动异常的评估

正常情况下排便活动受意识所控制，但许多生理和心理因素可以影响肠道的活动，而引起排便活动异常。

1．便秘（constipation）　是指正常的排便形态改变，排便次数减少，排出过于干硬的粪便，且排便不畅、有困难。可出现腹痛、腹胀、消化不良、乏力、食欲减退等症状，腹部触诊较硬实且紧张，有时可触及包块。引起便秘常见的原因有：患者精神紧张；排便习惯不良；饮食中水分或纤维摄入量不足；长期卧床缺乏活动；环境或生活习惯的突然改变；滥用缓泻剂造成药物依赖。此外，各类直肠肛门手术后以及器质性病变，如肠梗阻、神经系统疾病、全身性疾病及肛周疾病等，均可抑制肠道功能而导致便秘的发生。

2．腹泻（diarrhea）　是指正常排便形态改变，肠蠕动增快，排便次数增多，粪便稀薄不成形，甚至水样便。常伴有肠痉挛、腹痛、恶心、呕吐、乏力、肠鸣音亢进等症状和体征。腹泻是一种保护性反应，有助于将肠道内刺激物或有害物质排出。但严重腹泻可造成大量胃肠液丧失而发生水、电解质和酸碱平衡紊乱。常见的原因有：饮食不当（如进食过冷、过油腻、不洁或过敏的食物）；胃肠道疾病；情绪紧张、焦虑；某些药物的作用；营养障碍或吸收不良综合征；免疫力降低等。

3．排便失禁（fecal incontinence）　是指肛门括约肌不受意识控制而不自主地排便。任何引起肛门括约肌功能完整性受损的情况均可导致排便失禁。常见的原因有神经肌肉病变或损伤、胃肠道疾患、情绪失调等。

4．肠胀气（flatulence）　是指胃肠道内有过多的气体积聚而不能排出。表现为腹部膨隆、扣之呈鼓音、腹胀、痉挛性疼痛、呃逆、肛门排气增多。当肠胀气压迫膈肌和胸腔时，可出现气急和呼吸困难。引起肠胀气的主要原因有：肠道功能异常、摄入过多产气性食物、肠梗阻及肠道手术后、药物的不良反应等。

三、排便异常的护理

（一）便秘患者的护理

1．心理护理　针对患者紧张不安的情绪给予解释、指导，减轻顾虑。

2．提供排便环境　创造一个安全舒适的隐蔽环境及充裕的排便时间，并适当调整查房和治疗时间。

3．选择适宜的排便姿势　病情允许时下床排便；手术患者，术前训练床上使用便盆，术后床上使用便盆时，如无特殊禁忌，最好采取蹲式或抬高床头，利用重力作用增加腹内压，促进排便。

4．腹部按摩　用单手或双手的示指、中指和环指重叠在左下腹乙状结肠部深深按下，由近心端向远心端作环状按摩，以刺激肠蠕动，帮助排便。

5．健康教育　①生活规律，定时排便。②合理饮食，多摄入蔬菜、水果、粗粮等高纤维素食物，多饮水，病情允许时每天可饮水 2 000ml 以上。③适当运动，如散步、做操、打太极拳等，卧床患者可进行床上活动。

6．其他　按医嘱给予人工缓泻剂，如蓖麻油、植物油、液状石蜡、硫酸镁等；指导患者使用药物并观察药物疗效；指导或协助患者使用简易通便法，如使用开塞露或甘油栓等；必要时给予灌肠、人工取便。

（二）腹泻患者的护理

1．去除病因　停止进食被污染的饮食，对肠道感染的患者可遵医嘱给予抗生素治疗。

2．心理护理　主动关心安慰患者，消除其焦虑不安的情绪，保持床褥、衣物的清洁、干燥。

3．卧床休息　减少体力消耗。提供安静、舒适的休息环境，并注意保暖。

4．饮食护理　鼓励患者多饮水，酌情给予低脂少渣、清淡的流质或半流质饮食；腹泻严重时暂禁食。

5．防止水、电解质紊乱　遵医嘱给药，如止泻剂、抗感染药物、口服补液盐或静脉输液等。

6．保护肛周皮肤　每次便后用软纸轻擦，温水清洗，并在肛门周围涂油膏，以保护局部皮肤。

7．观察排便情况　观察并记录排便的性质、次数等，必要时留标本送检，疑为传染病时，按肠道隔离原则护理。

8．健康教育　①向患者解释引起腹泻的原因和防治措施；②教育患者饮食宜清淡并注意饮食卫生；③指导患者观察排便情况，有异常时及时与医护人员联系。

（三）排便失禁患者的护理

1．心理护理　排便失禁患者常感自卑和忧郁，护士应尊重理解患者，给予安慰和鼓励，帮助其树立信心，配合治疗和护理。

2．皮肤护理　床上铺橡胶单、中单或一次性中单。每次便后用温水洗净肛周及臀部皮肤，保持局部皮肤清洁干燥。必要时肛周皮肤涂油膏保护，防止破损感染。

3．排便功能训练　建立条件反射，重建正常的排便功能，帮助患者恢复对粪便的控制能力。①观察排便的习惯，在排便前给患者使用便盆。无规律可循者，可每隔 2 ～ 3h 让患者试行排便，每次试行排便时间限制在 15 ～ 20min。②指导患者进行肛门括约肌及盆底肌收缩锻炼，先慢慢收紧，再缓缓放松，连续 10 遍，每天 5 ～ 10 次，以逐步恢复肛门括约肌的控制能力。

4．提供舒适的环境　及时更换污染的衣、被，定时开窗通风、去除不良气味，保持室内空气清新。

5．健康教育　合理饮食，适当摄入液体，进行适当的运动。

（四）肠胀气患者的护理

1．养成良好的饮食习惯　进食时细嚼慢咽，勿食产气多的食物和饮料。

2．适当活动　协助患者下床活动，卧床患者可做床上活动或变换体位，以促进肠蠕动。

3．积极治疗肠道疾患等。

4．轻微肠胀气时，可进行腹部热敷、按摩和针刺疗法；严重肠胀气时，遵医嘱给予药物治疗或肛管排气。

四、与排便有关的护理技术

（一）灌肠法

灌肠法（enema）是将一定量的液体由肛门经直肠灌入结肠，以帮助患者清洁肠道、排出粪便和积气或由肠道供给药物及营养，达到确定诊断和治疗目的方法。

根据灌肠的目的可分为不保留灌肠和保留灌肠。不保留灌肠根据灌入的液量又分为大量不保留灌肠和小量不保留灌肠。为了达到清洁肠道的目的而反复进行的大量不保留灌肠称为清洁灌肠。

1．大量不保留灌肠

【目的】

（1）排便排气：软化和清除粪便，驱除肠内积气。

（2）清洁肠道：为肠道手术、检查或分娩做准备。

（3）减轻中毒：稀释并清除肠道内的有害物质。

（4）高热降温：灌入低温溶液，为高热患者降温。

【评估】

（1）核对医嘱：操作前认真核对医嘱、床号、姓名，明确患者及其大量不保留灌肠的目的。

（2）患者评估

①全身情况：患者目前病情、治疗，意识状态等。

②局部情况：排便情况，有无痔疮、肛裂及肛门周围皮肤黏膜情况。

③心理状态：有无恐惧、焦虑等，合作程度，操作中是能否配合。

④健康知识：对疾病与大量不保留灌肠的认知程度。

【计划】

（1）护士准备：着装整洁，洗手，戴口罩，熟悉大量不保留灌肠操作流程及注意事项。

（2）用物准备

①治疗盘内备：一次性灌肠袋或无菌灌肠筒一套、肛管、血管钳（或液体调节开关）、润滑剂、棉签、弯盘，卫生纸、一次性垫巾或橡胶单和治疗巾、水温计、一次性手套。

②便盆、便盆巾、输液架、屏风。

③灌肠溶液：常用0.1%～0.2%肥皂液、0.9%氯化钠溶液。成人每次用量为500～1 000ml，小儿200～500ml。溶液温度一般为39～41℃，高热降温时为28～32℃，中暑者降温为4℃。

（3）环境准备：关闭门窗，屏风遮挡，调节适宜的室温。

（4）患者准备：了解灌肠的目的、过程和注意事项，并能配合操作。

【实施】

（1）操作流程及行为要求　见表17-5。

表 17-5　大量不保留灌肠

操作流程	步骤说明	行为要求
1．携物核对	携物至床旁，核对床号、姓名，解释操作目的及配合方法，嘱患者排尿	尊重患者，严格查对 耐心解释，患者配合
2．安置体位	协助患者取左侧卧位，双膝屈曲，脱裤至膝部，臀部移至床沿，垫一次性垫巾（不能自行控制排便的患者可取仰卧位，暴露臀部，臀下置便盆，盖好被子）	保护隐私，防止受凉
3．挂袋调压	倒溶液于一次性灌肠袋中并挂于输液架上，液面距肛门 40 ~ 60cm（图 17-8）	依据病情调整高度
4．润管排气	戴手套，润滑肛管前端。排尽气体，夹管或关调节器	
5．插入肛管	置弯盘于臀边，护士一手执卫生纸分开臀裂显露肛门，嘱患者深呼吸，另一手将肛管轻轻插入直肠 7 ~ 10cm，小儿插入深度为 4 ~ 7cm	插入受阻，退出少许，旋转后缓缓插入
6．灌液观察	固定肛管，松钳或打开调节器，灌入液体。观察：①如液面下降过慢或停止，多因粪块阻塞肛管前端，可移动肛管或挤捏肛管使粪块松动脱落；②如患者感觉腹胀或有便意，可嘱其深呼吸以减轻腹压，同时降低灌肠筒高度以减慢流速或暂停片刻；③如患者出现面色苍白、脉速、出冷汗、剧烈腹痛、心慌气促等，应立即停止灌肠，与医生联系，及时给予处理	观察分析，及时处理
7．拔出肛管	溶液即将流尽时夹管，用卫生纸包裹肛管轻轻拔出，将一次性灌肠袋置入医用垃圾桶，用卫生纸擦净肛门	防止空气进入肠道
8．保留溶液	嘱患者尽量保留 5 ~ 10min，以利粪便软化；降温灌肠，液体应保留 30min，排便后 30min 测量体温并记录	正确指导，提高效果
9．协助排便	不能下床的患者，给予便盆，将卫生纸放于易取处；对危重患者应等候至排便完毕，清洁局部，取出便盆、一次性垫巾，脱手套，洗手	保证安全
10．观察记录	观察粪便性质、颜色、量，必要时留取标本送检，在体温单粪便栏目内记录灌肠结果。灌肠后排便一次记为 1/E；灌肠后未排便记为 0/E；自行排便一次，灌肠后又排便两次记为 $1\frac{2}{E}$	仔细观察，及时记录
11．整理归位	整理床单位，开窗通风，去除异味，清理用物	健康教育，感谢合作

（2）注意事项

①急腹症、消化道出血、妊娠、严重心血管疾病等患者禁忌灌肠。

②正确选用灌肠溶液，肝性脑病患者禁用肥皂液灌肠，以减少氨的产生和吸收；充血性心力衰竭和水、钠潴留患者禁用 0.9% 氯化钠溶液灌肠，以减少钠的吸收。

③伤寒患者灌肠时灌肠筒内液面不得高于肛门 30cm，液体量不得超过 500ml。

④灌肠过程中随时观察患者的病情变化，如发现脉速、面色苍白、出冷汗、剧烈腹痛、心慌气急时，应立即停止灌肠，报告医生，给予及时处理。

（3）健康教育：向患者及家属讲解维持正常排便习惯的重要性，并指导患者及家属保持健康的生活习惯以维持正常排便。

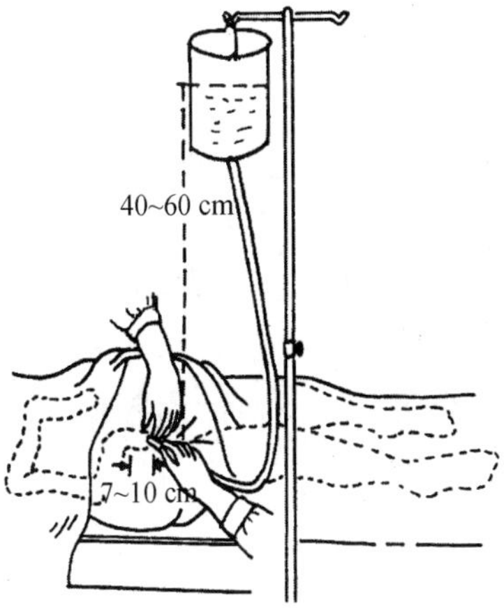

图 17-8　大量不保留灌肠

【评价】患者排便通畅，无不适感，无不良反应，达到预期效果。护士能与患者和家属有效沟通，得到理解与配合。患者、家属学会有关护理知识，能进行相应的自我护理。

2．小量不保留灌肠

【目的】为腹部或盆腔手术后、危重患者、年老体弱、小儿、孕妇等解除便秘和肠胀气。

【评估】

（1）核对医嘱：操作前认真核对医嘱、床号、姓名，明确服务对象及其小量不保留灌肠的目的。

（2）患者评估

①全身情况：患者目前病情、治疗，意识状态等。

②局部情况：有无痔疮、肛裂及肛门周围皮肤黏膜情况。

③心理状态：有无恐惧、焦虑等，合作程度，操作中是否能配合。

④健康知识：对疾病与小量不保留灌肠的认知程度。

【计划】

（1）护士准备：着装整洁、洗手、戴口罩，熟悉小量不保留灌肠操作流程及注意事项。

（2）用物准备

①治疗盘内备：无菌注洗器、量杯或小容量灌肠筒、肛管（12 ～ 16 号）、血管钳、润滑剂、棉签、弯盘、卫生纸、5 ～ 10ml 温开水、一次性垫巾或橡胶单和治疗巾、一次性手套。

②便盆、便盆巾、屏风。

③常用灌肠液："1、2、3" 溶液（50% 硫酸镁 30ml、甘油 60ml、温开水 90ml）；甘油或液状石蜡 50ml 加等量温开水；各种食用植物油 120 ～ 180ml。液体温度为 39 ～ 41℃。

（3）环境准备：同大量不保留灌肠。

（4）患者准备：同大量不保留灌肠。

【实施】

（1）操作流程及行为要求　见表 17-6。

表 17-6　小量不保留灌肠

操作流程	步骤说明	行为要求
1 ～ 2	同大量不保留灌肠	
3．润管排气	戴手套，润滑肛管前端、用无菌注洗器吸药（图 17-9），连接肛管，排气	
4．插入肛管	置弯盘于臀边，护士一手持卫生纸分开臀裂显露肛门，嘱患者深呼吸，另一手将肛管轻轻插入直肠 7 ～ 10cm（图 17-10a）	
5．灌注溶液	缓缓注入溶液，直至溶液全部注入。如使用小容量灌肠筒，液面距肛门低于 30cm（图 17-10b）	灌注不宜过快 防止空气进入肠道
6．注温开水	灌注完毕，注入温开水 5 ～ 10ml，抬高肛管尾端，使管内溶液全部流入	
7．拔管擦拭	反折肛管，用卫生纸包住肛管轻轻拔出，分离肛管置于弯盘，擦净肛门	
8．保留溶液	嘱患者尽量保留溶液 10 ～ 20min 后再排便	充分软化，以利排出
其余步骤	同大量不保留灌肠	

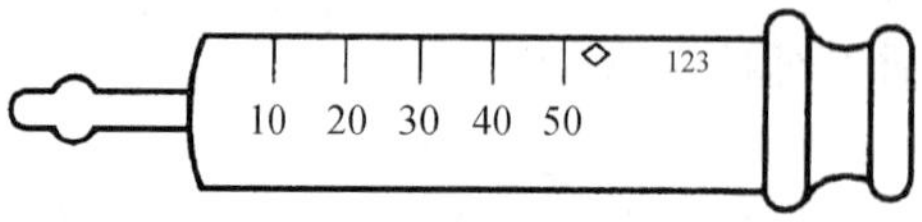

图 17-9　注洗器

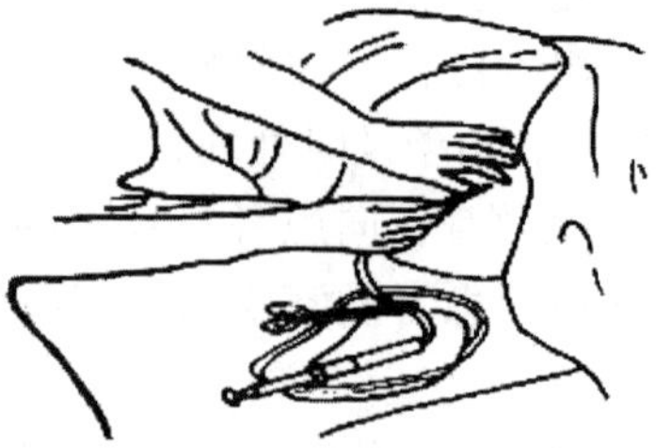

图 17-10a　注洗器灌肠法

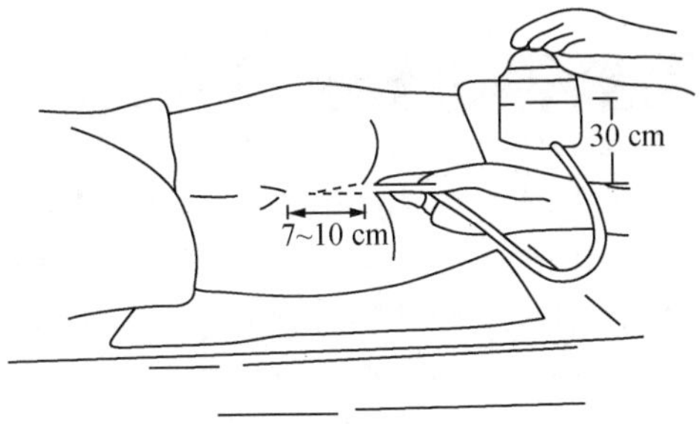

图 17-10b 小容量灌肠筒灌肠法

(2) 注意事项

①正确选用灌肠溶液，掌握溶液的温度、浓度和量。

②如用小容量灌肠筒，液面距肛门低于 30cm。

(3) 健康教育 同大量不保留灌肠。

【评价】同大量不保留灌肠。

3．清洁灌肠 反复多次进行大量不保留灌肠，首次用肥皂水，余用 0.9% 氯化钠溶液，直到排出液澄清无粪质为止。

4．口服高渗溶液清洁肠道 目前临床常采用口服高渗溶液清洁肠道。常用溶液有甘露醇、硫酸镁。

(1) 甘露醇法：患者术前 3 天进半流质饮食，术前 1 日进流质饮食，术前 1 日下午 2 时至 4 时口服甘露醇溶液 1 500ml（20% 甘露醇 500ml + 5% 葡萄糖 1 000ml 混匀）。一般服用后 15 ~ 20min 即反复自行排便。

(2) 硫酸镁法：患者术前 3 天进半流质饮食，每晚口服 50% 硫酸镁 10 ~ 30ml。术前 1 日进流质饮食，术前 1 日下午 2 时至 4 时，口服 25% 硫酸镁 200ml（50% 硫酸镁 100ml + 50% 葡萄糖盐水 100ml），然后再口服温开水 1 000ml。余同甘露醇法。

注意事项：服药速度不宜过快，以免引起呕吐。服药中护士应观察患者的反应，注意排便次数及粪便性质并记录，确定是否达到清洁肠道的目的。

5．保留灌肠

【目的】 将药液灌入到直肠或结肠内，通过肠黏膜吸收达到治疗的目的。常用于镇静、催眠和治疗肠道感染。

【评估】

(1) 核对医嘱：操作前认真核对医嘱、床号、姓名，明确服务对象及其保留灌肠的目的。

(2) 患者评估

①全身情况：患者目前病情以及肠道病变的部位、治疗情况、意识状态等。

②局部情况：排便情况，肛门周围皮肤黏膜情况。

③心理状态：有无恐惧、焦虑等，合作程度，操作中是否能配合。

④健康知识：对疾病与保留灌肠的认知程度。

【计划】

(1) 护士准备：着装整洁，洗手，戴口罩，熟悉保留灌肠操作流程及注意事项。

(2) 用物准备

①小枕头，余同小量不保留灌肠。

②常用溶液：药物及剂量遵医嘱准备。镇静催眠用 10% 水合氯醛；治疗肠道感染用 2% 小檗碱、0.5% ~ 1% 新霉素或其他抗生素溶液。灌肠溶液量不超过 200ml，溶液温度 39 ~ 41℃。

(3) 环境准备：关闭门窗，屏风遮挡。

(4) 患者准备：了解保留灌肠的目的、过程和注意事项，排空大小便，配合操作。

【实施】

(1) 操作流程及行为要求 见表 17-7。

表 17-7 保留灌肠

操作流程	步骤说明	行为要求
1．查对解释	携物至床旁，核对解释。嘱患者排便、排尿	尊重患者，严格查对
2．安置卧位	依据病情取卧位，双膝屈曲，脱裤至膝部	耐心解释，减少暴露
3．垫枕抬臀	将小枕及垫巾齐床沿，抬臀于枕上，抬高臀部 10cm	规范操作，促进流入
4．润管排气	戴手套，润滑肛管前端，用注洗器抽吸药液，连接肛管，排气夹管	
5．插入肛管	置弯盘于臀边，护士一手持卫生纸分开臀裂显露肛门，嘱患者深呼吸，另一手持止血钳将肛管轻轻插入 15 ～ 20cm	动作轻柔，插入要深
6．灌注溶液	松开血管钳，缓缓注入溶液	注药要慢，压力要低
7．注温开水	灌注完毕，注入温开水 5 ～ 10ml，抬高肛管尾端，使管内溶液全部流入	
8．拔出导管	反折肛管，用卫生纸包住肛管轻轻拔出，分离肛管置于弯盘	
9．保留药液	用卫生纸轻揉肛门，嘱患者保留药液在 1h 以上	保留要长，感谢合作
其余步骤	同大量不保留灌肠	

（2）注意事项

① 慢性细菌性痢疾，病变部位多在直肠或乙状结肠，取左侧卧位；阿米巴痢疾病变多在回盲部，取右侧卧位。在晚上睡眠前灌肠为宜，使药液易于保留吸收，提高治疗效果。

②为保留药液，减少刺激，肛管要细、插入要深、注入药液速度要慢、药量要少，液面距肛门不超过 30cm，灌入量不超过 200ml。

③肛门、直肠、结肠等手术后患者及排便失禁者不宜保留灌肠。

（3）健康教育：向患者及家属讲解有关的疾病知识，指导配合，提高治疗效果。

【评价】

（1）患者无不适感，无不良反应，达到预期效果。

（2）灌肠液选择正确，灌肠筒的高度及肛管插入的深度合适。

（3）护士能与患者或家属有效沟通，得到理解与配合。患者、家属学会有关护理知识，能进行相应的自我护理。

（二）简易通便法

【目的】 使用简易通便剂，通过软化粪便，润滑肠壁、刺激肠蠕动而促进排便。此法简单易行，经济有效。适用于年老体弱和久病卧床患者。

【评估】

1．核对医嘱　操作前认真核对医嘱、临床诊断以及简易通便的目的。

2．患者评估

（1）全身情况：患者目前病情、治疗、意识状态等。

（2）局部情况：排便情况，肛门周围皮肤黏膜情况。

（3）心理状态：有无恐惧、焦虑等，合作程度。

（4）健康知识：对疾病与简易通便的认知程度，操作中是否配合。

【计划】

1．护士准备　着装整洁，洗手、戴口罩，熟悉简易通便术操作流程及注意事项。

2．用物准备　通便剂，卫生纸，剪刀。

3．环境准备　注意隐蔽性。

4．患者准备　了解简易通便的目的、过程和注意事项，能配合操作。

【实施】

1．开塞露法　开塞露是用甘油或山梨醇制成，装在塑料容器内。使用时将封口端剪去，先挤出少许液体润滑开口处。患者取左侧卧位，放松肛门括约肌，将开塞露的前端轻轻插入肛门，再将药液全部挤入直肠内（图 17-11），保留 5 ～ 10 min 后排便。

2．甘油栓法 甘油栓是用甘油和明胶制成的栓剂。使用时手垫纱布或戴手套捏住甘油栓底部，轻轻插入肛门至直肠内（图 17-12），抵住肛门处轻轻按摩，保留 5 ～ 10 min 后排便。

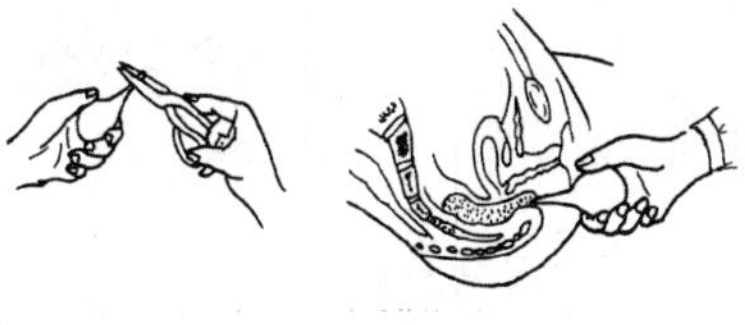

图 17-11 开塞露简易通便法

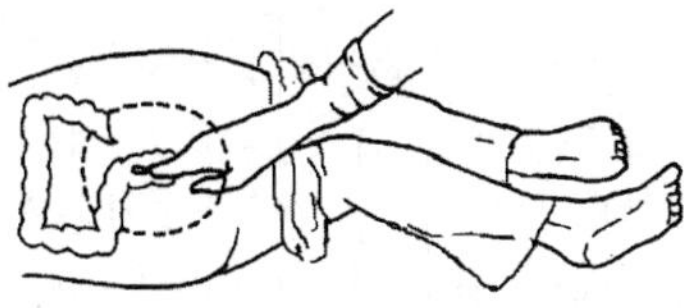

图 17-12 甘油栓简易通便法

3．肥皂栓法 将普通肥皂削成圆锥形（底部直径约 1cm、长 3 ～ 4cm）使用时手垫纱布或戴手套，将肥皂栓蘸热水后轻轻插入肛门。注意：有肛门黏膜溃疡、肛裂及肛门剧烈疼痛者，不宜使用肥皂栓通便。

4．注意事项

（1）操作时，手法要轻柔，避免损伤肠黏膜或引起肛门水肿。

（2）对大便嵌塞者，经简易通便或灌肠后仍无效时，可采取人工取便法，以解除患者痛苦。

（3）发现患者面色苍白、出汗、疲倦等不适时，应暂停操作，并报告医生处理。

【评价】

1．患者排出粪便，无不良反应，达到预期效果。

2．护士能与患者或家属有效沟通，得到理解与配合。

3．患者、家属学会有关知识，能进行相应的自我护理。

（三）肛管排气法

将肛管从肛门插入直肠，以排除肠腔内积气的方法。

【目的】 排出肠腔积气，减轻腹胀。

【评估】

1．核对医嘱 操作前认真核对医嘱、临床诊断，肛管排气的目的。

2．患者评估

（1）全身情况：患者的意识状态、生命体征、腹胀情况、临床诊断。

（2）局部情况：排便情况，肛门周围皮肤黏膜情况。

（3）心理状态：有无恐惧、焦虑等，合作程度。

（4）健康知识：对疾病与肛管排气的认知程度，操作中是否配合。

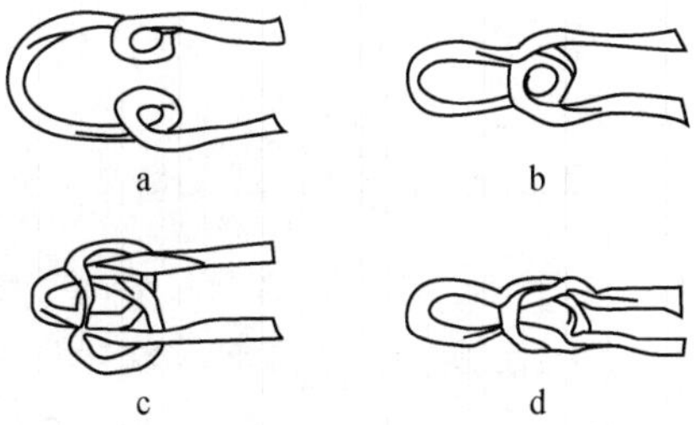

图 17-13 瓶口系带法

【计划】

1．护士准备 着装整洁，洗手、戴口罩。熟悉肛管排气法操作流程及注意事项。

2．用物准备 治疗盘内备：肛管、玻璃接头、橡胶管、玻璃瓶（内盛水 3/4 满）、瓶口系带（图 17-13）、润滑油、棉签、胶布（1cm × 15cm）、别针、卫生纸、弯盘、屏风。

3．环境准备 关闭门窗，屏风遮挡。

4．患者准备 了解肛管排气的目的、过程和注意事项，能配合操作。

【实施】

1．操作流程及行为要求 见表 17-8。

表 17-8 肛管排气

操作流程	步骤说明	行为要求
1．核对解释	携物至床旁，核对床号、姓名，并解释操作目的、过程和注意事项	尊重患者，严格查对 耐心解释，患者配合
2．安置体位	取左侧卧位或仰卧位，双膝屈曲，脱裤至膝部	减少暴露，保护隐私
3．系瓶连管	戴手套，将玻璃瓶系在床边，橡胶管一端插入玻璃瓶液面下，以便于观察气体排出量；另一端与肛管相连接	防止空气进入肠道
4．润管插入	润滑肛管前端，嘱患者张口呼吸，将肛管轻轻插入直肠 15 ~ 18cm	关心患者，动作轻柔
5．妥善固定	固定肛管，橡胶管用别针固定在床单上（图 17-14）	留足长度，便于翻身
6．观察处理	观察气体排出情况。如排气不畅，帮助患者更换体位或按摩腹部，以促进排气	密切观察，及时处理
7．保留时间	保留肛管不超过 20min	控制时间，防止不适
8．拔管擦拭	拔出肛管，分离肛管置于弯盘内，擦净肛门，脱下手套	
9．整理归位	协助患者取舒适的体位，整理床单位，清理用物。冲洗肛管并按常规消毒法处理	健康教育，感谢合作
10．洗手记录	洗手，记录排气与腹胀改善情况	规范、及时、准确

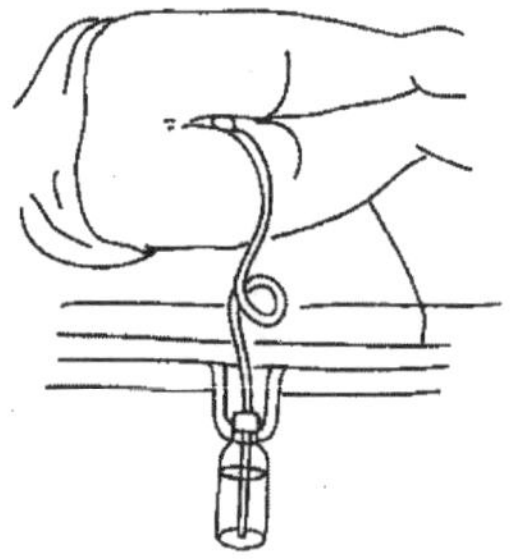

图 17-14 肛管排气

2．注意事项 保留肛管不超过 20min，必要时 2 ~ 3h 后再行排气一次。长时间留置肛管，会降低肛门括约肌的反应，甚至导致肛门括约肌永久性松弛。

3．健康教育 养成良好的饮食习惯，进食时细嚼慢咽，勿食产气多的食物和饮料；适当活动，以促进肠蠕动。

【评价】

1．患者排气通畅，腹胀减轻，无不良反应，达到预期效果。

2．护士能与患者或家属有效沟通，得到理解与配合。

3．患者、家属学会有关知识，能进行相应的自我护理。

本章小结

排泄是机体将新陈代谢所产生的废物排出体外的生理活动过程。正常的排尿、排便活动在维持机体内环境相对稳定、保证机体正常生命活动、提高生命质量有着很大作用。护理人员应能对尿液与粪便进行准确的评估，能鉴别多尿、少尿、无尿和膀胱刺激征，能为大小便失禁、尿潴留、便秘患者进行护理，能进行导尿术、灌肠术、留置导尿管及肛管排气法，以维持患者正常的排尿、排便功能，满足其排泄的需要。

本章的重点是：尿液与粪便的评估；多尿、少尿、无尿、膀胱刺激征的概念；尿潴留、便秘患者的护理及留置导尿的护理；女患者导尿术、灌肠术。

思考题

1．如何护理便秘和腹泻的患者？

2．如何护理留置导尿管患者？

3．患者王某，50岁，入院时诊断为“大叶性肺炎”。测量T 39.5℃，P 102次/分，采用灌肠法为其降温。请问：

（1）选择哪种灌肠法？

（2）操作中可能出现哪些异常情况？如何处理？

（3）请列表比较这种灌肠法与其他灌肠法的异同点。

（刘美萍）

第十八章　药物治疗和药物过敏试验法

学习目标

通过本章内容的学习，学生应能：

识记：

1．说出给药途径和给药原则、医院常用外文缩写及其中文译意。

2．描述注射给药的原则和常用注射法的目的、部位及其注意事项。

3．描述常用药物过敏试验皮试液的配制方法及其药物过敏试验结果判断。

4．简述青霉素过敏反应的预防措施和过敏性休克的急救措施。

理解：

1．用自己的语言正确解释下列概念：

口服给药法、超声波雾化吸入法、氧气雾化吸入法、皮内注射、皮下注射、肌内注射、静脉注射、破伤风抗毒素脱敏注射法

2．识别影响药物疗效的因素和不同性质药物的保存要求。

3．识别青霉素过敏反应的临床表现。

应用：

1．根据药物的不同性质选择正确的保存方法，指导患者正确服药。

2．进行有效的沟通，按护理程序实施口服给药、吸入给药、各种注射给药的操作。

3．正确规范完成常用药物过敏试验皮试液的配制及其过敏试验结果的判断。

药物治疗（administering medication）又称给药，是临床最常用的一种治疗方法。通过不同途径给药，可达到治疗疾病、减轻症状、预防疾病、协助诊断以及维持正常生理功能的目的。给药是一个综合过程，在各种药物治疗过程中，护士既是药物治疗的直接执行者，又是用药过程的监护者，在临床药物治疗过程中扮演着重要角色。为了合理、安全、有效地给药，护士必须了解常用药物的药理知识、患者的用药史，熟练掌握正确的给药方法和技术，及时观察评价患者用药后的疗效和反应，并指导患者正确、安全地接受药物治疗，使药物治疗达到最佳效果。

第一节　给药的基本知识

一、给药的目的

1．治疗疾病及减轻症状　如抗生素可控制感染，达到治疗感染性疾病的目的；止痛药可减轻疼痛，缓解症状。

2．预防疾病　各种疫苗、免疫增强剂、维生素等药物可提高机体免疫力，从而达到预防疾病的目的。

3．协助诊断　一些检查需要利用某些药物的特殊性质与排泄特点协助诊断，如利用酚红的排泄特点检测肾功能。

4．维持机体正常生理功能　休克、失血、失液时需及时补充液体、血液、电解质等以维持机体的生理功能。

二、药物的基本作用

1．治疗作用　是指符合用药目的或能达到防治效果的作用。如使用氨茶碱治疗支气管哮喘，使用吗啡缓解患者疼痛等。

2．不良反应　是指在常规剂量下，由于药物或药物相互作用发生的意外或与防治目的无关、对机体不利或有害的反应。包括药物副作用、毒性作用、后遗效应、过敏反应等。

护士在药物治疗过程中，应尽可能提高治疗作用，积极预防或减轻不良反应。

三、药物的种类、领取和保管

（一）药物的种类

常用的药物种类分为：

1．内服药　包括溶液、合剂、酊剂、片剂、丸剂、胶囊、散剂及纸型（如口服避孕纸片、甲溴阿托品纸片、硫酸阿托品纸片）等。

2．注射药　包括水溶剂、油剂、粉剂、结晶、混悬液等。

3．外用药　包括溶液、软膏、酊剂、粉剂、搽剂、滴剂、栓剂、洗剂、涂膜剂等。

4．新颖剂型　粘贴敷片、植入慢溶药片、胰岛素泵等。

（二）药物的领取

药物的领取各医院规定不一，通常情况如下：

1．常用药物　病区设有药柜，存放一定数量的常用药物，由专人负责，并按期根据消耗量填写领药本，经护士长签名后到中心药房领取补充。

2．贵重药物或特殊药物　患者使用的贵重药物或特殊药物，凭医生处方领取。

3．剧毒药和麻醉药　病区内有固定基数，加双锁保管，用后保留安瓿，凭医生处方领取补充。

4．患者日常口服药　根据医嘱由中心药房负责核对、配药，病区护士负责领取，经再次核对后发药。

（三）药物的保管

1．药柜放置　药柜放置应选择光线明亮、干燥、通风处，避免阳光直射，应有专人负责，经常保持清洁。

2．分类保管　药品按内服、外用、注射、剧毒等分类放置，并按有效期的先后顺序有计划地使用，以防失效浪费。剧毒药、麻醉药、贵重药应有明显标记，加锁保管，班班交接。

3．标签清晰　药瓶应有明显标签标识，标签标识脱落或辨认不清时不能使用，标签标识上应注明药品名称、剂量、浓度。内服药用蓝色边标签、外用药用红色边标签、剧毒麻醉药用黑色边标签。

4．定期检查　定期检查药品质量，如发现药品有变色、异味、潮解、沉淀、浑浊、变性或过期，立即停止使用，及时处理补充，以保证药物质量安全。

5．根据药物不同性质，妥善保存

(1) 易被热破坏的某些生物制品、抗生素等应根据其性质和对贮藏条件的要求保存。如抗毒血清、疫苗、免疫球蛋白、胰岛素等冷藏于 2 ～ 10℃的冰箱内现用现取；青霉素贮藏于干燥阴凉、温度约 20℃处。

(2) 易挥发、潮解、风化的药物，如乙醇、过氧乙酸、酵母片、糖衣片等，应密闭保存，使用后盖紧瓶盖。

(3) 易氧化和遇光变质的药物，如维生素 C、氨茶碱、盐酸肾上腺素等，应保存于有色密闭瓶中，或放在黑纸遮光的纸盒内，置于阴凉处。

(4) 易燃、易爆的药物，如环氧乙烷、乙醚、乙醇等。应单独存放，密闭保存于阴凉处，远离明火，以防意外。

(5) 患者个人专用药，单独存放，并注明床号、姓名。或交由患者自己保管，使用时取用。

四、给药原则

给药原则是一切用药的总则，给药中护士必须严格遵守。

（一）严格按医嘱给药

1．医嘱必须明确、清楚　医嘱单上应写明患者的姓名、性别、年龄、床号、病历号；所给药物的名称、剂量、用药方法、给药时间及开始和停止的日期、时间，并必须有医生本人签名。

2．审慎执行口头医嘱　护士一般不执行口头医嘱，如抢救、手术时可执行口头医嘱。执行时，护士必须将口头医嘱复述一遍，双方核对无误后方可执行，记录执行时间，保留用过的空安瓿，以备复查。要求医生在最短的时间内将口头医嘱补写清楚，并签名。

3．严格遵医嘱执行　给药护士必须严格按医嘱执行，不得擅自更改，对有疑问的医嘱，应立即提出，询问清楚后方可给药，避免盲目执行。

（二）严格执行查对制度

给药过程中，护士必须严格执行查对制度，切实做好"三查""八对""五准确"，严格检查药物的质量，如疑有变质或已过有效期的药物，则不能使用。

1．三查　操作前查、操作中查、操作后查（查八对的内容）。

2．八对　对患者姓名、床号、药物名称、药物浓度、药物剂量、药物有效期、用药时间、用药方法。

3．五准确　指药物准确、剂量准确、方法准确、时间准确和患者准确，即护士将准确的药物、准确的剂量，用准确的方法在准确的时间内给予准确的患者。

（三）全面评估，安全给药

给药前护士应对患者进行全面评估，了解患者年龄、诊断、病情、心理状况以及所用药物的性状、作用、不良反应和应有的疗效，以便在用药期间密切观察患者的反应。对于某些药物，要了解患者的药物过敏史，必要时进行过敏试验，以确保用药安全。两种以上药物联合用药时，一定要注意药物间的相互作用，避免配伍禁忌。同时，在用药期间密切观察患者的反应，以便采取有效的措施促进疗效或减轻药物不良反应，并做好记录。

（四）正确实施，有效用药

为使药物在体内发挥最大效应，护士必须熟练掌握正确的给药方法和技术。做到：注射用药现用现配；口服用药备好后按时分发，以避免药物发生化学反应和污染，降低疗效。此外，护士应根据药物的半衰期，按药物代谢规律准时给药，以维持有效的血药浓度，发挥最大药效。

五、给药时间与途径

药物可以经多种途径进入体内，途径不同吸收和需要达到的疗效不同。应根据患者疾病情况、身体状况、治疗目的合理选择给药的方法和途径。常用的给药途径有口服给药、注射给药（皮内、皮下、肌内注射、静脉注射、动脉注射）、吸入给药、局部给药（外敷、黏膜、阴道、直肠给药）等。除动、静脉注射给药直接进入血液循环外，其他药物均有一个吸收过程，不同给药途径的吸收入血速度依次为：吸入＞舌下含服＞直肠＞肌内注射＞皮下注射＞口服

＞皮肤。

给药间隔时间和次数，取决于药物的半衰期，以能维持有效血药浓度和发挥最大药效为最佳选择，同时考虑药物的特性（如空腹服、餐后服）及人体的生理节奏。医院常用给药时间的外文缩写及时间安排见表 18-1，医院常用给药的外文缩写与中文译意见表 18-2。

表 18-1　医院常用给药时间外文缩写及其安排

外文缩写	中文译意	时间安排
qm	每晨 1 次	6am
qd	每日 1 次	8am
bid	每日 2 次	8am，4pm
tid	每日 3 次	8am，12n，4pm
qid	每日 4 次	8am，12n，4pm，8pm
q2h	每 2h1 次	6am，8am，10am，12n，2pm……
q3h	每 3h1 次	6am，9am，12n，3pm，6pm……
q4h	每 4h1 次	8am，12 n，4pm，8pm，12mn……
q6h	每 6h1 次	8am，2pm，8pm，2am
qn	每晚 1 次	8pm
qod	隔日 1 次	依据医嘱的开出日期确定单日或双日用药
biw	每周两次	依据医嘱的开出日期确定用药时间

表 18-2　医院常用给药的外文缩写与中文译意

外文缩写	中文译意	外文缩写	中文译意
ID	皮内注射	sos	需要时（限用一次，12h 内有效）
H	皮下注射	tab	片剂
IM / im	肌内注射	comp	复方
IV / iv	静脉注射	pil	丸剂
ivgtt/ivdrip	静脉滴注	lot	洗剂
po	口服	mist	合剂
R，Rp	处方 / 请取	tr	酊剂
Ac	饭前	pulv	粉剂 / 散剂
pc	饭后	ext	浸膏
hs	临睡前	cap	胶囊
am	上午	sup	栓剂
pm	下午	syr	糖浆剂
12n	中午 12 时	ung	软膏剂
12mn	午夜 12 时	inj	注射剂
st	即刻	ad	加至
DC	停止	gtt	滴
prn	需要时（长期）	g	克

六、影响药物疗效的因素

对不同个体来说，药物在机体内发挥疗效的程度受诸多因素的影响。

（一）患者方面

1．患者的生理状态　患者年龄、性别、体重与营养状态等都会影响药物在体内的代谢。一般老年人与婴幼儿用药剂量比成人少。婴幼儿生长发育迅速，组织血流量充足，血脑屏障不完善，肝肾功能等发育尚不健全，故对药物的敏感性较成人高；而老年人肝肾功能减退，对药物的耐受性降低。所以婴幼儿与老年人用药剂量均应酌减。

通常男女对药物的反应无明显的差异，但妇女在月经期、妊娠期及哺乳期应用药物应特别谨慎。

2．患者的病理状态　疾病可影响药物在体内的代谢，尤其是肝肾功能受损时。肝功能不良者肝对药物的灭活能力降低，药物代谢速度变慢，造成药物作用时间延长或增强；肾功能不良者其药物排泄减慢，半衰期延长。因此，肝肾功能不良者，应适当延长给药间隔时间和减少剂量，避免在体内引起蓄积中毒。

3．患者的心理行为状态　心理行为因素在一定程度上可影响药物的效应。积极乐观的情绪可促进药物治疗的效果；反之，则影响药物疗效。因此，在给药过程中，护士要了解患者的情绪状态，帮助其调整情绪，使之能以积极的态度接受药物治疗，促进药效的发挥。同时，患者对药物的信赖程度也是影响药效的因素之一。如果患者信赖药物治疗，认为治疗有效，则可提高药物疗效，“安慰剂”的疗效正是心理因素影响的结果。如果患者对药物治疗无信心，不但会自觉疗效不高，甚至会采取不配合的态度。医护人员的言行可帮助患者树立治疗信心，提高患者对药物的信赖程度，同时给予患者情感上的支持，改善患者情绪，使其以积极的态度接受药物的治疗，促进药物疗效。

4．患者的用药史和目前用药需求　给药前，要详细了解患者的既往用药史及效果、有无药物过敏史与其他不良反应；对某些药物，使用前应作过敏试验，以确保用药安全。同时还应根据患者目前健康状况与药物疗效的关系，了解所用药物的特性、治疗作用及可能出现的不良反应等。

（二）药物方面

1．药物的剂型与用量　药物有片剂、粉剂、水溶剂等很多剂型，不同剂型药物的吸收量或速率不同，从而影响药物作用的快慢和强弱，如同类药物的注射剂与口服药相比，口服药一般发挥疗效慢。另外，药物的剂量大小与治疗效应呈一定关系，药物必须达到一定的剂量才能产生效应。在一定范围内药物用量与效应呈正比关系，即药量增加，效应随之增加。但达到最大效应后，继续增加剂量，药物的效应不再提高，反而引起毒性反应。

2．药物的给药时间和途径　给药途径不同，机体对药物的吸收和生物利用度也不同。而且，有些情况下，同一种药物不同的给药途径产生的药效不同，如口服硫酸镁产生导泻和利胆作用，而注射给药则产生镇静和降血压的作用。

3. 药物的耐受性和依赖性　某些药物在连续用药后产生药物反应性降低称为耐受性。而某些药物在连续使用后会引起机体对药物的依赖性，此时一旦停药，则会使机体产生戒断现象，即成瘾性，如吗啡、哌替啶等。

4. 药物的拮抗作用或协同作用　当多种药物联合使用时可产生拮抗作用或协同作用。因此，合理联合用药可以增加疗效，降低毒性；而不合理用药反而会降低疗效，加大毒性。护士在给药中应根据用药情况，从药理学、药效学及机体情况等多方面分析，判断联合用药的合理性，指导患者安全用药。

第二节 口服给药

案例 18-1

患者，男，53岁，因咳嗽、发热三天入院，诊断为上呼吸道感染。医嘱给予止咳糖浆10ml口服，每日三次，阿莫西林0.5g口服，每日三次，必漱平8mg口服，每日三次。

问题与思考：

1．护士在给患者发药前需做那些准备工作?

2．如何为患者实施口服给药？

3．如何指导患者正确服药?

口服给药（administering oral medication）是最常用、最方便、又比较安全的给药方法，药物经口服后被胃、肠黏膜吸收入血，从而达到局部作用或全身作用。口服给药方便、安全，不损伤皮肤或黏膜、药品生产成本较低、价格相对较低廉患者易于接受。但口服给药吸收慢，且疗效易受胃肠内容物的影响，而且某些药物会对胃肠产生不良刺激作用，使用时，有一定的局限性，不适用于急救、意识不清、呕吐不止、禁食等患者。

住院患者口服给药是一个连续的过程，包括配药、发药和服药后观察处理三个过程。

住院部配药方式一般有中心药房配药和病区护士配药两种。

一、中心药房配药

医院设有中心药房，提供全院各病区住院患者的日间用药。由中心药房的药剂师配药，以减少用药错误，减轻病区取药、退药、保管等繁琐工作。同时集中使用，节约药品，避免积压浪费。

病区护士于每天上午处理医嘱后，将药盘、服药单一起送到中心药房，由药房的药剂师负责配药、核对，每次配1天的药量，再由病区护士核对后取回，按时分发给患者用药。

二、病区配药、发药

【目的】协助患者依照医嘱安全、正确地服下药物，以减轻症状、治疗疾病、维持正常生理功能、协助诊断、预防疾病。

【适应证】

1．适应于清醒、有自理能力、合作的患者。

2．适用于无口腔或食管疾患、无吞咽困难的患者。

【评估】

1．核对医嘱　将服药单与小药卡进行核对，即核对床号、姓名、药名、浓度、剂量、方法、时间。

2．患者评估

（1）全身情况：患者病情、年龄、意识状态及活动能力，既往病史、用药史、过敏史及家族史。

（2）局部情况：患者的吞咽能力，有无口腔、食管疾患，是否有恶心、呕吐症状等。

（3）心理状况：对给药计划的了解、认识和合作程度。

(4) 健康知识：患者的教育文化程度，是否有服药的相关知识。

【计划】

1．护士准备　熟悉药物的药理作用以及用药方法，明确给药目的。着装整齐，修剪指甲，洗手。

2．用物准备　服药本、小药卡、药匙、量杯、滴管、研钵、湿纱布、包药纸、饮水管、治疗巾、水壶（内盛温开水）、弯盘、药盘或给药车，药柜内备多种常用药。

3．环境准备　备药环境清洁、安静、光线明亮，药盘、药杯清洁、干燥。

4．患者准备　患者了解给药的目的、方法及注意事项，能主动配合服用药物。

【实施】

1．操作流程及行为要求　见表 18-3。

表 18-3　口服给药法

操作流程	步骤说明	行为要求
配　药	洗手、戴口罩，备齐用物	
1．备物查对	核对药卡与服药本（查八对内容），按床号顺序将小药卡插入药盘内，放好药杯	严格查对，一丝不苟
2．正确配药	检查药物质量。先备固体药，后备水剂和油剂，口含片用纸包好 ◆取固体药：用药匙，药粉或含化药应用纸包好 ◆取液体药：摇匀后用量杯倒取，刻度与视线同一水平，倒药时药瓶瓶签贴掌心，倒药液至所需刻度处（图 18-1），同时配用几种药液时，应分别倒入不同药杯。如更换药液品种，应洗净量杯 ◆药液不足 1ml、油剂、按滴计算的药液：应用滴管吸取药液。药杯内先加少量温开水，以免药液附着杯壁，影响剂量准确；滴药时应稍倾斜滴管，以保证药量准确，1ml 按 15 滴计算	认真细致，剂量准确
3．核对签名	配药完毕自己核对一遍，请另一护士再次核对并签名。整理药柜，物归原处	
发　药	按给药时间备温开水，携服药本、药盘，送药至床边	
1．核对分发	核对床号、姓名，确认患者后发药，注视患者服下药物。不能自行服药者协助其服下，昏迷患者应将药物碾碎、溶解后从鼻饲管灌入。再次查对，协助取舒适卧位	尊重患者，严格查对
2．观察反应	观察患者服药后感受，按需要向患者或家属解释服药目的及注意事项	细心观察，耐心解释
3．整理用物	药杯：消毒 - 清洁 - 消毒（一次性药杯集中消毒处理）；药盘：清洁	爱惜物品，规范处理

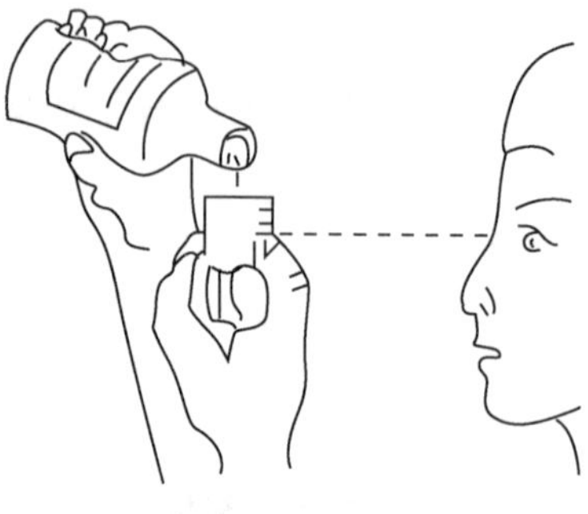

图 18-1 量取药液

2．注意事项

(1) 严格执行三查八对制度，如患者提出疑问，应重新核对无误后方可服用。

(2) 每次只发一个患者的药物，将其所有药物一次性取离药盘，避免错拿或漏拿。

(3) 如患者不在或因特殊检查、手术需禁食者，暂不发药，并作好交班。

(4) 注意观察用药反应，若有异常，及时与医生联系，进行处理。

3．健康教育　教会患者用药常识，按药物性能指导患者正确服药，使患者主动配合，提高药物疗效，减少不良反应。

(1) 某些对牙齿有腐蚀作用或使牙齿染色的药物：如酸剂、铁剂等，服用时应避免与牙齿接触，可用吸管饮入，服后及时漱口。

(2) 刺激食欲的药物：宜在饭前服用，以刺激舌的味觉感受器，使胃液分泌增多，增强食欲。

（3）助消化药或对胃黏膜有刺激性的药物：宜在饭后服用，使药物与食物充分混合，以减少对胃黏膜的刺激，有助于食物消化。

（4）止咳糖浆：对呼吸道黏膜有安抚作用，服后不宜立即饮水，以避免冲淡药物，降低疗效。若同时服用多种药物，应最后服用止咳糖浆。

（5）磺胺类药：服药后指导患者多饮水，以防因尿少而析出结晶，堵塞肾小管。

（6）发汗类药物：服药后指导患者多饮水，以增强药物疗效。

（7）某些有相互作用的药物不能同时或在短时间内服用，如胃蛋白酶在碱性环境中能迅速失去活性，忌与碳酸氢钠等碱性药物同时服用。

（8）强心苷类药物：如洋地黄等，因其治疗安全范围小，每次服药前应先测患者的脉率、心率，并注意节律变化。如脉率少于 60 次 / 分或出现节律异常，应停止服药并报告医生。

【评价】

（1）患者主动配合，正确安全的服下药物，无不良反应发生。

（2）患者能叙述服用药物的相关知识及注意要点

（3）操作者做到三查八对五准确，及时评价药物疗效。

第三节　雾化吸入疗法

案例 18-2

患者，女，60 岁，诊断为慢性支气管炎，主诉呼吸费力、咳嗽、咳痰、痰液黏稠不易咳出。医嘱：超声雾化吸入。

问题与思考：

1．护士在给患者雾化吸入前需做哪些准备工作？

2．如何指导、解释以取得患者配合？吸入时应注意什么？

雾化吸入疗法（inhalation therapy）是应用雾化装置将药液形成雾状喷出，经口、鼻吸入雾滴，由呼吸道吸收达到治疗目的的给药方法。雾化吸入疗法药物用量少，起效快，不良反应轻，不仅对呼吸道局部有作用，还可以达到全身治疗的作用。常用的雾化吸入疗法有超声波雾化吸入法、氧气雾化吸入法、手压式雾化吸入法和压缩雾化吸入法。

一、超声波雾化吸入法

超声波雾化吸入法是应用超声波声能将药液变成细微的气雾，由呼吸道吸入。其雾量大小可以调节，雾滴小而均匀，药液可随深而慢的吸气达到终末支气管和肺泡，从而达到局部或全身治疗效果。同时雾化器的电子部分产热，对药液起到轻度加温作用，使患者吸入的气雾温暖而舒适。由于操作方便、效果显著，是临床最常用的一种雾化吸入给药方法。

超声波雾化吸入器的工作原理是：超声波发生器接通电源后输出高频电能，通过水槽底部晶体换能器的作用，将高频电能转化为超声波声能，声能透过雾化罐底部的透声膜，作用于罐内的药液，破坏了液体的表面张力，使药液变成微细的雾粒，通过导管随患者的吸气进入呼吸道。

【目的】

1．湿化气道　通过吸入温暖、潮湿的气体，减少呼吸道黏膜的刺激。常用于呼吸道湿化不足、痰液黏稠者，也可作为气管切开术后常规治疗手段。

2．预防和控制呼吸道感染　通过吸入抗生素、祛痰药物，预防和消除炎症，减轻呼吸道黏膜水肿、稀释痰液、帮助祛痰。常用于咽喉炎、支气管扩张、肺炎、肺脓肿、肺结核、胸部手术后和呼吸道烧伤患者。

3．改善通气功能　通过吸入解痉药物，解除支气管痉挛，保持呼吸道通畅。常用于支气管哮喘等患者。

4．治疗肺癌　通过间歇吸入抗癌药物，治疗肺癌。

【评估】

1．核对医嘱　核对患者床号、姓名、药名、浓度、剂量、方法、时间。

2．患者评估

（1）全身情况：患者年龄、意识状态，是否清醒、能否自理，有无吸烟嗜好。

（2）局部情况：患者呼吸道是否通畅，有无痰液黏稠、支气管痉挛、呼吸道黏膜水肿，患者面部及口腔黏膜有无感染、溃疡。

（3）心理状况：患者是否愿意配合。

（4）健康知识：患者对治疗计划是否了解，是否有治疗的相关知识。

【计划】

1．护士准备　熟悉超声波雾化吸入法的操作方法，明确给药目的，着装整齐，修剪指甲，洗手。

2．用物准备

（1）超声雾化吸入器（图 18-2）：雾化器面板上操纵调节器有电源开关、雾化开关、雾量调节旋钮，水槽、雾化罐、螺纹管和口含嘴（或面罩）。

（2）药物：按医嘱备药。①控制呼吸道感染、消除炎症，常用的药物有庆大霉素、卡那霉素、红霉素等；②解除支气管痉挛常用药物有氨茶碱、沙丁胺醇等；③稀释痰液常用药物有 α-糜蛋白酶、乙酰半胱氨酸等；④减轻呼吸道黏膜水肿常用的药物有地塞米松等。

（3）其他用物：0.9% 氯化钠溶液、注射器（5ml 或 10ml 一个，30ml 或 50ml 一个）、冷蒸馏水、水温计、治疗巾或毛巾一条、弯盘。

3．环境准备　环境安静、整洁、舒适。

4．患者准备　患者了解雾化吸入的目的、方法及注意事项，愿意主动配合治疗。

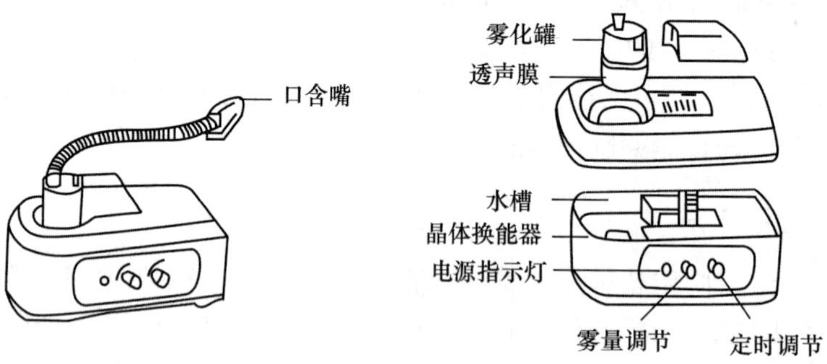

图 18-2　超声波雾化吸入器

【实施】

1．操作流程及行为要求　见表 18-4。

表 18-4　超声波雾化吸入法

操作流程	步骤说明	行为要求
1．检查连接	连接雾化器各部件，并检查	正确连接，认真检查
2．配备药物	水槽内加入冷蒸馏水约 250 ml，浸没雾化罐底部透声膜，核对后将药液稀释至 30 ~ 50 ml 倒进雾化罐内，盖紧	规范操作，剂量准确
3．查对解释	携用物至床旁，核对患者床号、姓名并解释，根据患者情况协助其取坐位或半坐卧位或侧卧位	尊重患者，严格查对
4．雾化吸入	接通电源，先打开电源开关，再根据需要调节雾量，协助患者将口含器或面罩放置好；嘱患者闭口深呼吸，时间 15 ~ 20min	耐心解释，患者合作
5．治疗完毕	取下口含嘴或面罩，先关雾量调节，再关电源开关	
6．安置患者	帮助患者擦净面部，取舒适卧位，观察并记录治疗效果	关爱患者，观察细心
7．整理归位	倒掉水槽内的水，并擦干备用。将口含嘴、雾化罐、螺纹管浸泡消毒 1 h（一次性螺纹管集中消毒处理），再洗净晾干备用	爱惜物品，正确处理

2．注意事项

（1）严格执行查对制度及消毒隔离制度。

（2）超声雾化器水槽内应保持足够的水量，在无水或水量不足、雾化罐内无药液的情况下不能开机；水槽及雾化罐内切忌加入温水或热水，水槽内水温使用中不能超过 50℃，超过时应及时关机并更换冷蒸馏水。

（3）雾化罐底部的透声膜及水槽底部晶体换能器质脆易破碎，操作及清洗过程中，不可用力，防止损坏。

（4）连续使用时，中间应间隔 30min。

3．健康教育

（1）向患者介绍超声雾化吸入器的基本结构，并教会其正确的使用方法。

（2）教会患者用深呼吸配合雾化吸入。

【评价】

（1）患者能用深呼吸配合雾化吸入，感觉舒适，症状改善。

（2）护士操作规范，动作熟练。

二、氧气雾化吸入法

利用高速氧气气流使药液呈雾状喷出，由呼吸道吸入，达到治疗目的的吸入疗法称为氧气雾化吸入法。

目前临床上使用的氧气雾化器有玻璃氧气雾化器、吸嘴式氧气雾化器、面罩式氧气雾化器（图 18-3），主要由口含嘴或面罩、储药罐构成。其工作原理是：高速氧气气流通过毛细管管口产生负压，将药液由邻近的小管吸出，所吸出的药液被毛细管口高速气流冲击成细小的雾滴。

【目的】 稀释痰液，消除炎症，止咳解痉、减轻局部水肿。

【评估】 同超声雾化吸入法。

【计划】

1．护士准备　熟悉氧气雾化吸入法的操作流程；明确给药目的，着装整齐，修剪指甲，洗手。

2．用物准备

（1）玻璃氧气雾化器或吸嘴式氧气雾化器或面罩式氧气雾化器 1 套。

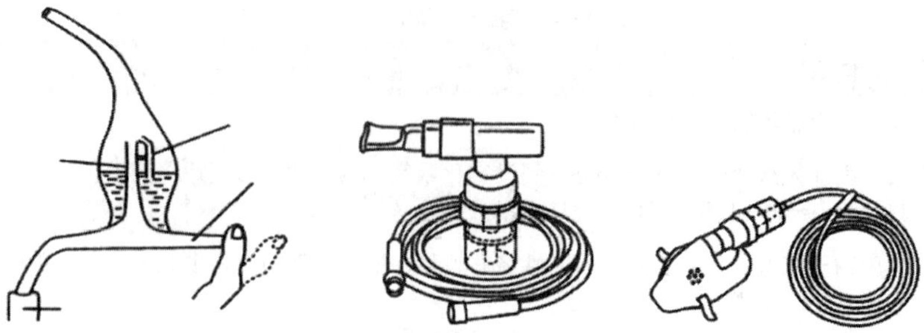

玻璃氧气雾化器　　吸嘴式氧气雾化器　　面罩式氧气雾化器

图 18-3　氧气雾化器

（2）药液：按医嘱备药，常用药物同超声雾化吸入法。

（3）其他用物：氧气装置。

3．环境准备　氧气装置周围无人吸烟或其他火源，安静、整洁、舒适。

4．患者准备　明确氧气雾化吸入的目的、方法及注意事项，能主动配合治疗。

【实施】

操作流程及行为要求　见表 18-5。

表 18-5　氧气雾化吸入法

操作流程	步骤说明	行为要求
1．配备药物	按医嘱抽取药液，用蒸馏水稀释至 5ml 注入雾化罐内	规范操作，剂量准确
2．查对解释	携用物至床旁，核对床号、姓名并解释，协助其取合适体位	尊重患者，严格查对
3．雾化吸入	连接雾化器的接气口于氧气装置，调节氧流量至 6 ～ 8 L/min，将口含嘴放入患者口中，指导其紧闭口唇深呼吸，用鼻呼气	耐心解释，患者合作
4．治疗完毕	取下口含嘴，关闭氧气开关	
5．安置患者	协助患者清洁口腔，取舒适卧位。观察并记录治疗效果	体贴患者，观察细心
6．整理归位	将雾化器浸泡消毒 1h，再洗净晾干备用（一次性雾化吸入器按规定处理）	爱惜物品，正确处理

2．注意事项

（1）严格执行查对制度及消毒隔离制度。

（2）使用前检查雾化器各部件是否完好，有无松动、脱落等异常现象。使用时应避免火源，保证用氧安全；氧气湿化瓶内勿盛水，以免液体进入雾化器内使药液稀释影响疗效。

（3）观察患者痰液排出情况，如痰液仍未咳出，可予以拍背、吸痰等方法协助排痰。

3．健康教育

（1）向患者介绍氧气雾化吸入器的基本结构，教会其正确的使用方法。

（2）教给患者深呼吸的方法和用深呼吸配合雾化的方法。

【评价】 同超声雾化吸入法。

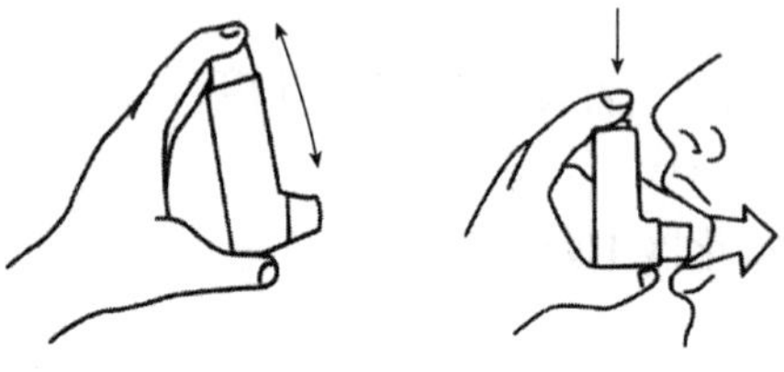

图 18-4　手压式雾化器

三、手压式雾化器雾化吸入法

手压式雾化器（图 18-4）雾化吸入法是将药液放于由适当的抛射剂制成的送雾器中，送雾器内腔为高压，将其倒置，用拇指按压顶部时，其内阀门打开，药液从喷嘴喷出，直达口腔及咽部黏膜，药物经黏膜吸收。

【目的】吸入拟肾上腺素类药、氨茶碱或沙丁胺醇等支气管解痉药，解除支气管痉挛，达到改善通气功能的目的。

【适应证】适用于支气管哮喘和喘息性支气管炎的对症治疗。

【评估】 重点评估患者的呼吸功能、药物的性能以及患者对有关知识的知晓程度。

【实施】 手压式雾化器携带方便，操作简单，护士指导患者掌握正确的使用方法，患者在需要时可以自行使用。

1．操作方法

（1）充分摇匀药液，取下雾化器保护盖。

（2）将雾化器倒置，接口端放入双唇间，平静呼气。

（3）在吸气开始时，按压气雾瓶顶部，使之喷药，随着深吸气的动作，药雾经口吸入。

（4）屏气，且时间尽可能延长（最好坚持 10s 左右），然后呼气。

2．注意事项

（1）使用前检查雾化器装置各部件是否连接完好，有无松动、脱落。

（2）每次 1 ～ 2 喷，两次使用间隔时间不少于 3 ～ 4h，不可随意增加。

（3）使用后应放置阴凉处（30℃以下）保存，雾化器塑料外壳应定期用温水清洁。

3．健康教育　指导患者正确使用手压式雾化器给药。教会患者评价疗效，当疗效不满意时，不可随意增加用量和缩短用药间隔时间，以免加重不良反应。指导患者选用适宜的运动，增强体质，预防呼吸道感染。

【评价】患者能规范操作，症状改善，感觉舒适。

四、压缩雾化吸入法

压缩雾化吸入法是利用压缩机把通过抗菌网绵基滤过的洁净空气压缩为一股强大的气流由喷气口喷出来冲击药水杯内的药液，将药液汽化，再由出雾口喷出经口鼻吸入，到达终末支气管、肺泡，是近年来治疗急、慢性呼吸系统疾病的主要方法之一。

【目的】

1．吸入支气管解痉药，解除支气管痉挛，保持呼吸道通畅。

2．吸入抗生素类药，预防和控制呼吸道感染。

3．吸入镇咳、祛痰药，达到止咳、祛痰目的。

【适应证】 适用于急、慢性呼吸系统疾病。

【评估】

1．核对医嘱　查对患者床号、姓名、药物、浓度、剂量、时间，明确用药目的。

2．患者评估

（1）全身情况：患者病情、年龄、意识状态、活动自理能力及有无吸烟嗜好。

（2）局部情况：呼吸道是否感染、通畅，有无支气管痉挛、呼吸道黏膜水肿、痰液黏稠度等；患者面部及口腔黏膜有无感染、溃疡等。

（3）心理状况：患者是否愿意合作及合作程度。

（4）健康知识：患者对治疗计划是否了解，是否有治疗的相关知识，其教育文化程度。

【计划】

1．护士准备　熟悉压缩雾化吸入法的操作流程，明确用药目的，着装整齐，修剪指甲，洗手，戴口罩。

2．用物准备

（1）压缩雾化吸入器装置：由空气压缩机、喷雾器和口含器三部分构成。

（2）药物：根据医嘱准备药物，常用药物同超声雾化吸入法。

（3）其他用物：治疗车上层放置无菌持物钳、消毒液、无菌棉签及弯盘等，一次性口含器、治疗巾、一次性5ml注射器；下层放置生活垃圾桶、医疗垃圾桶、锐器盒及电源插座。

3．环境准备 环境安静、整洁、舒适。

4．患者准备 患者了解压缩雾化吸入的目的、方法及注意事项，能配合治疗。

【实施】

1．操作流程及行为要求 见表18-6。

表18-6 压缩雾化吸入法

操作流程	步骤说明	行为要求
1．检查配药	检查压缩雾化吸入器的过滤器、导管等部件连接是否紧密，检查喷雾器手动开关是否良好。遵医嘱加入药物	规范操作，剂量准确
2．核对解释	携用物至床旁，核对床号、姓名并解释，协助其取合适体位	尊重患者，严格查对
3．雾化吸入	连接电源、口含器，打开电源开关，嘱患者平静呼吸，用口包住口含器，开始吸气同时按动手动开关，做深呼吸。呼气时闭口，用鼻缓慢呼气	耐心解释，患者合作
4．治疗完毕	取下口含器，关闭电源开关	
5．安置患者	协助患者清洁面部，取舒适卧位。观察并记录治疗效果	体贴患者，观察细心
6．整理归位	喷雾罐浸泡消毒后清洗备用。将口含嘴、雾化罐、螺纹管浸泡消毒1 h（一次性螺纹管集中消毒处理），再洗净晾干备用	爱惜物品，正确处理

2．注意事项

（1）严格执行查对制度及消毒隔离制度。

（2）使用前检查电源电压是否与压缩机吻合。

（3）压缩机放置平稳处，勿放于地毯或毛织物上，避免时间过长发生意外。

（4）治疗过程中密切观察患者的病情变化，发现不适可做平静呼吸或适当休息；如有痰液，嘱患者及时咳出，不可咽下。

（5）定期检查压缩机的空气过滤器内芯，喷雾器要定期清洗，发现喷嘴堵塞，应反复清洗或更换。

3．健康教育

（1）指导患者及家属了解压缩雾化吸入的有关知识，能正确吸入药物，使药液达到呼吸道深处，更好地发挥疗效。

（2）指导患者雾化后采取正确的咳嗽方法，促进痰液排出，减轻呼吸道感染。

（3）指导患者或家属了解有关预防呼吸道疾病发生的相关知识。

【评价】

（1）患者症状改善，感觉舒适。

（2）护患沟通有效，患者主动配合。

（3）护士操作规范，动作熟练。

第四节　注射给药

案例 18-3

患者，女，30 岁，诊断为肺结核，医嘱：链霉素 0.5g 肌内注射，每天 2 次。

问题与思考：

1．护士在给患者注射用药前需做哪些准备工作?

2．如何正确选择注射部位?

3．怎样为患者进行注射？注射时应注意些什么?

注射给药是将一定量的无菌药液注入体内，达到预防和治疗疾病的操作技术。注射给药具有吸收快、药效作用迅速等优点，适用于需要药物迅速发挥疗效者。但注射给药是一种侵入性操作，可造成组织一定程度的损伤，引起疼痛及潜在并发症的发生。另外，因药物吸收快，某些药物不良反应发生迅速，增加处理难度。因此，护士必须正确掌握各种注射给药的方法和操作规程，确保安全用药。

一、注射原则

（一）严格遵守无菌操作原则

1．环境整洁、宽敞、明亮，操作前 30min 停止清扫工作，减少走动。护士着装整洁，洗手，戴口罩。

2．按无菌操作原则取用或夹取无菌注射器，不可触及无菌注射器的空筒内壁、活塞体、乳头及针头的针梗、针尖部位。

3．常规消毒注射部位皮肤　常用的消毒方法有以下两种：

（1）棉签蘸 2% 碘酊，以注射点为中心，由内向外螺旋式旋转涂擦，直径 ≥ 5cm，待干后（约 20s），用 75% 乙醇同法脱碘，范围大于碘酊消毒的面积，待干后方可注射。

（2）用 0.5% 碘伏棉签按上述方法消毒两遍，不需脱碘，待干后注射。

（二）严格执行查对制度

1．严格执行三查八对制度，在注射前、中、后均应仔细查对患者的床号、姓名，药物的名称、剂量、浓度、有效期及注射时间、用法，并随时注意观察患者用药后的反应。

2．仔细检查药物质量，发现药物有浑浊、沉淀、变色、絮状物，瓶身有裂缝，密封的瓶盖有松动，超过有效期等现象，均不可使用。

3．需要同时注射几种药物时，应无药物配伍禁忌。

（三）严格执行消毒隔离制度

1．注射用物，包括注射器、针头、治疗巾、小枕、止血带等应做到一人一用一消毒。

2．所有物品按消毒隔离制度处理，一次性物品按规定进行分类处理并注意毁形，不可随意丢弃。

（四）选择合适的注射器和针头

1．根据药液量、黏稠度、刺激性的强弱、注射部位选择注射器和针头。

2．注射器应完整无裂痕，不漏气；针头应锐利、无钩、无弯曲，型号合适；注射器和针头衔接必须紧密；一次性注射器应包装完好，不漏气，在有效期内。

（五）选择合适的注射部

注射部位应避开大神经和血管，防止损伤。不能在有损伤、炎症、硬结、瘢痕、化脓感染及患皮肤病处进针。长期注射的患者，应经常更换注射部位。

（六）现配现用注射药液

注射药液应在规定注射时间前临时抽取，现用现配，以防药液效价降低或被污染。

（七）排尽空气

进针前，应排尽注射器内的空气，防止空气进入血管引起空气栓塞（尤其在动、静脉注射时）；排气时应注意防止浪费药液或沾污桌面、地面等处。

（八）掌握合适的进针角度和深度

因注射法不同，进针角度和深度也不同（图 18-5），护士应准确掌握。进针时不可将针梗全部刺入注射部位，防止发生断针后断端完全隐没于皮肤内，不宜处理。

（九）注药前检查回血

进针后，注入药物前，应先抽动活塞，检查有无回血。静脉注射必须见回血方可注入药液；皮下、肌内注射注射无回血方可注入药液，如有回血，应拔出针头，更换部位后重新进针，以防将药液误注入血管内。

（十）应用无痛注射技术

1．协助患者取合适体位，使肌肉松弛，便于进针。

2．解除患者思想顾虑，分散其注意力。

3．注射时做到“两快一慢”，即进针快、拔针快、推药慢，且注药速度应均匀。

4．对刺激性强的药物，黏稠油剂或混悬液选择粗长型号针头（水剂选择细长型号针头），且进针要深，防止形成硬结和疼痛。

5．多种药物同时注射时，应先注射刺激性较弱的，再注射刺激性强的药物，以减轻疼痛感。

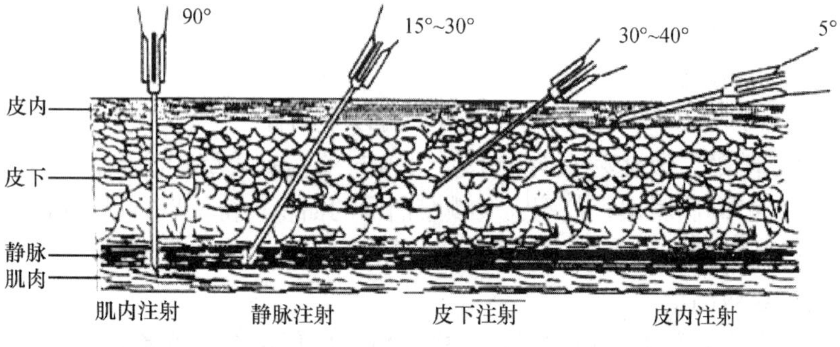

图 18-5　各种注射法的进针角度和深度

二、注射用物

1．注射盘（称基础治疗盘）　常规放置以下物品：

（1）无菌物品：无菌纱布缸、无菌棉签、无菌持物钳浸泡于消毒液内或盛放于灭菌后的干燥容器内。

（2）消毒液：2% 碘酊（或 0.5% 碘伏）、75% 乙醇。

（3）其他：砂轮、弯盘、启瓶器，速干手消毒剂。

2．注射器和针头　常用一次性注射器。

（1）注射器和针头的结构：注射器是由乳头、空筒、活塞、活塞轴、活塞柄组成；针头由针尖、针梗和针栓构成，见图 18-6。

（2）注射器和针头的规格及主要用途见表 18-7。

3．注射药物　根据医嘱准备药物，常用的有溶液、油剂、混悬液、结晶、粉剂等。

4．治疗本（卡）　以便进行“三查八对”。

5．治疗车下层准备物品　锐器盒 1 个：放置损伤性废弃物（如已用过的注射器针头等）；污物桶 2 个：一个放置感染性废弃物（如已用过的注射器、棉签等），另一个放置生活废弃物（如一次性物品的外包装等）。

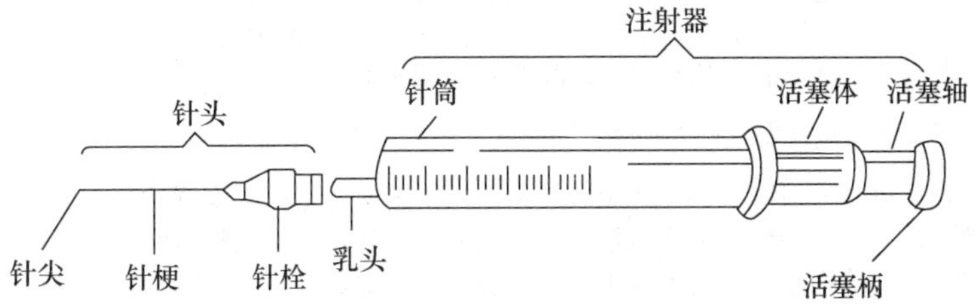

图 18-6　注射器和针头的结构

表 18-7　注射器和针头的规格及主要用途

注射器规格	针头型号	主要用途
1ml	$4\frac{1}{2}$号	皮内注射
2ml	5 ~ 6 号	皮下注射
5ml	6.5 ~ 7 号	肌内注射
10ml	8 ~ 9 号	静脉采血、静脉注射
20ml、50ml、100ml	9 号、12 号、16 号	静脉采血、静脉注射、配药、各种穿刺

三、药液抽吸法

抽吸药液的过程应严格遵循查对制度和无菌操作原则。常用药液抽吸法包括自安瓿中抽吸药液法，自密封瓶内抽吸药液法，结晶、粉剂、油剂、混悬剂等药物的抽吸法。

【目的】 将治疗所需药液抽吸到注射器内，为患者进行注射疗法做准备。

【评估】

1．核对医嘱　操作前认真核对医嘱本及治疗本（卡），明确患者的床号、姓名，药物的名称、剂量、浓度、有效期及注射时间、用法，确认用药合理。

2．药物评估　核对药物，检查药物质量，如发现药物有浑浊、沉淀、变色、絮状物，瓶身有裂缝，密封的瓶盖有松动，超过有效期等现象，均不可使用。

3．一次性物品的评估　检查一次性物品（如一次性注射器）的名称（型号）、有效期及包装密闭性。

【计划】

1．护士准备　着装整齐，修剪指甲，洗手，戴口罩，熟悉注射药液抽吸操作方法。

2．用物准备

（1）医嘱本或治疗本（卡）

（2）注射药物：大、小安瓿注射剂；密封瓶注射剂；结晶、粉剂、油剂、混悬剂等注射剂（酌情准备注射用水或专用溶剂）；依据药量选择合适的注射器。

（3）基础治疗盘。

3．环境准备　环境安静、清洁、宽敞、光线充足，细菌培养指数达标，符合注射要求。

【实施】

1．自安瓿中抽吸药液法　操作流程及行为要求见表 18-8。

表 18-8　自安瓿中抽吸药液法

操作流程	步骤说明	行为要求
1．查对铺盘	再次查对无误→铺无菌盘	仔细核查，准确无误
2．消毒安瓿	手指轻弹安瓿顶端，使安瓿颈部药液流至体部→ 0.5% 碘伏消毒安瓿颈部及砂轮→砂轮在颈部划一锯痕（约 1/4 周）→ 75% 乙醇消毒锯痕处去屑。若有蓝色锯痕标记，则用 75% 乙醇消毒一遍即可	规范操作，防止污染
3．折断安瓿	取无菌纱布包住安瓿颈部轻轻折断安瓿，稳妥放于操作台上	保护自己，防止割伤
4．抽取药液	检查并打开注射器包装袋，旋转针栓使针头斜面与空筒刻度背向并拧紧针栓，抽动活塞柄→持注射器，以示指固定针栓，将针尖斜面向下置入安瓿内的液面下→手持活塞柄，抽动活塞，吸尽药液（手不可触及活塞体部）（图 18-7）	严格无菌，吸尽药液
5．排尽空气	◆注射器乳头位于正中：针头垂直向上，示指固定针栓→轻拉活塞使针头中的药液流入注射器内，使气泡聚集在乳头口→轻推活塞，驱出气体 ◆注射器乳头位于一侧：注射器乳头向上倾斜，使气泡集中于乳头根部→如上法驱出气体	不污染、不浪费 排尽空气，剂量准确
6．再次查对	针头套上安瓿或针帽→再次核对，放于无菌盘内	核对无误，避免污染
7．整理归位	用物放于原处，垃圾分类处理，洗手	规范处理，正确洗手

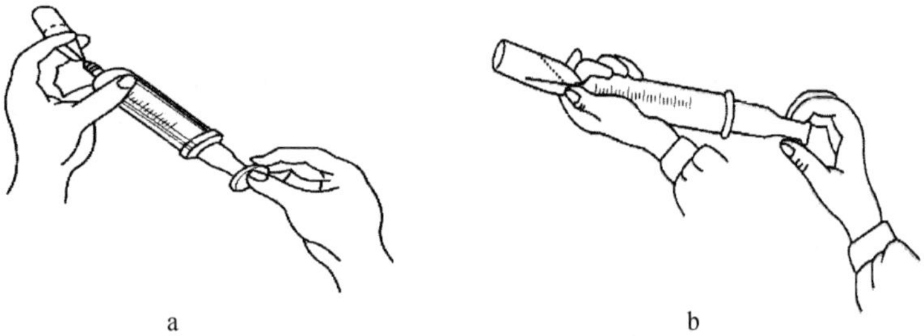

a　　　　　　　　b

a　自小安瓿中抽吸药液　　　b 自大安瓿中抽吸药液

图 18-7　自安瓿中抽吸药液

2．自密封瓶内抽吸药液法　操作流程及行为要求见表 18-9。

表 18-9　自密封瓶内抽吸药液法

操作流程	步骤说明	行为要求
1．查对铺盘	同自安瓿中抽吸药液法	规范操作，防止污染
2．消毒瓶塞	用启瓶器除去铝盖中心部分，用 0.5% 碘伏棉签由内向外消毒瓶塞及瓶塞边缘两遍，待干	
3．抽取药液	检查并打开注射器包装袋，拧紧针栓，抽动活塞→注射器内抽入与所需药液等量的空气→以示指固定针栓，将针头刺入瓶内，注入空气→倒转药瓶，使针头在液面下，抽动活塞，吸取药液至所需量→示指固定针栓，拔出针头（图 18-8）	严格无菌，剂量准确
4．排尽空气	同自安瓿中抽吸药液法	核对无误，避免污染
5．再次查对	将针头插入密封瓶内→再次核对，放入无菌盘内	
6．整理归位	同自安瓿中抽吸药液法	

3．结晶、粉剂、油剂、混悬剂等药物的吸取

（1）吸取结晶、粉剂：先用 0.9% 氯化钠溶液（或注射用水，或专用溶剂）将药物充分溶解，然后再吸取。

（2）吸取黏稠油剂：可先稍加温或用双手对搓药瓶（易被热破坏者除外），然后再用较粗针头抽吸药液。

（3）吸取混悬液：应先摇匀后立即吸取，吸取注射时应选用稍粗的针头。

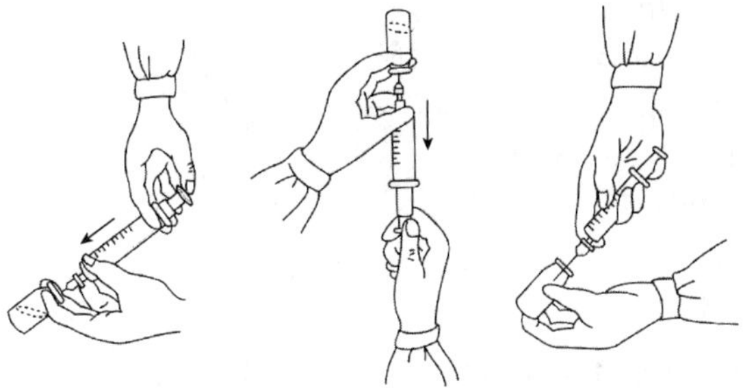

图 18-8　自密封瓶内抽吸药液

四、常用注射法

（一）皮内注射法

皮内注射法（intradermal injection，ID）是将少量无菌药液注入表皮和真皮之间的方法。

【目的】用于药物过敏试验、预防接种及局部麻醉的先驱步骤。

【评估】

1．核对医嘱　注射前认真核对医嘱本及治疗本（卡），明确患者的床号、姓名，药物的名称、剂量、浓度、有效期及注射时间、用法，明确皮内注射的目的，确认用药合理。

2．患者评估

（1）全身情况：患者目前病情、治疗、用药史、过敏史、家族史、意识状态、生命体征等。

（2）局部情况：注射部位的皮肤有无疤痕、感染等。药物过敏试验常选择前臂掌侧下段；预防接种常选择上臂三角肌下缘；局部麻醉的先驱步骤选择在需要局部麻醉的部位。

（3）心理状态：有无恐惧、焦虑等，是否合作及合作程度。

（4）健康知识：患者对自身疾病、皮内注射知识的认知情况；对用药目的及注意事项是否了解。

【计划】

1．护士准备　着装整齐，修剪指甲，洗手，戴口罩，熟悉皮内注射的操作方法。

2．用物准备

（1）医嘱本或治疗本（卡）。

（2）药物准备：遵医嘱备药，依据药量选择合适的注射器。

（3）基础治疗盘：如做药物过敏试验需另备急救盒（内装 0.1% 盐酸肾上腺素 1 支、地塞米松 1 支、2ml 注射器）和急救物品（吸氧及吸痰用物）。

3．环境准备　环境安静、清洁、宽敞、光线充足，细菌培养指数达标，符合注射要求。

4．患者准备　了解操作的目的、注意事项，能主动配合护士完成操作。

【实施】

1．操作流程及行为要求（以药物过敏试验为例）见表 18-10。

表 18-10　皮内注射法

操作流程	步骤说明	行为要求
1．查对备药	核对医嘱、注射卡，检查药物、注射器及用物，铺无菌盘→按药液抽吸法抽吸药物，放入无菌盘内（针尖斜面与空筒刻度一致）	认真核对，规范备药
2．核对解释	携用物至患者床旁→核对床号、姓名，做好解释→再次询问其用药史、过敏史和家族史	尊重患者，严格查对 耐心解释，取得合作
3．定位消毒	根据病情协助患者取坐位或卧位→选择前臂掌侧下段内侧→无菌棉签蘸取 75% 乙醇以注射点为中心螺旋式消毒皮肤两遍，直径≥ 5cm（预防接种按要求进行消毒；局部麻醉按常规消毒注射部位皮肤），待干	关心患者，暴露充分 规范消毒，严格无菌
4．固定进针	再次核对→排尽空气→操作者左手绷紧皮肤→右手持注射器，以示指固定针栓，针头斜面向上与皮肤呈 5°角刺入皮内（图 18-9），待针头斜面完全进入皮内后→放平注射器	规范操作，关爱患者
5．注药拔针	左手拇指固定针栓，右手轻推活塞柄→缓慢注入药液 0.1ml →使局部隆起呈半球状的皮丘→快速拔针	药量准确，勿压拔针
6．观察记录	再次查对，询问观察患者有无不适，记录注射时间并签名；协助患者取舒适体位，交代注意事项，告知患者 20min 后观察结果	及时记录，健康指导
7．整理归位	整理用物，垃圾分类处理，洗手	规范处理，正确洗手
8．观察结果	20min 后 2 名护士共同判断结果、记录并双人签名	仔细判断，结果准确

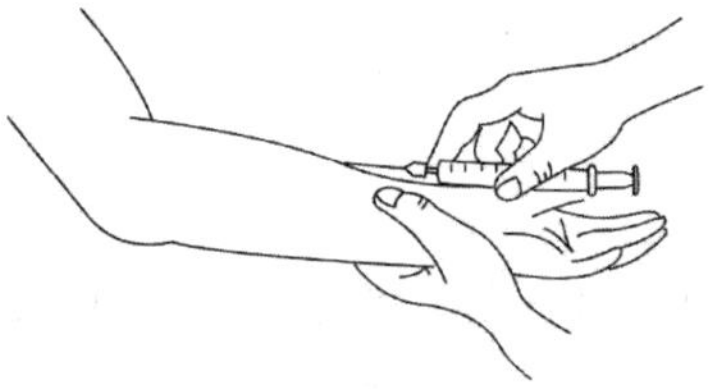

图 18-9　皮内注射法

2．注意事项

（1）严格执行查对制度、无菌操作原则及消毒隔离原则。

（2）做药物过敏试验前应详细询问用药史、过敏史和家族史，备 0.1% 盐酸肾上腺素；如对所注射的药物有过敏史，则不能做皮试；空腹者，先进食，再做皮试。

（3）忌用碘酊消毒皮肤，以免影响结果判断。

（4）拔针后切勿按揉局部，以免影响结果的观察。

（5）告知做药物过敏试验者，原地休息 20min，勿搔抓注射部位或按压皮丘，如有不适请及时告诉医务人员。

（6）如对皮试结果有怀疑，需做对照试验，应用另一注射器和针头，在另一前臂的相同部位，注入 0.9% 氯化钠溶液 0.1ml，20min 后，对照观察结果。

3．健康教育　注射前，向患者介绍皮内注射用药的目的和可能出现的症状；注射后，告知患者注意事项。

【评价】

1．患者对操作满意，无不良反应。

2．护患沟通有效，满足患者的身心需要。

3．护士操作方法正确，注射一次成功。

（二）皮下注射法

皮下注射法（hypodermic injection，H）是将少量无菌药液注入皮下组织的方法。

【目的】 用于不能或不宜经口服给药的患者，或要求较口服给药产生作用迅速而又较肌内注射、静脉注射吸收较慢的情况，如预防接种或局部麻醉，胰岛素、阿托品等药物的注射。

【评估】

1．核对医嘱　注射前认真核对医嘱本及治疗本（卡），明确患者的床号、姓名，药物的名称、剂量、浓度、有效期及注射时间、用法，明确皮下注射的目的，确认用药合理。

2．患者评估

（1）全身情况：患者目前病情、治疗、用药情况、意识状态、生命体征等。

（2）局部情况：注射部位的皮肤有无疤痕、感染等。

（3）心理状态：有无恐惧、焦虑等，是否合作及合作程度。

（4）健康知识：患者对自身疾病、皮下注射知识的认知情况；对用药目的及注意事项是否了解。

【计划】

1．护士准备　熟悉皮下注射的操作方法，着装整齐，修剪指甲，洗手，戴口罩。

2．用物准备

（1）医嘱本或治疗本（卡）。

（2）药物准备：遵医嘱备药，依据药量选择合适的一次性注射器。

（3）基础治疗盘。

3．部位选择　常用注射部位有上臂三角肌下缘、两侧腹臂、后背、大腿前侧和外侧方（图18-10）。此部位的血管、神经分布少，组织松弛状态良好，易于注射。

4．环境准备　环境安静、清洁、宽敞、光线充足，细菌培养指数达标，符合注射要求。必要时用屏风遮挡患者。

5．患者准备　了解操作的目的、注意事项，能主动配合护士完成操作。

【实施】

1．操作流程及行为要求　见表18-11。

表18-11　皮下注射法

操作流程	步骤说明	行为要求
1．查对备药	同皮内注射	
2．核对解释	备齐用物携至患者床旁，核对床号、姓名并做好解释	尊重患者，严格查对 耐心解释，取得合作
3．定位消毒	根据病情协助患者取合适体位，选择并暴露注射部位；常规消毒注射部位皮肤，直径≥5cm。待干	关心患者，暴露充分
4．固定进针	再次核对→排尽空气，操作者左手绷紧皮肤→右手持注射器→用示指固定针栓→针头斜面向上→与皮肤呈30°～40°角，刺入针梗的1/2～2/3（图18-11）	规范消毒，严格无菌
5．注药拔针	右手固定针栓→左手抽动活塞柄，抽吸无回血→缓慢推注药液→注药毕用无菌干棉签轻压穿刺点快速拔针	规范操作，关爱患者
6．观察记录	再次查对→询问观察患者有无不适，记录注射时间并签名→协助患者取舒适体位，交代注意事项	药量准确，按压拔针
7．整理归位	同皮内注射	及时记录，健康指导

2．注意事项

（1）严格执行查对制度、无菌操作原则及消毒隔离原则。

（2）刺激性强的药物不宜做皮下注射。

（3）注射少于1ml的药液，应用1ml注射器，以保证注入剂量准确。

（4）进针角度不宜超过45°，以免刺入肌层。过瘦者或小儿可捏起注射部位皮肤，并适当减小进针角度。

（5）长期进行皮下注射的患者，应建立注射部位的使用计划，经常更换注射部位，以利药物的吸收。

3．健康教育　注射前向患者介绍皮下注射用药的目的、可能出现症状；注射后告知患者注意事项。

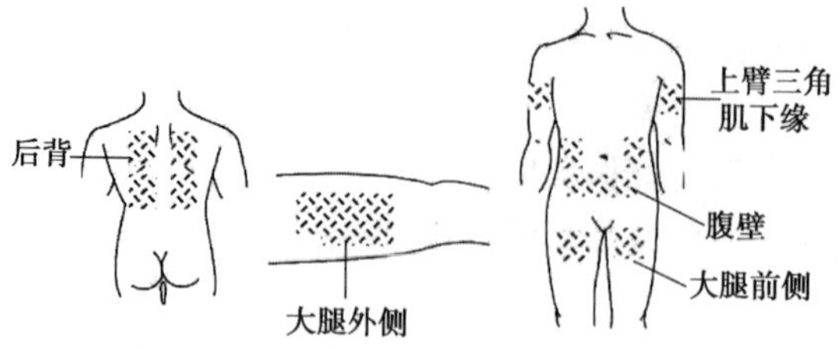

图 18-10 皮下注射常用注射部位

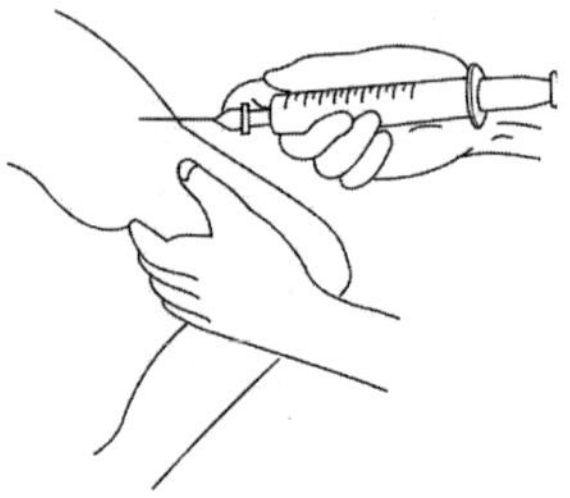

图 18-11 皮下注射法

【评价】

1．患者对操作满意，无不良反应。

2．护患沟通有效，满足患者的身心需要。

（三）肌内注射法

肌内注射法（intramuscular injection，IM/im）是将无菌药液注入肌肉组织内的方法。

【目的】 用于需要快速产生疗效，且不宜或不能口服、皮下注射、静脉注射的患者。

【评估】

1．核对医嘱 注射前认真核对医嘱本及治疗本（卡），明确患者的床号、姓名，药物的名称、剂量、浓度、用法及注射时间，明确肌内注射的目的，确认用药合理。

2．患者评估

（1）全身情况：患者目前病情、治疗、用药情况、意识状态、生命体征等。

（2）局部情况：注射部位的皮肤有无疤痕、感染等。

（3）心理状态：有无恐惧、焦虑等，是否合作及合作程度。

（4）健康知识：患者对自身疾病、肌内注射知识的认知程度；对用药目的及注意事项是否了解。

【计划】

1．护士准备 熟悉肌内注射的操作方法，着装整齐，修剪指甲，洗手，戴口罩。

2．用物准备

（1）医嘱本或治疗本（卡）。

（2）药物准备：遵医嘱备药，依据药量选择合适的一次性注射器。

（3）基础治疗盘。

3．部位选择 一般选择肌肉较厚、远离大神经及大血管的部位进行注射。以臀大肌最为常用，其次为臀中肌、臀小肌、股外侧肌、上臂三角肌。注射部位选择方法如下：

（1）臀大肌注射定位法：①十字法：以臀裂顶点向左或右侧划一水平线，从髂嵴最高点做一垂直线，将一侧臀部分为 4 个象限，其外上象限并避开内角（从髂后上棘至股骨大转子连线），即为注射部位（图 18-12a）；②连线法：取髂前上棘与尾骨连线的外上 1/3 处为注射部位（图 18-12b）。

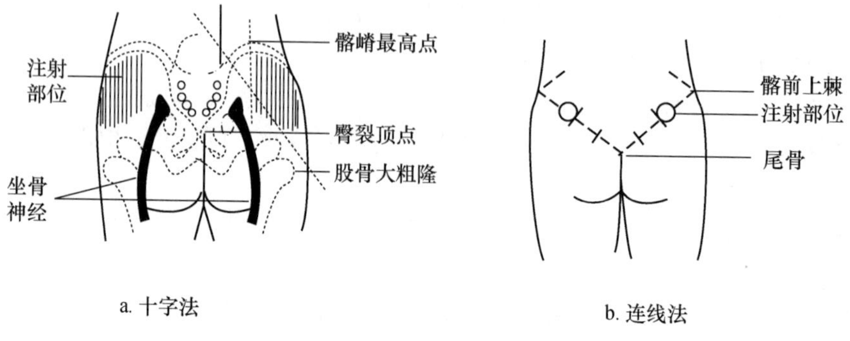

a. 十字法　　b. 连线法

图 18-12 臀大肌注射定位法

（2）臀中肌、臀小肌注射定位法：臀中肌、臀小肌脂肪组织较薄，且血管、神经分布较少，因此使用日趋广泛。定位方法有：①以示指尖和中指尖分别置于髂前上棘和髂嵴下缘处，使示指、中指与髂嵴构成一个三角形，其示指和中指构成的内角，即为注射部位（图 18-13）；②髂前上棘外侧三横指处为注射部位（以患者自己的手指宽度为标准）。

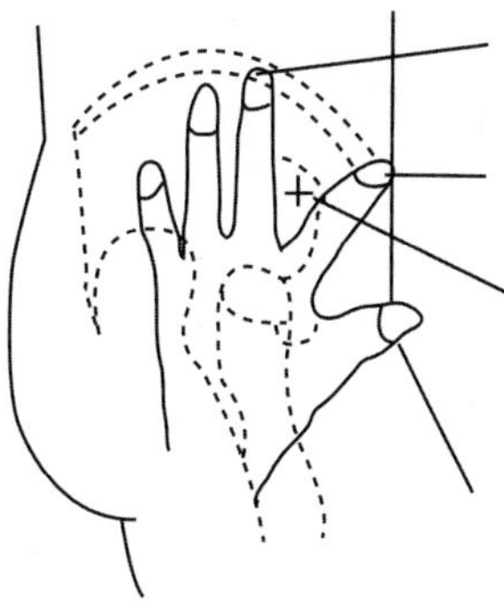

图 18-13　臀中肌、臀小肌内注射定位法

（3）股外侧肌注射定位法：该处大血管、神经干很少通过，且注射范围较广，适用于多次注射者。定位方法：在大腿中段外侧，成人取膝关节上 10cm，髋关节下 10cm 处，约 7.5 cm 宽的范围为注射部位（图 18-14）。

（4）上臂三角肌注射定位法：上臂外侧自肩峰下 2 ～ 3 横指处。该处方便注射，但肌肉分布较薄，适宜小剂量注射（图 18-15）。

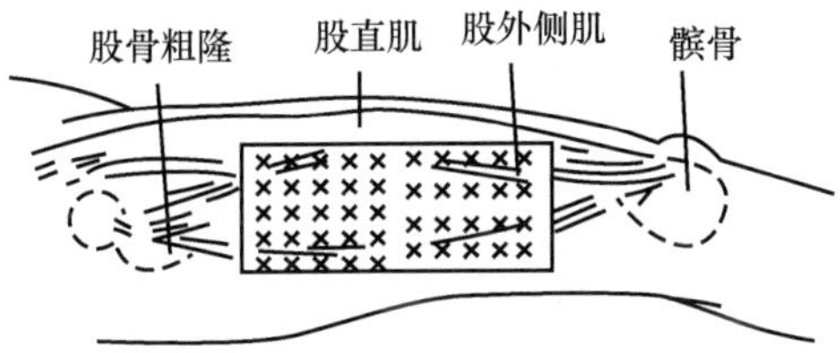

图 18-14　股外侧肌内注射定位法

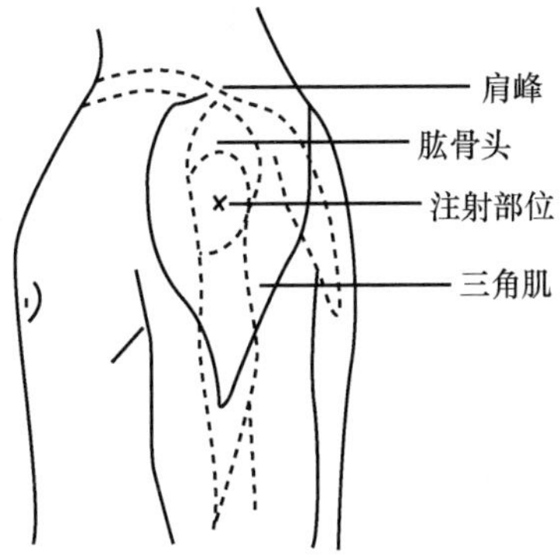

图 18-15　上臂三角肌内注射定位法

4．环境准备　安静、清洁、宽敞、光线充足、细菌培养指数达标，符合注射要求，遮挡患者。

5．患者准备　了解操作的目的、注意事项，能配合护士取不同体位，便于操作。

（1）侧卧位：上腿伸直并放松，下腿稍弯曲。

（2）俯卧位：足尖相对，足跟分开，并将头偏向一侧。

（3）仰卧位：臀中肌、臀小肌内注射时采用，常用于危重和不能自行翻身的患者。

（4）坐位：坐椅应稍高，以便于操作，常用于门诊注射患者。

【实施】

1．操作流程及行为要求　见表 18-12。

表 18-12　肌内注射法

操作流程	步骤说明	行为要求
1．查对备药	同皮内注射	
2．核对解释	同皮内注射	关心患者，暴露充分
3．定位消毒	根据病情可取坐位或卧位，选择并暴露注射部位→常规消毒注射部位皮肤，直径≥ 5cm，待干	规范消毒，严格无菌
4．固定进针	再次核对→排尽空气→操作者左手拇指和示指绷紧皮肤→右手持注射器→用中指固定针栓→如握毛笔姿势→针头和皮肤呈 90° 角快速刺入针梗的 2/3（图 18-16）	规范操作，关爱患者
5．注药拔针	右手固定注射器→左手抽动活塞柄，抽吸无回血→缓慢推注药液→注药毕，用无菌干棉签轻压穿刺点快速拔针	药量准确，按压拔针
6．观察记录	再次查对，询问观察患者有无不适，记录注射时间并签名→协助患者取舒适体位，交代注意事项	及时记录，健康指导
7．整理归位	同皮内注射	

2．注意事项

（1）严格执行查对制度、消毒隔离制度、无菌操作原则及注射原则。

（2）2 岁以下婴幼儿不宜进行臀大肌内注射，因尚未能独立行走，臀大肌不发达易损伤坐骨神经，应选用臀中肌、臀小肌或股外侧肌注射，以确保注射安全，减少和避免医源性损伤。

（3）需长期进行肌内注射的患者，注射部位应交替使用，以避免硬结的发生，必要时可热敷或进行理疗。

（4）如两种药液同时注射，应注意配伍禁忌。

（5）回抽时若有回血，须拔出后重新选择部位注射。

（6）进针时切勿将针梗全部刺入，以防针梗折断难以取出。若发生断针，嘱患者保持原位不动，立即用手捏紧局部肌肉，防止针头移位，并尽快用止血钳夹紧外露端拔出针梗。若断端全部埋入皮下，即请外科医生处理。

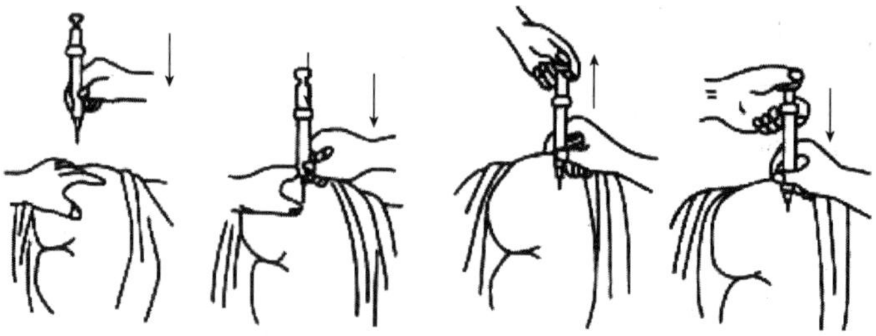

图 18-16　肌内注射法

（四）静脉注射法

静脉注射法（intravenous injection，IV/iv）是自静脉注入无菌药液的方法。

【目的】

1．药物不宜口服、皮下或肌内注射时，需要快速产生疗效者可采用。

2．由静脉注入药物，用于诊断性检查。

3．用于输液或输血。

4．用于静脉营养治疗。

【评估】

1．核对医嘱　注射前认真核对医嘱本及治疗本（卡），明确患者的床号、姓名，药物的名称、剂量、浓度、有效期及注射时间、用法，明确静脉注射的目的，确认用药合理。

2．患者评估

（1）全身情况：患者目前病情、治疗、用药情况、意识状态、生命体征等。

（2）局部情况：注射部位静脉充盈度、皮肤有无疤痕、感染等。

（3）心理状态：有无恐惧、焦虑等，是否合作及合作程度。

（4）健康知识：患者对自身疾病、静脉注射的认知程度；对用药目的及注意事项是否了解。

【计划】

1．护士准备　熟悉静脉注射的操作方法，着装整齐，修剪指甲，洗手，戴口罩。

2．用物准备

（1）医嘱本或治疗本（卡）。

（2）药物准备：遵医嘱备药，依据药量选择合适的一次性注射器。

（3）基础治疗盘。

（4）其他用物：止血带、小枕、胶布、治疗巾，股静脉注射时备砂袋，无菌手套 1 副。

3．部位选择　选择粗、直、弹性好、易于固定的静脉，避开关节及静脉瓣。

（1）上肢静脉：贵要静脉、肘正中静脉、头静脉及腕部、手背浅静脉（图 18-17a）。

（2）足部静脉：足背静脉、大隐静脉、小隐静脉（图 18-17b）。

（3）股静脉：位于股三角区，在髂前上棘和耻骨结节连线的中点与股动脉相交，在股神经和股动脉内侧（图 18-17c）。

（4）头皮静脉：有颞浅静脉、额静脉、耳后静脉及枕静脉，头皮静脉注射适用于婴幼儿（图 18-17d）。

4．环境准备　安静、清洁、宽敞、光线充足、细菌培养指数达标，符合注射要求。

5．患者准备　了解静脉注射用药的目的和注意事项，能主动配合护士完成操作。

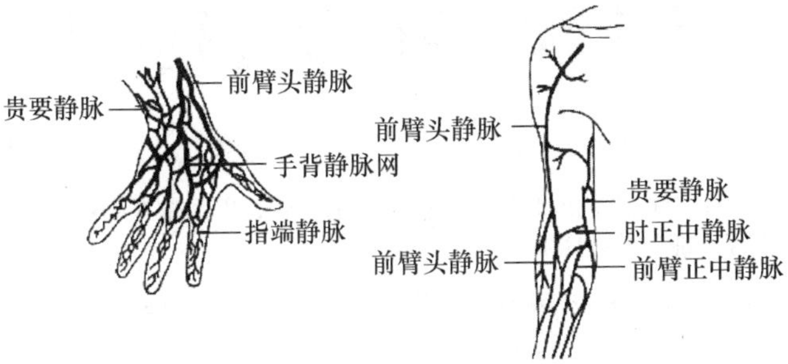

a

图 18-17a　上肢静脉

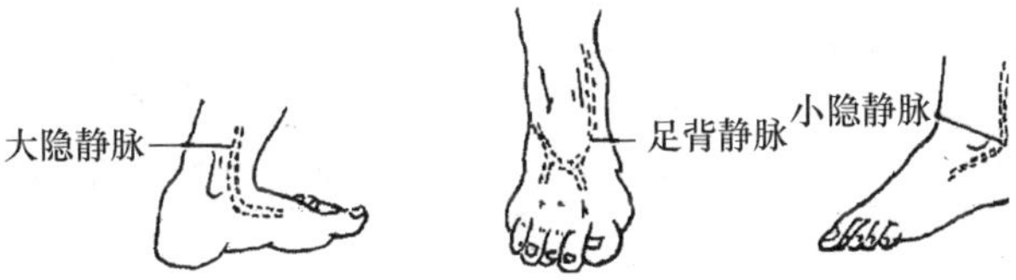

b

图 18-17b　足部静脉

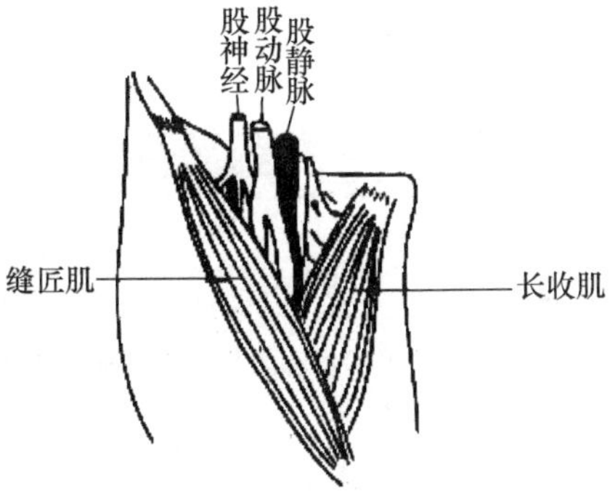

c

图 18-17c　股静脉

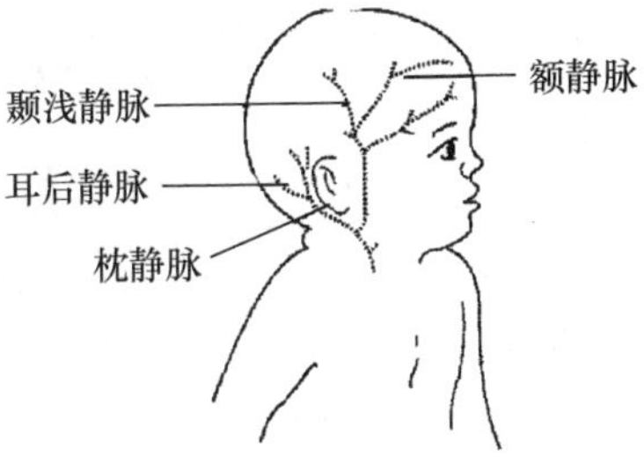

d

图 18-17d　小儿头皮静脉

【实施】

1．四肢浅静脉注射操作流程及行为要求　见表 18-13。

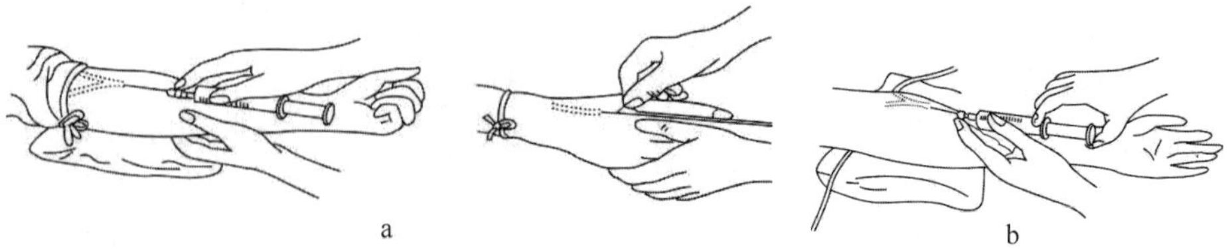

静脉注射进针角度　　静脉注射推药

图 18-18　四肢浅静脉注射法

表 18-13　四肢浅静脉注射法

操作流程	步骤说明	行为要求
1．查对备药	同皮内注射	
2．核对解释	同皮内注射	
3．选择静脉	戴手套→根据病情取坐位或卧位→选择粗直的血管，以手指探明静脉方向和深浅→在穿刺部位的肢体下垫小枕	自我防护，合理选择
4．消毒皮肤	常规消毒局部皮肤→在穿刺部位上方约 6cm 处扎止血带（末端向上）→嘱患者握拳→二次皮肤消毒，待干	规范消毒，严格无菌 止血带松紧适宜
5．穿刺注药	再次核对→排尽空气→左手拇指绷紧静脉下端皮肤，使其固定→右手持注射器，示指固定针栓，针尖斜面向上，与皮肤呈 15° ～ 30° 角，在静脉上方或侧方刺入皮下→再沿静脉走向潜行刺入静脉（图 18-18a）→见回血，沿静脉走向再进针少许→松开止血带，嘱患者松拳→一手示指固定针栓（如为头皮针，用胶布固定）→另一手缓慢注入药液（图 18-18b）→注药完毕，将干棉签放于穿刺点上方，快速拔出针头，按压片刻，或嘱患者屈肘	关爱患者，规范操作 观察询问，细心体贴 药量准确，按压拔针
6．观察记录	脱手套→再次查对，询问患者有无不适→记录注射时间并签名→协助患者取舒适体位，交代注意事项	观察询问，及时记录 健康指导，感谢合作
7．整理归位	整理病床单位→止血带及小枕套浸泡消毒后清洗晾干备用（如为一次性物品，则按要求处理）；用物放于原处备用；垃圾分类放置	整理用物，规范处理

2．股静脉注射操作流程及行为要求　见表 18-14。

表 18-14　股静脉注射法

操作流程	步骤说明	行为要求
1．查对备药	同皮内注射	
2．核对解释	同皮内注射	
3．定位静脉	协助患者取仰卧位，下肢伸直略外展，臀下垫砂袋→左手示指和中指扪及股动脉搏动处，其内侧 0.5cm 处为进针点	遮挡患者，准确定位
4．消毒皮肤	常规消毒局部皮肤两遍，待干	规范消毒，严格无菌
5．穿刺注药	再次核对→排尽空气→戴无菌手套（或消毒左手示指和中指）→左手示指和中指扪及股动脉搏动→固定→右手持注射器→在股动脉内侧 0.5cm 处垂直（或 45° 角）刺入→回抽活塞→见暗红色血液提示进入股静脉→固定针头缓慢推注药液	关爱患者，动作轻稳
6．按压拔针	注药完毕→轻按快拔→局部用无菌纱布加压按压 3 ～ 5min →确认无出血后胶布固定	观察询问，细心体贴
7．观察记录	脱手套→再次查对→询问患者有无不适，记录注射时间并签名→协助患者取舒适体位，交代注意事项	健康指导，感谢合作
8．整理归位	整理病床单位→用物放于原处备用→垃圾分类放置	整理用物，规范处理

3．小儿头皮静脉注射操作流程及行为要求 见表 18-15。

表 18-15 小儿头皮静脉注射法

操作流程	步骤说明	行为要求
1．查对备药	同皮内注射	
2．核对解释	同皮内注射	
3．选择静脉	协助患者取平卧位，可选择颞浅静脉、额静脉、耳后静脉及枕静脉（但应注意与头皮动脉相鉴别，见表 18-16）	准确定位，合理选用
4．剃除毛发	剃除穿刺部位的毛发，便于操作及固定	规范消毒，严格无菌
5．消毒皮肤	戴手套→用 75% 乙醇消毒皮肤两遍，待干	关爱患儿，动作轻稳
6．穿刺注药	再次核对→排尽空气→助手固定小儿头部→操作者左手拇指、示指固定静脉两端皮肤→右手持头皮针小翼，以静脉最清晰点后约 0.1cm 处与皮肤呈 15° ～ 20° 角刺入静脉（向心方向）→见回血→推药少许无异常→胶布固定→缓慢注入药液完毕→干棉签放于穿刺点上方，快速拔出针头→按压片刻（至不出血）	细心观察，及时记录
7．观察记录	脱手套→再次查对→观察患儿有无不适，记录注射时间并签名→协助患儿取舒适体位，向家属交代注意事项	健康指导，感谢合作
8．整理归位	整理病床单位→用物放于原处备用→垃圾分类放置	整理用物，规范处理

表 18-16 头皮静脉与头皮动脉的鉴别

鉴别项目	静脉特征	动脉特征
颜色	浅蓝	淡红
波动	无	有
血管壁	薄，弹性差	厚，弹性好
血流方向	向心	离心
血液颜色	暗红	鲜红

4．注意事项

（1）严格执行查对制度、无菌操作原则及消毒隔离制度。

（2）如需长期静脉给药者，应有计划地由远心端到近心端选择静脉进行注射。

（3）根据患者的年龄、病情、药物的性质、作用、治疗目的，掌握合适的注药速度，在注射过程中，应随时倾听患者的主诉，观察局部反应及病情变化。若局部出现肿胀疼痛，则提示针头滑出静脉，应拔出针头，更换部位，重新进行注射。

（4）对组织有强烈刺激的药物，穿刺后先注入少量 0.9% 氯化钠溶液，证实针头确在静脉内，再换上所需要药液缓慢推注，以防药液外溢，造成组织坏死；在推注的过程中，应定期抽回血，以检查针头是否在静脉内。

（5）针头误刺入动脉的处理，小儿头皮静脉注射时如回血呈鲜红色，推药阻力大，局部血管树枝状突起，患儿疼痛、尖叫，提示误入动脉，应立即拔出针头，按压 5 ～ 10min；股静脉注射时，如有鲜红血液涌入注射器，并随脉搏波动，提示针头刺入股动脉，应立即拔出针头，用无菌纱布按压穿刺点 5 ～ 10min，直至无出血。

5．静脉注射失败的常见原因（图 18-19）

（1）针头刺入过浅：针尖斜面未完全刺入静脉或刺入后又滑出，回血断断续续或抽吸无回血，注药时药液溢出至皮下，局部皮肤隆起有疼痛感。

（2）针头刺入较深：针尖斜面一半穿破对侧静脉壁，抽吸有回血，药物注入深部组织，患者有疼痛感，如只推注少量药液，局部不一定隆起。

（3）针头刺入过深：针尖穿透对侧静脉壁，抽吸无回血。

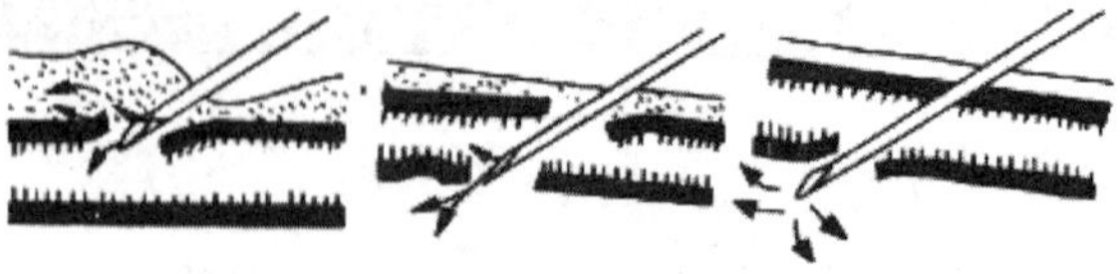

图 18-19 静脉注射失败的常见原因

【评价】

1．严格按照技术操作程序完成各种注射项目，操作符合无菌原则和注射原则。

2．能与患者进行有效沟通，取得配合。

3．操作规范、熟练，动作轻、准、稳，无菌观念强。

（五）电脑微量注射泵应用

电脑微量注射泵是将小剂量药液持续、均匀、定量输入人体静脉的注射装置。临床上常用于升压药物和抗心律失常药物的治疗、重症监护患者，尤其是小儿监护患者。

【目的】精确测量和控制注射速度和药量，确保用药安全。

【评估】

1．核对医嘱　注射前认真核对医嘱本及治疗本（卡），明确患者的床号、姓名，药物的名称、剂量、浓度、有效期及注射时间、用法，明确用药目的。

2．患者评估

（1）全身情况：患者目前病情、治疗、用药情况、意识状态、生命体征等。

（2）局部情况：注射部位静脉充盈度、皮肤有无疤痕、感染等。

（3）心理状态：有无恐惧、焦虑等，是否合作及合作程度。

（4）健康知识：患者对自身疾病、对电脑微量注射泵的认知程度；对用药目的及注意事项是否了解。

【计划】

1．护士准备　熟悉电脑微量注射泵的操作方法，着装整齐，修剪指甲，洗手，戴口罩。

2．用物准备

（1）电脑微量注射泵（图 18-20）。

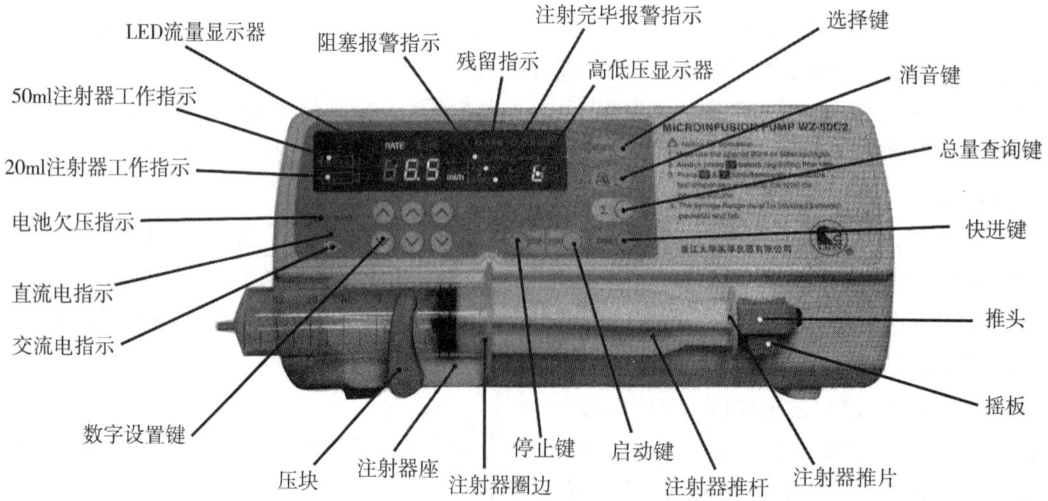

图 18-20 电脑微量注射泵

（2）医嘱本或治疗本（卡）。

（3）药物准备：遵医嘱备药，依据药量选择合适的注射器（20ml 或 50ml）。

（4）基础治疗盘。

（5）其他用物：止血带、小枕、胶布、治疗巾，无菌手套 1 副，静脉注射延长管。另备一次性 5 ml 注射器抽 0.9% 氯化钠溶液连接头皮静脉注射针头置无菌盘内。

3．部位选择　选择粗、直、弹性好、易于固定的静脉，避开关节及静脉瓣。

4．环境准备　安静、清洁、宽敞、光线充足、细菌培养指数达标，符合注射要求。

5．患者准备　了解用药的目的和注意事项，能主动配合护士完成操作。

【实施】

1．电脑微量注射泵操作流程及行为要求　见表 18-17。

表 18-17　电脑微量注射泵注射法

操作流程	步骤说明	行为要求
1．查对备药	同静脉注射法	
2．核对解释	同静脉注射法	
3．接通电源	稳妥安置注射泵，接通电源，打开电源开关	牢固固定，位置适当
4．装注射器	将抽好药液的注射器稳妥地固定在注射泵上	规范操作，防止污染
5．设置参数	设定注射速度、溶液量及其他参数	设定准确，适合病情
6．静脉穿刺	用备好 0.9% 氯化钠溶液的注射器按静脉注射法穿刺→胶布固定	动作轻稳，关爱患者
7．连接注射	将静脉穿刺针与注射泵上的注射器连接（必要时连接延长管），按开始 / 停止键，注射开始	设备完好，正确连接
8．观察反应	微量注射的过程中，随时观察药液输入情况及患者的反应	观察询问，细心体贴
9．完毕拔针	注射完毕机器自动停止，并发出连续铃声；按开始 / 停止键，停止铃声；常规拔出静脉穿刺针头；取出注射器，关闭微量注射泵，切断电源	
10．询问记录	询问观察患者有无不适，记录注射时间并签名；协助患者取舒适体位，交代注意事项	健康指导，感谢合作
11．整理归位	同静脉注射，注射泵放回原位	

2．注意事项

（1）注射期间严密观察，注射泵出现报警应及时查找原因并妥善处理。

（2）嘱患者及家属不得随意调节注射泵的参数，如注射泵出现报警时按呼叫器求助。

（3）注射期间患者肢体不要剧烈活动，防止注射管道受牵拉脱出。

（4）不随意搬动注射泵，防止电源线因牵拉脱出。因注射时间较长，如患者需上厕所可求助护士帮忙，暂时拔掉电源（注射泵内有蓄电池），返回后重新安装。

第五节 药物过敏试验法及过敏反应的处理

案例 18-4

患者，女，12 岁，主诉：咳嗽、喉咙痛。查体：T 37.9℃，P 88 次 / 分，R 22 次 / 分，扁桃体红肿，白细胞 15.8×10^9/L，诊断：急性扁桃体炎。医嘱予青霉素肌内注射，注射前常规做药物过敏试验（皮试）。皮试 10min 后，患者主诉：胸闷，出气不赢；伴面色苍白，出冷汗，皮肤湿冷。查体：P 110 次 / 分，R 28 次 / 分，BP 82/50 mmHg。

问题与思考：

1．如何配制青霉素皮试液？

2．皮试后患者发生了什么情况？如何救治？

临床使用某些药物时，可因患者的过敏体质而引起不同程度的过敏反应。药物过敏反应是异常的免疫反应，它的发生与所用药物的药理作用和剂量无关，与患者的过敏体质有关，其反应的轻重程度不同，严重时可发生过敏性休克，危及患者生命。因此，护士应了解药物过敏反应的过程、临床表现及处理原则。

一、青霉素过敏试验及过敏反应的处理

青霉素是临床常用抗生素之一，具有疗效高、毒性低的特点，但易引起过敏反应，发生率为 5% ~ 6%。常发生于多次接受青霉素治疗者，初次用药者少见。青霉素过敏者，无论任何年龄、任何给药途径、任何剂型和剂量、任何给药时间，均可发生过敏反应。因此，在使用青霉素前应先做过敏试验，试验结果阴性者方可用药。

（一）青霉素过敏反应的原因

青霉素属于半抗原物质，本身不具有抗原性，进入机体后，其降解产物与组织蛋白结合形成全抗原，刺激机体产生特异性抗体 IgE。IgE 吸附在某些组织的肥大细胞上和血液中的白细胞表面，使机体呈致敏状态。当机体再次接受类似的抗原刺激后，即与特异性抗体 IgE 结合，发生抗原抗体反应，导致细胞破裂，释放组胺、缓激肽、慢反应物质、5- 羟色胺等血管活性物质。这些物质分别作用于效应器官，使平滑肌痉挛、微血管扩张、毛细血管通透性增高、腺体分泌增多，从而产生一系列过敏反应的临床表现。

（二）青霉素过敏反应的临床表现

青霉素过敏反应的临床表现多种多样，其中最严重的是过敏性休克。

1．过敏性休克　可发生在青霉素过敏试验过程中，或注射青霉素后，一般在数秒或数分钟内呈闪电式发生，也有的在半小时后出现，极少数患者发生在连续用药的过程中。主要表现以下症状：

（1）呼吸道阻塞症状：胸闷、气促、呼吸困难、发绀、窒息、濒死感等，由于喉头水肿和肺水肿引起。

（2）循环衰竭症状：面色苍白、出冷汗、脉细弱、血压下降等，由于周围血管扩张致循环血量不足引起。

（3）中枢神经系统症状：头晕、眼花、面部及四肢麻木、意识丧失、抽搐、大小便失禁等，由于脑组织供血不足致缺氧引起。

2．血清病型反应　一般于用药后 7 ～ 12 天发生，临床表现和血清病相似，患者有发热、腹痛、皮肤瘙痒、荨麻疹、关节肿痛、全身淋巴结肿大等症状。

3．各器官或组织的过敏反应

（1）呼吸道过敏反应：引起哮喘或促发原有的哮喘发作。

（2）皮肤过敏反应：瘙痒、荨麻疹、血管神经性水肿，严重者可引起剥脱性皮炎。

（3）消化道过敏反应：腹痛、腹泻、便血等，可引起过敏性紫癜。

上述症状可单独出现，也可同时存在，最早出现的是呼吸道症状或皮肤瘙痒，故应注意倾听患者的主诉。

（三）青霉素过敏性休克的急救处理

青霉素过敏性休克的处理原则是立即停药、就地抢救、分秒必争。

1．立即停药，使患者平卧或置于休克体位，保暖，建立静脉通路，报告医生。

2．立即皮下注射 0.1% 盐酸肾上腺素 0.5 ～ 1ml，患儿酌减，如症状不缓解，可每隔 30min 皮下或静脉注射 0.5ml，直至脱离危险期。盐酸肾上腺素具有收缩血管、增加外周阻力、兴奋心肌、增加心排出量的作用，并可松弛支气管平滑肌，迅速解除气管痉挛和水肿，是抢救过敏性休克的首选药物。

3．保持呼吸道通畅，立即吸氧，以纠正缺氧，改善呼吸。①呼吸受抑制者，应立即进行人工呼吸，遵医嘱应用呼吸兴奋剂，可肌内注射尼可刹米或洛贝林等；②如出现喉头水肿呼吸不畅，应立即配合医生进行气管插管或施行气管切开术。

4．遵医嘱给予地塞米松 5 ～ 10mg 静脉注射，或用氢化可的松 200mg 加入 5% 或 10% 葡萄糖 500ml 中静脉滴注。

5．遵医嘱给予升压药物，如多巴胺、间羟胺等。

6．遵医嘱纠正酸中毒，首选碳酸氢钠。

7．遵医嘱应用抗组胺类药物，如盐酸异丙嗪、苯海拉明等。

8．患者出现心跳呼吸骤停，应立即进行心肺脑复苏，抢救过程中应密切观察患者体温、脉搏、呼吸、血压、尿量及其他病情变化，准确及时地做好护理记录。

9．患者未脱离危险期不宜搬动。

（四）青霉素过敏反应的预防

1．护士应加强责任心，严格执行“三查八对”制度。

2．使用青霉素前必须做药物过敏试验，试验前应详细询问患者的用药史、过敏史、家族史；患者如有青霉素过敏史，禁止做过敏试验；患者已进行青霉素治疗，如停药 3 天后再用，或用药过程中更换药物批号，均应重新做药物过敏试验，结果阴性方可使用。

3．进行青霉素过敏试验及每次注射青霉素前均应做好急救准备工作，备好盐酸肾上腺素和一次性注射器等。

4．严密观察患者，首次注射后应观察 30min，以免发生迟缓性过敏反应。注意倾听患者主诉，观察局部和全身反应。

5．青霉素皮试液和注射液应现配现用。因青霉素溶液极不稳定，特别是在常温下易产生降解产物，导致过敏反应的发生。

6．皮试结果阳性者禁止使用青霉素，及时报告医生，在体温单、医嘱单、病历、床头卡、门诊病历上醒目地注明，并告知患者及其家属。

（五）青霉素过敏试验法

1．青霉素皮试液的配制

（1）青霉素皮试液的标准：每毫升含青霉素 200 ～ 500U，注入剂量为 0.1ml（含青霉素 20 ～ 50U）。

（2）青霉素皮试液的配制方法：以 80 万 U/ 瓶青霉素为例，见表 18-18。

表 18-18　青霉素皮试液的配制方法

青霉素	加 0.9% 氯化钠溶液（ml）	每毫升溶液中含青霉素（U/ml）	要点说明
80 万 U	4	20 万	用 5ml 注射器，6 ～ 7 号针头充分溶解
抽取上液 0.1ml	0.9	2 万	用 1ml 注射器，6 ～ 7 号针头剂量准确、溶液混匀
留取上液 0.1ml	0.9	2 000	仍用上面的 1ml 注射器剂量准确、溶液混匀
留取上液 0.1ml	0.9	200	将溶液混匀后换接 $4\frac{1}{2}$ 针头放置无菌盘内备用

2．皮试的方法　备齐用物，询问患者无过敏史后，取配制好的青霉素皮试液，在患者前臂掌侧下段按皮内注射的方法注射 0.1ml（含青霉素 20U），20min 后观察结果。

3．皮试结果的判断　见表 18-19。

表 18-19　青霉素皮试结果的判断

结果	局部情况	全身情况
阴性	皮丘无改变，周围不红肿，无红晕	患者无自觉症状，无不适表现
阳性	皮丘隆起、增大，并出现红晕硬块，直径＞1cm 或周围有伪足、有痒感	可有胸闷、气短、头晕、心慌、恶心等不适，严重者可发生过敏性休克

皮试结果阳性者禁止使用青霉素，及时报告医生，在体温单、医嘱单、病历、床头卡、门诊病历上醒目地注明，并告知患者及其家属。若需做对照试验，则用另一注射器及针头，在另一侧前臂相应部位注入 0.1 ml 0.9% 氯化钠溶液。

二、头孢菌素类药物过敏试验法

头孢菌素类药物是临床上广泛使用的抗生素，具有抗菌作用强、临床疗效高、毒性低、过敏反应较青霉素类少见等优点。但头孢菌素类药物同样可引起皮疹、哮喘、药热和过敏性休克等过敏反应。因此，用药前需做过敏试验。

1．皮试液的标准　每毫升含头孢菌素 500μg，注入剂量为 0.1ml（含 50μg）。

2．皮试液的配制方法　以 0.5g/ 瓶头孢拉定为例，见表 18-20。

表 18-20　头孢菌素皮试液的配制方法

头孢菌素	加 0.9% 氯化钠溶液（ml）	每毫升溶液中含头孢菌素（mg/ml）	要点说明
0.5g	2	250	用 5ml 注射器，6 ～ 7 号针头充分溶解
抽取上液 0.2ml	0.8	50	用 1ml 注射器，6 ～ 7 号针头剂量准确、溶液混匀
留取上液 0.1ml	0.9	5	仍用上面的 1ml 注射器剂量准确、溶液混匀
留取上液 0.1ml	0.9	500μg/ml	将溶液混匀后换接 4 号半针头，放无菌盘内备用

3．皮试的方法　备齐用物，询问患者无过敏史后，取配制好的头孢菌素皮试液，在患者前臂掌侧下段按皮内注射方法注射 0.1ml（含头孢菌素 50μg），20min 后观察结果。

4．皮试结果的判断　同青霉素过敏反应。

5．注意事项

（1）头孢菌素类药物过敏试验前，应详细询问患者的用药史、过敏史和家族过敏史。

（2）皮试阴性者，用药后仍可能发生过敏反应。因此，用药期间需密切观察，发生过敏反应时，应立即停药并通知医生，在体温单、医嘱单、病历、床头卡、门诊病历上醒目地注明，并告知患者及其家属。如发生过敏性休克，按青霉素过敏性休克处理。

（3）头孢菌素类药物间可有交叉过敏现象，故使用某一种头孢菌素类药物有过敏现象者，一般不可使用其他品种。

（4）头孢菌素类药物与青霉素之间可发生交叉过敏反应，如患者对青霉素过敏，因病情需要使用头孢菌素类药物时，一定要在严密观察下做头孢菌素类药物过敏试验，并做好急救准备。

三、破伤风抗毒素过敏试验法

破伤风抗毒素（TAT）用于有感染破伤风危险的外伤伤员的被动免疫或对已发病患者进行特异性治疗。TAT 是一种免疫马血清，对人体是一种异种蛋白，具有抗原性，注射后容易出现过敏反应。因此，在用药前应做过敏试验。已用过破伤风抗毒素但间隔时间超过 1 周者，如再使用，应重新做过敏试验。

1．皮试液的标准　每毫升含破伤风抗毒素 150IU，注入剂量为 0.1ml（含 15 IU）。

2．皮试液的配制方法　以 1 支 1 ml 含 1 500IU 的破伤风抗毒素为例。

用 1 ml 注射器抽取上述药液 0.1ml，加 0.9% 氯化钠溶液至 1ml，则 1ml 溶液中含破伤风抗毒素 150IU，即为破伤风抗毒素的皮试液。

3．皮试的方法　备齐用物，询问患者无过敏史后，取配制好的破伤风抗毒素皮试液，在患者前臂掌侧下段按皮内注射的方法注射 0.1ml（含破伤风抗毒素 15IU），20min 后观察结果。

4．皮试结果的判断　见表 18-21。

表 18-21　破伤风抗毒素皮试结果的判断

结果	局部情况	全身情况
阴性	局部皮丘无变化	全身无异常反应
阳性	局部皮丘红肿、硬结，直径＞1.5cm，红晕直径超过 4cm，有时出现伪足、痒感	与青霉素过敏反应相同，以血清病型反应多见

如皮试结果阳性，必须使用时，则应采用脱敏注射法，并做好抢救准备。

5．脱敏注射法　是将药物分小剂量、短间隔、连续多次注射以达到脱敏的方法。其机制是通过短时间内多次小剂量注射，逐渐消耗体内的抗体，最终将全部药物注射完毕，以避免患者产生过敏反应。具体方法见表 18-22。

表 18-22　破伤风抗毒素脱敏注射法

次数	TAT（ml）	加入 0.9% 氯化钠溶液（ml）	注射途径
1	0.1	0.9	肌内注射
2	0.2	0.8	肌内注射
3	0.3	0.7	肌内注射
4	余量	稀释至 1ml	肌内注射

6．注意事项

（1）脱敏注射法一般分 4 次，以小剂量开始并逐渐增加，每隔 20min 肌内注射一次，每次注射后均应密切观察。

（2）脱敏注射过程中患者出现面色苍白、气促、荨麻疹、血压降低或过敏性休克等症状时应停止注射，立即抢救；如反应较轻，可待症状消失后酌情增加注射次数，减少每次注射剂量，在密切监测的情况下完成注射剂量。

知识拓展

破伤风人免疫球蛋白

主要用于预防和治疗破伤风，尤其适用于对破伤风抗毒素 (TAT) 有过敏反应者。主要成分为人破伤风免疫球蛋白，250 IU / 支（2.5ml），做臀部肌内注射，不需做皮试，不得用作静脉注射。儿童、成人一次用量 250IU，创面严重或创面污染严重者可加倍，对人免疫球蛋白类制品有过敏史者禁用。

四、普鲁卡因过敏试验法

普鲁卡因属于局部麻醉药，少数患者用药后可发生过敏反应，故首次使用普鲁卡因前，应做药物过敏试验。

1．皮试液的标准　每毫升含普鲁卡因 2.5mg，注入剂量为 0.1ml（含 0.25mg）。

2．皮试液的配制方法　以 1% 普鲁卡因 1ml（10mg）1 支为例，用 1 ml 注射器抽取 0.25ml 药液，加 0.9% 氯化钠溶液稀释至 1ml，则每毫升含 2.5mg，即为普鲁卡因皮试液。

3．皮试的方法　备齐用物，询问患者无过敏史后，取配制好的普鲁卡因皮试液，在患者前臂掌侧下段按皮内注射的方法注射 0.1ml（含普鲁卡因 0.25mg），20min 后观察结果。

4．皮试结果的判断及过敏反应的处理　同青霉素过敏反应。

五、链霉素过敏试验法

链霉素也是临床上常用的抗生素之一，可导致过敏反应，其过敏性休克的发生率仅次于青霉素，但死亡率较青霉素高，故应引起重视。

1．皮试液的标准　每毫升含链霉素 2 500U，注入剂量为 0.1ml（含 250U）。

2．皮试液的配制方法　以 100 万 U（1g）/ 瓶链霉素为例，见表 18-23。

表 18-23　链霉素皮试液的配制方法

链霉素	加 0.9% 氯化钠溶液（ml）	每毫升溶液中含链霉素（U/ml）	要点说明
100 万 U	3.5 （溶解后为 4 ml）	25 万	用 5ml 注射器，6 ~ 7 号针头 药物充分溶解
抽取上液 0.1ml	0.9	2.5 万	用 1ml 注射器，6 ~ 7 号针头 剂量准确，溶液混匀
留取上液 0.1ml	0.9	2 500	仍用上面的 1ml 注射器 将溶液混匀后换 4 号半针头 放无菌盘备用

3．皮试的方法　备齐用物，询问患者无过敏史后，取配制好的链霉素皮试液，在患者前臂掌侧下段按皮内注射的方法注射 0.1ml（含链霉素 250 U），20min 后观察结果。其结果判断标准与青霉素相同。

4．过敏反应的临床表现及处理　链霉素过敏反应的临床表现及处理同青霉素过敏反应，但其毒性反应比过敏反应更常见、更严重，可出现全身麻木、抽搐、肌肉无力、眩晕、耳鸣、耳聋等症状。因链霉素可与钙离子络合，而使链霉素的毒性症状减轻或消失，故可同时应用钙剂，常用 10% 葡萄糖酸钙或稀释 1 倍的 5% 氯化钙溶液缓慢静脉注射。

六、细胞色素 C 过敏试验法

细胞色素 C 是一种细胞呼吸激活剂，常作为组织缺氧治疗的辅助用药。偶见过敏反应发生，用药前须做过敏试验，结果为阴性者，方可用药。

1．皮试液的标准　每毫升含细胞色素 C 0.75mg，注入剂量为 0.1ml（含 0.075mg）。

2．皮试液的配制方法　以 15mg (2ml) / 支细胞色素 C 为例，用 1 ml 注射器抽取 0.1ml 药液，加 0.9% 氯化钠溶液稀释至 1m1，则每毫升含细胞色素 C 0.75mg，即为细胞色素 C 皮试液。

3．皮试的方法　常用方法有以下两种：

（1）皮内试验：配制好的细胞色素 C 皮试液，在患者前臂掌侧下段按皮内注射的方法注射 0.1ml (含细胞色素 C 0.075mg)，20min 后观察结果。

（2）划痕试验：取细胞色素 C 原液（每毫升含 7.5mg），在前臂掌侧下段皮肤上滴 1 滴，并用无菌针头透过药液，在表皮划痕两道，长约 0.5cm，深度以微量渗血为宜，20min 后观察结果。

4．皮试结果的判断　局部发红，直径大于 1cm，有丘疹者为阳性。

七、碘过敏试验法

临床上用碘造影剂进行造影时，会发生过敏反应，因此在进行肾、膀胱、胆囊、支气管、心血管、脑血管等造影前 1 ～ 2 天应先做碘过敏试验，结果为阴性者，方可做碘造影检查。

1．试验方法及结果判断　见表 18-24。

表 18-24　碘过敏试验方法及结果判断

试验方法	操作步骤	结果判断
口服法	口服 5% ～ 10% 碘化钾 5ml，每日 3 次，共 3 天	阴性：无任何症状，全身无反应 阳性：出现口麻、眩晕、心慌、流泪、恶心、呕吐、荨麻疹等
皮内注射法	按皮内注射的方法在前臂掌侧下段注射碘造影剂 0.1m1，20min 后观察结果	阴性：局部无反应， 阳性：局部有红肿、硬块，直径超过 1cm
静脉注射法	按静脉注射的方法，在静脉内缓慢推注碘造影剂 1ml（30% 泛影葡胺），5 ～ 10min 后观察结果	阴性：无任何症状 阳性：出现血压、脉搏、呼吸、面色等改变

2．注意事项

（1）在静脉注射造影剂前，应先进行皮内试验，结果阴性，再做静脉注射试验，结果也为阴性，方可进行碘剂造影。

（2）少数患者虽然过敏试验阴性，但注射碘造影剂时仍可发生过敏反应，因此造影时必须备急救药品，过敏反应的处理同青霉素过敏。

本章小结

药物治疗可以达到治疗疾病、减轻症状、预防疾病、协助诊断以及维持正常生理功能的目的。护理人员是给药的直接执行者和患者安全用药的指导者，应掌握各类药物的性质和保管方法，严格执行药疗原则和“三查八对”制度，正确安全地实施各种给药法及常用药物过敏试验。

本章的重点是：给药原则；口服给药的注意事项；超声波雾化、氧气雾化吸入的方法及注意事项；注射的原则；常用注射方法及青霉素、头孢菌素类等药物过敏试验的操作方法和注意事项以及过敏反应的处理。

思考题

1．请复述给药原则和注射原则。

2．实施口服给药法及雾化吸入时应注意那些事项？

3．青霉素钠一瓶，规格为 80 万 U，请配制每毫升含青霉素钠 400U 的皮试液。

4．患者男性，30 岁。左小腿丹毒。拟给予青霉素治疗，进行皮肤试验 1min 后出现胸闷、心慌、气急，皮肤瘙痒，大汗淋漓，P 120 次 / 分，BP 85/55mmHg。请判断发生了什么现象？如何处理？

（赵学荣）

第十九章　静脉输液与输血

学习目标

通过本章内容的学习，学生应能：

识记：

1．陈述静脉输液的原理、目的和静脉输血的目的。

2．说出常用溶液的种类及其作用和血液制品的种类及其用途。

3．简述输液微粒污染及其预防措施和自体输血的方法。

理解：

1．用自己的语言正确解释下列概念：

静脉输液、输液微粒、成分输血、自体输血

2．分析常见输液反应和输血反应的原因，识别常见输液反应和输血反应的症状，并提出预防和处理措施。

应用：

1．进行有效的沟通，按护理程序实施密闭式静脉输液和间接静脉输血的操作。

2．计算静脉输液速度和时间，分析、判断、处理静脉输液过程中常见的故障。

静脉输液与输血是临床抢救和治疗疾病的重要措施之一。通过静脉输液与输血能及时、有效地补充丧失的体液、电解质等，纠正电解质及酸碱平衡失调，增加血容量，改善微循环，维持机体内环境的稳定，还可通过静脉输注药物，治疗疾病。但静脉输液与输血是一项侵入性治疗技术，在治疗过程中有可能出现一些不良反应，给患者的身体造成不同程度的伤害。因此，护理人员在为患者实施治疗时必须熟练地掌握静脉输液和输血的操作技术，密切观察患者的反应，预防和控制不良反应的发生，以确保患者的治疗安全有效。

第一节　静脉输液

案例 19-1

患者，女，50 岁，昨日因受凉后寒战、高热、咳嗽、胸痛来院就诊。诊断为大叶性肺炎。医嘱给予青霉素静脉滴注，青霉素皮试阴性。

问题与思考：

1．给患者用药前需做哪些准备工作？

2．如何为患者进行静脉输液？

3．静脉输液时应注意什么？

静脉输液（intravenous infusion）是利用大气压和液体静压的原理将大量无菌溶液或药物直接输入静脉的治疗方法。

一、静脉输液的目的

1．补充水分和电解质，调节或维持人体内水、电解质及酸碱的平衡。常用于各种原因导致的脱水、酸碱平衡失调等患者。

2．补充营养，供给热能，促进组织修复，获得正氮平衡。常用于慢性消耗性疾病、胃肠道吸收障碍及不能经口进食的患者。

3．输入药物，治疗疾病。如输入抗生素控制感染；输入解毒药物达到解毒作用；输入脱水剂，达到降低颅内压和利尿消肿的目的。

4．增加循环血量，改善微循环，维持血压。用于严重烧伤、大出血和休克患者的抢救。

二、常用溶液和作用

（一）晶体溶液

晶体溶液（crystalloid solution）指溶液中的溶质分子或离子均小于 1nm，或一束光通过时不出现反射现象的溶液。由于分子或离子小，在血管内存留时间短，对维持细胞内、外水分的相对平衡有重要作用，可有效纠正体内的水、电解质平衡失调。临床常用的晶体溶液见表 19-1。

表 19-1　常用的晶体溶液

种类	用途	常用溶液
葡萄糖溶液	补充水分和热量，减少蛋白质消耗，防止酮体产生，促进钠（钾）进入细胞内。常用作静脉给药的载体和稀释液	5% ～ 10% 葡萄糖溶液
等渗电解质溶液	补充水分和电解质，维持体液容量和渗透压平衡	0.9% 氯化钠溶液 5% 葡萄糖氯化钠溶液 复方氯化钠溶液 （林格氏等渗溶液）
碱性溶液	纠正酸中毒，调节酸碱平衡	4% 或 1.4% 碳酸氢钠溶液 11.2% 乳酸钠溶液
高渗溶液	利尿脱水，可迅速提高血浆渗透压，回收组织水分进入血管内，消除水肿。同时可以降低颅内压，改善中枢神经系统的功能	20% 甘露醇 25% 山梨醇 25% ～ 50% 葡萄糖溶液

（二）胶体溶液

胶体溶液（colloidal solution）指溶液中的溶质分子或离子大于 1nm 而小于 100nm，或一束光通过时出现反射现象的溶液。由于分子或离子较大，在血液内存留时间长，能有效维持血浆胶体渗透压，增加血容量，改善微循环，提高血压。临床常用的胶体溶液有：

1．右旋糖酐　为水溶性多糖类高分子聚合物。常用溶液有中分子右旋糖酐和低分子右旋糖酐。中分子右旋糖酐能提高血浆胶体渗透压，扩充血容量；低分子右旋糖酐有降低血液黏稠度，改善微循环和抗血栓形成的作用。

2．代血浆　作用与低分子右旋糖酐相似，扩容效果好，输入后循环血量和心输出量均增加，急性大出血时可与全血共用。多用于失血性休克、严重烧伤等患者。常用的有羟乙基淀粉（706 代血浆）、氧化聚明胶、聚乙烯吡咯酮（聚维酮）等。

3．血液制品　能提高胶体渗透压，增加循环血量，补充蛋白质和抗体，有助于组织修复和增强机体免疫力。常用血液制品有 5% 白蛋白、血浆蛋白等。

（三）静脉高营养液

高营养液能供给患者热能，维持正氮平衡，补充各种维生素和矿物质。其主要成分有氨基酸、脂肪酸、维生素、矿物质、高浓度葡萄糖以及水分。常用溶液有复方氨基酸、脂肪乳剂等。

三、静脉输液原则

一般遵循“先晶后胶、先盐后糖、先快后慢、宁少勿多、宁酸勿碱”的原则，输入溶液的种类及量应根据患者体内水、电解质及酸碱平衡失调的程度来确定。输液后，当尿量增加到30 ～ 40ml/h，需适当补钾。补钾应遵循“四不宜”原则，即：不宜过浓（浓度不超过 0.3% 或 40mmol/L）；不宜过快（成人每分钟 30 ～ 40 滴或不超过 20 ～ 40mmol/h）；不宜过多（成人每日总量不超过 5g，小儿每日不超过 0.1 ～ 0.3g/(kg · d)；不宜过早（见尿后补钾：成人一般尿量超过 40ml/h 或 500ml/d 方向补钾）。输液过程中严格掌握输液速度，随时注意观察患者的反应，根据患者的病情变化及时做出相应的调整。

四、静脉输液部位

静脉输液时，应根据患者的病情缓急、病程长短、身体胖瘦和患者的年龄、性别、神志、体位及即将进行的手术部位等情况选择血管，并根据输入溶液的性质及量，选择合适的输液部位，常用的输液部位有：

（一）周围静脉

1．四肢浅静脉　上肢常用的浅静脉有手背静脉网、贵要静脉、头静脉、肘正中静脉。手背静脉网是 3 岁以上小儿及成人患者输液时的首选部位。下肢常用的浅静脉有足背静脉网、小隐静脉和大隐静脉，因下肢静脉有静脉瓣，容易形成血栓，故下肢浅静脉不作为静脉输液的首选部位。

2．头皮静脉　常用头皮静脉有颞浅静脉、额静脉、枕静脉和耳后静脉，常用于 3 岁以下小儿。

（二）中心静脉

1．经颈外静脉或锁骨下静脉中心静脉置管　将导管从锁骨下静脉或颈外静脉插入，远端留置于右心室上方的上腔静脉内。

2．经外周静脉置入中心静脉导管（peripherally inserted central catheter，PICC ）　将导管经贵要静脉、肘正中静脉、头静脉、腋静脉插入，远端留置于右心室上方的上腔静脉内。

五、静脉输液方法

临床常采用密闭式静脉输液法，它是利用原装密闭瓶（袋）插管输液的方法，其操作简便，污染机会少，故应用广泛。

（一）周围静脉输液法

根据静脉穿刺针头不同分为头皮针静脉输液法和留置针静脉输液法。

【评估】

1．核对医嘱　静脉输液前认真核对医嘱、床号、姓名以及药物，明确输液目的。

2．患者评估

（1）全身情况：患者目前病情、治疗、用药情况、意识状态、生命体征等。

（2）局部情况：注射部位的皮肤有无疤痕、感染等，静脉是否显露、有无炎症及肢体活动受限等情况。

（3）心理状态：有无恐惧、焦虑等，是否配合。

（4）健康知识：对疾病与输液作用的认知程度。

【计划】

1．护士准备　着装整齐，修剪指甲，洗手，戴口罩，熟悉患者病情、所用药物和液体的性

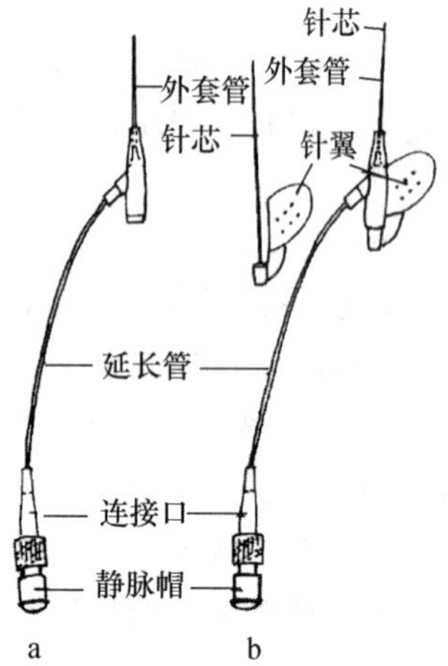

图 19-1 静脉留置针

质及操作流程。

2．用物准备

（1）基础治疗盘用物一套、输液卡、液体和药物（按医嘱准备）、一次性注射器、无菌纱布、止血带、止血钳（视需要而定）、输液贴（胶布）、瓶套、输液器、笔、一次性手套。静脉留置针输液法需另备静脉留置针一套（图 19-1）、封管液（0.9% 氯化钠溶液或稀释肝素溶液）。

（2）输液架、锐器盒、垃圾桶，必要时备夹板、棉垫和绷带。

3．环境准备　环境整洁、安静、安全、宽敞、光线充足，符合静脉输液要求。

4．患者准备　了解输液目的、注意事项及配合方法，排空大小便，取舒适体位。

【实施】

1．头皮针静脉输液法　操作流程和行为要求见表 19-2。

表 19-2 头皮针静脉输液法

操作流程	步骤说明	行为要求
1．核对检查	根据医嘱核对床号、姓名、药名、浓度、剂量和时间，检查输液器及输液瓶	严格查对，一丝不苟
2．填写加药	在瓶签上填写输液内容或将标签倒贴于输液瓶（袋）上，套上瓶套，开启输液瓶铝盖中心部，常规消毒，加药	字迹工整、清晰易辨 严格无菌，注意配伍
3．插输液器	检查输液器的质量，关闭调节器，将带有排气孔的输液管插入瓶塞至针头根部	严格无菌，动作稳准
4．再次核对	请另一护士核对无误并签名。携用物至床旁，再次核对床号、姓名，解释，安置合适体位，将输液瓶挂于输液架上并固定通气管，戴手套	尊重患者，严格查对 耐心解释，取得合作
5．一次排气	取下输液管，手持针柄，倒置茂菲滴管，打开调节器；待滴管内液面达 1/2 ~ 2/3 时，折叠滴管根部，迅速放正滴管，松开折叠部，待液体流至输液管与静脉头皮针相交处，关闭调节器（图 19-2）	动作娴熟，一次成功
6．消毒皮肤	选择合适血管，肢体下垫小枕，用 0.5% 碘伏（或 2% 碘酊）常规消毒穿刺部位皮肤，备输液贴；在穿刺点上方 6cm 处扎止血带，嘱患者握拳，再用 0.5% 碘伏（或 75% 乙醇）常规消毒一遍	关心患者，动作轻稳
7．再次排气	再次核对，取下静脉头皮针针帽，打开调节器，排尽空气，关闭调节器，检查无气泡	认真仔细，空气排尽
8．穿刺固定	针头斜面朝上，行静脉穿刺，见回血，再沿血管走向平行送入少许使针头斜面全部进入血管；"三松"（即松止血带，嘱患者松拳，松调节器），液体滴入通畅，患者无不适，用输液贴固定（图 19-3），必要时夹板固定	安慰患者，沉着冷静 动作轻稳，妥善固定
9．调节记录	根据患者病情、年龄及药液性质调节滴速。取下止血带和垫枕，协助患者取舒适卧位，再次核对无误后，记录输液时间、滴速并签全名，挂输液卡于输液架上	控制速度，防止反应
10．指导患者	脱手套，洗手，摘口罩，置呼叫器于患者易取处，交代注意事项，进行健康教育	感谢合作，健康教育
11．用物处理	垃圾分类处理，整理用物	规范处理
12．观察病情	输液中加强巡视，注意输液反应，观察输液部位状况，保持输液通畅。如发现异常立即处理，必要时终止输液，通知医生	加强巡视，及时处理
13．更换液体	严格核对床号、姓名、药名、浓度、剂量和时间，常规消毒瓶塞后，拔出上一瓶内输液器针头插入下一瓶内，液体输入通畅后记录执行时间、滴速、签名。24h 持续输液者，每日更换输液器	严格查对，及时记录
14．拔针按压	确认输液完毕，轻揭输液贴，用无菌干棉签或无菌纱布轻压穿刺点上方，关闭调节器，快速拔针再按压，协助患者取舒适卧位	动作轻稳，感谢合作
15．整理用物	整理床单位及用物，垃圾分类处理，洗手，记录	规范处理

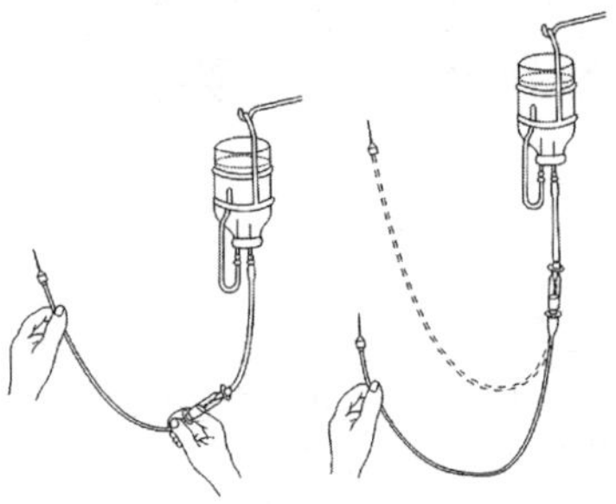

图 19-2　静脉输液排气法

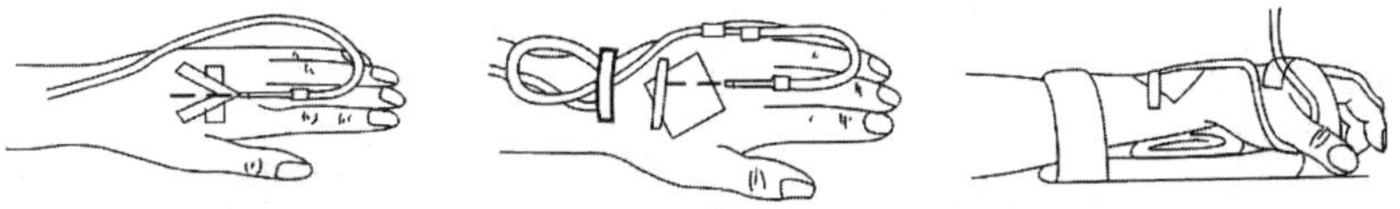

图 19-3　静脉输液针头固定法

2．留置针静脉输液法　是将静脉留置针保留在周围静脉里，减少反复穿刺静脉给患者造成的痛苦和血管损伤，保持静脉通道畅通，便于抢救和治疗，同时减轻护理人员的工作压力，提高工作效率和质量。目前在临床使用越来越广泛。

（1）适用范围：①须按时多次静脉注射药物的患者。②输液疗程在 1 个月内且输入刺激性药物的患者。③危重患者转运途中。④老年及小儿患者。

（2）选用静脉留置针的原则：选择最小型号、最短的静脉留置针。静脉留置型号的临床选择针见表 19-3。

表 19-3　静脉留置针型号的临床选择

国际型号	国内型号	流速（ml/min）	临床用途
18G	12 号	76	快速、大剂量输液，常规手术、输血
20G	9 号	50	常规手术、输血，常规成人输液
22G	7 号	33	常规成人、小儿输液，小而脆的静脉
24G	5 号、2 号	22	小而脆的静脉，常规小儿输液

（3）留置针静脉输液法的操作流程及行为要求见表 19-4。

表 19-4 静脉留置针静脉输液

操作流程	步骤说明	行为要求
1．核对检查	同静脉头皮针静脉输液法	
2．填写加药	同静脉头皮针静脉输液法	
3．插输液器	同静脉头皮针静脉输液法	
4．再次核对	请另一护士核对无误并签名。携用物至床旁，再次核对床号、姓名，解释，安置合适体位，将输液瓶挂于输液架上并固定通气管，打开套管针和敷料贴的外包装，备胶布（在专用敷贴上写好患者姓名、留置日期和时间），戴手套	尊重患者，严格查对
5．一次排气	同头皮针静脉输液法	耐心解释，取得合作
6．消毒皮肤	在穿刺点上方 10cm 处扎止血带，消毒范围直径达 8cm，余同头皮针静脉输液法	关心患者，动作轻稳
7．再次排气	取出导管针，将备好的输液器的静脉头皮针全部刺入肝素帽内，排尽空气，关闭调节器	动作娴熟，一次成功
8．穿刺静脉	再次核对。①取下护针帽，转动针芯使针头斜面向上。②进针：嘱患者握拳，左手绷紧静脉下端皮肤，固定静脉，右手拇指与示指夹紧套管针的两翼，针头斜面向上，与皮肤呈 15° ～ 30° 角由静脉上方穿刺，见回血，降低角度再将穿刺针推进 0.2 ～ 0.5cm。③送外套管：左手固定导管针，右手拔出针芯 0.5 ～ 1cm；左手绷紧皮肤，右手持针座将针芯与外套管一起送入静脉内。④撤针芯：左手固定套管针，右手迅速抽出针芯放入锐器回收器中	安慰患者，沉着冷静
9．妥当固定	左手继续固定，右手松开止血带，嘱患者松拳，打开调节器，见液体滴入通畅，用专用敷贴固定留置针，用胶布固定好肝素帽（图 19-4）	动作轻稳，妥当固定
10．调节记录	根据患者病情、年龄及药液性质调节滴速。取出止血带和小枕，协助患者取舒适卧位，再次查对无误，记录执行时间、滴速、签名	控制速度，防止反应
11．指导患者	同头皮针静脉输液法	
12．用物处理	同头皮针静脉输液法	
13．观察病情	输液中加强巡视，观察输液反应及穿刺部位皮肤及留置针的状况。如发现异常立即处理，必要时终止输液，通知医生	加强巡视，及时处理
14．正压封管	输液完毕，拔出肝素帽上的静脉头皮针头，消毒肝素帽，将抽有封管液的注射器刺入肝素帽内，边推注边退出针头，夹闭留置针硅胶管	严格无菌，正压封管
15．再次输液	①松开留置针硅胶管，常规消毒肝素帽，将抽有 0.9% 氯化钠溶液的注射器刺入肝素帽内，抽到回血，再推注 5 ～ 10ml 0.9% 氯化钠溶液。②将输液器针头刺入肝素帽内，点滴通畅，调节滴速，再次查对无误，记录执行时间、滴速、签名	严格查对，及时记录
16．拔针按压	无须留置时：确认输液完毕，轻揭胶布及敷贴，用无菌干棉签或无菌纱布轻压穿刺点上方，关闭调节器，快速拔出套管针并按压 3 ～ 5min，协助患者取舒适卧位	动作轻稳，感谢合作
17．整理用物	整理床单位及用物，垃圾分类处理，洗手，记录	规范处理

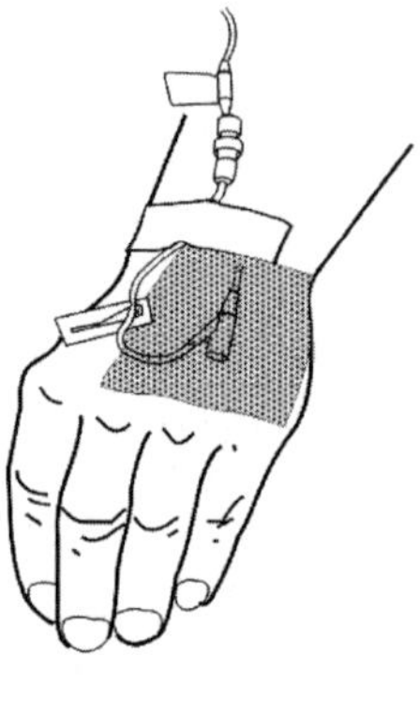

图 19-4 静脉留置针固定法

3．注意事项

（1）严格执行无菌操作及查对制度，预防并发症和差错事故的发生；做到“一人一巾一带”，即每人一块治疗巾（或小枕）和一条止血带，防止交叉感染。

（2）合理安排输液，注意药物配伍禁忌。输液瓶内加入药物时，应根据治疗原则，按急、缓和药物在血液中维持的有效浓度、时间等情况进行合理安排。

（3）根据患者病情、年龄及药液性质调节滴速。一般成人 40 ～ 60 滴 / 分，儿童 20 ～ 40 滴 / 分。对年老体弱，心、肺、肾功能不良者和婴幼儿或输入刺激性较强的药物时速度宜慢；

对严重脱水、血容量不足、心肺功能良好者输液速度适当加快。

（4）保护和合理使用静脉。长期输液者，一般从远端小静脉开始。输入刺激性强及特殊药物，应确保针头在血管内后再输入药物。

（5）昏迷、不合作的患者输液时可选择静脉留置针输液，如选择四肢静脉输液时，需用夹板固定。

（6）防止空气栓塞。输液前，排尽管内空气；输液过程中及时更换输液瓶；输液完毕及时拔针，严防造成空气栓塞。

（7）加强巡视观察，并做好记录（记录于输液巡视卡或护理记录单上）。观察滴入是否通畅，针头及输液管有无漏水，针头有无脱出、阻塞或移位，输液管有无扭曲受压；有无溶液外溢，注射局部有无肿胀、疼痛等；有无输液反应发生。发现异常及时处理与报告，并做好记录。

（8）持续输液 24h 以上者，需每天更换输液器和输液瓶。

（9）静脉留置针输液在做好以上注意事项的基础上，还应做到：

1）严格掌握留置时间。一般可保留 3 ～ 5 天，最长不超过 7 天，具体参照使用说明书。

2）每次输液前后检查穿刺部位及局部静脉情况，询问患者有无疼痛与不适。如有异常，立即拔管并处理。

3）注意保护置有留置针的肢体，尽量减少肢体的活动，避免肢体呈下垂姿势和被水沾湿。

4）输液完毕进行正压封管，常用封管液有：① 0.9% 氯化钠溶液，每次 5 ～ 10ml，每隔 6 ～ 8h 重复一次。②稀释肝素溶液，1 支肝素 1.25 万 U 稀释于 125 ～ 1 250ml 0.9% 氯化钠溶液中，即每毫升含 10 ～ 100U 肝素，每次用量 2 ～ 5ml，可维持 12h。

5）每次输液前先用吸有 0.9% 氯化钠溶液的注射器抽回血，再用 0.9% 氯化钠溶液冲洗导管。如无回血，冲洗有阻力时，考虑导管堵塞，应立即拔管，不可用力推注，以免将凝固血栓推进血管，造成栓塞。

4．健康教育

（1）向患者解释年龄、病情及药物性质是调控输液速度的主要因素，嘱患者不可自行调节输液滴速以免发生意外。

（2）向患者介绍常见输液反应的症状及防治方法，告知患者一旦出现输液反应的表现，应及时使用床旁呼叫器，通知医护人员。

（3）对于需要长期输液的患者，应做好患者的心理护理，消除患者的焦虑和烦躁情绪。

【评价】

1．护士正确执行无菌操作和查对制度，操作规范、熟练、轻稳。

2．患者理解输液的目的，知晓药物的有关知识，主动配合，无不良反应发生。

（二）中心静脉置管输液法

对于长期持续输液、输入高浓度或有刺激性的药物、静脉高营养、抢救危重患者以及周围静脉穿刺困难的患者，可采用中心静脉置管输液，以使患者能得到及时的治疗，挽救患者的生命。临床上常采用经颈外静脉、锁骨下静脉穿刺置管输液及经外周静脉置入中心静脉导管（PICC）输液法。前两种的穿刺置管操作多由麻醉师或有经验的医生完成，护士的主要职责是术中配合以及置管后的输液及护理，而 PICC 的操作多由临床专科护士完成。

1．颈外静脉穿刺置管

（1）优点：颈外静脉为颈部最大浅静脉，其位置表浅且较固定，易于穿刺。

（2）适用范围：①长期输液，周围静脉不宜穿刺者。②周围循环衰竭需测量中心静脉压者。③长期静脉输注高浓度、刺激性强的药物。④静脉高营养治疗的患者。

（3）穿刺部位：协助患者取去枕平卧位，头偏向一侧，肩下垫一薄枕。取下颌角与锁骨上缘中点连线的上 1/3 处，颈外静脉外缘为穿刺点（图 19-5）。

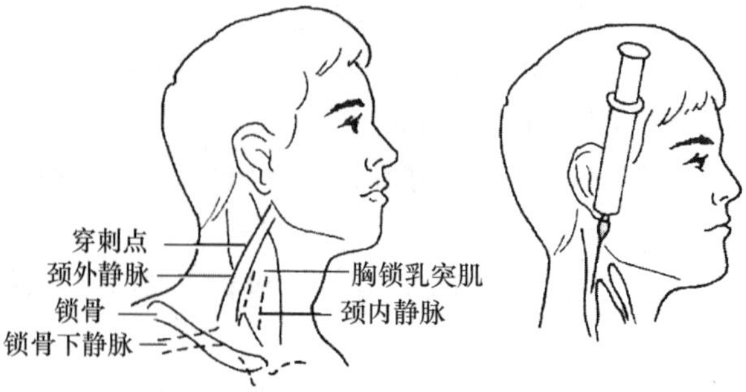

图 19-5 颈外静脉穿刺点示意图

2．锁骨下静脉穿刺置管

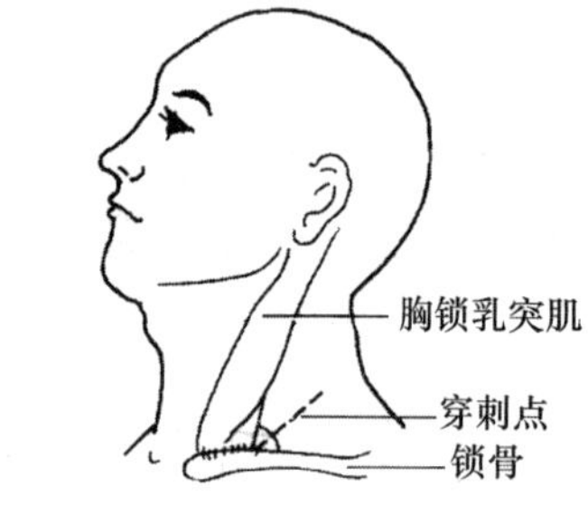

图 19-6 锁骨下静脉穿刺点示意图

（1）优点：①管径粗大，常处于充盈状态，周围有结缔组织固定，较易穿刺，硅胶管插入后可保留较长时间。②离右心房较近，血量多，输入高浓度或刺激性较强的药液时能被迅速稀释，对血管壁的刺激性较小。

（2）适用范围：①长期不能进食或需迅速补充大量液体者。②较长时间接受化疗者。③测定中心静脉压。④需紧急放置心内起搏导管者。⑤需长期输液而周围静脉穿刺困难者。

（3）穿刺部位：取胸锁乳突肌外侧缘与锁骨上缘所形成的夹角平分线上，距顶点 0.5 ～ 1cm 处（图 19-6）。

3．经外周中心静脉置管（PICC）

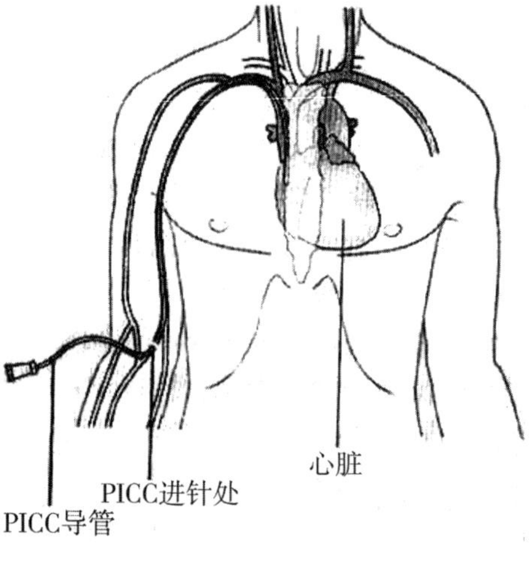

图 19-7 经外周中心静脉置管术

PICC 其导管尖端位于上腔静脉中下 1/3 处或上腔静脉与右心房连接处，用于为患者提供中长期的静脉治疗（图 19-7）。

（1）PICC 的优点：①减少频繁穿刺的痛苦，保护外周静脉。②避免颈部、胸部穿刺引起的严重并发症，如气胸等。③保留时间长，导管最长可留置 1 年，适合中、长期输液患者。④避免了药物外渗，液体流速不受患者体位影响。⑤感染发生率低。⑥可由护士在患者床旁插管，无须局麻及缝针固定。

（2）PICC 的适应证：①缺乏外周静脉通道或条件不好。②需输注刺激性药物、高渗性或黏稠性液体，如化疗药、胃肠道外全面营养等。③颈、胸部手术患者。④需要中、长期保持静脉通道者。⑤需要经常测量中心静脉压力。⑥其他，如家庭病床患者等。

（3）PICC 的禁忌证：①穿刺部位有感染或损伤。②插管途径有静脉血栓形成史、外伤史、血管外科手术史、感染源、放疗史等。③乳腺癌根治术和腋下淋巴结清扫术后患侧。④上腔静脉压迫综合征和严重出血性疾病。⑤已知或怀疑患者对导管所含成分过敏者。⑥外周静脉无合适穿刺血管。

（4）PICC 的并发症：①穿刺时并发症：送管不到位、送管易位、心律失常、局部出血或血肿、误穿动脉或神经损伤。②留置期间并发症：机械性静脉炎（最常见）、血栓形成（危害大）、导管堵塞、细菌性静脉炎及导管相关性感染、化学性静脉炎、穿刺点感染、穿刺处渗血、穿刺处渗液。

六、输液速度的计算、调节和输液泵

（一）输液速度的计算、调节

在输液过程中，溶液每毫升的滴数（滴数 / 毫升）为该输液器的滴系数。滴系数一般记录在输液器外包装上。目前常用的输液器滴系数有 10、15、20、50 等几种型号。静脉输液的速度和时间可按下列公式计算：

1．已知每分钟滴数与输液总量，计算输液所需的时间。

$$输液时间（h）=\frac{液体总量(ml)\times 点滴系数}{每分钟滴数\ \times 60（分钟）}$$

例：某患者需要输 1000ml 液体，每分钟滴数为 50 滴，所用输液器的滴系数为 15，请问需用多长时间输完？

$$输液时间（h）=\frac{1000\times 15}{50\times 60}=5h$$

2．已知输液总量与计划所用输液时间，计算每分钟滴数。

$$每分钟滴数=\frac{液体总量(ml)\times 点滴系数}{输液时间（分钟）}$$

例：一脑水肿的患者静脉滴注 20% 甘露醇 50ml，要求在 5min 滴完，所用输液器的滴系数为 15，问输液速度为多少？

$$每分钟滴数=\frac{50\times 15}{5}=150 滴$$

（二）输液泵的使用

电脑微量输液泵（infusion pump）是电子输液控制装置，它通过作用于输液导管达到控制输液速度的目的，能将药液均匀、精确、微量、持续地输入体内。常在需严格控制输液速度和药量的情况下使用，如危重患者、心血管疾病患者的治疗与抢救、应用升压药、抗心律失常药、婴幼儿静脉输液和静脉麻醉。输液泵的种类很多，但其主要组成与功能大体相同。

1．输液泵的构成　见图 19-8。

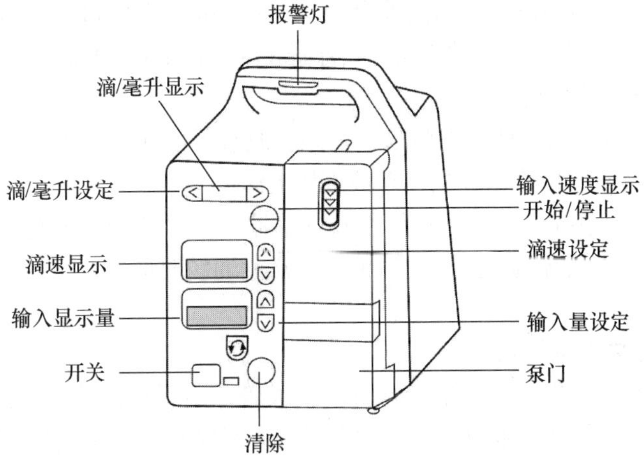

图 19-8　输液泵

2．输液泵的使用方法

（1）将输液泵固定在输液架上或放置在床旁桌上。

（2）接通电源，打开电源开关。

（3）按常规排尽输液管内的空气。

（4）打开“泵门”，将输液管放置在输液泵的管道槽中，关闭“泵门”。

（5）设定速率及输液量。

（6）按常规穿刺固定静脉后，将穿刺针与输液泵内的输液管连接。

（7）确认输液泵设置无误后，按“开始 / 停止”键，启动输液。

（8）当输液量接近预先设定的“输液量限制”时，“输液量显示”键闪烁，提示输液结束。

（9）输液结束时，再次按“开始 / 停止”键，停止输液。

（10）按“开关”键，关闭输液泵，打开“泵门”，取出输液管。

（11）输液泵消毒处理。

3．使用输液泵的注意事项

（1）了解输液泵的工作原理，熟练掌握其使用方法。

（2）使用输液泵控制输液过程中，护士应加强巡视。

（3）对患者进行正确的指导：①告知患者，一旦输液泵出现报警，应及时拉呼叫器求助护士，以便及时处理。②不要随意搬动输液泵，防止输液泵电源线因牵拉而脱落。③输液肢体不要剧烈运动，防止输液管道被牵拉脱出。④输液泵内有蓄电池，如需如厕，可以请护士帮忙暂时拔掉电源线，返回后重新插好。

七、常见输液故障及其处理

（一）溶液不滴

1．针头滑出血管外　液体注入皮下组织，可见注射局部肿胀有疼痛，检查无回血。应将针头拔出另选血管重新穿刺。

2．针头斜面紧贴血管壁　液体滴入不畅或不滴。应调整针头位置或适当变换肢体位置，直至点滴通畅。

3．针头阻塞　液体不滴，轻轻挤压近针头端输液管，感觉有阻力，松手后又无回血，则表明针头阻塞。应拔出更换针头后重新穿刺。

4．压力过低　液体滴入不畅。由于输液瓶位置过低、患者肢体抬举过高或患者周围循环不良所致，适当抬高输液瓶或放低肢体位置即可点滴通畅。

5．静脉痉挛　液体滴入不畅。由于肢体暴露在冷环境中时间过长或输入的液体温度过低所致。用热水袋或热毛巾热敷注射部位上端皮肤，或将输液器下端置于恒温器上，即可解除静脉痉挛。

（二）茂菲滴管内液面过高

1．滴管侧壁无调节孔　将输液瓶取下，倾斜瓶身，使插入瓶内的针头露出液面，待溶液缓缓流下至滴管露出液面，再将输液瓶挂于输液架上即可。

2．滴管侧壁有调节孔　先夹紧滴管上端的输液管，再打开调节孔，待滴管内液体降至所需高度时，关闭调节孔，松开滴管上端的输液管，点滴通畅时即可。也可采用与滴管侧壁无调节孔相同的方法调节。

（三）茂菲滴管内液面过低

1．滴管侧壁无调节孔　先夹紧滴管下端输液管，用手挤压滴管，迫使液体下流至滴管内，当液面升至所需高度时，停止挤压，松开滴管下端的输液管，点滴通畅时即可。

2．滴管侧壁有调节孔　先夹紧滴管下端的输液管，再打开调节孔，当滴管内液面升至所需高度时关闭调节孔，松开下端输液管即可。

（四）茂菲滴管内液面自行下降

输液过程中，如茂菲滴管内液面自行下降，应检查滴管上端输液管与滴管的衔接是否松动，滴管有无漏气或裂隙，必要时更换输液器。

八、常见输液反应及其护理

输液反应是指输液过程中，因某种原因发生一系列原发疾病所没有的症状和体征。

（一）发热反应

发热反应是输液反应中最常见的反应。

1．原因

（1）药物方面：输入的溶液或药物制剂不纯、消毒灭菌不彻底或已过期、变质；药物在运输、贮存、使用中导致瓶口松动而使药物漏气、产生玻璃碎屑等污染药液；临床上合并用药产生热原叠加；联合用药出现不良的药物配伍及不溶性药物微粒的增加。

（2）输液器具方面：一次性输液器和注射器的质量不合格或已过有效期。

（3）输液环境及操作方面：输液环境及配药室空气洁净度不符合要求；护士操作未严格执行无菌原则；不溶性微粒进入药液，如配药时反复多次针刺橡胶塞及涤纶薄膜，安瓿折断时产生的玻璃碎屑等被吸入药液；输液速度不当，致单位时间内进入机体致热原超标等可增加发热反应发生的概率。

（4）患者方面：如体质过弱或患有血栓性疾病血液处于高凝状态、高龄、儿童、危重、特殊体质患者对致热源的耐受程度明显降低。

2．临床表现　多发生于输液后数分钟至1h，患者出现与原发病无关的发冷、寒战、发热。轻者发热常在38℃左右，严重者初起寒战，继之体温可高达41℃，并有恶心、呕吐、头痛、脉速等症状，如处理不及时可导致多器官功能衰竭甚至死亡。

3．护理

（1）预防：输液前严格检查药液质量、输液用具的包装是否完好及灭菌有效期；严格执行无菌操作；避免多种药物联用；加药后认真检查药液的澄明度，发现异常现象，立即弃去。

（2）处理：①发热反应轻者可减慢滴速或停止输液，立即报告当班医生、护士长、科主任。②对高热患者应给予物理降温，必要时按医嘱给予抗过敏药物或激素治疗。③及时记录发热反应发生的时间、输入液体（名称、容量、批号）、药物（名称、剂量、批号、产地）、剩余液体量、患者主要症状、生命体征及意识状态等，密切观察病情变化和治疗效果。④及时与患者和家属沟通，稳定患者情绪，做好心理护理，取得患者的信任和理解，避免发生医疗纠纷。⑤反应严重者，立即停止输液，由医、护、患三方当场对剩余溶液和输液器采用无菌技术封存，三方签字，立即送制剂室和检验科进行细菌培养。如不能立即送检，置于4℃冰箱内保存，并尽快联系送检。⑥由护士长上报护理部、质量控制办公室，填报输液反应报告单。如疑似药物不良反应，填报相应报告单送药剂科。⑦协助相关科室采集标本。对静脉输液发热反应的原因进行调查和客观分析，制定相应的措施以改进工作。

（二）循环负荷过重

循环负荷过重也称急性肺水肿。

1．原因　短时间内输入过多液体，使循环血容量急剧增加，心脏负担过重。多见于患者原有心肺功能不良和急性心功能不全者。

2．临床表现　输液过程中，患者突然出现呼吸困难、胸闷、咳嗽、呼吸急促、出冷汗、面色苍白，咯白色或粉红色泡沫样痰，严重时可由口鼻涌出，患者心前区有压迫感或疼痛，听诊肺部有广泛湿啰音，心率快，心律不齐。

3．护理

（1）预防：输液前了解患者病情，正确评估患者心肺功能，了解所输液体总量及药物的性质；输液过程中，密切观察患者情况，控制输液速度和量，尤其对年老体弱、婴幼儿及心肺功能不全的患者更需慎重。

（2）处理：发现肺水肿症状①立即停止输液，通知医生，如病情允许，协助患者取端坐位，两腿下垂，以减少下肢静脉回流，减轻心脏负担。安慰患者，缓解其紧张情绪。②给予高流量氧气吸入，一般氧流量为 6 ～ 8L /min，以提高肺泡内氧分压，使肺泡内毛细血管渗出液的产生减少，增加氧的弥散，改善低氧血症；同时，可用 20% ～ 30% 乙醇湿化氧气，因乙醇可以降低肺泡内泡沫的表面张力，使泡沫破裂消散，改善肺部的气体交换，减轻缺氧症状。③遵医嘱给予强心、利尿、平喘、扩血管等药物，以舒张周围血管，加速液体排出，减少回心血量，减轻心脏负荷。④必要时进行四肢轮扎，用橡胶止血带或血压计袖带在四肢适当部位适当加压，以阻断静脉回流，但动脉血流仍保持通畅。每隔 5 ～ 10min 轮流放松一肢体上的止血带，可有效减少静脉回心血量。待症状缓解后逐渐解除止血带。

（三）静脉炎

1．原因

（1）化学因素：主要与输入药物的性质有关，如药物的酸碱度、渗透压、药物浓度、药物的刺激性、药物本身的毒性及Ⅰ型变态反应以及药物对细胞代谢功能的影响。

（2）物理因素：①针头对血管的刺激，如多次静脉穿刺、固定针头不当，尤其是拔针时按压过重对血管的损害较大。②静脉留置针留置时间过长，套管针在血管内来回移动可损伤血管内皮等均可引起静脉炎。③环境温度过低，溶液中不溶性微粒的作用。④液体输入量、速度、时间、温度、压力与静脉管径舒缩状态不相符。

（3）解剖因素：下肢静脉回流较上肢静脉回流不易，其发生静脉炎的程度及概率均较上肢高。指间等处细小血管壁薄，耐受性差，体液易渗出，肘窝、手腕等关节处感觉迟钝，早期渗漏不易及时发现等，均易导致静脉炎的发生。

（4）操作因素：也可因输液过程中无菌操作不严，引起局部静脉感染。

（5）其他因素：如个体因素、微生物感染及神经传导因素等。

2．临床表现　沿静脉走向出现条索状红线，局部组织出现发红、肿胀、灼热、疼痛，有的患者同时伴有畏寒、发热等全身症状。

知识拓展

美国静脉输液协会（INC）对静脉炎的分级

0 级：无临床症状。

1 级：输液部位发红，伴有或无疼痛。

2 级：输液部位疼痛，伴有发红和（或）肿胀。

3 级：输液部位疼痛，伴有发红和（或）肿胀；条索样物形成；可触摸到条索状的静脉。

4 级：输液部位疼痛，伴有发红和（或）肿胀；条索样物形成；可触及的静脉条索状物长度＞ 2.54cm；有脓液流出。

3．护理

（1）预防：以避免感染，减少对血管壁刺激为原则。①输液前认真评估患者全身及穿刺部位血管状况，避免在感染、瘢痕、皮肤色素沉着部位选择血管。②建立患者静脉使用档案，有计划地合理使用血管。③合理选择输液工具，根据患者疗程、病情和液体性质，在不影响治疗的情况下，尽量选用最短、最细的穿刺针，减少穿刺时造成的血管创伤。拔针时可先拔出针头，再立即用棉球按压穿刺点，同时以中指和示指按血管走向按压穿刺点上 3 ～ 4cm 的距离，一般按压 2 ～ 3min，输注抗肿瘤药、凝血机制障碍患者或静脉留置针，按压时间适当延长。④输注高酸碱度、高渗透压的液体时，应减慢输液滴速，并给予足够的稀释。同时输注几种刺激性强的药物时，可根据其理化性质在中间输入少量 0.9% 氯化钠溶液，防止药物相互作用而引起静脉炎。⑤严格无菌技术操作，避免同一部位多次、长时间输液。⑥加强巡视，避免药物漏至血管外，及时发现静脉炎的先兆表现，尽早处理。⑦在治疗室、配药间、病室等输液环境中增加有效的空气进气过滤装置，减低微粒对血管的损伤。

（2）处理：发生急性静脉炎时①立即停止在该处输液。②及时报告给医生和护士长，并进行重点交班。③患肢抬高并制动，查找静脉炎发生的原因，判断严重程度并制定相应的治疗措施。可使用 95% 乙醇或 50% 硫酸镁局部湿热敷或活血化瘀中药（如意金黄散）外敷，紫外线照射及理疗；抗肿瘤药物、血管活性药引起的静脉炎，可局部使用特异性解毒剂、拮抗剂局部封闭治疗。④局部组织坏死时，应及时清除坏死组织、遵医嘱给予抗生素治疗等，促进创面愈合。⑤与患者及家属多沟通，取得他们的信任和理解，避免纠纷发生。

（四）空气栓塞

1．原因

（1）输液导管内空气未排尽，导管连接不紧，有漏气。

（2）加压输液、输血时无人守护，液体输完未及时更换药液或拔针。

（3）拔出较粗、近胸腔的深静脉导管后，穿刺点封闭不严密。

发生空气栓塞是由于进入静脉的空气形成气栓，随血流（经上腔静脉或下腔静脉）到右心房，再进入右心室。如空气量少，则随血液压入肺动脉并分散到肺小动脉内，最后经毛细血管吸收，损害较小；如空气量大，空气在右心室内阻塞肺动脉入口，使血液不能进入肺内（图 19-9），气体交换发生障碍，引起机体严重缺氧而立即死亡。

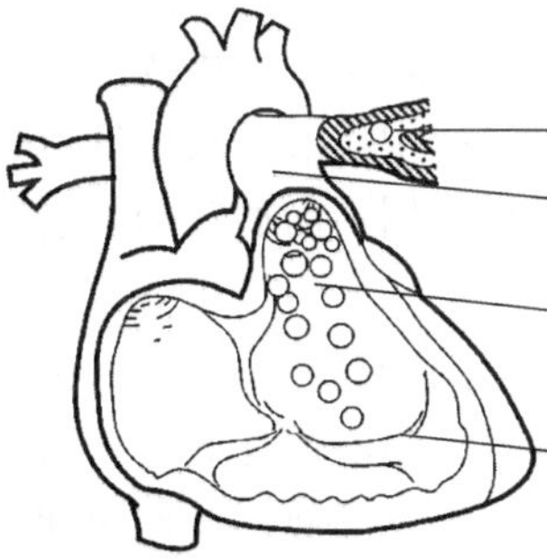

图 19-9 空气在右心室内阻塞肺动脉入口

2．临床表现 输液过程中，患者感到异常不适或有胸骨后疼痛，随之出现呼吸困难和严重发绀，伴濒死感。听诊心前区可闻及响亮的、持续的“水泡声”，心电图呈现心肌缺血和急性肺心病的改变。

3．护理

（1）预防：输液前认真检查输液器的质量，排尽输液导管内空气；输液过程中加强巡视，及时处理输液故障，及时更换输液瓶，输液完毕及时拔针；加压输液时应有专人守护，并严密观察，不得擅自离开患者；深静脉插管输液结束拔除导管时，必须严密封闭穿刺点。

（2）处理：①发生空气栓塞应立即停止输液，保留输液通道，立即置患者于左侧卧位与头低脚高卧位。此体位在吸气时可增加胸内压力，减少空气进入静脉，同时使肺动脉的位置处于右心室的下部，气泡则向上漂移到右心室，避开了肺动脉入口（图 19-10），随着心脏的舒缩，空气

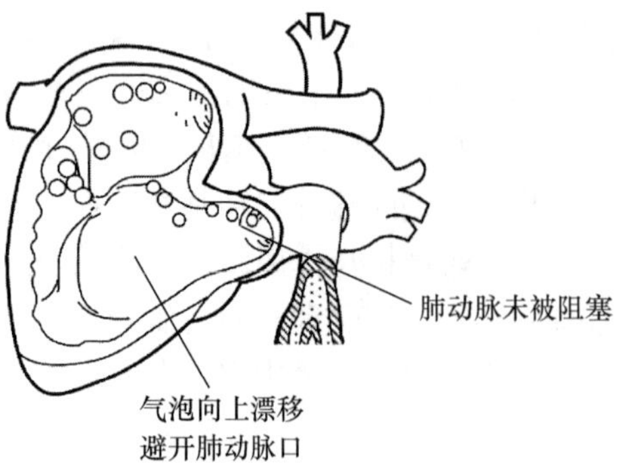

图 19-10 患者置于左侧头低足高卧位，使气泡避开肺动脉入口

被振荡成泡沫，可分次小量进入肺动脉内，以逐渐被吸收。②立即通知医生，进行紧急救护处理。③立即给予高流量氧气吸入，流量可达到10L/min，以提高患者的血氧浓度，纠正严重缺氧状态。④有条件者可通过中心静脉导管抽出空气。⑤严密观察病情变化，如有异常及时对症处理，做好记录。⑥做好心理护理，减轻患者恐惧感。

九、安全静脉输液与质量控制

（一）安全静脉输液的概念

安全静脉输液是指通过静脉将药液安全地输入患者体内，在输液的整个过程中无人为的意外情况发生，患者无不良反应。其包含了三层含义：

1．患者　对接受治疗者无害，不发生输液反应，减少静脉炎等并发症，有效留置，减少医院内交叉感染的发生。

2．医务人员　减少医务人员被针刺伤或血液污染等意外事故的发生。

3．其他人或环境　不使静脉输液废弃物对他人或环境造成有害，规范善后处理的程序，使用合理的收集工具。

（二）静脉输液质量控制

1．建立静脉输液质量控制体系　安全静脉输液质量控制体系主要涉及三个方面：优质的输液制剂及管道系统，密闭的输液方式，输液全过程的监护。具体措施如下：

（1）了解患者用药史与过敏史：应用抗生素或易致过敏的药物前，详细询问过敏史、家族史、用药史，用药前做皮试，用药过程中严密观察药物过敏反应，一旦发生过敏反应，应积极给予处理和抢救。

（2）选用优质输液制剂和一次性输液用具：优质的输液制剂是安全输液的根本保证，一次性输液用具可避免交叉感染和因清洗消毒不彻底造成的致热原反应和微粒污染。

（3）实行密闭式输液：密闭式输液是指在输液过程中溶液不与空气接触的安全输液方式，可以防止周围环境和空气对输液制剂的污染。目前只有使用不需通气的软包装输液制剂，才能真正达到密闭式输液。

（4）加强输液监护：输液治疗本身是一种有创伤的治疗方法，输入不同种类的液体对机体的病理生理状态会产生多种复杂影响。如大量液体输入可影响循环血量，对心脏前后负荷、动静脉压力产生明显影响，甚至引起肺水肿、心衰等严重后果。因此，在输液期间加强对患者血流动力学、电解质、渗透压、酸碱平衡和心电图的监护，确保输液安全。

（5）掌握输液制剂应用指征：医护人员要严格掌握每种输液制剂的适应证和禁忌证，避免滥用输液溶液，以免加重患者病情，引起严重后果。

2．加强专业静脉治疗护士队伍建设　引入国际输液标准，从专业角度研究制定完善的输液管理制度和操作流程，构建输液安全执行模式，建设专业静脉治疗护士队伍，实施有效的风险管理。专业静脉治疗护士不仅要全面掌握专业知识技能与输液标准，与患者进行有效沟通，而且还需根据患者病情、家庭社会支持、治疗方案、药物性质、患者静脉状况等因素进行综合评估计划，选择正确的输液通路与穿刺工具，进行规范的操作和维护。

3．建立静脉药物配制中心　静脉药物配制中心（PIVAS）是在符合国际标准、依据药物特性设计的洁净操作环境下，由受过专门培训的药学技术人员（包括护理人员）严格按照操作程序进行静脉注射药物集中配制的工作机构。

4．预防输液微粒污染　输液微粒（infusion particle）是指输入液体中的非代谢性颗粒杂质，其直径一般为 10 ～ 15μm，少数较大的输液微粒直径可达到 50 ～ 300μm。输液微粒污染是指在输液过程中，将输液微粒带入人体，对人体造成危害的过程。微粒进入人体后可造成血管栓塞、肉芽肿、过敏反应、癌反应、热原反应、静脉炎、血小板减少等危害。预防输液微粒污染的具体措施如下：

（1）制剂生产方面：严格控制制剂生产过程中各个环节，选用优质材料，采用先进工艺，提高检验技术，确保药液质量。

（2）输液环境及操作方面：①净化环境：配液室或静脉输液药物配制中心采用 100 级净化工作台，室内安装空气净化装置。②采用密闭式一次性输液器，合理选择配制针头，因针头越大，液体中的胶屑越大。安装输液终端滤器，截留输液微粒。③严格执行无菌技术，遵守操作规程，药液现配现用，避免污染。④正确切割玻璃安瓿，忌用镊子等物品敲开，对“非易折”型安瓿锯痕应小于颈段的 1/4 周，开启前用 75% 乙醇擦拭颈段以减少微粒污染。⑤抽吸药物时不倒置安瓿，将针头置于安瓿中部，不反复使用注射器。

第二节　静脉输血

案例 19-2

患者，女，30 岁，因交通事故导致大腿开放性骨折，失血过多，呈昏迷状，急诊入院。医嘱：紧急输血 800ml。

问题与思考：

1. 输血前护士需做那些准备工作？
2. 如何为患者输血？应注意些什么？

静脉输血（blood transfusion）是利用大气压和液体静压的原理将血液通过静脉输入体内的方法。静脉输血是急救和疾病治疗的重要措施之一。

一、静脉输血的目的与适应证

（一）目的

1. 补充血容量　增加有效循环血量，改善心肌功能和全身血液灌流，提高血压，促进循环。用于失血、失液引起的血容量减少或休克患者。

2. 补充血红蛋白　促进携氧功能。用于纠正贫血。

3. 补充血小板和各种凝血因子　有助于止血。用于凝血功能障碍的患者。

4. 补充抗体、补体　增强机体免疫能力。用于严重感染患者。

5. 补充白蛋白　维持胶体渗透压，减轻组织渗出和水肿。用于低蛋白血症患者。

（二）适应证

1. 各种原因引起的大出血　为静脉输血的主要适应证。一次性出血量＜ 500ml 时，机体可自我代偿，不必输血。失血量在 500 ～ 800ml 时，一般首选晶体溶液、胶体溶液或少量血浆增量剂输注。失血量＞ 1 000ml 时，应及时补充全血或血液成分。

2．贫血或低蛋白血症　输注浓缩红细胞、血浆、清蛋白。

3．严重感染　输入新鲜血以补充抗体和补体，切忌使用库存血。

4．凝血功能障碍　根据凝血异常的原因补充相关的血液成分。

二、血液制品的种类

（一）全血

全血指采集的血液未经任何加工而保存于保存液中的血液。全血可分为新鲜血和库存血两类。

1．新鲜血　指在4℃环境下用抗凝保养液保存一周内的血液。它基本保留了血液的所有成分，可以补充各种血细胞、凝血因子和血小板。主要适用于血液病患者。

2．库存血　指在4℃ 环境下保存2～3周的血液。库存血虽含有血液的所有成分，但其有效成分随保存时间的延长而发生变化。其中，白细胞、血小板、凝血酶原等成分破坏较多，钾离子含量增多，酸性增高。大量输注时，可引起高血钾和酸中毒。库存血主要适用于各种原因引起的大出血。

（二）成分血

成分血是用物理方法将血液中的主要成分提取出来，制成较浓缩和较纯制品，根据患者病情需要以供临床使用。优点为：一血多用，节约血源，针对性强，治疗效果好，不良反应少，便于保存和运输等。

1．血浆　全血分离后所得的液体部分。主要成分为血浆蛋白，不含血细胞，无凝集原。可用于补充血容量、蛋白质和凝血因子。血浆可分为以下几种：

（1）新鲜血浆：含正常量的全部凝血因子，适用于凝血因子缺乏者。

（2）保存血浆：用于血容量及血浆蛋白较低的患者；

（3）冰冻血浆：在－30℃环境下保存，有效期1年，用时放在37℃温水中融化，并于6h内输入。

（4）冰冻干燥血浆：是将冰冻血浆放在真空装置下加以干燥而成，保存期限为5年，用时加适量等渗盐水或0.1%枸橼酸钠溶液溶解。

2．红细胞

（1）浓缩红细胞：也称压积红细胞，为新鲜全血经离心或沉淀去除血浆后的剩余部分，细胞体积占70%～75%，应在分离后24 h内输完。适用于携氧功能缺陷和血容量正常而需补充红细胞的贫血患者。

（2）洗涤红细胞：红细胞经0.9%氯化钠溶液离心洗涤数次，再加入适量0.9%氯化钠溶液，含抗体物质少，适用于对血浆蛋白有过敏反应的贫血患者、免疫性溶血性贫血患者、器官移植及反复输血者等。应在6h内输完，因故未能及时输注者只能在4℃环境下保存12h。

（3）红细胞悬液：提取血浆后的红细胞加入等量红细胞保养液制成，是目前临床上应用最为广泛的红细胞制品。

3．白细胞浓缩悬液　新鲜全血经离心后取其白膜层的白细胞，于4℃环境下保存，48h内有效，用于粒细胞缺乏伴严重感染的患者。

4．血小板浓缩悬液　全血离心所得，22℃环境下保存，24h内有效，用于血小板减少或功能障碍性出血的患者。

5．各种凝血制剂　如凝血酶原复合物等，适用于各种原因引起的凝血因子缺乏的出血疾病。

（三）其他血液制品

1．白蛋白液　从血浆提纯而得，能提高机体血浆蛋白和胶体渗透压，用于低蛋白血症患者。

2．纤维蛋白原　适用于纤维蛋白缺乏症，弥散性血管内凝血（DIC）患者。

3．抗血友病球蛋白浓缩剂　适用于血友病患者。

三、血型和交叉相容配血试验

（一）血型

血型（blood group）是指红细胞膜上特异性抗原的类型。由于此类抗原能促成红细胞凝集，在凝血反应中起抗原作用，故又称为凝集原（agglutinogen）。与临床关系最密切是 ABO 血型系统和 Rh 血型系统。

1．ABO 血型系统　人类红细胞膜上含有 A、B 两种类型的凝集原，根据红细胞膜上所含凝集原的不同，将血型分为 A、B、AB、O 四型。血清中含有与 A、B 凝集原相对抗的物质，分别称为抗 A 凝集素和抗 B 凝集素（表 19-5）。

表 19-5　ABO 血型系统

血型	红细胞膜上的抗原（凝集原）	血清中的抗体（凝集素）
A	A	抗 B
B	B	抗 A
AB	A、B	无
O	无	抗 A　抗 B

2．Rh 血型系统　人类红细胞膜上除含 A、B 抗原外，还有 C、c、D、d、E、e 六种抗原，称为 Rh 抗原（也称为 Rh 因子）。其中 D 抗原的抗原性最强。医学上通常将红细胞膜上含有 D 抗原者称为 Rh 阳性，而缺乏 D 抗原者称为 Rh 阴性。汉族人中，约 99% 为 Rh 阳性，1% 左右为 Rh 阴性。

（二）血型鉴定和交叉相容配血试验

为保证输血安全，受血者与献血者之间必须进行血型鉴定和交叉配血试验。血型鉴定主要是鉴定 ABO 血型和 Rh 血型；交叉配血试验是检验其他次要的抗原与其相应抗体的反应情况。

1．血型鉴定

（1）ABO 血型鉴定：通常是采用已知的抗 A、抗 B 血清来检测红细胞的抗原并确定血型。若被检血液在抗 A 血清中发生凝集，而在抗 B 血清中不发生凝集，说明被检血液为 A 型；若被检血液在抗 B 血清中发生凝集，而在抗 A 血清中不发生凝集，说明被检血液为 B 型；若被检血液在抗 A 血清和抗 B 血清中均凝集，说明被检血液为 AB 型；若被检血液在抗 A 血清和抗 B 血清中均不凝集，则被检血液为 O 型（表 19-6）。

表 19-6　ABO 血型鉴定

血型	与抗 A 血清的反应（凝集）	抗 B 血清
A	+	−
B	−	+
AB	+	+
O	−	−

（2）Rh 血型鉴定：Rh 血型主要是用抗 D 血清来鉴定。若受检者的红细胞遇抗 D 血清后发生凝集，则受检者为 Rh 阳性；若受检者的红细胞遇抗 D 血清后不发生凝集，则受检者为 Rh 阴性。

2．交叉相容配血试验

（1）直接交叉相容配血试验：用受血者血清和供血者红细胞进行配合试验，检查受血者血清中有无破坏供血者红细胞的抗体。要求绝对不能有凝集或溶血现象。

（2）间接交叉相容配血试验：用供血者血清和受血者红细胞进行配合试验，检查供血者血清中有无破坏受血者红细胞的抗体。

直接交叉和间接交叉试验结果都没有凝集反应，即为配血相容，可以输血（表 19-7）。

表 19-7 交叉相容配血试验

	直接交叉相容配血试验	间接交叉相容配血试验
供血者	红细胞	血清
受血者	血清	红细胞

四、输血原则和输血前准备

（一）输血原则

1．输血前必须检验血型及做交叉配血试验。

2．无论是输全血还是输成分血，均应选用同型血液输注。但在紧急情况下，输全血时如无同型血，可选用 O 型血输给患者。输注血浆时在特殊情况下可 ABO 血型相容输注，相容关系为 AB 型血浆可输给任何受血者；A 型血浆可输给 A 型和 O 型受血者；B 型血浆可输给 B 型和 O 型受血者；O 型血浆只能输给 O 型受血者。

3．患者如果需要再次输血，则必须重新做交叉配血试验，以排除机体已产生抗体的情况。

（二）输血前准备

1．知情同意 输血前告知患者或患者家属输血的必要性及可能的不良后果，获得患者或患者家属理解，并在输血协议书上签字，以减少医患纠纷的发生。

2．备血 根据医嘱抽取患者静脉血标本 2 ～ 5ml，与填写完整的输血申请单和配血单一起送往血库做血型鉴定和交叉配血试验。禁止同时采集两位患者的血标本，以免发生混淆。

3．取血 根据输血医嘱，护士凭取血单到血库取血，并和血库人员共同做好“三查八对”。“三查”即查血液有效期、血液质量和输血装置是否完好；“八对”即对床号、姓名、住院号、血瓶（袋）号（储血号）、血型、交叉配血试验结果、血液种类、血量。核对完毕，确认血液无过期，血袋完整无破漏。血液分为明显的两层（上层为浅黄色的血浆，下层为暗红色的红细胞，两者边界清楚，无红细胞溶解），血液无变色、浑浊，无凝块、气泡或其他异常物质，护士签全名方可取回。

4．取血后 勿剧烈震荡血液，以免红细胞大量破坏而引起溶血。如为库存血，应在室温下放置 15 ～ 20min 后再输入。血液不能加温，防止血浆蛋白凝固变性而引起输血反应。

5．输血前 须与另一护士再次进行核对，确定无误方可输入，一般 4h 内输完。

五、静脉输血法

目前临床常采用间接静脉输血法和直接静脉输血法两种方式。

【评估】

1．核对医嘱、输血卡、配血单 输血前认真核对医嘱、输血卡、配血单，查对患者姓名、床号、住院号、血型、交叉配血试验结果、血液种类和血量。

2．患者评估

（1）全身情况：患者目前病情、治疗情况（作为合理输血的依据）；血型、输血史、过敏史（作为输血时查对及用药的参考）。

（2）局部情况：穿刺部位皮肤有无瘢痕、破损、发红、硬结、皮疹等现象。根据病情、输血量、年龄等情况选择静脉：一般采用四肢浅静脉；急症输血时多采用肘部静脉；周围循环衰竭时可采用颈外静脉或锁骨下静脉。

（3）心理状态：有无恐惧、焦虑等，合作程度。

（4）健康知识：对输血相关知识的了解程度。

【计划】

1．护士准备　着装整齐，修剪指甲、洗手，戴口罩；熟悉输血相关基本知识及操作程序和注意事项。

2．用物准备

（1）间接静脉输血法：同密闭式静脉输液，将输液器换为输血器（滴管内有滤网，9 号静脉穿刺针头）。

（2）直接静脉输血法：同静脉注射，另备 50ml 注射器数副（根据输血量多少而定）、3.8% 枸橼酸钠溶液。

（3）0.9% 氯化钠溶液、血液制品（根据医嘱准备）、一次性手套。

3．环境准备　环境安静、清洁、宽敞、光线充足，细菌培养指数达标，符合输血要求。

4．患者准备　明白或了解输血的目的、方法、注意事项及配合要点，签写知情同意书，排空大小便，取舒适体位。

【实施】

1．操作流程及行为要求　见表 19-8。

表 19-8　静脉输血法

操作流程	步骤说明	行为要求
间接输血法	将血液按静脉输液法输给患者的方法	
1．再次核对	携用物至床旁，两名护士一起再次核对和检查。解释，安置合适体位，将输液瓶挂于输液架上并固定通气管，备胶布，戴手套	尊重患者，严格查对 耐心解释，取得合作
2．静脉通畅	按静脉输液法先输入少量的 0.9% 氯化钠溶液，冲洗输血器管道	动作轻稳，严格无菌
3．连接血袋	血袋托于手上，以旋转式动作将血液轻轻摇匀。打开贮血袋封口，常规消毒开口处塑料管，将输血器针头从 0.9% 氯化钠溶液瓶内拔出，刺入贮血袋塑料管内，缓慢将储血袋倒挂于输液架上	
4．调节记录	根据患者病情、年龄及血液种类调节滴速（先慢后适宜）。协助患者取舒适卧位，再次核对无误后，记录输血时间、滴速，签全名	控制速度，防止反应
5．指导患者	脱手套，洗手，脱口罩，置呼叫器于患者易取处，交代注意事项，进行健康教育	感谢合作，健康教育
6．用物处理	垃圾分类处理，整理用物	规范处理
7．输血观察	输血中加强巡视，观察病情，注意有无输血反应，保持输血通畅。如发现异常立即处理，必要时终止输血，通知医师	加强巡视，观察仔细
8．更换血液	如需输入两袋以上血液时，应在上一袋血液即将滴尽时，常规消毒 0.9% 氯化钠溶液瓶塞，将针头从贮血袋中拔出，刺入 0.9% 氯化钠溶液瓶中，输入少量 0.9% 氯化钠溶液。两人严格查对，按与第一袋血相同的方法连接血袋继续输血。观察输血通畅，调节滴速，记录时间、滴速、签全名	严格查对，正确处理
9．拔针按压	输血完毕，再输入少量 0.9% 氯化钠溶液，将输血器内的血液全部输入患者体内，拔针按压，协助患者取舒适卧位	动作轻稳，感谢合作
10．整理用物	整理床单位及用物，垃圾分类处理，洗手，记录	规范处理
直接输血法	将供血者的血液抽出后立即输给患者的方法。适用于无库血而患者又急需输血及婴幼儿的少量输血时	
1．评估准备	评估患者和供血者，解释，取得合作；请供血者和患者分别卧于床上；护士做好自身准备，并将 50ml 一次性注射器内加入 3.8% 枸橼酸钠溶液 5ml，放入无菌盘备用	尊重患者，严格查对 耐心解释，取得合作
2．核对检查	认真核对供血者和患者的姓名、血型及交叉配血结果	认真细致，严格查对
3．选择静脉	将血压计袖带缠于供血者上臂并充气（压力维持在 100mmHg 左右），选择粗大静脉（一般为肘正中静脉）	关心体贴，动作轻稳
4．抽血输血	①戴手套，甲护士为供血者常规消毒皮肤，行静脉穿刺抽取血液；乙护士将血液立即输注给患者。操作时需三人配合：一人采血，一人传递，另一人将血输注给患者，如此连续进行。②连续抽血时，不必拔针头，只需更换注射器，在更换期间放松袖带，并用手指压迫穿刺部位前端静脉，以减少出血	沉着冷静，动作轻稳 观察供血者及患者 倾听其主诉
5．拔针按压	输血完毕，拔出针头，用无菌纱布按压穿刺点至无出血	动作轻稳，感谢合作
6．整理用物	整理床单位及用物，垃圾分类处理，洗手，记录	规范处理

2．注意事项

（1）采集血标本时，禁止同时采集两个患者的血标本，避免差错事故的发生。输血前，由两名护士再次逐项核对。

（2）输血时，血液内不得随意加入其他药品，如钙剂、高渗或低渗溶液、酸性或碱性药物，并避免和其他溶液相混，以防血液凝集或溶解。

（3）输血前、后及输入两袋血液之间，均需输入少量 0.9% 氯化钠溶液，以防不良反应的发生。

（4）严格控制输血速度，输血时遵循先慢后快的原则。输血前 10 ~ 15min 宜慢（成人一般不超过 20 滴 / 分）并严密观察病情变化，若无不良反应，再根据病情需要调节速度。一般情况下输血速度为 5 ~ 10ml/min；急性大量失血需快速输血时，输血速度可达 50 ~ 100ml/min；年老体弱、婴幼儿及有心肺功能障碍者，输血速度宜慢，为 1 ~ 2ml/min；单位浓缩红细胞输注时间最长不大于 4h；血红蛋白小于 40g/L 的严重贫血患者输注时输入量控制在 1ml/（kg· h）；血小板输注速度要快，以患者能耐受为宜，一般 80 ~ 100 滴 / 分；新鲜血浆输注速度不超过 5 ~ 10ml/min，融化后的冰冻血浆应在 4h 内输完；凝血因子输注速度以患者能耐受的最快速度为宜；凝血酶原复合物每瓶（用 30ml 0.9% 氯化钠溶液融化）应在 3 ~ 5 min 内快速静脉注射。

（5）输血过程中，加强巡视，观察有无输血反应的征象，倾听患者主诉，询问患者感觉。一旦出现异常情况立即停止输血，及时报告并进行处理。加压输血时应有专人守护，并严密观察，以防血液输完后导致空气栓塞。

（6）输血后，血袋放入 4℃左右冰箱中保存 24h，以备患者出现输血反应时检查分析原因，如 24h 后无输血反应发生再放入医用垃圾袋中集中焚化处理。有关化验单存入病历保存。

3. 健康教育

（1）向患者解释静脉输血的目的，取得合作。

（2）向患者讲述血型的有关知识及输血的适应证和禁忌证。

（3）向患者说明输血速度的调节依据，告知勿擅自调节滴数。

（4）向患者介绍常见输血反应的症状及防治方法，并告知患者，一旦出现不适症状，应及时使用呼叫器。

【评价】

1．护士坚持三查八对，无菌观念强，操作正确熟悉；能与患者有效沟通。

2．患者满意，输血通畅，无输血反应；输血后症状改善。

六、自体输血法

自体输血（autotransfusion）是指采集患者自己的血液或术中失血，经过洗涤、加工，再回输给本人的输血方法。自体输血是最简便、最安全的输血方法，不需做血型鉴定和交叉配血试验，不会产生免疫反应，既节省血源又防止发生输血反应，同时避免了因输血而引起的疾病传播。

1．保存式自体输血　应用于手术前预存自体血。对符合条件的择期手术患者，于术前抽取自体血，放于血库低温保存，待手术时再输还给患者。一般于术前 2 ~ 3 周内，定期反复采集血液保存，直至手术前 3 天为止，以利机体血浆蛋白水平恢复正常水平，待手术需要时再回输给患者。

2．稀释式自体输血　于手术日手术开始前采集患者一定量的血液并同时补充晶体或胶体溶液，以达到正常血容量的血液稀释。血液处于稀释状态，减少了术中红细胞的丢失。采集的血液在术中或术后再回输给患者。

3．回收式自体输血　分为外伤时回收式自体输血、术中回收式自体输血和术后回收式自体输血。目前临床常采用自体血回收装置（血液回收机）收集失血回输给患者。如脾破裂、输卵管破裂，血液流入腹腔 6 h 内无污染和凝血时，可将血液收集起来，加入适量抗凝剂，经过滤后输还给患者。血液回收机操作简便、易于消毒，能控制收集和回收自体血的速度，不易引起溶血等优点。

七、常见输血反应及其护理

输血是具有一定危险性的治疗措施，可引起输血反应，严重者危及患者生命。为保证患者安全，护士应掌握常见输血反应发生的原因、临床表现、预防和护理措施，以有效预防和控制输血反应的发生。

（一）发热反应

1．原因　血液、保养液、贮血器和输血器等被致热原污染；输血时未严格遵守无菌操作原则，造成污染；多次输血后，受血者血液中产生白细胞抗体和血小板抗体，当再次输血时发生免疫反应而引起发热。

2．临床表现　多发生于输血过程中或输血后 1 ~ 2h 内，患者出现与原发病无关的发冷、寒战、发热。轻者发热常在 38℃左右，严重者初起寒战，继之高热达 41℃以上，并有恶心、呕吐、头痛、脉速等症状，严重者可出现呼吸困难、血压下降、昏迷，如处理不及时可导致多器官功能衰竭甚至死亡。

3．护理

（1）预防：严格管理血库保养液和输血用具，有效去除致热原，在输血过程中严格执行无菌操作。

（2）处理：①症状轻者，减慢滴速或暂停输血，一般情况下症状可自行缓解；症状严重者立即停止输血，并通知医生；②对症处理，畏寒、寒战者保暖，高热者行物理降温；③必要时按医嘱给予解热镇痛药和抗过敏药；④严密观察病情，监测生命体征变化；⑤将输血器、剩余血和贮血袋一并送检，以查明原因。

（二）过敏反应

1．原因　患者为过敏体质，对输入血液中的某些成分过敏；输入血液中含有致敏物质，如供血者在采血前服用过可致敏的药物和食物；多次输血的患者，体内可产生过敏性抗体，当再次输血时，抗原、抗体相互作用而发生过敏反应；供血者血液中的变态反应性抗体随血液输给受血者，一旦与相应抗原接触，即可发生过敏反应。

2．临床表现　症状轻重不一，症状出现越早，反应越严重。轻度过敏有皮肤瘙痒、荨麻疹、轻度血管神经性水肿（表现为眼睑、口唇水肿）；中度过敏可发生喉头水肿而引起呼吸困难，由于支气管痉挛两肺可闻及哮鸣音；重度过敏可出现过敏性休克。

3．护理

（1）预防：①正确管理血液和血制品；②勿选用有过敏史的供血员；③供血者在采血前 4h 内不宜食高蛋白质和高脂肪食物，可用清淡饮食或饮糖水，也不宜服用易致敏的药物，以免血中含有致敏物质；④对有过敏史的患者输血前遵医嘱给予抗过敏药物。

（2）处理：及时通知医生，遵医嘱按过敏反应程度给予对症处理。①反应轻者：减慢输血速度，给抗过敏药物，如苯海拉明、异丙嗪或地塞米松；②中、重度反应者：立即停止输血，皮下注射 0.1% 肾上腺素 0.5 ~ 1ml，静脉注射地塞米松等抗过敏药物；呼吸困难者给予氧气吸入，严重喉头水肿者行气管切开；循环衰竭者给予抗休克治疗；监测生命体征变化。

（三）溶血反应

溶血反应是指受血者或供血者的红细胞发生异常破坏或溶解而引起的一系列临床症状，是最严重的输血反应。

1．原因

（1）输入异型血：供血者和受血者血型不符而造成血管内溶血，反应发生快，输入 10 ~ 15ml 即出现症状，后果严重。

（2）输入变质血：输血前红细胞即被破坏溶解，如血液贮存过久、保存温度过高、血液被剧烈震荡或被细菌污染、血液内加入高渗或低渗溶液或影响pH的药物等，均可导致红细胞破坏溶解。

（3）Rh因子所致溶血：Rh阴性者首次输入Rh阳性血液时不发生溶血反应，但输血2～3周后体内即产生抗Rh阳性的抗体。如再次接受Rh阳性血液，即可发生溶血反应。Rh因子不合所引起的溶血反应发生较慢，可在输血后几小时至几天后才发生，并且较少见。

2．临床表现　通常在输入10～15ml血液时即可出现症状，死亡率高。其临床表现可分为三个阶段：

（1）第一阶段：患者出现头部胀痛、胸闷，四肢麻木、腰背部剧痛等。由于受血者血清中的凝集素与输入血中红细胞表面的凝集原发生凝集反应，使红细胞凝集成团，阻塞部分小血管而导致组织缺血缺氧。

（2）第二阶段：患者出现黄疸和血红蛋白尿（呈酱油色），同时伴有寒战、高热、呼吸困难和血压下降等症状。由于凝集的红细胞发生溶解，大量血红蛋白释放入血浆而导致。

（3）第三阶段：患者出现少尿或无尿、高钾血症、酸中毒等急性肾衰竭症状，严重者因尿毒症而导致死亡。其原因，一方面是由于大量血红蛋白从血浆进入肾小管，遇酸性物质后形成结晶，阻塞肾小管；另一方面是由于抗原和抗体的相互作用，引起肾小管内皮缺血、缺氧、坏死脱落而进一步加重肾小管的阻塞。

3．护理

（1）预防：①加强责任心，认真做好血型鉴定和交叉配血试验；②输血过程中严格执行“三查八对”制度和操作规程；③加强管理，严格执行血液采集、保存制度，防止血液变质。

（2）处理：发现溶血反应症状①立即停止输血，通知医生。②给予氧气吸入，保持静脉输液通道畅通，以备急救时静脉给药。③保留血标本和剩余血送检验室重新鉴定。④碱化尿液：遵医嘱口服或静脉滴注碳酸氢钠，使尿液碱化，促进血红蛋白结晶溶解，防止肾小管阻塞。⑤保护肾功能：双侧腰部封闭并用热水袋热敷，以解除肾血管痉挛而保护肾。⑥严密观察并记录患者生命体征及尿量，对尿少、无尿者，按急性肾衰竭处理。⑦抗休克：有休克症状者给予抗休克治疗和护理。⑧必要时行换血疗法。⑨心理护理：关心安慰患者，缓解其紧张及恐惧心理。

（四）与大量快速输血有关的反应

大量输血一般指在24h内输血量大于或相当于患者总血容量。常见的反应有循环负荷过重、出血倾向、枸橼酸钠中毒等。

1．循环负荷过重　其原因、症状及护理措施与静脉输液反应相同。

2．出血倾向

（1）原因：长期反复输血或超过患者原血液总量的大量输血，由于库血中的血小板破坏较多，使凝血因子减少而引起出血。

（2）临床表现：在输血过程中或输血后，患者皮肤、黏膜出现淤点、淤斑，如穿刺部位出现大块淤血、手术伤口或切口处渗血、牙龈出血等。

（3）护理：①预防：如大量输血，根据医嘱间隔输入新鲜血或血小板悬液，每输入3～5个单位库存血，应补充1个单位的新鲜血，以补充血小板和凝血因子，防止出血倾向的发生。②密切观察患者出血倾向，注意观察皮肤、黏膜或手术伤口有无出血等；同时，密切观察患者意识、生命体征的变化。

3．枸橼酸钠中毒反应

（1）原因：大量输血使过量的枸橼酸钠进入体内，如果患者肝功能不全，枸橼酸钠不能完全被氧化和排出，即可与血中游离钙结合使血钙下降，致凝血功能障碍、毛细血管张力减低、血管收缩不良和心肌收缩无力等。

（2）临床表现：患者出现手足抽搐、出血倾向、血压下降、心率缓慢，心室纤维颤动，甚至心搏骤停等。

(3) 护理：①预防：每输入库血 1 000ml 时，遵医嘱给予 10% 葡萄糖酸钙或氯化钙 10ml 静脉注射，以补充钙离子，减少低血钙的发生。②严密观察患者的病情变化及输血后的反应。

(五) 其他反应

1．空气栓塞 其发生原因、临床表现和护理措施与静脉输液反应相同。

2．细菌污染反应 任何环节不遵守无菌操作规程，均可导致血液被细菌污染。

3．输血所致的传染性疾病 供血者的某些疾病通过静脉输血传播给受血者，如病毒性肝炎、艾滋病、疟疾、梅毒等。应加强供血者的管理，严格检测血液，以保证血液质量，减少疾病的传播。

总之，严格控制采血、贮血和输血操作的各个环节，是预防输血反应的关键。

本章小结

静脉输液与输血是临床上用于纠正水、电解质及酸碱平衡失调，恢复机体内环境稳定并维持机体正常生理功能的重要治疗措施之一。护理人员应保证患者输液和输血的安全，达到治疗疾病和或挽救患者生命的目的。

本章的重点是：输液原则及注意事项；静脉输液速度控制与静脉输液时间计算；输液故障及其处理；安全静脉输液概念；输液和输血反应的预防及护理；静脉输液与输血的操作规程。

难点是静脉输液与输血反应的判断与处理。

思考题

1．患者，男，75 岁，因慢性阻塞性肺气肿住院治疗。当日上午 9 时起开始静脉输入 5% 葡萄糖溶液 500ml 及 0.9% 氯化钠溶液 500ml。滴速为 70 滴 / 分。10 时左右，当护士来巡房时，发现患者咳嗽、咳粉红色泡沫样痰，呼吸急促，大汗淋漓。

(1) 根据患者的临床表现，此患者可能出现了哪种情况？护士立即应采取哪些措施？

(2) 为了减轻呼吸困难的症状，护士可采用什么进行湿化吸氧？为什么？

2．患者，女，27 岁，阑尾炎术后第 3 天，体温 37.2℃，刀口无渗血、渗液。当日上午 9 时许，继续静脉点滴青霉素，30min 后，患者突然寒战，继之高热，体温 40℃，并伴有头痛，恶心，呕吐。

(1) 根据上述表现，判断此患者可能出现了哪种情况？

(2) 上述反应产生的主要原因可能是什么？应如何护理患者？

3．患者，男，39 岁，因车祸致内脏大出血而欲行急诊手术治疗。进手术室前，护士遵医嘱迅速为患者建立了一条静脉通道并进行输血治疗，护士从血库冷藏室取回血后，为了尽早将血输给患者，便将血袋放在热水中升温，5min 后为患者输入。当输入 10min 后，患者感到头部胀痛，并出现恶心、呕吐、腰背部剧痛。

(1) 患者可能出现了什么反应？发生此反应的可能原因是什么？

(2) 应如何抢救？首选的措施是什么？

（彭小燕）

第二十章　标本的采集

学习目标

通过本章内容的学习，学生应能：

识记：

1．陈述标本采集的原则。

2．简述血、尿、粪便标本和痰标本、咽拭子标本的采集方法及注意事项。

理解：

1．理解标本采集的意义。

2．比较不同类型血标本的采集目的、采血量、方法及标本容器的选择。

应用：

进行各种标本的采集，方法正确、操作规范。

标本采集是指收集患者少许的血液、体液（胸水、腹水等）、排泄物（尿、粪）、分泌物（痰、鼻咽分泌物）、呕吐物以及脱落细胞（食管、阴道）等样本，经过物理、化学、生物学的实验室技术和方法对其进行检验，作为判断患者机体的功能状态有无异常变化的依据。临床医生在为患者诊治疾病过程中，依据检验结果协助疾病的诊断、治疗及判断预后等。不同的检验目的其标本采集的方法各有不同，且与检验结果密切相关。因此，掌握正确采集标本的方法以及将标本及时送检或保管，是保证检验结果正确与否的重要环节，是护理人员必须掌握的基本知识和技能。

第一节　标本采集的意义和原则

一、标本采集的意义

1．协助临床明确疾病诊断。

2．观察病情变化。

3．推测病情进展，进行疗效评价，判断预后。

4．制订疾病治疗措施的参考依据。

二、标本采集的原则

（一）遵照医嘱

1．医生开出标本采集的医嘱，填写检验申请单。要求项目填写完整，字迹清楚，目的明确，医生签全名。

2．护士根据医嘱核实检验单后进行采集，凡对医嘱、检验单有疑问者必须核实后方可执行。

（二）充分准备

1．采集标本前应明确检验项目、目的、采集方法、标本量以及注意事项。

2．采集标本前应评估患者的病情、心理反应与合作程度，向患者做出耐心的解释，取得合作。

3．根据检验目的和标本量，准备物品，选择容器。容器外贴上标签，注明患者的姓名、科别、床号、住院号、检查目的和送检时间。

4．护士做好自身准备，着装整齐，修剪指甲，洗手，戴好口罩及手套。

（三）严格查对

1．采集前认真查对医嘱及检验单，核对申请项目、患者姓名、科室、床号、住院号等，如有疑问，核实后方可执行。

2．采集完毕和送检前还须再次查对、核实一遍，无误后再送检。

（四）正确采集

1．掌握正确的标本采集方法，从而保证检验结果的准确性。

2．标本采集要及时，采集量要准确。

3．培养标本的采集应严格执行无菌操作技术，并将标本置于无菌容器内，防止污染。标本内不可混入防腐剂、消毒剂及其他药物。培养液应足量，无混浊、无变质。细菌培养标本应在使用抗生素之前采集，如已经使用抗生素，应按抗生素的半衰期计算，在血药浓度最低时采集，并在检验单上注明已使用的抗生素名称。

（五）及时送检

1．标本采集后不能放置时间过长，避免污染、变质影响检验结果。

2．特殊标本需注明采集时间。

第二节　各种标本的采集

一、血标本采集法

案例 20-1

患者，女，60岁，2型糖尿病7年。近2周出现不明原因发热，体温持续在38～39℃，自行对症处理后未见好转来院就诊。查体：T 38.2℃，P 100次/分，R 24次/分，BP 130/80mmHg。检验医嘱为：查血常规、血糖、测定肝功能和做血培养。

问题与思考：

1．护士应如何正确地为患者进行标本采集，采集顺序是什么？

2．在采集标本过程中应注意什么？

3．若怀疑其为“亚急性细菌性心内膜炎”，血培养的采血量应为多少？为什么？

血液检查是判断机体各种功能及异常变化的重要指标之一，是临床最常用的检验项目，它不仅反映血液系统本身的病变，也可为诊断疾病、判定病情进展以及治疗疾病提供参考依据。临床采集的血液标本（blood specimens）根据检验目的不同分为动脉血标本和静脉血标本。

动脉血标本主要做血气分析。静脉血标本可分为三类：全血标本、血清标本、血培养标本。全血标本常用作血细胞沉降率（简称血沉）、血常规检查、测定血液中某些物质的含量，如肌酐、血糖、尿素氮、尿酸、肌酸、血氨；血清标本用于测定血清酶、脂类、电解质、肝功能等；血培养标本用于培养检测血液中的病原微生物。血液标本采集方法有毛细血管采血法、静脉采血法和动脉采血法。毛细血管采血法主要用于血常规检查，一般由检验人员执行，临床护理人员要求掌握静脉采血法及动脉采血法。

【目的】协助临床诊断疾病、为治疗疾病提供依据。

【评估】

1．核对医嘱　标本采集前认真核对医嘱及检验单，明确患者床号、姓名、检验项目及检验目的。

2．患者评估

（1）全身状况：患者的年龄、病情、诊断及治疗用药情况。

（2）局部状况：穿刺部位的血管及皮肤情况。

（3）心理状况：患者的心理状态及合作情况。

（4）健康知识：患者对疾病的认识情况，对采集血标本项目及注意事项是否了解。

【计划】

1．护士准备　着装整齐，修剪指甲，洗手，戴口罩及手套，熟悉血标本采集操作方法。

2．用物准备

（1）根据检验项目选择标本容器（干燥试管、抗凝试管、血培养瓶），容器外应贴好标签，标明科别、床号、姓名、性别、检验目的和送检时间。

（2）根据抽血量选择合适的注射器，检查包装、批号及有效期；根据不同检验项目准备相关用物。

3．环境准备　整洁、宽敞、明亮，符合采血要求。

4．患者准备　采血局部皮肤清洁，患者明确采血目的，能主动配合。

【实施】

（一）普通试管采集静脉血标本

1．用物　试管架上放置标本容器，治疗盘内放置一次性注射器、一次性手套、2% 碘酊（或 0.5% 碘伏）、70% ～ 75% 乙醇、棉签、止血带、弯盘、小枕、检验单，采集血培养标本时备酒精灯、火柴。

2．部位选择　常选择四肢浅静脉、股静脉（见静脉注射法）。

3．操作流程及行为要求　见表 20-1。

表 20-1　普通试管采集静脉血标本

操作流程	步骤说明	行为要求
1．核对解释	携用物至床旁，核对床号、姓名及检验项目，解释，安置合适体位，戴手套	尊重患者，严格查对 耐心解释，取得合作
2．选择血管	选择合适的静脉，垫上小枕，在静脉穿刺点上方约 6cm 处扎止血带，常规消毒皮肤	关心体贴，安慰患者
3．穿刺抽血	嘱患者握拳，按静脉穿刺法穿刺血管，见回血后抽取所需血量	
4．拔针按压	松拳，松止血带，迅速拔针（再将注射器活塞略向后抽以免血液凝固堵塞针头），干棉签按压 1 ～ 2min	
5．留取标本	如患者同时抽取不同种类的标本，注入顺序为：培养瓶、抗凝试管、干燥试管 ①血培养标本：注入密封瓶时，将铝盖去除，常规消毒瓶盖，更换针头后将抽出的血液注入瓶内，轻轻摇匀；注入三角烧瓶时先将瓶口纱布松开，取出塞子，迅速在酒精灯火焰上消毒瓶口，将血液注入瓶内，轻轻摇匀，再将瓶塞经火焰消毒后塞好，扎紧封瓶纱布 ②全血标本：取下针头，将血液顺管壁缓慢注入抗凝试管 ③血清标本：取下针头，将血液顺管壁缓慢注入干燥试管内	动作轻稳，准确注入 严格无菌，防污染 轻轻摇匀，防止凝固 泡沫勿入，避免振荡
6．再次查对	操作后再次查对床号、姓名、检验项目	再次核对，确保无误
7．整理患者	脱手套，整理患者衣物、被服，协助恢复体位	健康教育，感谢合作
8．处理用物	按消毒隔离原则处理用物。洗手，记录	分类处理，记录准确
9．及时送检	标本分类，连同检验单及时送检，特殊标本注明采集时间	及时送检，防止变质

4．注意事项

（1）采集血标本应严格执行无菌技术操作，严禁在输液、输血的针头处抽取血标本，可选择对侧肢体采集。

（2）做生化检验，需要抽取空腹血时，应提前通知患者禁食禁饮，避免因进食而影响检验结果。

（3）根据不同的检验目的选择标本容器及一次性注射器。采集血培养标本时，需用无菌培养瓶，防止污染，抽血前检查培养基是否符合要求，瓶塞是否干燥，培养液不宜太少，并计算所需的采血量。一般血培养采血 5ml，对亚急性细菌性心内膜炎患者，为提高细菌阳性率，采血 10 ～ 15ml；采集全血标本时，需用抗凝试管，血液注入后，立即轻轻旋动试管使血液和抗凝剂混匀，防止血液凝固；采集血清标本时，需用干燥试管。

（4）采血时止血带系扎时间不应过长，以免影响检验结果。

5．健康教育

（1）向患者及家属介绍血标本采集的目的和注意事项。

（2）向患者说明采集血液标本的配合要求，安慰患者，减轻患者的恐惧心理。

（二）真空采血器采集静脉血标本

真空采血器为全封闭的真空储血管，在采血过程中避免了注入血标本时可能发生的血液外漏现象，采集血液标本具有自动定量、安全可靠、高效方便等优点，目前在临床上广泛应用。

1．用物　试管架上放置贴好标签的真空储血管（表 20-3），治疗盘内放置一次性采血针、一次性手套、2% 碘酊（或 0.5% 碘伏）、70% ～ 75% 乙醇、棉签、止血带、弯盘、小枕、检验单。

2．部位选择　常选择粗直、弹性好、易于固定的静脉血管。

3．操作流程及行为要求　见表 20-2。

表 20-2 真空采血器采集静脉血标本

操作步骤	步骤说明	行为要求
1. 核对解释	携用物至床旁，查对床号、姓名及及检验项目，解释，安置合适体位，戴手套	尊重患者，严格查对耐心解释，取得合作
2. 选择血管	选择合适的静脉，垫上小枕；以穿刺点为中心，常规消毒皮肤	
3. 准备穿刺	①拧掉双向针护套，暴露针的后端 ②将双向针后端按顺时针方向拧入持针器中 ③在穿刺点上方 6cm 处扎止血带 ④备好拔针用棉球	
4. 穿刺抽血	①嘱患者握拳，左手绷紧皮肤，右手穿刺进针，斜面向上（与皮肤呈 20°角） ②示指和中指钩住持针器的凸缘，拇指将采血管推到持针器顶端，观察回血（若未见回血，将其视为带负压注射器，在皮下继续搜索；若穿刺失败，应更换双向针及采血部位） ③见回血即将瓶塞穿刺针刺入真空管内，管内负压会将所需血量吸入管中，如需多管采血，第一管采完后，拔出瓶塞穿刺针再刺入另一真空管，如此反复进行多管采血	动作轻稳，沉着冷静
5. 拔针按压	嘱患者松拳，松止血带，棉球轻按，迅速拔针，再加压按压 1 ~ 2 min，防止出现皮下血肿	关心体贴，安慰患者
6. 标本处理	如为抗凝标本，采集完后，立即将真空管倾倒 5 ~ 6 次，充分混匀	
7. 再次查对	操作后再次查对床号、姓名、检验项目	再次核对，确保无误
8. 安置患者	脱手套，整理患者衣物、被服，协助恢复体位	健康教育，感谢合作
9. 处理用物	按消毒隔离原则处理用物。洗手，记录	规范处理，记录准确
10. 及时送检	标本分类，连同检验单及时送检。特殊标本注明采集时间	及时送检，防止变质

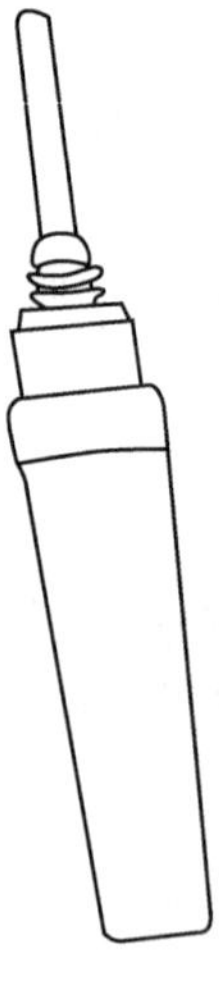

图 20-1 双向采血针（直刺式）

4．注意事项

（1）采血前核对检验项目，明确标本采集要求，正确选择真空采血管。

（2）当真空采血管插入双向针时，要固定好持针器，防止针头移动而刺破血管壁。

（3）多管采集时，采集顺序为：血培养标本—凝血试验标本—含抗凝剂标本—无添加剂标本—含促凝剂标本。

5．健康教育 同普通试管采集静脉血标本

附：用物介绍

1．双向采血针（直刺式）适用于较粗大静脉采血（图 20-1）。

2．蝶翼采血针（头皮针式）适用于小静脉及婴幼儿采血（图 20-2）。

3．持针器 分卡式及螺旋式两种，用来固定直刺式双向采血针头（图 20-3）。

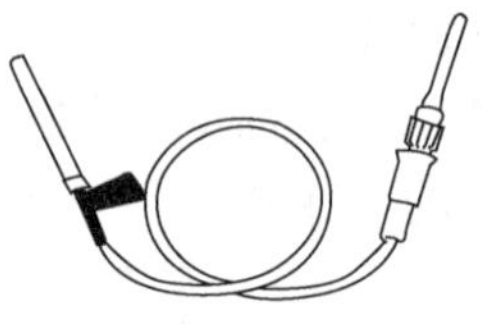

图 20-2 蝶翼采血针（头皮针式）

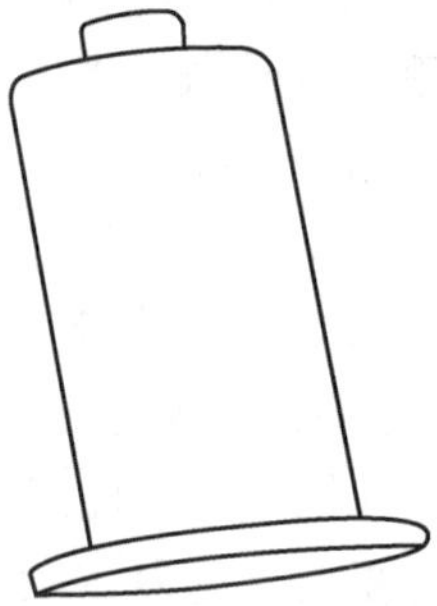

图 20-3 持针器

4．真空采血管　预制了准确的真空量，采血时自动将血液吸入试管，采用国际统一的头盖颜色标记，

真空试管分类及用途见表 20-3。

表 20-3　真空试管分类及用途

试管名称	头盖颜色	临床用途	标本	采血量（ml）
普通血清管	红色	血清生化、血库和血清学相关检验	血清	3.0 ～ 5.0
快速血清管	橘红色	急诊血清生化实验	血清	3.0 ～ 5.0
肝素抗凝管	绿色	血浆生化、血液流变学实验	血浆	3.0 ～ 5.0
血浆分离管	浅绿色	常规和急诊血浆生化检验	血浆	3.0 ～ 5.0
血清分离胶促凝管	金黄	急诊血清生化、血库和血清学相关检验	血清	3.0 ～ 5.0
EDTA 抗凝管	紫色	全血实验、血型鉴定、交叉配血	全血	2.0 ～ 5.0
枸橼酸钠凝血管	蓝色	血液凝固实验	血浆	1.8 ～ 3.6
枸橼酸钠血沉管	黑色	血细胞沉降率实验	全血	1.6 ～ 2.4

（三）动脉血标本采集法

临床采集动脉血标本，常用于进行血气分析，其目的是为了判断患者氧合情况，为治疗提供依据。

1．用物　治疗盘内放置 2ml 或 5ml 一次性注射器（或动脉血气针）、无菌手套、无菌持物钳、无菌纱布、无菌软木塞、2% 碘酊（或 0.5% 碘伏）、70% ～ 75% 乙醇、棉签、砂轮、弯盘、肝素药液、贴好标签的标本容器、检验单。

2．部位选择

（1）桡动脉：前臂掌侧腕关节上 2cm，动脉搏动明显处。

（2）股动脉：股三角区，股动脉搏动明显处。

3．操作流程及行为要求　见表 20-4。

表 20-4　动脉血标本采集法

操作流程	步骤说明	行为要求
1．核对解释	携用物至床旁，核对床号、姓名及检验项目，解释，安置合适体位	尊重患者，严格查对
2．选择血管	选择穿刺动脉、充分暴露穿刺部位，常规消毒皮肤，范围为穿刺点周围直径 8 ～ 10cm。抽吸肝素 0.5ml 入注射器内，抽动活塞使注射器内壁湿润后，余液弃去	耐心解释，取得合作
3．穿刺抽血	戴无菌手套，用左手的示指、中指固定穿刺动脉，右手持注射器，在两指中间呈 90° 或与动脉走向呈 40° 刺入动脉，见鲜红色回血后，右手即固定穿刺针，左手轻抽活塞，抽取所需血量	动作轻稳，沉着冷静
4．拔针按压	抽血毕，用无菌纱布轻按，迅速拔针，嘱患者或他人再压迫穿刺部位 5 ～ 10min，贴上敷贴	继续观察，防止血肿
5．隔绝空气	拔针后，立即将针头刺入无菌软木塞内，隔绝空气，并轻轻摇动针管	动作敏捷，保持密封
6．再次查对	操作后再次查对床号、姓名、检验项目	再次核对，确保无误
7．整理患者	脱手套，整理患者衣物、被服，协助恢复体位	健康教育，感谢合作
8．处理用物	按消毒隔离原则处理用物。洗手，记录	规范处理、准确记录
9．立即送检	连同检验单立即送检	及时送检，防止变质

4．注意事项

（1）严格执行无菌操作原则，防止感染。

（2）有出血倾向者，谨慎采集动脉血标本。

（3）血气分析采血量一般为 0.5 ～ 1ml。

（4）注射器内不可留有空气，以免影响检验结果。

5．健康教育　同普通试管采集静脉血标本

【评价】

1．严格按照无菌技术操作采集标本，采集的血标本符合检验项目要求。

2．能与患者进行有效沟通，取得配合。

二、痰标本采集法

案例 20-2

患者，男，65 岁，半年前无明显诱因出现咳嗽、咳少量白痰，偶有胸闷、气短，近十天痰中带有血丝而收住入院。查体：T 36.2℃ ,P 80 次 / 分，R 19 次 / 分，BP 118/84mmHg，胸部 CT 示：右上肺占位性病变，考虑肺癌。医嘱予：痰细胞学检查。

问题与思考：

1. 如何为患者采集痰细胞学检查标本？

2. 送检时有何特别要求？

痰液是气管、支气管、肺泡所产生的分泌物。正常情况下此种分泌物甚少，不引起咳嗽和咳痰，病理情况下如肺部炎症、肺结核、肿瘤时，痰量增加，并有性状和成分的改变。唾液、鼻咽部分泌物可混入痰液，但不属于痰液的组成部分。通过检查痰液内细胞、细菌、寄生虫等，观察其性质、颜色、气味、量等可协助诊断呼吸系统的某些疾病。而痰标本质量直接影响检验结果，对疾病的诊断和指导用药有重要的意义。因此，护理人员应掌握痰液标本的采集方法，从而保证痰标本检验结果的准确性。

临床上常用的痰标本分为常规痰标本、痰培养标本、24h 痰标本三种。

【目的】

1．常规痰标本　检查痰液的一般性状；做痰细胞学检查，即涂片检查痰内有无细菌、虫卵或癌细胞等。

2．痰培养标本　检查痰液中的致病菌，为选择抗生素提供依据。

3．24h 痰标本　检查 24h 的痰量，并观察痰液的性状，协助诊断。

【评估】

1．核对医嘱　认真核对医嘱及检验单，明确患者床号、姓名、检查项目及检查目的。

2．患者评估

（1）全身状况：目前的病情、症状、体征、诊断、治疗及自理能力。

（2）局部状况：口腔黏膜及咽部情况，听诊肺部呼吸音、痰鸣音。

（3）心理状况：患者的心理状态及合作情况。

（4）健康知识：对疾病的认识情况，对采集痰标本的目的及注意事项是否了解。

【计划】

1．护士准备　着装整齐、修剪指甲、洗手，戴口罩及手套，熟悉痰标本采集方法。

2．用物准备　选择标本容器，贴上标签，注明科别、床号、姓名、性别、送检时间。

（1）常规痰标本：蜡纸盒或清洁痰杯。

（2）痰培养标本：无菌培养盒或无菌集痰器，漱口溶液 200ml。

（3）24h 痰标本：清洁的玻璃广口瓶。

3．环境准备　整洁、安静、安全。

4．患者准备　患者了解采集痰标本目的、方法及注意事项，能主动配合。

【实施】

1．操作流程及行为要求　见表 20-5。

表 20-5　痰标本采集法

操作流程	步骤说明	行为要求
1．核对解释	携用物至床旁，核对床号、姓名及检验项目，向患者合理解释	尊重患者，严格查对
2．采集标本	◆常规痰标本 ①能自行咳痰者，清晨起床首先漱口，深呼吸数次后用力咳出气管深处痰液置于有盖痰盒内 ②无力咳痰或不合作者，取合适体位，从肺底到肺尖、肺外侧到肺内侧叩击背部 3 ～ 5 min，使痰液松动，然后将集痰器分别连接吸引器和吸痰管，按吸痰法吸入 2 ～ 5ml 痰液于集痰器中（图 20-4） ◆痰培养标本 ①能自行咳痰者，清晨起床未进食前首先用漱口溶液漱口，再用清水漱口，深呼吸数次后用力咳出气管深处的痰液置于无菌痰盒内 ②无力咳痰或不合作者：同常规痰标本留取，用无菌集痰器收集（图 20-4） ◆ 24h 痰标本 清洁广口瓶内加少量清水，贴好标签，注明起止时间，并做好交接班，嘱患者将清晨 7 时至次日清晨 7 时的痰液全部留在容器中，不可将漱口液、唾液等混入	耐心解释，取得合作 正确指导，方法得当
3．洗手记录	洗手，记录痰液性状，24h 痰标本记录总量	耐心指导，感谢合作
4．及时送检	标本连同检验单及时送检	再次核对，及时无误
5．处理用物	按消毒隔离原则处理用物	规范、准确

2．注意事项

（1）护士应根据检验的目的选择适宜的容器。

（2）收集痰液时不可将唾液、漱口水、鼻涕等混入痰液中，以免影响检验结果。

（3）如查癌细胞，应用 10% 甲醛溶液或 95% 乙醇溶液固定痰液后立即送验。

（4）收集痰液时间宜选择在清晨，此时痰量较多，痰内细菌也较多，以提高阳性率。

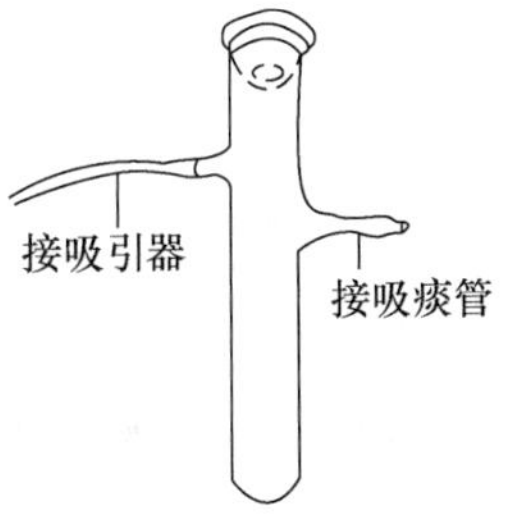

图 20-4　集痰器

3．健康教育

（1）采集前向患者及家属介绍留取痰标本的目的、方法和注意事项，说明正确留取痰标本对检验结果的重要性。

（2）教会患者进行有效咳嗽，能用正确的方法将痰咳出。

（3）指导患者配合，顺利完成标本的采集。

【评价】

1．根据检验的目的，正确留取标本。

2．能与患者进行有效的沟通，取得合作。

三、咽拭子培养标本采集法

案例 20-3

患者，男，11 岁，白血病，化疗过程中因口腔溃疡需做咽拭子培养。

问题与思考：

1．采集标本前应做哪些准备？

2．标本采集的部位有哪些？采集时应注意什么？

咽拭子培养是通过咽拭子标本进行细菌培养的检查方法，其标本的采集方法直接影响培养结果。因此，护理人员要掌握正确的采集方法。

【目的】从咽部及扁桃体取分泌物做细菌培养或病毒分离，以协助诊断、治疗、护理。

【评估】

1．核对医嘱　认真核对医嘱及检验单，明确患者床号、姓名及检验目的。

2．患者评估

（1）全身状况：目前的病情、症状、体征、诊断及自理能力。

（2）局部状况：口腔、咽喉部有无溃疡感染。

（3）心理状况：心理状态及合作情况。

（4）健康知识：对疾病的认识情况，对采集咽拭子培养的目的及注意事项是否了解。

【计划】

1．护士准备　着装整齐、修剪指甲、洗手，戴口罩及手套，熟悉咽拭子标本采集方法。

2．用物准备　无菌咽拭子培养试管（试管外贴标签，注明科别、床号、姓名、性别、检验目的）、酒精灯、火柴、无菌生理盐水、压舌板、手套、手电筒、检验单。

3．环境准备　整洁、安静、安全。

4．患者准备　患者了解采集咽拭子培养标本的目的、方法及注意事项，能主动配合。

【实施】

1．操作流程及行为要求　见表 20-6。

表 20-6　咽拭子培养标本采集法

操作流程	步骤说明	行为要求
1．核对解释	携用物至床旁，核对床号、姓名及检验项目，向患者解释，取得合作，戴手套	尊重患者，严格查对 耐心解释，取得合作
2．采集标本	点燃酒精灯，嘱患者张口发“啊”音，用培养管内的无菌长棉签蘸无菌生理盐水擦拭腭弓两侧、咽、扁桃体上的分泌物，在酒精灯火焰上消毒试管口，棉签插入试管，塞紧	动作轻柔，关爱患者
3．洗手记录	洗手，记录标本采集时间	健康教育，感谢合作
4．核对送检	再次核对标本连同检验单及时送检	准确及时，防止污染
5．处理用物	按消毒隔离原则处理用物，预防交叉感染	规范处理

2．注意事项

（1）避免在患者进食后2h内采集标本，以防呕吐。

（2）注意棉签不要触及其他部位，防止污染标本，影响检验结果。

3．健康教育

（1）向患者及家属说明采集咽拭子培养标本的目的、方法和注意事项。

（2）教会患者配合的方法，顺利完成标本的采集。

（3）指导患者保持口腔卫生，预防上呼吸道感染。

【评价】

1．能根据检验的目的，正确采集标本，患者无恶心、呕吐等不适。

2．能与患者进行有效的沟通，取得其配合。

四、尿液标本采集法

案例 20-4

患者，男，43岁，因多饮、多食、多尿、消瘦疑为糖尿病，为进一步明确诊断需做尿糖定量检查。

问题与思考：

1．应收集何种尿标本？

2．收集标本的时间是从何时开始到何时结束？应加入何种防腐剂？量为多少？

尿液是由血液经肾小球滤过、肾小管和集合管的重吸收及排泌产生的终末代谢产物，尿液的组成和性状反映机体的代谢状况，不仅与泌尿系统疾病直接相关，而且受机体各系统功能状态的影响。临床上常采集尿液标本做物理、化学、细菌学等检查，以了解病情，协助疾病诊断和观察疗效。

尿标本分为三种：尿常规标本，尿培养标本，12h或24h尿标本。

【目的】

1．尿常规标本　检查尿液的颜色、透明度、比重、尿量，尿蛋白和尿糖定性检测，有无细胞和管型等。

2．尿培养标本　取未被污染的尿液做细菌培养或细菌敏感试验，协助临床诊断和治疗。

3．12h或24h尿标本　用于各种尿生化检查、尿浓缩查结核分枝杆菌、尿蛋白和尿糖定量等检查。

【评估】

1．核对医嘱　认真核对医嘱及检验单，明确患者床号、姓名、检验项目和目的。

2．患者评估

（1）全身状况：目前的病情、症状、体征、诊断及自理能力。

（2）局部状况：排尿情况，尿液的观察。

（3）心理状况：心理状态、理解能力及合作程度。

（4）健康知识：对疾病的认识情况，对采集尿标本的目的及注意事项是否了解。

【计划】

1．护士准备　着装整齐，修剪指甲，洗手，戴口罩及手套，熟悉尿标本采集方法。

2．用物准备

（1）尿常规标本：一次性尿杯或容量在 100ml 以上的清洁玻璃瓶 1 个，必要时备便器或尿壶。

（2）尿培养标本：无菌试管、试管夹、酒精灯及火柴，必要时备外阴冲洗及导尿物品一套（见导尿术）。

（3）12h 或 24h 尿标本：清洁带盖的大口容器（容量为 3000 ～ 5000ml），防腐剂（表 20-8）。

（4）按医嘱填写标签，贴于容器上。

3．环境准备　注意保护患者的隐私，宽敞、安静、安全、隐蔽。

4．患者准备　患者了解采集尿标本目的、方法及注意事项，能主动配合。

【实施】

1．操作流程及行为要求　见表 20-7。

表 20-7　尿标本采集法

操作流程	步骤说明	行为要求
1．核对解释	携用物至床旁，核对床号、姓名及检验项目，向患者解释，取得合作	尊重患者，严格查对
2．采集标本	◆尿常规标本 ①自理的患者，给予标本容器，嘱其留取清晨第一次尿液约 50ml 于标本容器内（测量尿比重留取 100ml） ②行动不便的患者，协助其在床上使用便器或尿壶，再收集尿液于标本容器中 ③留置导尿的患者，于集尿袋下方引流孔处打开橡胶塞收集尿液 ◆尿培养标本 ①中段尿留取法：屏风遮挡，取舒适卧位，妥善放置便器，按导尿法清洁、消毒外阴；嘱患者自行排尿，弃去前段尿液，操作者用试管夹夹住无菌试管于酒精灯火焰上烧灼试管口后，留取中段尿 5 ～ 10 ml，再将试管口及棉塞在酒精灯火焰上烧灼消毒，盖紧棉塞 ②导尿术留取法：按照导尿术插入导尿管将尿液引出，留取尿液 5 ～ 10 ml ◆ 12h 或 24h 尿标本 将检验单附联贴于容器上，注明留取尿液起止时间 留取 12h 尿标本：于前晚 7 时排空膀胱后留取尿液至次晨 7 时留取最后一次尿液；留取 24h 尿标本：于 7am 排空膀胱后留取尿液至次晨 7am 留取最后一次尿液 请患者先将尿液排在便盆或便壶内，再倒入集尿瓶，留取最后一次尿液后，测总尿量	耐心解释，取得合作 正确指导，方法得当 保护隐私，防止污染 规范、准确、及时 感谢合作，健康教育
3．记录送检	洗手，记录尿量、颜色、气味、性状等，标本连同检验单及时送检	再次核对，确保无误
4．处理用物	整理用物，按消毒隔离原则处理用物	

2．注意事项

（1）不可将粪便混于尿液中，以防粪便中的微生物使尿液变质。

（2）昏迷或尿潴留患者可导尿留取标本。

（3）女患者在月经期不宜留取尿标本，必要时先清洁外阴，再用无菌干棉球塞住阴道后留取。

（4）会阴部分泌物过多时，应先清洗或冲洗，再留尿标本。

（5）尿失禁患者或婴幼儿可用尿袋、尿套或集尿器等协助收集。

（6）早孕诊断试验应留取晨尿，晨尿浓度高，且未受饮食影响，所得结果较准确。

（7）留取 12h 或 24h 尿标本，集尿瓶应置于阴凉处，按要求添加防腐剂。

3．健康教育

（1）根据检验目的不同向患者及家属介绍采集尿标本的方法和注意事项。

（2）教会患者正确留取尿标本的方法，确保检验结果的准确性。
（3）指导患者多饮水，按时排尿，保持外阴清洁，预防泌尿系统感染。

【评价】
1．根据检验目的，正确采集尿标本。
2．能与患者进行有效的沟通，取得配合。

表 20-8　常用防腐剂的作用和使用方法

名称	作用	用法	适用范围
甲醛	对蛋白有凝固作用，固定尿中有机成分，抑制细菌生长	每 30 ml 尿液加 40% 甲醛 1 滴	爱迪计数（12h 尿细胞计数）
浓盐酸	保持尿液在酸性环境中，防止尿中激素被氧化，防腐	24h 尿中加 5 ~ 10ml	内分泌系统的检验，如 17- 羟类固醇、17- 酮类固醇等检查
甲苯	防止细菌污染和延缓尿液中化学成分分解	每 100 ml 尿液加 0.5% ~ 1% 甲苯 2 ml（第一次尿液倒入后加，使之形成薄膜覆盖尿液表面）	尿蛋白定量、尿糖定量检查，尿中钾、钠、氯、肌酐、肌酸定量检查

五、粪便标本采集法

案例 20-5

患者，男，30 岁，间歇性排果酱样大便 3 年，时有“五更泻”，疑为阿米巴痢疾。医嘱予采集粪便标本查阿米巴原虫。

问题与思考：

1. 如何正确采集此粪便标本？
2. 在采集标本过程中应注意什么？

正常粪便由已经消化的和消化不全的食物残渣、消化道分泌物、大量细菌以及水分组成。临床上常通过粪便标本的检验结果来判断患者的消化道有无炎症、出血、寄生虫感染、恶性肿瘤等情况，并根据粪便的性状和组成评估消化功能。粪便标本的留取方法视不同的检验目的而不同，并且与检验结果密切相关。

粪便标本分为四种：常规标本、培养标本、寄生虫或虫卵标本、隐血标本。

【目的】
1．常规标本　检查粪便颜色、性状、有无脓血等。
2．培养标本　检查粪便中的致病菌。
3．寄生虫或虫卵标本　检查粪便中的寄生虫、幼虫及虫卵。
4．隐血标本　检查粪便中肉眼不能查见的微量血液。

【评估】
1．核对医嘱　认真核对医嘱及检验单，明确患者床号、姓名、检验项目以及检验目的。
2．患者评估
（1）全身状况：目前的病情、症状、体征、诊断、治疗及自理能力。
（2）局部状况：排便情况，粪便的观察。

（3）心理状况：心理状态、理解能力及合作程度。

（4）健康知识：对疾病的认识情况，对采集粪便标本的目的及注意事项是否了解。

【计划】

1．护士准备　着装整齐，修剪指甲，洗手，戴口罩及手套，熟悉粪便标本采集方法。

2．用物准备

（1）常规标本或隐血标本：检便盒（内附棉签或检便匙）、清洁便器。

（2）培养标本：无菌标本容器、消毒便器，无菌长棉签。

（3）寄生虫或虫卵标本：检便盒（内附棉签或检便匙）、清洁便器、透明胶带及载玻片。

（4）按医嘱填写标签，贴于容器上。

3．环境准备　屏风遮挡，注意保护患者的隐私。

4．患者准备　患者了解采集粪便标本目的、方法及注意事项，能主动配合。

【实施】

1．操作流程及行为要求　见表 20-9。

表 20-9　粪便标本采集法

操作流程	步骤说明	行为要求
1．核对解释	携用物至床旁，核对床号、姓名及检验项目，解释留取粪便标本的目的和方法	尊重患者，严格查对 耐心解释，取得合作
2．采集标本	◆常规标本或隐血标本 嘱患者排便于清洁便器内，用检便匙取中央部分粪便或黏液脓血部分 5g 左右（似蚕豆大小）置于检便盒中 ◆培养标本 嘱患者排便于消毒后的便器内，用无菌棉签取中央部分粪便或黏液脓血部分 2 ~ 5g 置于无菌标本容器内，塞紧；如患者无便意，则用无菌长棉签蘸无菌生理盐水，插入肛门 6 ~ 7cm，顺同一方向轻轻旋转并退出，将棉签置于无菌试管内，塞紧瓶塞 ◆寄生虫或虫卵标本 ①检查寄生虫卵：嘱患者排便于清洁便器内，用检便匙取不同部位带血或黏液粪便 5 ~ 10g 于标本容器中 ②检查蛲虫：方法一：睡前或清晨未起床前将取标本的透明胶带贴于肛门周围，取下胶带粘在载玻片上或对合；方法二：23 时左右，患者感觉肛门周围发痒时，用无菌棉签蘸生理盐水，自肛门周围皱襞处拭取，然后插入试管内，塞好管口 ③检查阿米巴原虫：先将便器加温至接近人体的体温，排便后将标本连同便器立即送验（因阿米巴原虫排出体外后会因温度突然改变失去活力，不易查到）	正确指导，方法得当 严格无菌，防止污染 保护隐私，规范操作 感谢合作，健康教育
3．记录送检	洗手，记录留取标本名称和量，核对无误及时送检	再次核对，及时送检
4．处理用物	按消毒隔离原则处理用物	规范、准确

2．注意事项

（1）留取培养标本时，注意防止污染。

（2）采集隐血标本时，嘱患者前三天禁食肉类、动物肝、动物血以及含铁丰富的药物、食物、绿叶蔬菜等，三天后采集标本，以免造成假阳性结果。

（3）采集寄生虫标本时，患者服驱虫药后，应排便于清洁便器中留取全部粪便。

（4）患者如有腹泻，排水样便应盛于容器中送检。

3．健康教育

（1）依据检验目的的不同，向患者及家属介绍采集粪便标本的方法和注意事项。

（2）教会患者正确采集粪便标本的方法，确保检验结果的准确性。

(3) 指导患者注意饮食卫生与营养，防止消化系统疾病的发生。

【评价】

1. 根据检验的项目和目的，正确采集粪便标本。
2. 能与患者进行有效的沟通，取得配合。

本章小结

标本检验结果在一定程度上反映机体正常的生理现象和病理改变，正确采集标本的方法以及将标本及时送检和保管，是保证检验结果正确与否的重要环节。护理人员应遵守标本采集的原则，掌握各种标本正确的采集方法，并及时送检，以协助临床疾病的诊断、治疗及判断预后。

本章的重点是：标本采集的原则以及各种标本的采集方法及注意事项。

思考题

1. 采集标本的原则是什么？
2. 采集全血、血清、血培养标本应各备何种盛血容器？为什么？采集中应注意哪些事项？
3. 如何指导患者留取尿常规、12h 及 24h 的尿标本？

（庄凤娟）

第二十一章　病情观察和危重患者的抢救与护理

学习目标

通过本章内容的学习，学生应能：

识记：

1．描述病情观察的基本方法和内容。

2．简述洗胃的目的、常用溶液和注意事项。

3．列出简易呼吸器、人工呼吸机的操作要点。

理解：

1．用自己的语言正确解释下列概念：

意识障碍、浅昏迷、深昏迷、洗胃法

2．比较各种洗胃法的异同点。

应用：

1．依据临床表现，判断意识障碍的程度。

2．为危重患者提供支持性护理。

病情观察是护理工作中的一项重要内容。及时、准确地观察病情可为诊断、治疗、护理疾病和预防并发症提供依据。护士应熟悉病情观察的内容和各类患者病情观察的重点，并在护理工作中不断努力培养和提高自身有目的、有意识地主动观察病情的能力。当发现服务对象出现危急状况，能主动配合医生进行救治，熟悉相应的抢救程序，保证抢救工作及时、准确、有效地进行，并能全面、细致地做好危重患者的身心护理。

第一节　病情观察

案例 21-1

患者，男，27 岁，因脑外伤于 19 时 45 分急诊入院。查体：T 37℃，P 76 次 / 分，R 20 次 / 分，BP 130/80mmHg，双侧瞳孔等大等圆，对光反应存在，神志不清，压迫眶上神经有痛苦表情。次晨 6 时 30 分发现患者：P 60 次 / 分、R 14 次 / 分、BP 86/54mnHg，双侧瞳孔不等大，对光反射消失。

案例 21-1

问题与思考：

1. 患者病情发生了什么变化?

2. 应重点观察哪些内容?

病情观察（clinical observation）是指医务人员在诊疗和护理工作中运用视觉、听觉、嗅觉和触觉等感官器官及辅助工具，有目的、有计划地了解、观察患者的生理、病理变化和心理反应的过程。病情观察是护士应该具备的基本功之一。

一、病情观察的意义及要求

（一）病情观察的意义

1. 为诊断疾病和制订治疗、护理方案提供科学依据。

2. 有助于判断疾病的发展趋势和转归。

3. 及时了解治疗效果和用药反应。

4. 有助于及时发现危重症或并发症，防止病情恶化。

（二）病情观察的要求

护士要努力提高自身的病情观察能力，应做到：

1. 自觉加强专业理论的学习，具有扎实的专业知识，为及时、准确地观察病情打下坚实基础。

2. 培养高度职业敏感性，学会从细微之处及时、准确地发现患者的病情变化，甄别影响因素，排除干扰，获取正确的观察结果。

3. 主动利用一切机会做观察病情的有心人，养成在实施护理措施的同时观察病情的习惯，并经常巡视病房与患者多沟通。

4. 熟悉患者的病情和当前治疗护理的要求，针对性地观察病情，从而使观察更具有目的性。

5. 认真、及时地记录观察结果，发现特殊病情变化时，及时通知有关人员并进行积极的处理。

二、病情观察的方法和内容

（一）病情观察的方法

护士可利用感觉器官观察患者，对患者进行视诊、听诊、触诊、叩诊和嗅诊。在观察过程中有时需运用辅助仪器配合，以增强病情观察的效果。

1. 视诊　利用视觉器官观察患者的外观、营养状况、姿势体位、皮肤、意识状况以及与疾病相关的症状和体征等变化情况。

2. 听诊　利用听觉器官听取患者身体各个部位发出的声音，如咳嗽、呻吟等；借助听诊器可听到患者的心音、呼吸音、肠鸣音等。

3. 触诊 利用手的触觉来感知患者体表的温度、湿度、弹性、光滑度、柔软度及脏器的外形、大小、软硬度、移动度及跳动等。

4. 叩诊　通过叩诊了解被检查部位脏器的大小、形状、位置及密度。叩诊常用于对胸腹部作评估，如确定肺下界、心界大小、有无腹水及量等。

5. 嗅诊　利用嗅觉来辨别患者的各种气味，判断与其健康状况的关系。如患者呼吸道、消化道、泌尿生殖道、皮肤黏膜的分泌物、呕吐物和排泄物的气味。

（二）病情观察的内容

1．一般情况的观察

（1）发育：通常以年龄、智力和体格成长状况（身高、体重及第二性征之间的关系）来判断发育是否正常。正常成人判断标准为：胸围等于身高的一半，两上肢展开的长度约等于身高，坐高等于下肢的长度。正常发育与遗传、内分泌、营养代谢、体育锻炼、生活条件等内、外因素有密切关系。

（2）营养：营养状况可根据皮肤、毛发、皮下脂肪、肌肉的发育情况综合判断。也可通过测量一段时间内体重的变化来观察营养状况。临床上习惯用良好、中等、不良三个等级来概括营养状态。①良好：黏膜红润，皮肤光泽、弹性良好，皮下脂肪丰满而有弹性，肌肉结实，指甲、毛发润泽，肋间隙及锁骨上窝平坦，肩胛部和臀部肌肉丰满。②不良：皮肤黏膜干燥、弹性减低，皮下脂肪菲薄，肌肉松弛无力，指甲粗糙、无光泽，毛发稀疏，肋间隙、锁骨上窝凹陷，肩胛骨和髂骨棱角突出。③中等：介于两者之间。常见的营养异常为营养不良和肥胖。

（3）面容与表情：健康人表情自然，神态安详。患者由于疾病的影响会出现特征性的面容和表情。常见的几种典型面容有：①急性病容：表现为面色潮红、鼻翼扇动、口唇疱疹、表情痛苦，见于大叶性肺炎、疟疾等急性热病；②慢性病容：表现为面容憔悴、面色灰暗或苍白、目光暗淡，见于恶性肿瘤晚期、结核、肝硬化等慢性消耗性疾病；③病危面容：表现为面肌消瘦、面色苍白或铅灰、表情淡漠、双目无神、眼眶凹陷、鼻骨嵴耸，见于大出血、严重休克、脱水、急性腹膜炎等严重疾病患者；④贫血面容：表现为面色苍白、唇舌色淡，表情疲惫乏力，见于各种贫血患者；⑤满月面容：表现为面圆如满月，皮肤发红，常伴痤疮和小须，见于肾上腺皮质功能亢进及长期使用肾上腺皮质激素的患者；⑥二尖瓣面容：表现为面色晦暗，双颊紫红，口唇发绀，见于风湿性心脏病患者；⑦甲亢面容：表现为表情惊愕，眼裂增大，眼球突出，兴奋、烦躁。

（4）姿势与体位：姿势是指举止的状态。健康成年人躯干端正，肢体动作灵活适度。患者的姿势与疾病有密切关系，如胃肠痉挛性疼痛的患者常捧腹而行，以减轻疼痛。体位指患者身体在卧位时所处的状态，可分为主动体位、被动体位、强迫体位三种，它对某些疾病的诊断具有一定意义。如极度衰弱或意识丧失患者，由于不能自行调整或变换肢体的位置，常呈被动体位；心力衰竭的患者常采取强迫坐位，以减轻心脏负担，改善呼吸困难的症状。

（5）步态：即指行走时所表现的姿态。正常人步态平稳、行走自如。某些疾病可表现出特征性的步态。例如佝偻病、双侧先天性髋关节脱位、进行性肌营养不良的患者，走路时身体左右摇摆，称蹒跚步态；小脑疾患、酒精或巴比妥中毒的患者走路时躯干重心不稳、步态紊乱如醉酒状，称醉酒步态。此外，患者出现步态改变，可能是病情变化的征兆之一，如高血压患者突然出现跛行，提示有发生脑血管意外、偏瘫的可能。

（6）皮肤与黏膜：皮肤、黏膜的改变常是全身性疾病表现的一部分。应注意观察其色泽、温度、湿度、弹性情况及有无出血、水肿、皮疹等异常情况。如贫血患者皮肤苍白；高热患者皮肤潮红；肝胆疾病患者巩膜、皮肤黄染；缺氧患者口唇、耳郭、面颊、指端皮肤发绀；休克患者皮肤湿冷；长期消耗性疾病、严重脱水患者皮肤弹性减弱；出血性疾病、重症感染患者皮肤黏膜可出现淤点、紫癜、淤斑、血肿；肾疾病患者多为晨起眼睑、颜面水肿；心力衰竭患者则表现为下肢水肿等。

2．生命体征的观察　详见第十四章。

3．意识状态的观察　意识（consciousness）是大脑高级神经中枢功能活动的综合表现，即对内外环境的知觉状态。正常人意识清楚，反应敏锐而精确，思维合理，定向力（对时间、人物、地点的判断力）正常。意识障碍（disturbance of consciousness）是指个体对外界环境刺激缺乏正常反应的一种精神状态。任何原因引起大脑高级神经中枢功能损害时，都可出现意识障碍。主要表现为兴奋不安、思维紊乱、语言表达能力减退或失常、情感活动异常、无意识动作增加等。根据意识障碍的程度一般可分为嗜睡、意识模糊、昏睡、昏迷。

(1) 嗜睡（somnolence）：最轻的意识障碍。患者持续地处于睡眠状态，能被轻度刺激或言语唤醒，醒后能正常、简单地回答问题，但反应较慢，刺激停止后又很快入睡。

(2) 意识模糊（confusion）：患者对周围环境漠不关心，思维和语言不连贯，表情淡漠，对时间、地点、人物的定向力完全或部分发生障碍。可有躁动不安、谵妄或精神错乱。

(3) 昏睡（stupor）：接近于不省人事的意识状态，患者处于熟睡状态，不易唤醒。虽经压迫眶上神经，摇动身体等强烈刺激下可被唤醒，醒后答话含糊或答非所问，刺激停止后又进入熟睡状态。

(4) 昏迷（coma）：最严重的意识障碍，也是病情危急的信号。按其程度可分为：

1）浅昏迷：意识大部分丧失，无自主活动，对周围事物及光、声刺激无反应，对强烈刺激（如压迫眶上神经）可有痛苦表情或肢体退缩等防御反应。角膜反射、瞳孔对光反射、吞咽反射、眼球运动等可存在。生命体征一般无明显改变，可有大小便潴留或失禁。

2）深昏迷：意识完全丧失，对各种刺激均无反应。全身肌肉松弛，深、浅反射均消失。偶有深反射亢进及病理反射出现。机体仅能维持呼吸与循环的最基本功能，呼吸不规则，血压可下降，大小便潴留或失禁。

4．瞳孔的观察　瞳孔变化是许多疾病病情变化的一种重要指征。观察瞳孔应注意两侧瞳孔的形状、位置、边缘、大小、对称性、反应等。正常瞳孔呈圆形，位置居中，边缘整齐，两侧等大等圆，在自然光线下，直径为 2 ～ 5mm，对光反射和调节反射灵敏。病理情况下，瞳孔的大小可出现以下变化：

(1) 瞳孔缩小：瞳孔直径小于 2mm 为瞳孔缩小，小于 1mm 为针尖样瞳孔。单侧瞳孔缩小常提示同侧小脑幕裂孔疝早期；双侧瞳孔缩小常见于有机磷农药、氯丙嗪、吗啡等中毒。

(2) 瞳孔散大：瞳孔直径大于 5mm 为瞳孔散大。单侧瞳孔扩大、固定常提示同侧小脑幕裂孔疝的发生；双侧瞳孔散大常见于双侧小脑幕裂孔疝、枕骨大孔疝、颠茄类药物中毒、颅内压增高及濒死状态。重症患者瞳孔突然散大，是病情急剧变化的体征之一。

5．心理状态的观察　通过观察患者的语言或非语言行为、思维能力、认知能力、情感反应等，判断患者有无焦虑、忧郁、恐惧、绝望等情绪反应。

6．其他方面的观察　如疼痛、咳嗽、咳痰、咯血、恶心、呕吐的观察；排泄物、饮食、睡眠的观察；特殊检查、治疗反应的观察等。

三、各类患者的观察重点及要求

（一）新入院患者

1．初步评估病情的轻重，确定重点观察的内容　新入院患者病情轻重缓急不一，诊断也不尽明确，护士应尽早做好入院护理评估，对患者的病情做出初步的判断，找出主要的健康问题，确定重点观察的内容。

2．注意观察潜在或继发病症　新入院患者往往诊断尚未明确，病情在发展中，护士应注意观察潜在或继发病症，以防忽视了某些重要的病情。

3．注重心理状态的观察　新入院患者对医院环境、人员、制度都很陌生，对自身疾病的诊治期望值很高，容易出现很多复杂的心理问题。护士应注意观察并有针对性地做好心理护理，帮助患者尽快熟悉和适应医院的生活，从而积极主动地配合治疗和护理。

（二）老年患者

1．注意观察症状和体征不典型的病情　老年患者新陈代谢低下，感觉迟钝，患重病时往往症状和体征表现不明显，护士应细致、全面地观察，及时、准确地判断病情变化。

2．注意观察有无脑及心血管意外　老年人容易发生脑及心血管意外，一旦发生，往往来势凶猛，病情危重。护士应注意观察其先兆症状，以便及早发现病情变化，及时采取防治措施。

3．注意观察并发症　老年患者起病隐匿，病程迁延，抵抗力差，疾病恢复慢，容易出现并发症。

4．注意观察与疏导心理问题　老年患者心理状况复杂多变，护士应做到尊重患者，细心观察，并给予有针对性的疏导。另外，老年患者感觉功能减退，记忆力下降，反应迟钝，护士在观察病情时应耐心听取主诉，并认真核实以准确掌握病情。

（三）小儿患者

小儿对陌生的环境和人员适应性差，易产生恐惧和害怕的心理，并且表达能力差，不能很好地表达疾病情况。因此，护士应重点观察患儿的精神状态、饮食情况、大小便、啼哭等情况。

（四）危重患者

危重患者病情重、复杂、变化快，若不及时发现病情变化可能延误抢救而影响预后，甚至威胁生命。因此护士应重点观察其生命体征及相关的症状、体征，以及早发现和预见病情变化，及时采取预防或急救措施，抢救患者生命。

（五）手术后患者

手术后患者应严密观察病情变化，如全身麻醉患者未清醒前，通过观察瞳孔、反射、脉搏、呼吸等评估麻醉深度。若瞳孔小、浅反射消失、脉搏慢、呼吸深而均匀，则表示麻醉程度尚深，短时间内不会清醒；反之，瞳孔较大或正常，睫毛反射恢复，眼球转动灵活，脉搏略增，呼吸浅且不规律，表示患者即将清醒，此时患者易躁动，要确保其安全。

（六）做特殊检查和药物治疗的患者

对于接受特殊检查和药物治疗的患者，护士应重点观察其反应和治疗效果，观察有无副作用或并发症的发生。例如：灌肠的患者有无剧烈腹痛、脉搏细速、面色苍白、出冷汗；锁骨下静脉穿刺后的患者有无胸闷或呼吸困难；应用利尿剂患者的尿量、有无电解质紊乱的表现；应用胰岛素治疗的患者有无出冷汗、心慌、神志不清等低血糖反应等。

四、观察后的处理

（一）紧急病情变化的处理

如发现患者突然出现心搏骤停或呼吸停止等紧急病情变化时，护士应果断采取必要的抢救措施，如人工呼吸、胸外心脏按压等。同时立即通知医生，配合医生进行抢救。抢救过程中应详细记录各项抢救措施及病情变化。

（二）重要病情变化的处理

当发现患者病情恶化或有严重并发症先兆时，如消化道溃疡患者排出黑便，心脏病患者出现呼吸困难等，护士应及时告知医生，同时继续严密观察病情变化，安抚患者情绪，遵医嘱给予积极的处理。

（三）一般病情变化的处理

护士可在职责范围内给予适当的处理，并将经过以口头或书面的形式告知医生，如：一般术后患者发生尿潴留时，可让患者听流水声或用温水冲洗会阴，诱导排尿等。也可先告知医生再作处理。如高热患者遵医嘱给予物理降温。

第二节　危重患者的抢救和护理

案例 21-2

患者，男，32 岁，因车祸致右上腹受伤，出现剧烈腹痛急送入院。查体：T 35.7℃，P 120 次 / 分，R 32 次 / 分，BP 80/52mmHg，神志清楚，双瞳孔等大等圆，光反射存在，上腹部明显压痛，面色苍白，四肢湿冷，尿少，口渴，过度换气。

问题与思考：

1. 该患者的初步诊断是什么？应如何组织对该患者的抢救工作？
2. 根据患者情况，应准备哪些急救药品和物品？

危重患者（critical clients）是指病情严重，随时可能发生生命危险的患者。抢救危重患者是医疗护理工作中的一项紧急任务，必须做好全面、充分的准备工作。遇有危重患者，护士应以娴熟的技术、高度的责任心，争分夺秒、全力以赴地进行抢救。

一、抢救工作的组织管理与抢救设备的管理

（一）抢救工作的组织管理

1．立即指定抢救负责人，组成抢救小组　一般可分为全院性或科室（病区）性的抢救。科室性抢救一般由科主任、护士长负责组织指挥，护士是抢救小组的重要成员。在医生未到之前，护士应根据病情需要，给予适当、及时的紧急处理，如给氧、吸痰、测量生命体征、止血、配血、人工呼吸、胸外心脏按压、建立静脉通道等。参加抢救的医务人员既要明确分工，又要密切配合（图 21-1）。

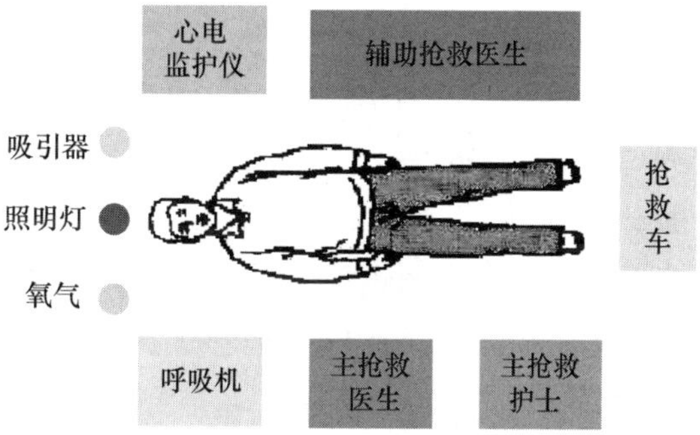

图 21-1　抢救方位

2．制订抢救护理计划　护士应参与抢救方案的制订，根据患者的情况和抢救方案，制订有针对性的护理计划，确立护理措施，解决患者现存的或潜在的健康问题。

3．配合医生进行抢救　护士负责抢救措施的有效实施，在抢救的过程中护士应做到统一指挥，分工明确，互相配合，争分夺秒。一切抢救用品均应定点放置，保证应急使用。态度严肃认真、动作迅速正确，保证高质量、高效率地抢救患者。

4．做好抢救记录和查对工作　记录要求及时准确、清晰、扼要、完整，且注明执行时间。各种急救药物经两人核对后方可使用。执行口头医嘱时，护士须向医生复述一遍，双方确认无误后方可执行，抢救完毕及时请医生补写医嘱。抢救中的空安瓿、输液空瓶、输血空袋等均应集中放置，以便统计查对。

5．密切观察病情　责任护士应随医生参加每次查房、会诊、病例讨论，了解治疗方案。注意抢救后的病情观察，随时掌握病情的动态变化。

（二）抢救设备的管理

1．抢救室　急诊室和病区应设立抢救室。病区抢救室宜设在靠近护士办公室的单独房间。抢救室要宽敞、明亮、安静、整洁、设备齐全，并应有严密的科学管理制度。

2．抢救床（图 21-2）　最好选用能升降的活动床，另备木板一块，做胸外心脏按压时使用。

3．抢救车（图 21-3）　抢救车内需配齐下列物品。

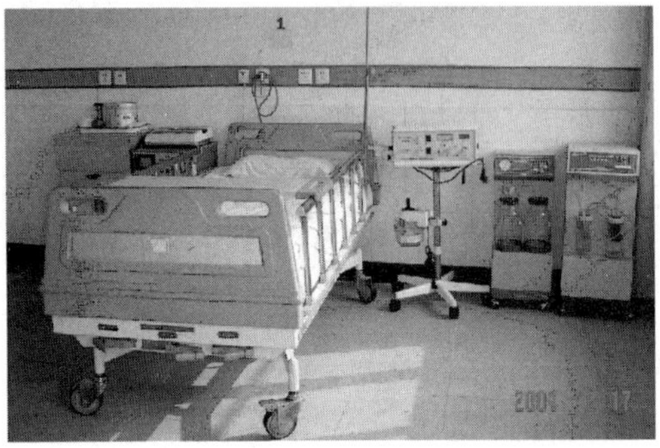

图 21-2　抢救床

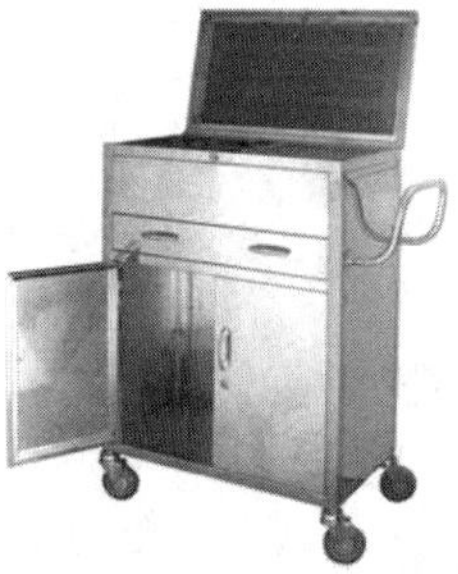

图 21-3　抢救车

（1）常用急救药品：见表 21-1。

表 21-1　常用急救药品

类别	常用药物
中枢兴奋药	尼可刹米（可拉明）、洛贝林（山梗菜碱）等
升压药	去甲肾上腺素、盐酸肾上腺素、异丙肾上腺素、间羟胺、多巴胺等
降压药	利舍平、肼屈嗪、硫酸镁注射液等
强心剂	去乙酰毛花苷丙（西地兰）、毒毛花苷 K 等
抗心律失常药	利多卡因、维拉帕米、普鲁卡因胺等
血管扩张药	甲磺酸酚妥拉明、硝酸甘油、硝普钠、氨茶碱等
止血药	安特诺新（安络血）、酚磺乙胺（止血敏）、维生素 K_1、氨甲苯酸、垂体后叶素、鱼精蛋白等
止痛镇静药	哌替啶（度冷丁）、苯巴比妥（鲁米那）、氯丙嗪（冬眠灵）、吗啡等
解毒药	阿托品、解磷定、氯磷定、亚甲蓝（美蓝）、二巯丙醇、硫代硫酸钠等
抗过敏药	异丙嗪（非那根）、苯海拉明、氯苯那敏、阿司咪唑
抗惊厥药	地西泮（安定）、异戊巴比妥钠、苯巴比妥钠、硫喷妥钠、苯妥英钠、硫酸镁等
脱水利尿药	20% 甘露醇、25% 山梨醇、呋塞米（速尿）、依他尼酸等。
碱性药	5% 碳酸氢钠、11.2% 乳酸钠
其他	氢化可的松、地塞米松、生理盐水、各种浓度的葡萄糖溶液、右旋糖酐、平衡液、10% 葡萄糖酸钙、氯化钾、氯化钙、代血浆、盐酸纳洛酮（产科、儿科必备）等

（2）常用抢救物品及设备（详见第九章第二节）。为了不贻误抢救时机，应严格执行抢救物品的“五定制度”。

二、常用抢救技术

案例 21-3

患者，女，35 岁，因与丈夫争吵后自服农药，出现恶心、呕吐、腹痛，呕吐物有大蒜味，烦躁不安，逐渐神志不清，急送入院。查体：T 36.5℃ ,P 60 次 / 分，R 32 次 / 分，BP 110/72mmHg，呼之不应，压迫眶上神经有反应，皮肤湿冷，肌肉颤动，瞳孔针尖样，对光反射弱，口腔流涎，肺叩清，两肺有较多哮鸣音和散在湿啰音。

问题与思考：

1．该患者应立即采用哪些抢救技术？

2．应如何加强对患者的护理？

（一）洗胃法

洗胃法（gastric lavage）是将洗胃导管由口腔或鼻腔插入胃内，利用重力、虹吸或负压吸引作用的原理，将大量溶液灌入胃内反复冲洗，清除胃内容物的技术。

临床常用的洗胃法有口服催吐法和胃管洗胃法。胃管洗胃法又包括：漏斗胃管洗胃法、电动吸引器洗胃法、全自动洗胃机洗胃法等。

【目的】

1．解毒　清除胃内毒物或刺激物，还可利用不同性质的灌洗液进行中和解毒。适用于急性食物或药物中毒的患者，服毒物后 6h 内洗胃最有效。

2．减轻胃黏膜水肿　幽门梗阻患者，洗出胃内滞留食物，减轻潴留物对胃黏膜的刺激，减轻胃黏膜水肿和炎症。适用于幽门梗阻患者。

3．为某些手术或检查做准备　如胃、食管下段、十二指肠手术前。

【评估】

1．核对医嘱　操作前认真核对医嘱、床号、姓名，明确患者及其洗胃的目的。

2．患者评估

（1）全身情况：年龄、病情、诊断、意识状态、生命体征、中毒情况（如中毒时间、途径、中毒量、毒物性质）、手术情况（如手术时间、部位、麻醉方式）等。

（2）局部情况：口腔黏膜有无损伤、有无活动义齿。

（3）心理状态：患者有无焦虑、恐惧或拒绝合作等。

（4）健康知识：对疾病的认知情况，对洗胃的目的、方法及注意事项是否了解。

【计划】

1．护士准备　着装整齐，修剪指甲、洗手，戴口罩，熟悉洗胃的方法，能根据不同的中毒物正确选择洗胃溶液。

2．用物准备

（1）口服催吐法：量杯、水温计、塑料围裙、压舌板，毛巾、漱口杯（可取自患者处）、水桶 2 只（1 只盛洗胃液、1 只盛污水），根据毒物性质选择 25 ～ 38℃洗胃液 10 000 ～ 20 000ml。

（2）胃管洗胃法：无菌洗胃包（内置弯盘、胃管、纱布、压舌板、镊子、液状石蜡）、橡胶单、治疗巾、棉签、胶布、50ml 注射器、听诊器、手电筒、水温计、量杯、送检标本容器或试管、一次性手套、洗胃溶液、水桶 2 只（1 只盛洗胃液、1 只盛污水），必要时备无菌张口器、牙垫、舌钳。

漏斗胃管洗胃法另备漏斗洗胃管，注洗器洗胃法另备 50ml 注洗器，全自动洗胃机洗胃法另备全自动洗胃机，电动吸引器洗胃法另备电动吸引器（5 000ml 容量的贮液瓶）、Y 型三通管、调节夹或止血钳、输液架、输液瓶、输液器。

（3）常用洗胃溶液：见表 21-2。

3．环境准备　病室整洁，温度适宜，需要时用床帘或屏风遮挡患者。

4．患者准备　患者明确洗胃的目的、方法及注意事项，能主动配合。

表 21-2　常用洗胃溶液和禁忌药物

毒物种类	洗胃溶液	禁忌药物
酸性物（非强酸）	镁乳、蛋清水 [1]、牛奶	
碱性物（非强碱）	5% 醋酸、白醋、蛋清水、牛奶	
氰化物	1∶15 000 ～ 1∶20 000 高锰酸钾 [2]	
敌敌畏	2% ～ 4% 碳酸氢钠、1% 盐水、1∶15 000 ～ 1∶20 000 高锰酸钾	
美曲磷酯敌百虫	1% 盐水或清水、1∶15 000 ～ 1∶20 000 高锰酸钾	碱性药物 [3]
苯酚（石炭酸）、煤酚皂（来苏儿）	温开水、植物油洗胃至无酚味为止，洗胃后多次服用牛奶、蛋清保护胃黏膜	液状石蜡
巴比妥类（安眠药）	1∶15 000 ～ 1∶20 000 高锰酸钾洗胃，硫酸钠导泻 [4]	硫酸镁
异烟肼	1∶15 000 ～ 1∶20 000 高锰酸钾洗胃，硫酸钠导泻	
4049（乐果）、1605、1059	2% ～ 4% 碳酸氢钠	高锰酸钾 [5]
发芽马铃薯	1% 活性炭悬浮液	
海豚、生物碱、毒蕈	1% ～ 3% 鞣酸	
灭鼠药：磷化锌	1∶15 000 ～ 1∶20 000 高锰酸钾洗胃或 0.1% 硫酸铜洗胃 [6] 或 0.5% ～ 1% 硫酸铜溶液每次 10 ml，每 5 ～ 10 min 口服一次，配合用压舌板等刺激舌根诱吐	鸡蛋、牛奶及其他的油类食物 [7]
灭鼠药：敌鼠钠	催吐、温水洗胃、硫酸钠导泻	碳酸氢钠溶液
灭鼠药：氟乙酰胺	0.2% ～ 0.5% 氯化钙或淡石灰水洗胃、硫酸钠导泻，饮豆浆、蛋白水、牛奶等	

注：①蛋清水可黏附于黏膜或创面上，从而起保护作用，并可减轻疼痛。②氧化剂能将化学毒物氧化，改变其性能，减轻或去除毒性。③敌百虫遇碱性药物可分解出毒性更强的敌敌畏，其分解过程随碱性的增强和温度的升高而加速。④巴比妥类药物采用硫酸钠导泻，是利用其在肠道内形成的高渗透压，可阻止肠道水分和残存的巴比妥类药物的吸收，从而促其尽早排出体外。硫酸钠对心血管和神经系统没有抑制作用，不会加重巴比妥类药物的中毒。⑤ 1605、1059、4049 中毒禁用高锰酸钾洗胃，否则可氧化成毒性更强的物质。⑥磷化锌中毒时，口服硫酸铜可使其成为无毒的磷化铜沉淀，阻止吸收，并促使其排出体外。⑦磷化锌易溶于油类物质，忌用脂肪性食物，以免促使磷的溶解吸收。

【实施】

1．操作流程及行为要求　见表 21-3。

表 21-3　洗胃法

操作流程	步骤说明	行为要求
1．准备用物	按照不同的洗胃方法备齐所需用物（根据毒物性质选用拮抗性溶液洗胃，毒物性质不明时，可选用温开水或等渗盐水洗胃）	准确判断，认真准备
2．核对解释	携用物至床旁，认真核对床号、姓名，解释洗胃的目的和方法，取得合作	尊重患者，严格查对 耐心解释，患者配合
3．安置体位	协助患者取合适体位，围好塑料围裙或橡胶单。口服催吐法取坐位。胃管洗胃法：中毒较轻者取坐位或半卧位；中毒较重者取左侧卧位；昏迷患者去枕平卧、头偏向一侧，有活动义齿应取下。弯盘置口角旁，污物桶置床旁	关爱患者，体贴细心
4．洗胃	◆口服催吐法 ①服洗胃液：指导患者每次自饮洗胃液 300 ～ 500ml ②刺激催吐：自呕和（或）用压舌板刺激舌根催吐。反复饮液、催吐，直至吐出的洗胃液澄清无味 ◆漏斗胃管洗胃法（利用虹吸原理） ①插管固定：经口插入胃管 45 ～ 55cm，确定胃管在胃内后固定 ②吸胃内物：置漏斗低于胃部水平位置，挤压橡胶球，吸尽胃内容物。留取第一次标本送检 ③反复灌洗：漏斗高于头部 30 ～ 50 cm，缓慢倒入洗胃液 300 ～ 500 ml，漏斗内尚余少量溶液时，迅速将其倒置于污水桶中。反复灌洗，直至洗出液澄清无味（图 21-4） ◆电动吸引器洗胃法（利用负压吸引原理） ①检查连管：连接电源，检查吸引器性能。将输液管与 Y 形管的主管相连，胃管末端和吸引器贮液瓶的引流管分别与 Y 形管两分支相连。将洗胃液倒入输液瓶内，排气后夹紧输液管挂于输液架上（图 21-5） ②调节负压：负压保持在 13.3 kPa 左右 ③插管固定：同漏斗胃管洗胃法 ④吸胃内物：开负压开关，吸出胃内容物，留取第一次标本送检 ⑤反复灌吸：关负压开关，夹紧贮液瓶上引流管，开放输液管，将 300 ～ 500ml 洗胃液流入胃内。夹紧输液管，开放贮液瓶上引流管，开负压开关，吸出灌入液。反复灌洗至洗出液澄清无味 ◆自动洗胃机洗胃法（正、负压自动转换，完成冲和吸动作） ①检查连管：接通电源，打开开关，检查调试自动洗胃机（图 21-6），将 3 根橡胶管分别与机器的进水接口、排水接口、胃管相连。进水接口的另一端放入洗胃液桶内，排水接口的另一端放入空水桶内。 ②插管固定：同漏斗胃管洗胃法 ③吸胃内物：按“手吸”键，吸出胃内容物 ④自动灌洗：再按“自动”键，机器将自动完成洗胃过程。待洗出液澄清无味以后，按“停机”键，机器停止工作。关闭电源	耐心指导，规范操作 确定胃管，方可操作 先吸再灌，安全有效 严密观察，灌洗干净
5．拔管整理	洗胃完毕，拔出胃管，协助患者漱口、洗脸，取舒适卧位	健康教育，感谢合作
6．处理用物	整理床单位，清理用物，机器及管道清洗、消毒备用	爱惜物品
7．洗手记录	洗手，记录洗胃液的名称、量，洗出液的性质、气味、颜色和量，患者反应	记录规范，及时准确

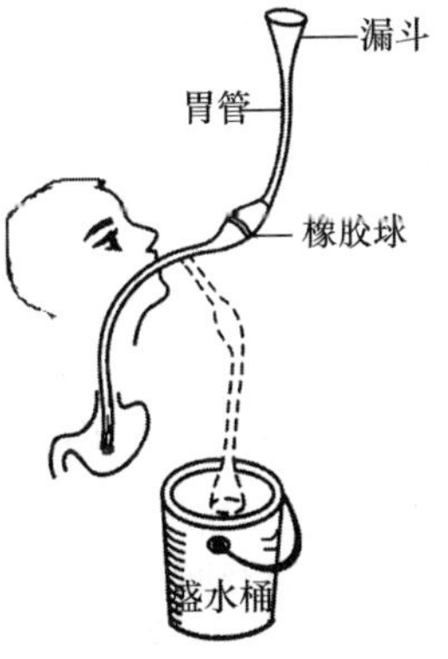

图 21-4　漏斗胃管洗胃法

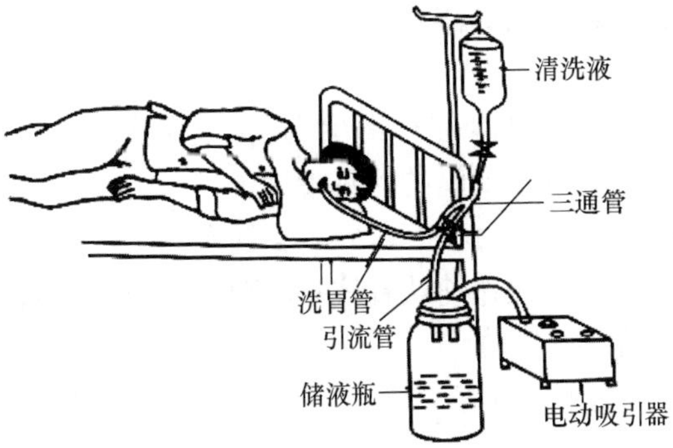

图 21-5　电动吸引器洗胃法

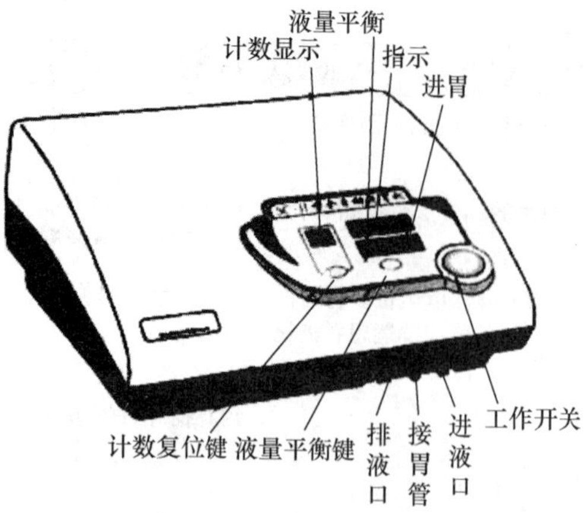

图 21-6 自动洗胃机

2．注意事项

（1）洗胃前应了解患者的中毒情况，如中毒时间、途径、毒物种类、性质、量等，入院前是否有呕吐。

（2）掌握洗胃的适应证和禁忌证：非腐蚀性毒物中毒应尽快洗胃，如有机磷、安眠药、重金属类、生物碱及食物中毒等。下列情况禁忌洗胃：食管胃底静脉曲张、胸主动脉瘤、近期内有上消化道出血及胃穿孔、胃癌；吞服强酸、强碱等强腐蚀性药物者禁止洗胃，以免造成穿孔。应按医嘱给予物理性对抗剂，如牛奶、豆浆、蛋清、米汤等保护胃黏膜。昏迷患者洗胃需谨慎。

（3）急性中毒的清醒合作者，应立即采用口服催吐法洗胃，必要时进行胃管洗胃。以减少毒物的吸收。对中毒物不明时，应留取第一次胃内容物送检，洗胃液可选用温开水或生理盐水，待毒物性质明确后，再选用对抗剂洗胃。

（4）胃管洗胃时插管动作应轻、快，切勿损伤食管黏膜或误入气管。

（5）每次灌入量以 300 ~ 500ml 为宜，过多则导致急性胃扩张，胃内压上升，促使胃内容物进入十二指肠，加速毒素的吸收；突然的胃扩张可使迷走神经兴奋，引起反射性心搏骤停；同时，灌入过多也可引起液体反流，导致呛咳、误吸或窒息；灌入过少则洗胃液无法与胃内容物充分混合，不利于彻底洗胃，增加灌洗次数，延长洗胃时间。

（6）洗胃过程中密切观察患者的面色、生命体征、意识、瞳孔变化情况，注意有无急性胃扩张、胃穿孔等并发症的发生。

（7）幽门梗阻患者洗胃时，需记录胃内潴留量（潴留量 = 洗出量 − 灌入量），以了解梗阻情况。同时洗胃宜在饭后 4 ~ 6 h 或空腹时进行。

3．健康教育 向患者及家属介绍洗胃的目的、作用、正确的操作方法，说明洗胃的注意事项和不良反应。

【评价】

（1）洗胃彻底有效，患者安全无并发症，衣被清洁、无污染。

（2）护士操作规范，能正确处理洗胃过程中的故障。

（3）护患沟通有效，患者能有效配合，自尊和隐私得到了保护。

（二）人工呼吸器使用法

人工呼吸器使用法（the use of artificial respirator）是采用人工或机械装置产生通气，改善换气功能，达到维持和增加机体通气量，纠正低氧血症的目的。常用于各种原因所致的呼吸停止或呼吸衰竭的抢救以及麻醉期间的呼吸管理。

【目的】

1．维持和增加机体通气量，纠正低氧血症。

2．手术患者麻醉期间的呼吸管理。

【评估】

1．核对医嘱 操作前认真核对医嘱、床号、姓名，明确患者病情及其上人工呼吸器目的。

2．患者评估

（1）全身状况：年龄、病情、生命体征、意识状态、有无自主呼吸及呼吸型态、循环状况、血气分析等。

（2）局部状况：呼吸道是否通畅，有无活动义齿。

（3）心理状态：情绪状况及其合作情况。

（4）健康知识：对疾病的认知情况，对人工呼吸器使用的目的、方法及注意事项是否了解。

【计划】

1．护士准备　着装整齐，修剪指甲、洗手，戴口罩，熟悉人工呼吸器的使用方法。

2．用物准备

（1）简易呼吸器：由呼吸囊、呼吸活瓣、面罩及衔接管构成（图 21-7）。

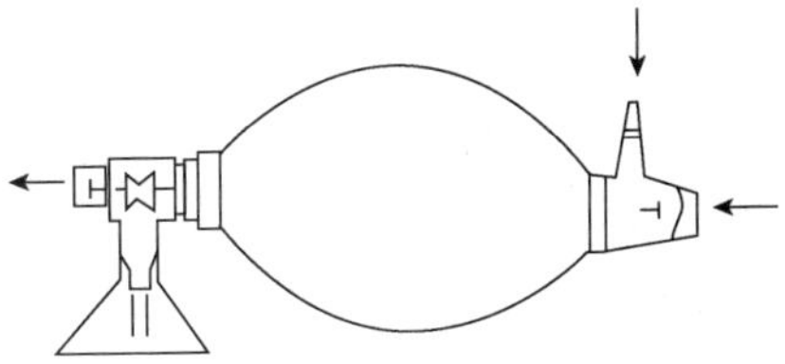

图 21-7　简易呼吸器

（2）人工呼吸机：分为定容型、定压型、多功能型。

3．环境准备　病室整洁，温度适宜，空气流通。

4．患者准备　患者或家属了解使用人工呼吸器的目的、注意事项，能主动配合。

【实施】

1．操作流程及行为要求　见表 21-4。

表 21-4　人工呼吸器使用

操作流程	步骤说明	行为要求
1．准备用物	按照不同的人工呼吸法备齐所需用物	准确判断，认真准备
2．核对解释	携用物至床旁，认真核对床号、姓名，解释人工呼吸器使用的目的和方法，取得合作	尊重患者，严格查对 耐心解释，患者配合
3．安置体位	患者平卧，项下垫枕	关爱患者，体贴细心
4．开放气道	松解衣领、腰带，清除呼吸道分泌物或呕吐物。操作者站在患者头侧，托起下颌使患者头后仰	规范操作，开放有效
5．人工呼吸	◆简易呼吸器：常在未建立人工气道时及辅助呼吸机突然出现故障时使用 ①扣紧面罩：将面罩扣紧于患者口鼻部 ②挤压通气：挤压呼吸囊，使空气或氧气自气囊进入肺部；放松气囊，肺内气体随呼气活瓣排出，反复有规律地挤压与放松（一般挤压频率 16 ~ 20 次 / 分，一次挤压可有 500 ~ 1 000ml 空气进入肺内） ③观察呼吸：观察若有自主呼吸，挤压气囊应与自主呼吸同步 ◆人工呼吸机 ①连机准备：连接呼吸机各导管，氧气装置与呼吸机相连接 ②开机检查：接通电源、开开关，开氧气阀门，检查机器有无漏气和启动运转情况 ③调节参数：根据患者的病情调节各预置参数（表 21-5） ④连接气道：呼吸机与患者气道紧密相连（面罩法、气管插管法、气管切开法） ⑤观察护理：观察病情及呼吸机运行情况。及时清理呼吸道分泌物，定时翻身、叩背、吸痰，保持呼吸道通畅	贴合紧密，避免漏气 操作规范，有序进行 细心观察，步调统一 检查无误，运转正常 参数适宜 连接紧密，避免漏气 细心观察，及时清理
6．撤机护理	根据医嘱撤机。撤机前做好心理护理，先适当减少呼吸机通气量，减少患者对呼吸机的依赖，循序渐进地进行撤机。分离导管或面罩、拔管、吸氧。关电源开关	安慰患者，健康教育
7．暂留备用	撤离呼吸机后，呼吸机和急救物品应暂留置床边，以备急用	保持完好，随时可用
8．处理用物	做好人工呼吸器的消毒及保养	爱惜物品
9．洗手记录	记录呼吸机参数、时间、效果、特殊处理及患者反应	规范、及时、准确

表21-5 呼吸机主要参数设置

项 目	数 值
呼吸频率（R）	10 ~ 16 次 / 分
每分通气量（VE）	8 ~ 10L/ 分
潮气量（Vr）	10 ~ 15ml/kg（范围在 600 ~ 800ml）
吸呼比值（I/E）	1：（1.5 ~ 2.0）
呼气压力（EPAP）	0.147 ~ 1.96 kPa（一般用< 2.94kPa）
呼气末正压（PEEP）	0.49 ~ 0.98 kPa（渐增）
吸入氧浓度（FiO_2）	30% ~ 40%（一般应 <60%）

2．注意事项

（1）密切观察病情变化：监测患者生命体征和神志变化，定期进行血气分析和电解质测定。观察患者有无自主呼吸，并调整呼吸机与之保持同步。

（2）监测呼吸机工作情况：注意呼吸机运转情况，有无漏气，各接头连接处有无脱落，各参数是否符合患者病情需要。

（3）观察通气量是否合适：若通气量合适，吸气时能看到胸廓起伏，双肺呼吸音清楚，生命体征恢复并稳定；若通气量不足，出现二氧化碳滞留时，患者烦躁不安、皮肤潮红、多汗、血压升高、脉搏加速；若通气量过度，患者可出现昏迷、抽搐等碱中毒症状。

（4）预防感染发生：严格执行无菌吸痰技术，保持面部清洁，做好口腔护理；做好呼吸机接口、螺纹管、面罩等的消毒工作；定期进行空气消毒，保持病室清洁。

3．健康教育 人工呼吸器使用前向清醒的患者及家属介绍人工呼吸器使用的目的、作用、必要性和正确的使用方法，说明使用人工呼吸器的注意事项和不良反应。

【评价】

（1）患者呼吸道通畅，能维持有效的呼吸，循环得以支持。

（2）护士能正确地使用人工呼吸器。

吸氧法、吸痰法见第十四章第四节，基础生命支持技术见急救护理学。

三、危重患者的支持性护理

（一）密切观察病情变化

危重患者病情重，变化快，随时可能发生生命危险，而且容易发生各种并发症，护理人员应密切观察并随时掌握患者的病情变化。特别要加强对生命体征、意识、瞳孔等的观察，随时了解患者心、脑、肺、肝、肾等重要脏器的功能。同时要注意观察各项治疗的效果及患者的反应。

（二）保持呼吸道通畅

清醒患者应鼓励并协助其经常变换卧位、定时做深呼吸和叩拍背部，以协助排痰，预防坠积性肺炎及肺不张等；昏迷患者应将头偏向一侧，及时吸出呼吸道分泌物，保持呼吸道通畅，防止误吸的发生。

（三）做好清洁卫生护理

1．眼睛的护理 眼睑不能自行闭合的患者，可在眼部涂上金霉素、红霉素眼膏或覆盖凡士林纱布保护角膜，防止发生角膜溃疡和结膜炎。

2．口腔护理 保持口腔清洁，预防口腔炎症、口腔溃疡、口臭等并发症的发生。

3．皮肤护理 及时更换污染的床单和衣物，保持床铺平整舒适，加强压疮预防的护理措施，维持皮肤的完好状态。

（四）保持肢体功能

保持患者肢体的功能位置，定时翻身，做四肢的主动或被动运动，同时进行按摩，促进血液循环，预防肌腱及韧带退化、肌肉萎缩、关节僵直、静脉血栓形成和足下垂的发生。

（五）补充营养和水分

对能进食者，鼓励其进食高热量、高蛋白、富含维生素、易消化吸收的饮食；对不能经口进食者，可采用鼻饲或完全胃肠外静脉高营养支持。对大量引流或额外体液丧失等体液不足的患者，应补充足够的水分和电解质，以维持体液平衡。

（六）维持排泄功能

对于尿潴留的患者，采取协助排尿的方法，必要时可行导尿术。对留置导尿患者加强常规护理，保持引流通畅，防止泌尿系感染的发生。对于便秘的患者，可用各种方法协助排便，必要时给予人工通便。

（七）保持引流管通畅

危重患者身上往往置有多根引流管，如导尿管、胃肠减压管、伤口引流管等，应妥善固定，防止扭曲、受压、堵塞、脱落等，确保各引流管通畅。

（八）确保患者安全

对意识丧失、烦躁不安、谵妄的患者，应合理使用保护具，防止意外发生。牙关紧闭、抽搐的患者，用缠有纱布的牙垫放在上下臼齿之间，防止舌咬伤。室内光线宜暗，工作人员动作要轻，避免因外界刺激而引起抽搐。

（九）心理护理

危重患者常因疾病的影响，情绪反应强烈，而不良情绪对疾病又有直接影响。护士应更多地关心、照顾、同情和尊敬患者，使患者产生信赖感和安全感。经常巡视病房，进行有效沟通，消除患者的孤独感。同时应密切观察患者言行，根据患者不同的个性特征，在不同的病程，提供合适的心理支持。对于因气管插管、气管切开等原因失去了语言表达能力的患者，要加强非语言交流，减轻和缓解患者焦虑、紧张的情绪。

本章小结

病情观察是医务人员在诊疗和护理工作中运用视觉、听觉、嗅觉和触觉及借助辅助工具，有目的、有计划地了解、观察患者的生理、病理变化和心理反应的过程。危重患者是指病情严重，随时可能发生生命危险的患者。护理人员应掌握病情观察的基本方法和一定的抢救技能，积极配合医生救治危重患者，并做好抢救记录及查对工作。

本章的重点是：病情观察的基本方法和内容、危重患者的护理、洗胃法、人工呼吸器的使用。难点是洗胃法、人工呼吸器的使用。

思考题

1．病情观察的内容有哪些？

2．危重患者的支持性护理措施有哪些？

3．患者，女，22 岁，因感情受挫自服安眠药，被室友发现后立即将昏迷不醒的患者送往医院，护士为患者实施抢救工作。

问：(1）护士应为患者选择哪种溶液洗胃？

(2）洗胃过程中，护士应注意观察什么？

（蒲　雁）

第二十二章 临终护理

学习目标

通过本章内容的学习，学生应能：

识记：

1. 陈述脑死亡的判断标准。
2. 描述临终患者的生理变化表现和临终患者家属的心理反应。
3. 简述临终关怀的组织形式和理念。

理解：

1. 用自己的语言正确解释下列概念：

临终关怀、濒死、死亡、脑死亡、安乐死。

2. 识别死亡过程的分期并比较各期的特点和表现。
3. 识别临终患者的心理反应特点，分析、判断其心理反应的分期。

应用：

1. 进行有效的沟通，按护理程序为临终患者及其家属提供生理和心理护理。
2. 按程序正确实施尸体护理，并根据实际情况对丧亲者实施护理。

生、老、病、死是人生的自然发展过程，死亡是生命活动的最后阶段，是完整生命历程中不可回避的重要组成部分。临终是人生必然的发展阶段，护理工作应引导临终患者树立正确的死亡观，宁静、安详、有尊严地接受死亡，尽可能减轻身心痛苦，提高其生活质量。护理人员应掌握临终护理的知识与技术，为临终患者和家属提供最佳的身心护理。

第一节 概 述

一、临终关怀

随着人类文明的进步，人们越来越重视患者临终的生活质量和心理调试，临终关怀是实现人生临终健康的一种重要护理手段，是人人享有的一项基本权利。

（一）临终关怀的概念

临终关怀（hospice care）又称善终服务、安宁照顾、终末护理、安息护理等。临终关怀是向临终患者及其家属提供生理、心理、社会等方面的完整照顾。其目的在于通过制订一套有组织的医疗和护理方案，实施综合性服务，使临终患者的生命得到尊重，症状得到控制，生命质量得到提高，家属的身心健康得到维护和增强，使患者在临终时能够无痛苦、安宁、舒适地走完人生的最后旅程。

案例 22-1

《圣经》上说："天下万物都有定时，哭有时，笑有时，生有时，死有时。"桃姐说："吃奶嘴有时，进棺材有时。"这一对白来自 2012 年感人至深的文艺片《桃姐》。每个人在出生的那刻，就注定了死亡的结局。在临终前的最后一段路怎么渡过，决定着一个人最后的生命质量。

问题与思考：

1. 何谓临终关怀？临终关怀的理念是什么？
2. 传统的死亡标准与脑死亡标准有何不同。

（二）临终关怀的发展

临终关怀在西方可以追溯到中世纪西欧的修道院和济贫院。"Hospice" 一词原意为 "收容院""救济院"，旨在为长途劳累或患病的朝圣者提供休息和照料，为濒死的患者提供关怀和照顾，使其得到最后的安宁。在中国可追溯到两千多年前的春秋战国时期，人们对老者和死者的关怀和照顾。

现代临终关怀创始于 20 世纪 60 年代，创始人是英国护士桑德斯（Dame Cicely Saunders），她从 20 世纪 40 年代起一直致力于帮助临终患者，于 1967 年在英国创办了世界上第一所临终关怀院——"圣・克里斯多弗临终关怀院"，被誉为 "点燃了世界临终关怀运动的灯塔"。随后，美国、法国、日本、加拿大、荷兰、瑞典、挪威、以色列等近百个国家相继建立了多种形式的临终关怀机构。

1986 年在中国香港成立了善终服务中心；1988 年 7 月，原天津医学院在美籍华人黄天中博士的资助下，成立了中国第一个临终关怀研究机构——天津医学院临终关怀研究中心；1988 年 10 月，在上海诞生了中国第一家临终关怀医院——南汇护理院；1990 年，在中国台湾马偕医院成立了台湾第一家安宁病房；1992 年，在北京成立了中国大陆第一所民办临终关怀医院——松堂医院；1993 年成立了 "中国心理卫生协会临终关怀委员会"；1996 年创办了《临终关怀杂志》。这些都标志着中国已跻身于世界临终关怀研究与实践的行列。

（三）临终关怀的组织形式

临终关怀的组织形式受到不同文化和经济等因素的影响，呈现出多样化、本土化的特点。英国的临终关怀服务以住院照料为主；美国以家庭临终关怀服务为主；中国正在探索符合中国国情的临终关怀服务，目前仍以临终关怀病房的形式较为普遍。具体有以下 3 种形式：

1．独立的临终关怀医院　有较完善的医疗设施，人员配备齐全，照护技术专业化、规范化，组织管理科学化，能独立行使其为临终患者服务的职能。如北京松堂医院，上海南汇护理院。

2．综合型医院内附设临终关怀病房　指在有条件的医院内利用现有的物质资源，建立临终关怀病房，为临终患者提供医疗、护理、生活照料，避免临终患者及家属产生被遗弃的不良感觉。可分为综合病种的临终关怀病房和专为癌症患者设立的临终关怀病房，如北京中国医学科学院肿瘤医院的 "温馨病房" 等。

3．居家照护关怀服务　是以社区为基础，以家庭为单位开展的临终关怀服务。可以由社区卫生医疗机构、临终关怀学术组织、慈善组织等联合医院协作进行。服务内容有医护人员为其提供治疗、护理、心理支持，志愿者给予的生活照料等，使患者能留在家中，与家人共度人生旅程的最后阶段。

（四）临终关怀的理念

1．以照料为中心　以治愈为主的治疗转变为以对症为主的照料。临终关怀的服务对象是处于各种疾病的末期、晚期肿瘤、治疗不再有效、生命即将结束的患者。对这些患者本着舒缓疗护（palliative treatment and care）的原则，不以延长其生命时间为主，而是对其提供姑息性治疗，施行全面的身心照料，控制症状，解除痛苦，获得心理、社会支持，使其得到最后安宁。

2．重视生命质量　以延长患者的生存时间转变为提高患者的生命质量。通过临终关怀，为临终患者营造一种舒适、宁静、安详的生活，使患者在有限的时间里，减少病痛的折磨，享受人生的最后旅程。临终关怀充分显示了人类对生命的尊重。

3．尊重临终患者的尊严和权利　临终患者意识没有丧失，仍有思维和情感。临终关怀强调在患者临终阶段，不能因患者的生命活力降低而忽视其尊严和权利，护理人员应注意维护和保护临终患者的价值观和尊严，保留患者原有的生活方式，满足其合理的要求，维护和尊重患者隐私和权利，鼓励患者参与医护方案的制订等。

4．注重临终患者家属的心理支持　为临终患者进行全面照料的同时，也要为临终患者家属提供全方位、连续的服务，关心帮助患者家属，提供心理、社会支持，使其能坦然面对亲人的死亡。

二、濒死与死亡的概念

（一）濒死

濒死（dying）即临终，指患者已接受治疗性和姑息性的治疗后，虽然意识清醒，但病情加速恶化，各种迹象显示生命即将结束，是生命活动的最后阶段。临终的时限可长可短，目前世界上尚无统一的界定标准，各个国家都有不同观点。

1．英国　以患者估计存活期 1 年或不到 1 年为临终期。

2．美国　将临终定义为患者已无治疗意义，估计只能存活 6 个月。

3．日本　以患者只有 2 ～ 6 个月存活时间为临终阶段。

4．中国　中国学者提出当患者处于疾病末期、死亡在短期内（估计存活时间为 2 ～ 3 个月）不可避免地要发生时即属于临终阶段，并指出对晚期癌症患者，只要出现生命体征和代谢方面的紊乱即可开始实施临终护理。

5．其他　不少国家倾向于以垂危患者住院治疗至死亡、平均 17.5 天为标准。

（二）死亡

死亡（death）是个体生命活动和新陈代谢不可逆的终止。美国《Black 法律辞典》（1951）定义死亡为：“生命之终结，人之不存在；即自医生确定血液循环全部停止以及由此导致的呼吸脉搏等生命活动终止之时。”

自古以来，人们把心脏视为维持生命的中心，进而把呼吸、心搏停止作为判断死亡的标准。随着医学科学的发展，特别是人体脏器移植技术的广泛开展，传统的死亡标准受到了冲击。1967 年，人类历史上第一例心脏移植手术在南非获得成功，一个衰亡的心脏被另一个健康的心脏所替代，这就宣告了心脏死亡理论不再是判断死亡的唯一标准。各种维持生命的技术在临床广泛应用，心肺功能停止的患者，可以借助药物、机器和手术来维持或恢复生命，只要大脑功能保持完整，一切生命活动都有可能恢复，传统的死亡标准已不再构成对人整体死亡的威胁。因此，医学界又提出了新的比较客观的标准，即脑死亡诊断标准。

脑死亡（brain death）即全脑死亡，包括大脑、中脑、小脑和脑干的不可逆死亡。不可逆的脑死亡是生命活动结束的象征。1968 年，美国哈佛大学在世界第 22 届医学会上提出的脑死亡标准为：

1．对刺激无感受性和反应性（unreceptivity and unresponsiticity）　对刺激完全无反应即使剧痛刺激也不能引出反应。

2．无运动、无呼吸（no movements or breathing） 观察1h撤去人工呼吸机3min仍无自主呼吸。

3．无反射（no reflexes） 瞳孔散大、固定，对光反射消失，无吞咽反射、无角膜反射、无咽反射和无跟腱反射等。

4．脑电波平坦（flat EEG）。

上述标准24h内反复多次核查无改变，并排除体温过低（低于32℃）及中枢神经系统抑制剂的影响，即可做出脑死亡的诊断。

目前，世界上已有80多个国家医学界支持并采用了这个诊断标准，已有14个国家为此立法。20世纪80年代，中国开始了脑死亡判定的理论研讨与临床实践，2009年完善和修订了脑死亡判定标准（成人）（修订稿）。

中国目前采用脑死亡的诊断标准为：①先决条件包括：昏迷原因明确，排除各种原因的可逆性昏迷。②临床诊断：深昏迷，脑干反射全部消失，无自主呼吸（靠呼吸机维持，呼吸暂停试验阳性），以上必须全部具备。③确认试验，脑电图平直，经颅脑多普勒超声呈脑死亡图型，体感诱发电位P14、N18和N20消失，此三项中必须有两项阳性。④脑死亡观察时间：首次确诊后，观察12h无变化，方可确认为脑死亡。

脑死亡诊断标准的确立具有非常重要的意义：①减少医疗资源的浪费；②为器官移植开辟广泛的前景；③减轻了患者家属等待无望的痛苦，让患者“死”得有尊严，能促使人们对生存质量的探寻；④科学、准确地判断一个人的死亡时间，在司法工作中具有重要的意义。

三、安乐死

安乐死（euthanasia）源于希腊文，原意指“快乐的死亡”或“无痛苦的幸福死亡”，现在是指患不治之症的患者在濒死状态下，由于精神和躯体的极端痛苦，在本人及其亲属的要求下，经过医生的鉴定和法律的认可，停止救治或用人为方式使其无痛苦地快速死亡。安乐死以其形式而言分为主动与被动两种形式。主动安乐死是指医护人员或其他人采取措施，主动结束患者的生命或加速患者的死亡过程。被动安乐死是指终止维持患者生命的一切治疗措施，使其自行死亡。由于安乐死涉及人的价值观念、伦理道德、社会经济、哲学法律等诸多领域，曾在世界范围内引起广泛的关注与争议，带来一系列矛盾和冲突。但安乐死解除了临终患者的痛苦，解脱了患者家属的沉重负担，使社会资源得到了合理利用，只要通过立法进行规范管理，应该说，安乐死是人类历史发展到一定程度而高度文明化的表现。

四、死亡过程的分期

死亡是人的本质特征的消失，但不是生命的骤然结束，是由生到死，从量变到质变的过程。医学将死亡分为濒死期、临床死亡期和生物学死亡期。

（一）濒死期

濒死期（agonal stage）又称临终期、临终状态。此期机体各系统的功能发生严重障碍，中枢神经系统脑干以上部位的功能丧失或深度抑制，患者表现为神志不清，循环衰竭，呼吸衰竭，代谢紊乱，各种反应迟钝，肌张力丧失等。濒死期的持续时间可因患者机体状况及死亡原因而异，年轻强壮者及慢性病患者较年老体弱者及急性病患者濒死期长；猝死、严重颅脑损伤者可不经此期直接进入临床死亡期。濒死期生命处于可逆阶段，若得到积极有效的救治，生命可复苏。反之，则进入临床死亡期。

（二）临床死亡期

临床死亡期（clinical death stage）又称个体死亡或躯体死亡。此期中枢神经系统的抑制过程已由大脑皮层扩散到皮层下部分，延髓处于极度抑制状态，患者表现为心搏、呼吸完全停止，瞳孔散大，各种反射消失，但各种组织细胞仍有微弱而短暂的代谢活动。此期一般持续 5 ～ 6min，若及时抢救，生命有可能复苏；若超过这个时间，大脑将发生不可逆的变化。但在低温条件，尤其是头部降温脑细胞耗氧量降低时，临床死亡期可延长达 1h 或更久。临床上失血、窒息、触电等致死患者，及时采取积极有效的急救措施仍有复苏的可能，因其重要器官代谢过程尚未停止。

（三）生物学死亡期

生物学死亡期（biological death stage）是死亡过程的最后阶段，又称全脑死亡、细胞死亡或分子死亡。从大脑皮层开始整个神经系统以及各器官的新陈代谢相继停止，并出现不可逆的变化，机体已不能复活。随着生物学死亡期的进展，相继出现尸体现象。

1．尸冷（algor mortis）是最先发生的尸体现象，人死后产热停止，尸体逐渐向周围环境散热，直到与环境温度相同的过程称尸冷。一般死亡后 10h 内尸温下降速度约为每小时 1℃，10h 后为每小时 0.5℃，大约 24h 左右，尸温降至与环境温度相同。测量尸温常以直肠温度为准，对估计死亡时间有一定参考价值。

2．尸斑（livor mortis）死亡后血液循环停止，由于地心引力的作用，血液向身体的最低部位坠积，皮肤出现暗红色斑块或条纹称尸斑，一般死亡后 2 ～ 4h 出现，12h 后出现永久性变色，24 ～ 36h 固定下来不再转移，一直持续到尸体腐败。因此，患者死亡后应安置为仰卧位，头下置枕，以防面部变色。

3．尸僵（rigor mortis）尸体肌肉僵硬，关节固定称为尸僵。形成机制主要是死亡后肌肉中三磷腺苷（ATP）分解而不能再合成所致。先由咬肌、颈肌开始，其次为颜面肌，向下至躯干、上肢和下肢。尸僵一般在死亡后 1 ～ 3h 开始出现，4 ～ 6h 扩展到全身，12 ～ 16h 发展至高峰，24h 后尸僵开始减弱，肌肉逐渐变软，称为尸僵缓解。下颌关节尸僵开始缓解为死亡后已超过 24h，上肢尸僵开始缓解为死亡后已超过 30h，下肢尸僵缓解为死亡后超过 36h，全身尸僵完全缓解消失，为死亡后 3 ～ 7 天。

4．尸体腐败（postmortem decomposition） 死后机体组织的蛋白质、脂肪和碳水化合物在腐败细菌作用下分解的过程称为尸体腐败。一般在死亡 24h 后出现，并与环境温度有关，表现为尸臭和尸绿。尸臭是肠道内有机物分解从口、鼻、肛门逸出的腐败气体，尸绿是尸体腐败时出现的色斑。

第二节　临终患者及其家属的护理

案例 22-2

72 岁的刘姨被确诊为癌症晚期。身体同样很差的老伴张伯，不敢将这个消息告诉刘姨，只是跟她说：“身体长了个肿瘤，医生在想办法怎样做手术摘除。”

如果不做治疗且心态不佳，刘姨可能仅剩下 6 个月的时间。但困窘的家庭现状，又让张伯倍感压力，不知怎么和刘姨相处。“得知她病情的时候，我的双脚一下子软了，头脑一片空白，不知道该怎么办……”。

问题与思考：

1．临终患者可能会出现怎样的生理变化与心理反应？应如何护理？

2．临终患者家属可能会出现怎样的心理反应？应给予怎样的心理支持？

3．如何进行患者死亡后护理？

在患者的临终阶段，患者及其家属的生理、心理都会承受巨大的压力，护理人员应用责任心、爱心、耐心、细心、同情心来了解患者和家属的需求并给予满足，对他们表示理解和关爱，尊重和维护患者的尊严和权利，为其营造安详和谐的环境，使临终患者及其家属感受到来自护理人员对生命的尊重和支持。

一、临终患者的生理变化及护理

随着病情发展，临终患者因为细胞、组织新陈代谢严重下降及脏器功能的日渐衰竭，患者会逐渐出现以下生理变化和健康问题。

（一）生理变化

1．循环功能减退　表现为皮肤苍白或发绀，湿冷，大量出汗，脉搏快而弱、不规则或不能扪及，血压逐渐下降或测不出，心律失常，心尖冲动常为最后消失。

2．呼吸功能减退　表现为呼吸频率由快变慢，呼吸深度由深变浅，出现鼻翼呼吸、潮式呼吸、张口呼吸、点头样呼吸等，最终呼吸停止。由于分泌物在支气管内潴留，出现痰鸣音或鼾声呼吸。

3．胃肠道功能紊乱　表现为恶心、呕吐、腹胀、食欲下降、便秘或腹泻、脱水、口干等。

4．肌肉张力丧失　表现为大小便失禁，吞咽困难，肢体软弱无力，不能进行自主躯体活动，无法维持良好舒适的功能体位，出现希氏面容（面肌消瘦、面部呈铅灰色、眼眶凹陷、双眼半睁、目光呆滞、下颌下垂、嘴微张）。

5．感知觉、意识改变　表现为视觉逐渐减退，由视觉模糊发展到只有光感，最后视力消失，眼睑干燥，分泌物增多。听觉常是人体最后消失的一种感觉。若病变未侵犯中枢神经系统，患者可始终保持神志清醒；若病变在脑部，则很快出现嗜睡、意识模糊、昏睡或昏迷等。

6．疼痛　表现为烦躁，血压及心率改变，呼吸变快或减慢，瞳孔散大，异常姿势，疼痛面容（五官扭曲、眉头紧锁、眼睛睁大或紧闭、双眼无神、咬牙）。

7．临近死亡的特征　各种反射逐渐消失，肌张力减退、丧失，脉搏快而弱，血压降低，呼吸急促、困难、出现潮式呼吸，皮肤湿冷。通常呼吸先停止，随后心搏停止。

（二）常见的健康问题

1．排便失禁　与肛门括约肌松弛有关。

2．尿失禁　与膀胱括约肌无力有关。

3．活动无耐力　与肌肉张力降低、体力丧失、疼痛有关。

4．皮肤完整性受损　与大小便失禁、无法改变体位、循环不良、营养缺乏有关。

5．营养失调　与吞咽困难、肠蠕动缓慢有关。

6．体液不足　与液体摄入量减少有关。

7．清除呼吸道无效　与体力减退、呼吸道分泌物增多有关。

8．自理能力缺陷　与体力丧失有关。

9．感知改变　与濒死过程有关。

10．疼痛　与疾病性质有关。

11．有误吸的危险　与意识障碍、吞咽困难、肌肉松弛有关。

（三）护理措施

1．提供适宜环境，促进患者舒适

(1) 病房环境整洁、安静，室内空气清新，照明适当，温湿度合适，色调和谐。

(2) 在房间内适当放置绿色植物和鲜花，摆放装饰物品，如装饰画、照片、慰问卡、宗教物件等，安置在患者看得见的地方，增加病房的温馨气氛，减轻患者焦虑、绝望的心理。

(3) 按照危重患者的护理要求做好各项基础护理。

2．增进食欲，加强营养

（1）向临终患者和家属解释恶心、呕吐和食欲下降的原因，减轻其心理焦虑，获得心理支持。

（2）注意食物色、香、味，少食多餐，增进食欲。给予高蛋白、高热量且易消化的饮食，鼓励患者进食新鲜的蔬菜和水果。给予流质或半流质饮食，便于患者吞咽。必要时采用鼻饲法或完全胃肠外营养（TPN），保证患者营养供给。

（3）加强监测，观察患者电解质指标及营养状况。

3．改善血液循环

（1）观察体温、脉搏、呼吸、血压、皮肤色泽和温度等。

（2）患者四肢冰冷不适时，应加强保暖，必要时给予热水袋，水温应低于50℃，防止烫伤。

4．改善呼吸功能

（1）神志清醒者，采用半卧位，扩大胸腔容量，减少回心血量，改善呼吸困难。

（2）昏迷者，头偏向一侧，防止呼吸道分泌物误入气管。必要时给予吸痰保持呼吸道通畅。

（3）呼吸困难者，给予适量氧气吸入。保持呼吸道通畅，协助排痰。

5．减轻感、知觉改变的影响

（1）及时用湿纱布拭去眼部分泌物，如患者眼睑不能闭合，可涂金霉素、红霉素眼膏或覆盖凡士林纱布，以保护角膜，防治角膜干燥发生溃疡或结膜炎。

（2）听觉是人体最后消失的感觉，护理中应避免在患者周围窃窃私语，以免增加患者的焦虑。

（3）可采用触摸患者的非语言交流方式，配合柔和的语调、清晰的语言进行交谈，使临终患者感到即使在生命的最后时刻，也并不孤独。

6．减轻疼痛

（1）护理中应注意观察疼痛的性质、部位、程度及持续时间。护理人员应同情、安慰、鼓励患者，多与患者交谈，稳定患者情绪，并适当引导分散患者注意力，从而减轻患者疼痛。

（2）协助患者选择减轻疼痛的最有效的方法，若采取药物治疗，目前临床普遍推行WHO建议的三步阶梯止痛疗法。给予药物止痛后注意观察用药后的反应，把握好用药的阶段，选择恰当的剂量和给药方式，达到控制疼痛的目的。具体方法：①第一阶梯：轻度疼痛的患者应用非麻醉性镇痛药，如布洛芬、阿司匹林、对乙酰氨基酚等，以及一些辅助性药物如解痉药、皮质激素。②第二阶梯：中度疼痛的患者应用弱麻醉性镇痛药，如可待因、布桂嗪、曲马多等。③第三阶梯：重度疼痛的患者，可用强麻醉性镇痛药，如吗啡、哌替啶、美沙酮、二氢埃托啡等。

（3）采用其他止痛方法，如松弛术、音乐疗法、外周神经阻断术、针灸疗法、生物反馈法。

二、临终患者的心理反应及护理

（一）临终患者的心理反应

患者在临终阶段的心理反应和行为反应十分复杂。美国精神病学家伊丽莎白·库勒·罗斯（Elisabeth Kubler Ross）观察400位临终患者，提出临终患者的心理反应可分为五期，即否认期、愤怒期、协议期、忧郁期、接受期。

1．否认期（denial stage）　当患者得知自己病重将面临死亡时，其心理反应是“不，这不会是我，那不是真的！一定是搞错了！”极力否认、拒绝接受事实，他们怀着侥幸的心理四处求医，希望是误诊，无法接受任何对病情的解释和说明。这种反应是一种正常的心理防御机制，可以减少不良信息对患者的刺激，以使患者躲避现实的压迫感，有较多的时间来调整心态，面对死亡。这段时间的长短因人而异，大部分患者能很快停止否认，而有些人会持续到死亡，也有的患者因为不能承受这种变化而采取自杀行为。

2．愤怒期（anger stage）　当否认无法再继续下去，患者常表现为生气与激怒，产生“为什么是我，这不公平”的心理，往往将愤怒的情绪向身边的人发泄。患者经常会斥责医护人员和家属，或者对医院的制度、治疗等方面表示不满，以弥补内心的不平。

3．协议期（bargaining stage）当病情越来越重，患者不得不接受事实，愤怒的心理逐渐消失。患者为了尽量延长生命，做出许多承诺作为交换条件，出现“请让我好起来，我一定……”的心理。有的患者认为许愿或做善事能扭转死亡的命运，有的患者则对过去做的错事表示悔恨，患者变得很和善，对自己的病情抱有希望，能很好地配合治疗。

4．忧郁期（depression stage） 随着病情的日益加重，患者感到自己正接近死亡，任何努力都无济于事，因此他不得不承认这一事实“好吧，那就是我”，表现出明显的忧郁、悲伤、退缩、情绪低落、沉默、哭泣等反应，要求与亲朋好友见面，希望有他喜爱的人陪伴照顾。

5．接受期（acceptance stage） 这是临终的最后阶段，在一切的努力、挣扎之后，患者变得平静，出现“好吧，既然是我，那就去面对吧”的心理，患者此时接受面临死亡的事实。患者的恐惧、焦虑、悲哀也许都已消失，精神与肉体均极度疲劳衰弱，情感减退，并且很平静、喜欢独处，常处于嗜睡状态。

应当注意的是临终患者心理反应的过程是因人而异的，有的可以重合，有的可以提前，有的可以始终停留在某一阶段。护理人员应根据患者实际情况具体分析与处理。

（二）常见的健康问题

1．恐惧 与疼痛、身体衰竭、死亡的威胁有关。

2．焦虑 与预感到的死亡威胁及与亲人的永久离别有关。

3．绝望 与无法控制的疼痛及身体状况衰竭和恶化有关。

4．无能为力 与无法避免死亡及自主能力丧失有关。

（三）护理措施

1．否认期

（1）护理人员应具有真诚、关爱、理解的态度，不要急于揭穿患者的防御机制，可以暂时顺从患者意愿，给予必要的复查，借以缓冲患者突然遭受的心理创伤。耐心回答患者的询问，并且要注意医护人员对病情言语的一致性。

（2）经常陪伴在患者身旁，注意应用语言和非语言沟通技巧与患者沟通，满足患者心理需要，让患者感到他并没有被抛弃，时刻受到护理人员的关心。

（3）在与患者沟通中，护理人员要注意自己的言行，可以主动地表示愿意和患者一起讨论死亡，在交谈中因势利导，循循善诱、使其建立正确的生死观。

2．愤怒期

（1）为患者提供适宜表达和发泄情绪的环境和时间，允许患者发泄内心的苦闷和怨恨。采取耐心倾听，不责怪、不阻止，静静地陪伴，表达同情与谅解等方式，均可以缓解患者的愤怒情绪。

（2）当患者有破坏性行为时，护理人员应予以制止并采用安全防卫措施，动员家属或好友给予相劝，预防意外性事件的发生。

（3）做好患者家属的工作，给予患者宽容、关爱和理解。

3．协议期

（1）对于患者提出的种种协议或“乞求”，护理人员可以采取适当的方法，尽量允诺其合理要求。提供给患者更细致的照护，从而减轻痛苦，控制症状。

（2）临终期的患者有些行为是隐匿性的，护理人员应鼓励患者说出内心的感受，满足其心理要求，尊重患者的信仰，积极引导，减轻压力。

4．忧郁期

（1）护士应多给予同情和照顾，经常陪伴患者，护理人员可以通过言语性和体态性语言（如表情、手势等）与患者交流，给予安慰和鼓励，增加其希望感。护理人员允许患者用不同方式宣泄情感，如哭泣、忧伤等。

（2）给予精神支持，尽量满足患者合理要求，安排亲朋好友见面、相聚，并尽量让家属陪伴身旁。注意安全，预防患者自杀。可以辅以音乐疗法、娱乐活动等转移其注意力，疏散抑郁情绪。

（3）为患者创造舒适的生活环境，若患者因心情忧郁忽视个人卫生时，护士应注意协助和鼓励患者保持身体的清洁与舒适。

5．接受期

（1）护理人员继续保持对患者关心、支持，尊重患者，不要强迫与其交谈。尽力帮助患者了却未尽的心愿，如遗嘱处理，欲见的亲人，交代重要的工作事宜等。

（2）为临终患者创造一个安静、舒适的环境，减少外界干扰。加强生活护理，让其安详、平静地离开人间。

三、临终患者家属的心理反应及护理

（一）临终患者家属的心理反应

家庭成员很难接受亲人濒临死亡的事实。从患者生病到死亡，甚至到死亡后，家属承受着巨大的身心压力，大多经历了震惊、解组（对整个家庭生活秩序所造成的混乱状态）、反复无常的情绪以及罪恶感、失落与孤单、解脱、重组（对家庭生活秩序的恢复）等心理反应和适应阶段。家属的心理行为反应与患者临终的历程密切相关，常会出现以下心理及行为方面的改变：①个人需求的推迟或放弃；②家庭中角色和职务的调整与再适应；③压力增加，社会交往减少。

（二）常见的健康问题

1986 年，费尔斯特和霍克（Ferszt & Houck）提出临终患者家属的 7 大需要：①了解患者病情的发展、照顾等相关问题；②了解临终关怀医疗小组中哪些人会照顾患者；③参与患者的日常照顾；④确认患者受到临终关怀医疗小组良好照顾；⑤被关怀与支持；⑥了解患者死亡后相关事宜（处理后事）；⑦了解有关资源：经济补助、社会资源、义工团体等。临终患者家属常出现以下健康问题：

1．焦虑　与亲人面临死亡的威胁有关。

2．家庭应对无效（妥协性）　与面对濒死的亲人有关。

（三）护理措施

1．满足家属照顾患者的需要　护理人员有责任照顾患者的家属，关注患者家属的需要。耐心向家属指导、解释、示范有关的护理技术，使家属在照料亲人的过程中获得心理慰藉，同时也减轻患者的孤独情绪。

2．鼓励家属表达感情　护理人员要理解、同情家属，并与之建立情感联系，取得家属的信任。倾听家属的焦虑与担忧，并进行疏导。

3．协助维持家庭的完整性　协助家属在医院环境中，安排平时的家庭活动，以增进患者的心理调适能力，保持家庭完整性，能与亲人共享天伦之乐。如共进晚餐、看电视、下棋等娱乐活动。

4．满足家属的身心需求 对家属多关心体贴，帮助其安排陪伴期间的生活，尽量解决实际困难。指导家属掌握一些减轻心理压力的自我疏导方法，如松弛术、气功、饮食调理等。

第三节 死亡后护理

死亡后护理包括死亡者的尸体护理和丧亲者的护理。尸体护理（postmortem care）是对临终患者实施整体护理的最后步骤，也是临终关怀的重要内容之一。尸体护理应在确定患者死亡，医生开出死亡诊断书后尽快进行，以防尸体僵硬。同时对家属应给予心理疏导，缓解其身心痛苦，使其早日从悲痛中解脱出来。护理人员应以严肃认真的态度做好尸体护理工作，尊重患者的遗愿，满足家属的合理要求，这既是对死者人格的尊重，也是对家属心灵的安慰，体现了人道主义精神和崇高的护理职业道德。

一、尸体护理

【目的】

1．保持尸体整洁，表情安详，姿势良好，易于辨别。

2．避免体液外流及疾病的传播。

3．安慰家属，减轻哀痛。

【评估】

1．核对医嘱 医生确定患者死亡，开具医嘱或死亡诊断书。

2．评估死者

（1）全身情况：死者的诊断、治疗、抢救过程、死亡原因及时间等。

（2）局部情况：尸体的清洁程度、有无伤口、引流管及医疗器械等。

（3）死者的民族及宗教信仰。

3．评估家属 家属的社会背景、心理状况及其对逝者死亡的态度。

【计划】

1．护士准备 着装整齐，表情严肃，洗手，戴口罩和手套，熟练掌握尸体护理操作程序。

2．用物准备

（1）治疗盘内备清洁衣裤 / 尸袍、尸单、血管钳、不脱脂棉球、剪刀、尸体识别卡 3 张（表 22-1）、梳子、松节油、绷带。

（2）擦洗用具，手消毒液。

（3）有伤口者准备换药敷料，必要时备隔离衣。

3．环境准备 保持安静、肃穆，必要时屏风遮挡，其他人员回避。

表 22-1 尸体识别卡

姓名________ 住院号________ 年龄________ 性别________
病室________ 床号________ 籍贯________ 诊断________
住址________________
死亡时间______年______月______日______时______分
护士签名________
________医院

【实施】

1．操作流程及行为要求 见表 22-2。

表 22-2　尸体护理操作步骤

操作流程	步骤说明	行为要求
1．准备物品	填写尸体识别卡，备齐用物携至床边，必要时用屏风遮挡	严肃认真，安静肃穆
2．劝慰家属	劝慰家属节哀，请家属暂离病房或一同进行尸体护理。如家属不在医院，应尽快通知死者家属来医院探视遗体	安慰家属，取得合作
3．撤除用物	撤去所有治疗用物（如治疗仪器、器械及各种导管）	动作轻稳，尊重死者
4．安置体位	将床放平，使尸体仰卧，头下垫一软枕，防止面部淤血变色；用大单遮盖尸体	
5．整理遗容	洗脸，有义齿为其装上，闭合口眼。如眼睑不能闭合，可用毛巾湿敷或在上眼睑下垫少许棉花，使上眼睑下垂闭合。嘴不能闭者，轻揉下颌或用绷带托住，梳理头发	轻柔细致，一丝不苟
6．填塞孔道	用血管钳将棉花填塞口、鼻、耳、阴道及肛门等孔道，防止体液外溢	
7．整理遗体	脱去衣裤，依次洗净上肢、胸、腹、背、臀、下肢。如有胶布痕迹用松节油擦净；有创口者应更换敷料；有引流管应拔出后缝合创口或用蝶形胶布封闭，再用纱布盖上包扎	
8．换衣包裹	更换衣裤 / 尸袍，系第一张尸体识别卡在死者的右手腕部。用尸单包裹尸体，绷带在胸、腰、踝部固定，系第二张尸体识别卡于死者胸或腰前的尸单上	认真核对，准确无误
9．运送尸体	盖上大单，将尸体送至太平间，置于停尸屉内，置第三张识别卡于停尸屉外	
10．终末处理	处理床单位及各种用物	
11．洗手记录	洗手，完成各项记录，在体温单上记录死亡时间，注销各种执行单（治疗、药物、饮食卡等），整理病历、归档，办理结账	保持病房整洁 规范、及时、准确
12．交接遗物	清点遗物交给家属	劝慰家属，心理支持

2．注意事项

（1）患者经抢救无效，由医生证明确已死亡，开出死亡医嘱，得到家属许可后，护士方能进行尸体护理。

（2）操作中态度严肃认真，一丝不苟，注意用屏风遮挡，维护死者的隐私，避免影响其他患者的情绪。

（3）尸体识别卡放置正确，便于识别。

（4）如为传染病患者，应用消毒液清洁尸体，孔道用浸有 1% 氯胺溶液的棉球进行填塞，包裹尸体用一次性的尸单或尸袍，并装入不透水的袋子中，外面做传染标志。

（5）清点遗物交给家属。若家属不在时，应由两名护士共同清点，将贵重物品列出清单，两人签全名后交护士长保存，以便交还死者家属或工作单位。

（6）病房床单元处理，非传染病患者按一般出院患者方法处理，传染病患者按传染病要求进行终末消毒处理。

【评价】

1．尸体整洁，表情安详，姿势良好，易于辨别。

2．对死者家属进行的劝慰有效，家属的哀痛有所减轻。

二、丧亲者的护理

丧亲者即死者家属，主要指直系亲属，包括失去父母、配偶或子女者。死亡对患者来讲是痛苦的结束，对家属来说则是悲哀的延续，是一个重大的生活事件。在霍姆斯（Holmes）和拉赫（Rahe）编制的社会再适应评定量表（SRRS）中，按照生活改变单位（LCU）排列出重大生活事件，其中丧偶高达 100LCU，是最强的应激事件，直接影响丧亲者的身心健康。因此，帮助死者家属从哀痛中解脱出来，开始正常的生活，是护理人员的工作内容之一。

（一）丧亲者的心理反应

美国社会学家帕克斯1972年提出，悲伤的过程可分成不同的阶段，并且是循序进展的，而每个阶段的转换是逐渐推进的，中间并无明显界限。他将死者家属所产生的悲伤反应分成四阶段。

1．麻木震惊阶段　丧失亲人的第一个反应是麻木和震惊，特别是突然或意料外的亲人死亡。产生这种反应的人可能会发呆几分钟、几小时或者几天、且不能发泄自己的悲伤。

2．渴望阶段　麻木之后的反应是悲伤、渴望和思念已逝去的亲人，希望死去的人能够回来。反复回忆死者在世时的情形，回顾自己以往对死者的过错。有时，死者家属会强烈感觉死者的存在，觉得自己看到了死者影子或听到声音，认为死者已经回来。

3．颓丧阶段　寻求死者复生的努力失败，死者家属开始接受这个永久的损失，痛苦的程度和次数随着时间而渐渐削减，但人会变得颓丧，感到人生的空虚及平淡，对一切事物不感兴趣。

4．复原阶段　随着时间的流逝，家属逐渐接受现实，悲痛渐渐地减弱，并且开始探索他可以面对的世界。意识到只有放弃不现实的希望，放弃原有的“自我”，重新建立起一种新的生活取向，才能有新的开始，才能恢复正常生活。

据帕克斯的观察，死者家属经历上述四个阶段，大约需要一年的时间，有时候死者家属在许多年之后，会偶然触景生情，思念失去的亲人，这种思念会成为死者家属新生活的一个组成部分。

（二）影响丧亲者调适的因素

1．对死者的依赖程度　家属对死者经济上、情感上、生活上的依赖性越强，面对患者死亡后的调适越困难，常见于配偶关系。

2．病程的长短　急性死亡病例，由于家人对突发事件毫无思想准备，易产生自责、内疚心理；慢性死亡病例，家人已有心理准备，则较能调适。

3．死者的年龄　死者如为高龄年长死亡，一般会认为是自然规律，亲人悲痛时间较短，悲伤的程度也较轻；死者如为中壮年或青少年去世，“白发人送黑发人”历来是人生中最大的不幸，死者的配偶、父母或其他亲友自然会悲痛欲绝。

4．家属的支持系统　家属若存在亲朋好友、各种社交活动、宗教信仰等其他支持系统，且能提供支持援助，则较易度过哀伤期。

5．失去亲人后的生活改变　失去亲人后的生活改变越大，越难调适，如中年丧夫、老年丧子等。

（三）丧亲者的护理

1．做好尸体护理　以严肃认真的态度做好尸体护理，用无声的行动安抚家属。

2．陪伴鼓励家属　死亡是患者痛苦的结束，而对死者家属则是悲哀的高峰，必将影响其身心健康和生存质量，护理人员对家属采用陪伴、鼓励及认真倾听的方法，引导他们把痛苦的情感宣泄出来，针对不同心理反应制定护理措施。

3．加强心理疏导　根据死者家属的不同心理问题采取心理疏导，协助其表达内心痛苦、悲伤、愤怒等情绪，尊重家属的宗教信仰及文化差异。疏导过程中护理人员帮助家属正确面对现实，逐渐平衡自己的心理状态。观察发现死者家属中的“坚强者”，鼓励他们互相安慰，使其尽快度过悲伤期。

4．提供生活指导　护理人员深入了解家属的实际困难，根据具体情况和不同对象予以指导，如经济问题、家庭组合，社会支持系统等，使丧亲者感受人世间的情谊。

5．培养新的兴趣　鼓励丧亲者多参加各种社会活动，以抒发内心的郁结，释放压力，获得心理安慰，能尽快从悲痛中解脱出来。

6．追踪随访家属　对死者家属进行追踪式服务和照护，可通过信件、电话、访视形式开展随访工作。鼓励家属参加社会活动，建立新的生活方式。

本章小结

临终护理是向临终患者及其家属提供生理、心理、社会等方面的完整照顾，使临终患者的生命得到尊重，症状得到控制，生命质量得到提高，家属的身心健康得到维护和增强，使患者在临终时能够无痛苦、安宁、舒适地走完人生的最后旅程。护理人员应正确评估临终患者的生理及心理反应，提出护理问题，实施护理措施，减少临终患者的痛苦，提高临终患者的生命质量；以严肃认真的态度进行尸体护理，同时对家属应给予心理疏导，缓解其身心痛苦。

本章的重点是：临终关怀、濒死、脑死亡等基本概念；临终患者的生理、心理反应和护理措施；临终患者家属的护理及尸体护理的操作程序。

思考题

1. 结合自己所在地的地域特点，谈谈如何开展临终关怀。

2. 如何做好临终患者及家属的心理护理？

3. 分析题：张某，男，70岁，结肠癌术后第二次入院。入院时患者神志清楚，消瘦，呈恶病质状态，极度衰弱，生活不能自理，大小便失禁，咳嗽无力，有痰鸣音，疼痛不明显，骶尾部发红，面积2cm×2cm，拒绝进食。患者情绪尚稳定，合作，并对护士的照顾表示感谢，但对周围事物不关心，不愿意与他人交谈。请问：

（1）患者的心理反应属于哪个阶段？

（2）请列举患者此阶段主要的护理诊断及护理措施。

（杨　翔）

第二十三章　医疗和护理文件记录

学习目标

通过本章内容的学习，学生应能：

识记：

1．描述医疗和护理文件的记录原则及管理要求。

2．叙述医嘱处理的注意事项。

3．简述护理记录单的书写内容和要求及病室交班报告的书写顺序和要求。

理解：

1．分析、理解医疗与护理文件记录的重要性。

2．区分医嘱的种类。

应用：

1．根据所提供的资料准确绘制体温单。

2．正确地处理各种医嘱。

3．书写护理记录和病室交班报告。

医疗护理文件是指医务人员在医疗护理过程中形成的文字、符号、图表、影像、切片等资料的总和，是医院和患者重要的档案资料，也是教学、科研、管理及法律上的重要资料，包括门（急）诊病历和住院病历。病历书写是指医务人员对通过问诊、查体、辅助检查、诊断、治疗、护理等医疗活动获得的有关资料进行归纳、分析、整理形成医疗活动记录的行为，包括医疗文件和护理文件两部分。医疗文件记录了患者疾病发生、诊断、治疗、发展及转归的全过程，主要由医生书写，部分由护士负责书写；护理文件记录是护士每日工作的一项内容，是护士对患者进行病情观察和实施护理措施的原始文字记载，是重要的护理文件，为评价医院护理工作与护理管理水平的重要依据之一。

第一节　医疗和护理文件记录的意义及原则

一、医疗和护理文件记录的意义

（一）沟通信息的工具

病案（又称病历）是医务人员临床中的原始记录文件，完整的病案记录是诊断、治疗、护理的重要依据。当患者出现危急情况或再次入院治疗时，都需要根据既往的病案资料加以综合判断分析，才能做出正确的处理。医护人员通过阅读病案，了解患者治疗及护理的全过程，利于彼此沟通。同时，医疗护理文件的连续记录保证了各班次护理人员传达患者信息，维持护理工作的连续性、完整性，从而确保护理质量。如病室交班报告可使值班护士在很短时间内掌握病室动态、危重患者病情、治疗护理内容和注意事项等。

（二）实施诊疗和护理的依据

医疗和护理文件中记录的信息是患者疾病过程和医护人员治疗和护理过程的第一手资料，有助于医护人员明确患者的病情和护理需求，以便制订治疗护理计划，实施有针对性的治疗护理措施。又由于护士与患者的接触最密切，承担着观察患者的病情变化、治疗和护理及其反应的任务，如生命体征的测量、出入液量和急危重患者观察记录等，为医生了解患者的病情进展、明确诊断、制订和调整治疗方案提供了重要参考依据。

（三）科研和教学资料的重要来源

完整的医疗护理文件是教学、科研的重要资料，一些特殊病例可作为教学的良好素材。医疗护理文件也是临床科研的重要原始资料，对回顾性研究有重要的参考价值。同时，也为流行病学研究、传染病管理、防病调查等提供了统计学方面的资料，是卫生机构制订施政方针的重要依据。

（四）评价医疗、护理质量的依据

各项医疗护理记录情况在一定程度上反映出护士为患者提供护理照顾是否及时，能否全面地发现问题并予以解决，体现了护士的业务水平；同时，科室或整个医院护理文件的记录情况可以反映出科室或医院的整体服务质量、学术及技术水平和管理水平。因此，它是医院护理管理的重要资料，也是医院等级评定、护理人员考核的参考资料。

（五）具有法律效力

完整的病案资料是具有法律效应的文件，为法律认可的证据。中华人民共和国国务院令351号《医疗事故处理条例》规定，患者有权复印体温单、护理记录、医嘱单等相关资料。凡属伤残处理、医疗纠纷等一些诉讼案件，其调查处理的过程都要将病案记录作为依据加以判断，以明确医院、医生、护士等有关人员有无法律责任。在法律上可作为医疗纠纷、人身伤害、保险索赔、犯罪刑事案件及遗嘱查验的证明，也是保护医患双方合法权利的举证依据。因此，医务人员对患者住院期间的病情、治疗、护理应按国家医疗机构病历管理规定进行客观记录，减少和防止医疗纠纷的发生。

知识链接

病历书写基本规范

原国家卫生部于2010年下发卫医政发〔2010〕11号文件，对2002年印发的《病历书写基本规范（试行）》进行了修订和完善，制定了《病历书写基本规范》。规范医疗机构病历书写行为，提高病历质量，保障医疗质量和医疗安全。

资料来源：中华文本库 http://www.chinadmd.com/file/stroiupruwrurcaispuo3uos_1.html

二、医疗和护理文件记录的原则

1．及时　医疗护理记录必须及时，不得拖延或提早，更不能漏记，以保证记录的时效性。因抢救危重患者，未能及时书写记录时，当班护士应在抢救后6h内据实补记，并注明抢救完成时间和补记时间。记录日期采用公历制，时间记录采用24h制。

2．准确　医疗护理记录是临床患者病情进展的科学记录，记录的内容必须在时间、内容上准确无误，对患者的主客观资料，如主诉、症状、体格检查、情感行为等，应进行详细、真实、客观的描述，记录人员不应带有偏见和主观解释。应做到：①记录者必须是执行者；②记录的时间应为实际给药、治疗、护理的时间，而不是事先安排的时间；③有书写错误时应在错误处用所书写的钢笔在错误字词上划双横线，并签全名；④不可主观臆断，应进行详细、真实、客观的描述。

3．完整　医疗护理文件的眉栏、页码、各项记录必须逐项填写完整，避免遗漏。记录应连续，每项记录后记录者应签全名。医疗护理文件不得随意拆散、损坏或外借，以免丢失。上级医务人员有审查、修改下级医务人员书写的医疗护理文件的责任，修改时注明修改日期并签全名。如患者出现病情恶化、并发症先兆、拒绝接受治疗和护理或有自杀倾向、意外、请假外出等特殊情况，应详细记录并及时汇报、交接班。

4．简明扼要　内容应尽量简明扼要，语句通顺，重点突出，正确使用医学术语，用公认的缩写，避免过多修饰、笼统或含糊不清，以方便医务人员快速获取所需信息。

5．清晰　按要求使用红、蓝钢笔或签字笔书写。字体清楚、端正，不得随意涂改、剪贴或滥用简化字，保证格式规范。

三、医疗和护理文件的保管

医疗与护理文件是医院重要的档案资料，是医护人员临床实践的原始文件记录，对医疗、护理、教学、科研、法律等方面至关重要，因此，医疗护理文件无论是在患者住院期间还是出院后均应妥善管理。

1．各种医疗与护理文件按规定放置，记录和使用后必须放回原处。

2．必须保持医疗与护理文件的清洁、整齐、完整，防止污染、破损、拆散、丢失。

3．患者及家属不得随意翻阅医疗和护理文件的记录资料，不得擅自将医疗护理文件带出病区。因医疗活动或复印、复制等需带离病区的，应指定专门人员负责携带和保管。

4．医疗与护理文件应妥善保存。体温单、医嘱单、特别护理记录单作为病历的一部分随病历放置，患者出院后送病案室长期保存。住院病历应保存不少于30年，门诊病历应保存不少于15年，病区交班报告本保存1年，以备查阅。

四、病案的排列顺序

（一）住院期间病历排列顺序

1．体温单（按时间先后倒排）。

2．医嘱单（包括长期医嘱单和临时医嘱单，按时间先后倒排）。

3．入院记录。

4．病史及体格检查。

5．病程记录（手术、分娩记录单等）。

6．会诊记录。

7．各种知情同意书。

8．各种检验和检查报告。

9．护理记录单。

10．长期医嘱执行单。

11．住院病历首页。

12．住院证。

13．门诊或急诊病历。

（二）出院（转院、死亡）后病历排列顺序

1．住院病历首页。

2．住院证（死亡者附死亡报告单）。

3．出院（或死亡）记录。

4．入院记录。

5．病史及体格检查。

6．病程记录 [按日期顺序，有手术的按下列次序排列：①术前小结（或讨论）；②手术同意书；③麻醉记录；④手术记录；⑤术后首次病程记录]。

7．各种知情同意书。

8．会诊记录单（按会诊日期先后排序）。

9．各种检验和检查报告。

10．护理记录单。

11．医嘱单（按时间先后顺排）。

12．长期医嘱执行单。

13．体温单（按时间先后顺排）。

门诊病历出院时交患者或患者家属保管。

第二节　体温单

案例 23-1

患者，女，20 岁，两天前因淋雨受凉后发热而入院。查体：T 39.8℃、P 102 次 / 分、R 24 次 / 分、BP 120/80mmHg，神志清楚，面色潮红，口唇干裂，食欲缺乏，伴咳嗽、咳痰。

问题与思考：

1．该患者的体温应如何绘制在体温单上？

2．如为患者进行物理降温？降温后的体温应如何绘制？

3．体温单记载了患者哪些信息资料？

体温单又叫三测单，用于记录患者的生命体征及其他情况。体温单为表格式，内容包括患者姓名、年龄、性别、科室、床号、入院日期、住院病历号；住院日期、住院日数、术后天数；入院、出院、手术、分娩、转科和死亡时间；体温、脉搏、呼吸、血压；大、小便次数或量、出入液量、体重、药物过敏等情况。通过查阅体温单可了解患者的病情及变化，护士应准确、及时填写体温单。

一、眉栏记录

1．基本情况　用蓝（黑）笔填写患者的姓名、年龄、性别、科别、床号、住院病历号、入院日期、住院日数、手术（分娩）后日数等项目。年龄以周岁计算，婴儿以足月计算，以阿拉伯数字填写。

2．日期　住院日期每页第 1 天需填写年 - 月 - 日（如：2015-03-26），其余 6 天只写日。如在 6 天中遇到跨年或跨月的第 1 日则需填写年 - 月 - 日或月 - 日。

3．住院天数　自入院当日为第 1 天开始填写，直至出院。

4．手术后天数　自手术次日为第 1 天开始填写，连续填写 14 天，若在 14 天内进行第二次手术，则将第一次手术后天数作为分母，第二次手术后天数作为分子填写。

二、40 ~ 42℃横栏间记录

1．40 ~ 42℃之间的记录　用红色笔在 40 ~ 42℃之间纵向填写患者入院、转入、手术、分娩、出院、死亡等。除手术不写具体时间外，其余均按 24h 制以中文书写时间。如“入院九时二十分”。转入时间由转入科室填写，如“转入二十时十五分”。

2．患者因外出检查、请假或拒测等原因未能测量体温时，则在体温单 40 ~ 42℃之间用红色笔在相应时间纵向填写“外出”“请假”或“拒测”等。

三、体温、脉搏、呼吸记录

（一）体温绘制

1．体温符号　口温以蓝“●”表示，腋温以蓝“×”表示，肛温以蓝“○”表示。

2．每小格为 0.2℃，按实际测量度数，用蓝色笔绘制于体温单 35 ~ 42℃之间，相邻温度用蓝线相连。

3．高热患者物理降温 30min 后测量的体温以红“○”表示，划在物理降温前温度的同一纵格内，以红虚线与降温前温度相连。如患者高热经反复降温后仍继续不降，则将测得的体温记录于护理记录单上，下一次体温应与物理降温前的体温相连。

4．体温不升时，用红色笔将“不升”两字写在 35℃线以下，并不再与相邻体温相连。

5．新入院患者每日测体温 2 次，连续测量 3 日；体温在 37.5℃以上者，每日测 4 次；体温达 39℃以上者，每 4h 测 1 次，待体温恢复正常 3 日后，改为每日 1 ~ 2 次；手术患者，术前晚 20:00 测量体温，术后每天测量 4 次，连续测量 3 天，体温恢复正常改为每日测量 1 ~ 2 次。

6．若患者体温与病情不相符或与上次体温差异较大时，应重新测量。重测相符者在原体温符号上方用蓝笔写上“v”（verified，核实）；如与原体温不相符，则记录重测的体温，并在体温符号上写“v”。

7．若患者因拒测、外出进行诊疗活动或请假等原因未能测量体温时，则在体温 40 ~ 42℃横线之间用红色笔在相应时间纵格内填写“拒测”“外出”或“请假”等，并且前后两次体温断开不相连。

（二）脉搏、心率绘制

1．脉搏以红“●”表示，每小格为 4 次 / 分，相邻的脉搏以红直线相连。心率用红“○”表示，两次心率之间也用红直线相连。

2．安置心脏起搏器的患者，以记录脉搏次数为准。

3．脉搏与体温重叠时，先画体温符号，再用红色笔在体温符号外画红圈以表示脉搏。如系肛温，则先以蓝圈表示体温，其内以红点表示脉搏。

4．脉搏短绌时，以红圈表示心率，红点表示脉搏，相邻的脉搏、心率以红线相连，脉搏和心率曲线之间用红色直线填满。

（三）呼吸记录

1．用红色笔以阿拉伯数字表述每分钟呼吸次数。

2．如每日记录呼吸 2 次以上，应当在相应的栏目内上下交错记录，第 1 次呼吸应记录在上方。

3．使用呼吸机患者的呼吸以Ⓡ表示，在“呼吸数”项的相应时间内上下错开用蓝黑笔或碳素笔画Ⓡ，不写次数。

四、底栏记录

填写时均用蓝（黑）笔以阿拉伯数字填写在相应栏内。各项内容已注明单位名称，填写时只写数据，不写计量单位。

1．排便次数

（1）每24h填写前一日的排便次数，每天记录1次。

（2）记录方法：以阿拉伯数字填写，如患者未排便记“0”；灌肠后排便以“E”作分母，大便次数为分子记录，例：1/E表示灌肠后排便1次；0/E表示灌肠后无排便；$1\frac{2}{E}$表示自行排便1次，灌肠后又排便2次；“※”表示排便失禁，“☆”表示人工肛门。

2．尿量　根据医嘱记录尿量；导尿（持续导尿）后的尿量以“C”表示，如持续导尿的尿量是1800ml，记录为：1800/ C；尿失禁以“※”表示。

3．出入量

（1）入量：单位为“ml”，将前一日24h总入量记录在相应日期栏内，每隔24h填写1次。

（2）出量：单位为“ml”，将前一日24h总出量记录在相应日期栏内，每隔24h填写1次。

4．血压　单位为“mmHg”，次数按护理常规或医嘱进行，以收缩压/舒张压（130/80）分式表示。新入院患者应测量血压并记录（如为下肢血压应当标注），住院期间每周至少测量记录1次。

5．体重　单位为“kg”，新入院患者当日应测量体重并记录，住院期间每周至少测量记录1次。如因病情重不能测量者，在栏内填写“卧”字。

6．其他　可根据病情需要记录，如药物过敏试验、特殊用药、各种管路情况等。

附录：23-1　体温单

第三节　医嘱处理

案例23-2

患者，女，40岁，因发热、咳嗽，咳白色黏痰，咳嗽时伴胸痛3天而入院。查体：T 39℃、P 102次/分、R 26次/分、BP 108/70mmHg，神志清楚，面色潮红，精神差。医嘱：急查血常规，胸部X片，青霉素皮试，青霉素400万单位静脉点滴每天2次。

问题与思考：

1．医生开写的医嘱类型有哪些？各类医嘱有何特点？应如何处理？

2．护士执行医嘱中应遵循哪些原则？

医嘱是医生根据患者病情治疗的需要在医疗活动中下达的医学指令，由医护人员共同执行。医嘱单由医生直接开写并签名，护士执行医嘱时按要求进行核对、记录、签名。《护士条例》中明确指出：医嘱是护理人员对患者施行治疗措施的重要依据，具有法律效应。一般情况下，护理人员在执行医嘱时要仔细核查无误后，及时准确地执行。随意篡改医嘱或无故不执行医嘱均属于违法行为。如果护理人员发现医嘱有明显的错误，有权拒绝执行，并向医生提出质疑或申辩。反之，如果发现医嘱有误不提出质疑，或忽视医嘱的错误仍旧执行，由此造成的后果，护理人员将与医生共同承担法律责任。

一、医嘱的内容

依据《病历书写基本规范》第二十八条规定，医嘱内容如下：

1．长期医嘱单　患者姓名、科别、住院病案号、页码、起始日期和时间、长期医嘱内容、停止日期和时间、医师签名、执行时间和执行护士签名。

长期医嘱内容包括护理常规、护理级别、病危、病重、饮食、卧位、活动范围、隔离种类、各种治疗、药物（名称、剂量、用法、时间）。

2．临时医嘱单　患者姓名、科别、住院病案号、页码、医嘱日期和时间、临时医嘱内容、医师签名、执行时间和执行护士签名。

临时医嘱的内容包括各种临时用药、各种检查、治疗、术前准备等。

二、医嘱的种类

按医嘱的有效时间和执行方法，分为长期医嘱、临时医嘱和备用医嘱三大类。

1．长期医嘱　有效期在24h以上，当医生注明停止时间后医嘱失效。如低蛋白饮食、一级护理、阿司匹林10mg　po　qd等。

2．临时医嘱　有效期在24h以内，应尽量在短期内执行，有的需立即执行，一般只执行一次，如呋塞米20 mg　im　st；有的需在限定时间内执行，如会诊、手术、各种检查、出院、转科等。

3．备用医嘱　医生根据患者的病情需要开写的必要时可应用的医嘱称备用医嘱。根据其有效期、执行方法不同，分为长期备用医嘱和临时备用医嘱。

（1）长期备用医嘱（prn）：有效期在24h以上，在病情需要时可反复执行，但两次执行之间有间隔时间，由医生注明停止日期后方失效。如哌替啶50mg　im　q6h　prn。

（2）临时备用医嘱（sos）：仅在医嘱开写起12h内有效，必要时执行，过期未执行则自动失效。如艾司唑仑2mg　po　sos。

三、医嘱的处理

（一）医嘱处理方法

1．长期医嘱　由医生直接开写在长期医嘱单（附录：23-2）上，注明日期、时间并签全名。护士将长期医嘱单上的医嘱分别转抄至各种执行单（卡）上，如服药卡、注射卡、饮食卡等，转抄者签全名。护士执行后在长期执行卡上记录执行时间，并签全名。

2．临时医嘱　医生直接开写在临时医嘱单（附录：23-3）上，注明日期、时间并签全名。需立即执行的“st”临时医嘱，护士需在15min内执行，执行后记录执行时间并签全名；限定执行时间的临时医嘱，护士及时转抄至临时治疗本或交班记录本上；会诊、手术、检查等各种申请单应及时送到相应科室。临时医嘱护士执行后，应在临时医嘱单上用蓝（黑）或碳素墨水笔在签名栏内签名。需要将医嘱转抄至执行卡时，在临时医嘱单内可增设“核对签名”栏。

（1）输血需两人核对后方可执行，核对人均应在“执行签名栏”内签名。

（2）医嘱取消时，医师在需要取消的医嘱上用红色笔写“取消”，并在该医嘱的右下角用红色笔签全名。

（3）因故（如缺药、拒绝执行等）未执行的医嘱，应在执行时间栏内用红色笔标明“未用”，并用蓝（黑）笔在签名栏内签名，其原因应在护理记录单中注明。

3．备用医嘱

（1）长期备用医嘱（prn）：医生将医嘱直接开写在长期医嘱单上，注明日期、时间并签全名，如哌替啶 50mg im q6h prn。护士每执行一次须在临时医嘱单上记录一次，并注明执行时间、签全名，以供下一班参考，执行时注意间隔时间。

（2）临时备用医嘱（sos）：由医生将医嘱直接写在临时医嘱单上，并注明时间和签全名。护士按临时医嘱处理，患者需要时使用，12h 内有效，执行后在临时医嘱单上记录执行时间，并签全名。过期未执行者，护士用红色笔在该项医嘱后的执行时间栏内注明“未用”，并用蓝（黑）笔在签名栏内签全名。

4．停止医嘱的处理　医生直接在长期医嘱单相应医嘱的停止栏上写明停止日期和时间，签全名。护士在该医嘱的执行单或卡上注销该医嘱，写明停止日期、时间并签全名，护士处理医嘱后在护士签名栏签全名。

5. 重整医嘱的处理

（1）当医嘱调整项目较多时需重整医嘱。重整医嘱由医生进行，在原医嘱最后一行下划一红横线，在红线下用红色笔写“重整医嘱”字样，将红线以上有效的长期医嘱，按原日期、时间顺序抄至“重整医嘱”下方。抄录完毕经两人核对无误后，注明重整日期、时间，并签全名。

（2）患者手术、分娩或转科后，亦需重整医嘱，在原医嘱最后一行下划一红横线，在其下方用红色笔写上“术后医嘱”“分娩后医嘱”“转入医嘱”字样，然后由医生在下方重新开写新医嘱。红线以上医嘱自行停止。护士应将各执行卡上的原医嘱注销，再转抄上新医嘱。

6．药物过敏试验医嘱　各种药物过敏试验，执行护士应将试验结果记录在临时医嘱单上的原医嘱后，由 2 名护士判定结果后，阳性结果用红色笔记录为“(+)”；阴性结果用蓝（黑）笔记录为“(－)”，并注明执行时间及签全名。执行时间栏内记录做皮试的时间。

（二）医嘱处理注意事项

1．医嘱须经具备执业资格的医生签名后方有效。护士处理医嘱时必须思想集中，严肃认真，一丝不苟。对有疑问的医嘱，护士必须与医生核对清楚后才能执行。

2．处理医嘱时，应先急后缓，即先执行临时医嘱，再执行长期医嘱。

3．一般情况下护士不执行口头医嘱，在抢救和手术中医生下达口头医嘱时，护士应复诵一遍，双方确认无误后护士方可执行。当抢救、手术结束后及时补写医嘱。补记医嘱要按原下达日期、时间顺序逐项填写，执行时间要填写实际执行时间，并签全名。

4．处理医嘱时应认真、细致、及时、准确，书写时字迹整齐、清楚，不得涂改。凡已开出的医嘱需取消时，应由医生在原医嘱上用红色笔写“取消”两字并用蓝（黑）笔签全名。

5．医嘱应每班核对，每天总查对一次，查对后注明查对时间并签全名。

6．凡需下一班执行的临时医嘱须交班，并在护士交班记录上注明。

四、计算机在医嘱处理中的应用

随着医疗水平和信息技术的快速发展，大中型医院已全面应用计算机处理护理工作中的医嘱（无纸化办公）。在计算机辅助下完成医嘱的录入、查对和执行过程，改变了护士转抄、查对医嘱的方式，节省了时间和人力资源，减轻了护士的工作强度，提高了临床护理工作质量和效率。

1．医嘱信息库的建立　结合临床实践，从用药、检验、放射、特检、护理等各个方面广泛收集信息，组成强大的医嘱信息库，保证了医嘱信息的完整性、系统性，同时对医嘱信息的范围、内容进行了标准化和规范化，以便更好地应用信息。

2．录入医嘱　医生通过医生工作站直接录入医嘱，下达护士工作站。

3．查对医嘱　护士进入护士工作站系统后提取录入医嘱。医嘱处理前先双人核对医嘱，无误后方可确认执行。对有疑问的医嘱及时向医生询问，防止盲目执行医嘱。

4．执行医嘱　医嘱汇总生成后，中心药房根据网络信息摆药、分发针剂等。护士在各自的终端机上打印出医嘱单、口服单、注射单、输液单等并执行。

第四节　特别护理记录单

特别护理记录适用于所有病重、病危患者以及病情发生变化、需要监护的患者，以便及时了解和全面掌握患者情况，观察治疗或抢救后的效果。

一、记录内容

记录内容（附录 23-4）包括患者生命体征、出入量、病情动态、护理措施、药物治疗效果及反应等。

二、记录方法

1．用蓝（黑）笔填写眉栏各项，包括：患者姓名、年龄、性别、科别、床号、住院病历号、入院日期、诊断等。

2．日间 7 时至 19 时蓝（黑）笔记录，夜间 19 时至次晨 7 时用红色笔记录。

3．及时准确地记录患者的体温、脉搏、呼吸、血压等。计量单位写在标题栏内，记录栏内只填数字。

4．准确记录出入液量。入量项目包括：使用静脉输注的各种药物、口服的各种食物和饮料以及经鼻胃管、肠管输注的营养液等；出量项目包括：尿、大便、呕吐物、咳出物、引流物、出血、创面渗液等；除填写量外，还应将颜色、性状记录于病情栏内。出入液量每日晚间 19 时做 12h 小结，晨间 7 时做 24h 总结，由晚夜班护士负责统计并将 24h 量填写于三测单相应栏中。

5．病情及处理栏内要详细记录患者的病情变化，治疗、护理措施以及效果，并签全名。

第五节　病室交班报告

病室交班报告（附录 23-5）是值班护士对本病室患者的动态及需要交代事项的交班索引。通过阅读交班报告，接班护士能简要地了解患者情况、需要注意和应该准备的事项，以便进行工作。

一、交班的内容

1．眉栏各项填写病室、日期、时间、患者总数、入院、出院、转出、转入、手术、分娩、病危、死亡患者数。

2．出院、转出、死亡、入院、转入、手术、分娩等患者的床号、姓名、诊断及时间。

3．病危、病重患者的床号、姓名、诊断。

4．特殊检查或治疗，异常情况等。

二、书写的顺序

1．用蓝（黑）笔填写眉栏各项。

2．根据下列顺序按床号先后书写报告，先写离开病室的患者（出院、转出、死亡），并注明离开时间、转往何院何科，注明死亡患者呼吸、心跳停止时间；再写进入病室的患者（入院、转入），注明由何院、何科转来；最后写本班重点患者（手术、分娩、危重及有异常情况的患者）。

3．“特殊交班”是值班护士用来交代有关事项的书面提示，要求语句简单明了，如“发热：01（床），09（床）”，“外出：14（床），15（床）”等。

三、记录的要求

1．应在经常巡视病房和了解患者病情的基础上认真书写。
2．日间、夜间报告均用蓝（黑）笔书写，应在各班（白、晚、夜）下班前完成。
3．按规定顺序书写，楣栏各项填写准确、齐全。
4．字迹清楚，不得随意涂改、粘贴。
5．写完后，注明页数并签全名。

本章小结

医疗和护理文件是医院和患者的重要档案资料，也是教学、科研、管理以及法律上的重要资料。在一定程度上反映出一个医院的医疗护理服务质量以及学术技术水平。护理文件记录是护理人员每日工作的内容之一，是护士对患者进行病情观察和实施护理措施的原始文字记载，是评价医院护理工作与护理管理水平的重要依据之一。

本章重点是：病案记录的原则、医嘱的内容、种类、处理原则、方法及其注意事项。

难点是：医嘱的处理、护理记录单的书写。

思考题

1．医嘱包括哪些内容？执行时应注意哪些事项？
2．长期备用医嘱和临时备用医嘱处理时有何不同？
3．说出病室交班报告的书写顺序和内容。

（蒲　雁）

附录 23-1 体温单

姓名 王晓晖　科别 外科　病区 13　床号 1　住院号 20088943

日期	2007-3-28	29	30	4-1	2	3	4
住院日数	1	2	3	4	5	6	7
手术后日数					1	0/2	1/3
每日时间	4 8 12 4 8 12	4 8 12 4 8 12	4 8 12 4 8 12	4 8 12 4 8 12	4 8 12 4 8 12	4 8 12 4 8 12	4 8 12 4 8 12

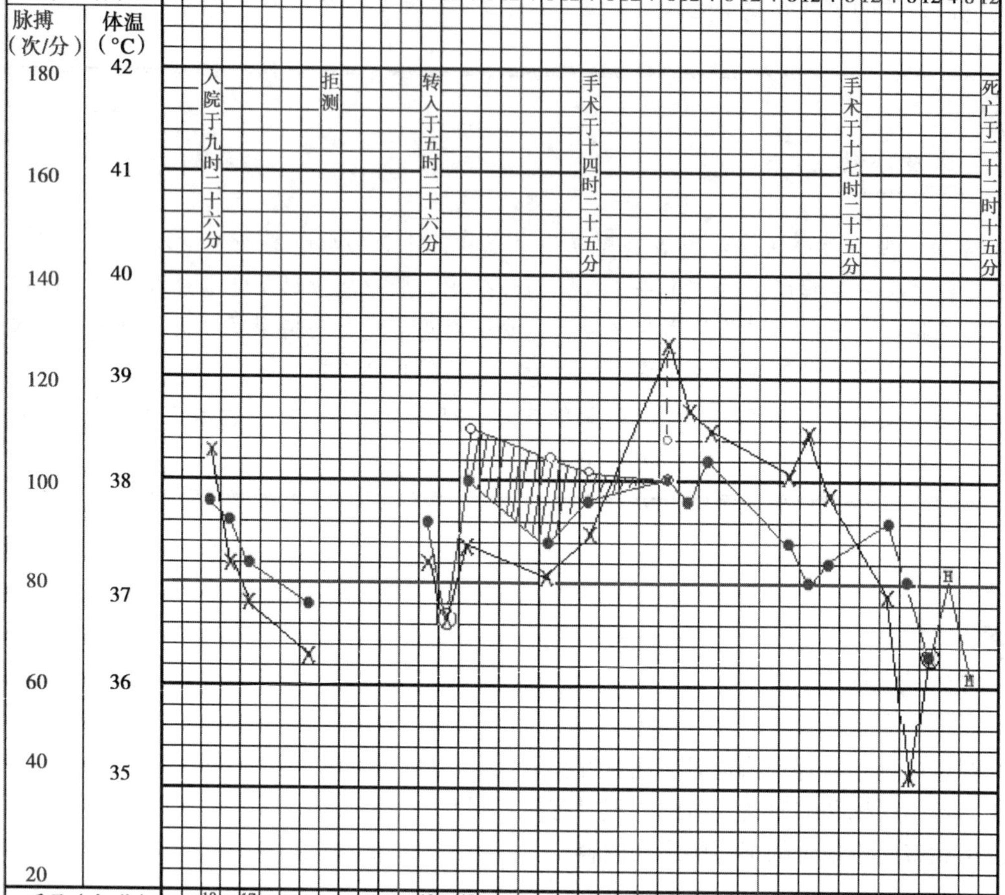

呼吸（次/分）	18 18 17 17	17	18 17 17	18 20	24 22 20	17 18 17	17 17 18
大便（次）	1	1	1	1/E	0	※	2
尿量（ml）	1000	1200	1000	1300	1500	1200	1300
入量（ml）	3000	2775	3400	3250	3000	2250	1400
血压（mmHg）	158/90						
体重（kg）	64						
腹围（cm）							
药物过敏	青霉素（阳性）						
其他							

口表 ●　腋表 X　脉搏 ●　心率 ○　起搏器 H

附录 23-2 长期医嘱单

姓名 章均　　科室 8　　床号 30　　住院病历号 56370

起始		医嘱内容	医师签名	护士签名	核对签名	停止		医师签名	护士签名	核对签名
日期	时间					日期	时间			
2月27日	8:30	重整医嘱								
2月19日	9:30	内科护理常规								
		二级护理								
		低脂饮食								
		ATP 20mg im Qd								
		Vic 20mg 口服 Qd								
2月20日	9:10	硝苯地平 10mg Tid	李明	王晓	王红					
2月27日	10:10	氨苄西林 1.0 im Bid	李明	王红	王晓					
3月1日	9:10	转外科	李明	王红	刘应					
		转科后医嘱								
3月1日	10:00	外科护理常规								
		二级护理								
		病重								
		流质								
		维生素C 0.1 Tid								
		维生素B1 0.1 Tid	胡亦	陈原	李燕					

附录 23-3　临时医嘱单

姓名 张三　　科室 8　　床号 9　　住院病历号 54321

日期	时间	医 嘱 内 容	医师签名	护士签名	执行时间	执行签名	核对签名
12 月 19 日	9:30	50% 葡萄糖 40mliv st					
		氨茶碱 0.25	李明	王红	9:40	李四	陈武
2 月 24 日	9:30	氨苄西林皮试（-）			9:45	李四	
		细胞色素 C 皮试（+）	李明	王红	9:30	蒋华	陈武
	20:00	明晨抽血查肝功能	胡清	陈兰	6:30	蒋华	江云
3 月 4 日	9:10	明天 8:30 在全身麻醉下行肺叶切除术					
		今晚清洁洗肠			20:00	刘方	
		明晨清洁洗肠			6:30	陈兰	
		今 20:00- 明 8:30 禁食			16:00	陈兰	
		地西泮 5mgH.S			21:00	刘方	
		苯巴比妥钠 0.1im 术前 30 分钟			8:00	陈兰	
		阿托品 0.5mgim 术前 30 分钟	胡亦	陈兰	8:00	陈兰	江云
	15:10	输同型血 300mlivbydrip			15:40	刘方	
		0.9% 生理盐水 100ml 输血用	胡亦	陈兰	15:40	刘方	江云
	19:00	地西泮 5mgH.S			22:00	蒋华	
	22:00	急抽血查 E4A，CO_2CP	胡亦	蒋华	未执行	蒋华	江云
3 月 5 日	8:00	取 10% 葡萄糖 500mlivbydrip 消胡亦	胡亦	王红			江云

附录 23-4　特别护理记录单

科别　　姓名______　年龄______　性别______　床号______　住院病历号______　入院日期______　诊断______

日期时间	意识	体温	脉搏	呼吸	血压	血氧饱和度	吸氧	入量		出量			皮肤情况	管路护理			病情观察及措施	护士签名
		℃	次 / 分	次 / 分	mmHg	%	L/min	名称	ml	名称	ml	颜色性状						

医院应当根据本院各专科特点设定记录

附录 23-5 病室交班报告

20 病室　　　　2003 年 11 月 8 日

班次	原有	出院	转出	死亡	入院	转入	现有	手术	分娩	病危	病重	外出	特护	一级护理
白班	45	2	1	1	1	1	43	2						
晚班	43					1	44							
夜班	44						44							

患者动态				
项目	床号	姓名	诊断	时间
出院	12	程月魏	胆结石	8:00
出院	37	唐国红	胆结石	10:00
转出	13	毛小华	肝硬化	9:00
死亡	20	李　修	胆管癌	12:00
入院	25	柳　安	急性胆囊炎	15:00
转入	41	刘议程	急性阑尾炎	17:00
手术	29	文　扬	急性胆囊炎	11:00
病危	12	张　浩	急性阑尾炎	
病重	10	赵　列	胆结石	
转入	15	赵 齐	急性化脓性胆管炎	21:00
病危	15	赵 齐	急笥化脓性胆管炎	23:00
手术	36	许 利	急性化脓性胆管炎	21:00

	特殊交班
白班	发热：01-38.9℃，02-38.2℃ 外出：14，27 36 床手术未归 明天手术：10、18 签名：李　红
晚班	发热：01-38.9℃，02-38.2℃ 25 床　柳安 20:00 输注青霉素时出 现荨麻疹，已停药。 15 床　赵齐　患者高热，血压 70/40mmHg 23:00 下病危，请多 观察。 签名：刘扬
夜班	发热：01-38.3℃，01-38.5℃ 40 床，王倪，因外出做 B 超 7:00 体温未测。 签名：王萧

中英文专业词汇索引

主要参考文献

1．李小寒，尚少梅．基础护理学．5 版．北京：人民卫生出版社，2013.
2．王桂芸，明金莲，林丽华．基础护理学．7 版．台湾：永大书局，2014.
3．尚少梅．护理学基础．4 版．北京：北京大学医学出版社，2014.
4．周春美．基础护理学．北京：人民卫生出版社，2014.
5．王翠玲．营养与膳食．北京：科学出版社，2014.
6．2015 全国护士执业资格考试指导．北京：人民卫生出版社，2014.
7．姜安丽．新编护理学基础．2 版．北京：人民卫生出版社，2013.
8．张爱珍．临床营养学．3 版．北京：人民卫生出版社，2012.
9．李小寒．基础护理学．北京：人民卫生出版社，2012.
10．赵小玉，景钦华，付云霞．基础护理学．南京：江苏科学技术出版社，2012.
11．孙燕，顾慰萍．癌症三阶梯止痛指导原则．2 版．北京：北京医科大学、中国协和医科大学联合出版社，2002.
12．李小妹．护理学导论．3 版．北京：人民卫生出版社，2012.
13．中国营养学会．中国居民膳食指南（2007）．拉萨：西藏人民出版社，2008.
14．殷磊．护理学基础．3 版．北京：人民卫生出版社，2002.
15．周春美．护理学基础．北京：科学出版社．2010.
16．龚敏，杨敏英，郝静．基础护理学．西安：第四军医大学出版社，2010.
17．顾炜．多元文化与护理．北京：人民卫生出版社，2006.
18．邓翠珍．护理学基础．郑州：郑州大学出版社，2007.
19．龚敏，杨敏英，郝静．基础护理学．西安：第四军医大学出版社，2010.
20．陈英．评判性思维在护理教育中的研究现状．护理学杂志，2008，1（23）：79-80.
21．董丽霞．临床带教中加强护理本科生评判性思维能力的培养．中外医疗，2008，25：105-106.
22．胡筠丽，陈丽，文华．在护理教学中培养学生的评判性思维．护理学杂志，2003，18（1）：50-51．
23．梅敏．循证护理与临床护理实践．井冈山医专学报，2007，6（14）：72-73.
24．姬淑芸．我国循证护理发展现状分析及其思考．护理研究，2009，2（23）：377-379.
25．计莲娣．骨结核患者应用循证护理的体会．现代中西医结合杂志，2009，18（22）：2723.
26．李晓松．护理学基础．北京：人民卫生出版社．2008.
27．李枝国，刘世华．静脉输液质量与风险处理预案．长沙：湖南科学技术出版社，2008.
28．罗平．基础护理学．北京：北京大学医学出版社，2008.
29．孟宪武．临终关怀．天津：天津科学技术出版社，2002.
30．马小琴．护理学基础教程．2 版．杭州：浙江科技出版社，2007.
31．毛春燕．护理学基础．西安：第四军医大出版社，2009.
32．蒋小剑．现代护理导论．北京：中国医药科技出版社，2008.
33．尚少梅，代亚丽．护理学基础．北京：北京大学医学出版社，2008.
34．邢爱红，邓翠珍．基础护理学．北京：中国医药科技出版社，2009.

35．杨春玲，张瑞敏．临床护理路径．北京：军事医学科学出版社，2009.
36．魏晓琼，郑显兰．临床路径变异分析研究现状．中国护理管理，2011，11（7）：15-17.
37．《卫生部关于印发〈病历书写基本规范〉的通知》（卫医政发〔2010〕11 号文件.
38．2015 全国护士职业资格考试指导．北京：人们卫生出版社，2015.